U0893264

Fundamentals of Neurology: An Illustrated Guide

(Second Edition)

临床神经病学图解

(第2版)

编著 [瑞士] 海因里希·马特尔(Heinrich Mattle)

[瑞士] 马可·穆门塔勒(Marco Mumenthaler)

with Ethan Taub

主审 董钊 刘若卓

主译 唐闻晶 于生元

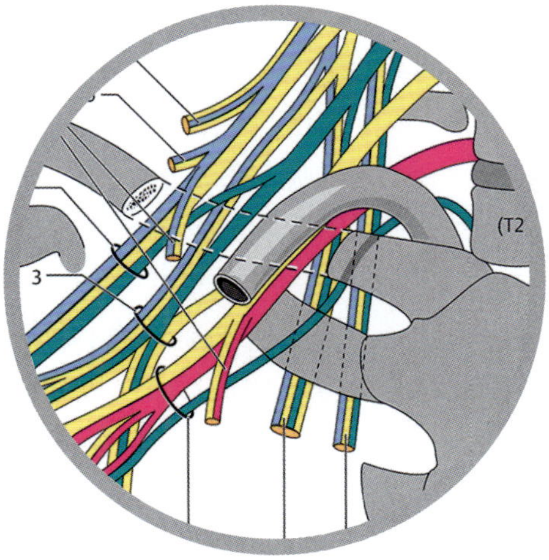

山东科学技术出版社

·济南·

绘图：Karin Baum, Paphos, Cyprus; Malgorzata and Piotr Gusta, Paris, France; and Helmut Holtermann, Dannenberg, Germany

图书在版编目（CIP）数据

临床神经病学图解 ：第 2 版 / （瑞士）海因里希·马特尔（Heinrich Mattle），（瑞士）马可·穆门塔勒（Marco Mumenthaler）编著 ；唐闻晶，于生元主译. 济南 ：山东科学技术出版社，2025. 7. -- ISBN 978-7-5723-2805-3

Ⅰ. R741-64

中国国家版本馆 CIP 数据核字第 2025CR9965 号

临床神经病学图解（第 2 版）

LINCHUANG SHENJING BINGXUE TUJIE (DI 2 BAN)

责任编辑：李志坚
装帧设计：孙　佳

主管单位：山东出版传媒股份有限公司
出 版 者：山东科学技术出版社
地址：济南市市中区舜耕路 517 号
邮编：250003　电话：（0531）82098088
网址：www.lkj.com.cn
电子邮件：sdkj@sdcbcm.com
发 行 者：山东科学技术出版社
地址：济南市市中区舜耕路 517 号
邮编：250003　电话：（0531）82098067
印 刷 者：山东彩峰印刷股份有限公司
地址：潍坊市潍城区玉清西街 7887 号
邮编：261031　电话：（0536）8311811

规格：16 开（184 mm × 260 mm）
印张：35.25　**字数：**690 千
版次：2025 年 7 月第 1 版　**印次：**2025 年 7 月第 1 次印刷
定价：290.00 元

编　著

（瑞士）海因里希·马特尔（Heinrich Mattle），MD

Professor of Neurology

Senior Consultant and formerly Vice-Chairman of the Department of Neurology

Head of the Neurological Policlinic and Stroke Center

Inselspital, University of Bern

Bern, Switzerland

（瑞士）马可·穆门塔勒（Marco Mumenthaler），MD

Professor of Neurology

Formerly Chairman of the Department of Neurology

Inselspital, University of Bern

Bern, Switzerland

With assistance from the

Institute for Diagnostic and Interventional Neuroradiology

Inselspital, University of Bern

Bern, Switzerland

Professor Jan Gralla, MD

Professor Gerhard Schroth, MD

主　审　董　钊（解放军总医院第一医学中心神经内科医学部）

刘若卓（解放军总医院第一医学中心神经内科医学部）

主　译　唐闻晶（解放军总医院第一医学中心神经内科医学部）

于生元（解放军总医院第一医学中心神经内科医学部）

副主译　任　钰（新疆医科大学第一附属医院康复医学科）

赵　赫（解放军总医院第一医学中心神经内科医学部）

杜甲珺（解放军总医院研究生院图书馆）

译　者（按姓氏笔画排序）

王晓琳（解放军总医院第一医学中心神经内科医学部）

王蓉飞（解放军总医院第一医学中心神经内科医学部）

孔姗姗（解放军总医院第一医学中心神经内科医学部）

冉　晔（解放军总医院第一医学中心神经内科医学部）

刘海龙（首都医科大学附属北京天坛医院放射治疗科）

杨　飞（解放军总医院第一医学中心神经内科医学部）

吴士文（解放军总医院第一医学中心神经内科医学部）

吴思展（清华大学第一附属医院骨科）

张　淑（解放军总医院第一医学中心神经内科医学部）

张明洁（解放军总医院第一医学中心神经内科医学部）

侯　磊（解放军总医院第一医学中心神经内科医学部）

班　瑞（清华大学第一附属医院神经内科）

贾志华（解放军总医院第二医学中心健康医学科）

特别感谢解放军总医院第一医学中心耳鼻咽喉医学部耳内科关静副主任医师、第四医学中心康复科周莹医师，吉林大学第一医院神经内科于雪凡主任医师、王丽娟副主任医师提供的帮助和支持！

我把这本书献给我可爱的孙辈 Alma、Mio 和 Jim，他们给了我无限的快乐。

—— Heinrich Mattle, MD

谨以本书和我的深爱献给 Stephi。

—— Marco Mumenthaler, MD

前　言

Mattle 和 Mumenthaler 的《临床神经病学图解》（第 2 版）是一本优秀的神经病学入门级临床指南，涵盖了与神经肌肉疾病的诊断、鉴别诊断、定位和治疗相关的广泛主题。本书从如何采集病史，如何进行神经系统体格检查，如何为患者选择合适的辅助检查并进行详细、耐心的解释开始，用图文并茂的方式详细介绍了如何使用这些有效信息来诊断和定位可能存在的神经系统异常，以及一系列临床常见的神经肌肉疾病的诊断、定位和治疗。大量的精美解剖示意图、临床影像资料和总结性表格，配合对各种神经肌肉疾病的全面讨论，使得本书极具阅读性。

《临床神经病学图解》（第 2 版）适于需要掌握神经肌肉疾病的诊断、鉴别诊断、定位和治疗的医学生、实习医生、临床医生阅读使用；内科医生、神经病学专业（包括神经外科）的高级医生也会从中获益良多。

我强烈推荐所有需要掌握神经肌肉疾病的诊断、定位和治疗的医生把它置于手边，以便在诊疗过程中随时翻阅。我相信，它的使用频率之高一定超乎想象。

Marc Fisher, MD
Professor, Department of Neurology
Beth Israel Deaconess Medical Center
and Harvard Medical School
Boston, Massachusetts, USA

序

几十年前，神经病学和神经科学被认为是根据临床现象及其与病理解剖结果的相关性进行思考和推断的思索学科，可行的明确诊断和治疗方法很少。现在，随着诊断方法的改进，计算机技术、微 / 无创检查技术和新型高效药物的出现，临床医生和研究人员可以使用新技术来检测、诊断和治疗各种中枢和外周神经系统的疾病。至此，神经病学不再仅仅是思索，而是一个高度动态的快速发展领域，已经有许多方法可用于治疗甚至预防神经系统疾病。

尽管学生有时会觉得神经病学复杂得令人困惑，但后者实际上是以临床现象与病变部位之间的已知的逻辑相关性为基础的。《临床神经病学图解》（第 2 版）为了解临床神经病学的迷人世界打开了一扇窗。本书的前 5 章介绍了神经病学的基础知识、临床检查，以及神经系统表现和综合征的鉴别诊断，读者只有熟练掌握这些知识后才能充分理解后面的内容；第 6~16 章详细介绍了一系列临床常见的中枢和外周神经系统疾病的诊断、鉴别诊断、定位和治疗。多数情况下，详细的病史和完善的体格检查是正确诊断神经系统疾病的基础，有针对性的辅助检查可以验证、记录和完善已经做出的临床推断，从而指导正确治疗。目前，比以往任何时候都更值得重申的是，对神经系统的临床评估是必不可少的，临床发现为正确解释辅助检查结果提供了背景，从而可以选择正确的治疗方法。

《临床神经病学图解》（第 2 版）以同一作者题为《Kurzlehrbuch Neurologie》的德文第 4 版为基础编写而成，作为临床神经病学检查指南，配合神经病学综合教科书使用。大量精美解剖示意图、影像资料、总结性表格的使用，使读者更容易理解和快速掌握。

遗憾的是，Marco Mumenthaler 教授于 2016 年 1 月因肺炎离世，未能亲眼看到本书的出版。

特别感谢 Thieme Publishers 的 Martina Habeck 博士和翻译人员 Ethan Taub 博士对本书出版所做出的贡献。

Heinrich Mattle, MD

Marco Mumenthaler 教授，医学博士
1925 年 7 月 23 日至 2016 年 1 月 30 日

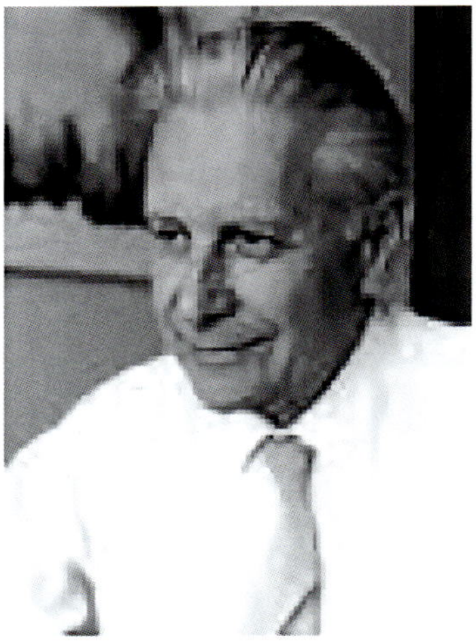
Marco Mumenthaler 教授，1989

Marco Mumenthaler 出生于瑞士伯尔尼，童年和青年时期在意大利和瑞士提契诺州度过，后在苏黎世和巴塞尔学习医学，在巴黎和苏黎世接受神经科医生培训，并在美国马里兰州贝塞斯达的国家卫生研究院进行了为期 1 年的研究。1962 年，他担任瑞士伯尔尼医学院神经病学系主任，使其从一家小型神经病学服务机构转变为国际知名的学术部门，并于 1990 年成为名誉教授。1989 年至 1991 年，他担任伯尔尼大学校长。在接下来的几年里，他在苏黎世一边继续进行神经科医疗工作，一边积极参与继续医学教育。

Mumenthaler 教授的研究兴趣主要集中于临床。他发表了许多篇科学论文，起初是关于肌肉疾病的，后来是关于神经病学中各种重要主题的。他还写了许多关于普通神经病学、周围神经病变和神经鉴别诊断的专著和教科书，并多次再版。他的神经病学教科书被翻译成了 14 种语言。

除了作为大学教师和临床系主任的活动外，Mumenthaler 教授还积极参与大学事务管理、国家卫生政策制定和人道主义干预。他思维清晰，熟练掌握多种语言，最终成为一位有说服力的演说家和成功的领导者。1989 年至 1993 年，作为日内瓦红十字国际委员会成员，他在多处战争和危机地区多次执行了各种人道主义任务。他孜孜不倦、卓有成效的活动为他赢得了许多荣誉，包括瑞士、欧洲和北美众多科学学会的会员资格，并担任瑞士神经病学学会的名誉主席。

Mumenthaler 教授一直保持着精神上的警觉和智慧。直到老年，由于充血性心力衰竭的限制，他越来越痛苦。令人遗憾的是，他于 2015 年 12 月患肺炎并于 2016 年 1 月 30 日去世，未能亲眼看到本书的出版。

所有认识 Marco Mumenthaler 的人都会认为他是一位专业伟人，为神经病学的发展做出了重大贡献。

目　录

第一章

总　论

引　言

对神经系统疾病的理解，应当建立在熟悉神经解剖学和神经系统生理学的基础之上，因为这些疾病很多是由遗传异常导致的。现代技术手段如电子显微镜、电生理学检查、生物化学和分子生物学技术分析的应用，使得我们对神经系统结构和功能有了更深、更新的了解，对神经系统疾病的分类、诊断和治疗都产生了深远影响。

掌握神经解剖学（大体和微观）、神经生理学和神经遗传学等基础知识，是现代医学实践不可或缺的。在本章中，我们将简要概述这三方面的内容。

对于医学生而言，需要带着如下问题阅读本章节：

- 构成神经系统的微观结构是什么？
- 各种神经生理过程是怎样的？
- 遗传因素在致病机制中发挥了什么作用？

目前，最后一个问题的重要性日益凸显。许多神经系统疾病具有遗传倾向，部分甚或全部是由基因异常导致的。处于分子生物学时代，遗传缺陷在许多神经系统疾病中被证实为致病因素（未来还会有更多遗传缺陷被确认）。为了诊断这些疾病，甚至在患者还未出现明显症状时，对脱氧核糖核酸（DNA）的检测就可能进行了。但是，需要注意的是，这类检测必须在充分告知患者可能后果的前提下执行。

1.1　神经系统显微解剖学

要点

神经元是神经系统的结构和功能单元，功能是接收、集成和传输电信号。

1.1.1　神经元

神经元胞体由细胞膜包裹细胞核、线粒体、内质网、微管、微丝等构成（图 1.1）。树突短小，是分布于神经元胞体表面的突起，用于向胞体传入冲动。树突结构为神经元提供了更大的表面积，有利于细胞间接触的增加和胞膜受体的分布。每种神经元都有其独特的树突结构，如小脑的浦肯野细胞，其树突像鹿角（图 1.2）。每个神经元的轴突只有一条，是从胞体的轴丘延伸很长的突起结构，负责将神经元胞体产生的冲动传至另一个神经元或某一个效应器官。

通常，每个神经元有一个胞体、一条轴突以及一条或多条树突。神经元突起的结构和配置（特别是树突）是由其功能决定的。因此，神经元可根据形态进行分类（图 1.3）。

1.1.2　神经胶质

传统观点认为，神经元是神经系统中最重要的功能组成部分，为支持细胞所包绕，这些支持细胞统称神经胶质。星形胶质细胞是星形神经胶质细胞，与神经元表

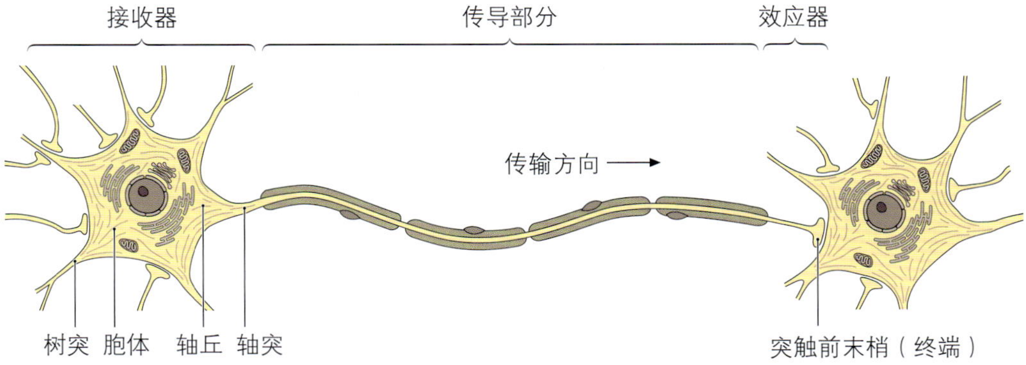

图 1.1 神经元的超微结构模式图（引自 Schuenke et al. Thieme Atlas of Anatomy. Head and Neuroanatomy. New York, NY: Thieme Medical Publishers; 2011. Illustration by Markus Voll.）

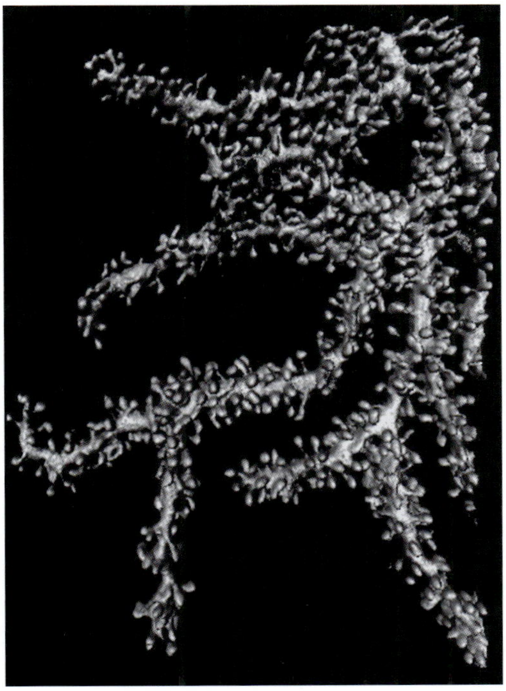

图 1.2 小脑浦肯野细胞（显微照片）树突上的突触结构（瑞士 Fribourg 大学组织学研究所 Marco Vecellio 医生惠赠）

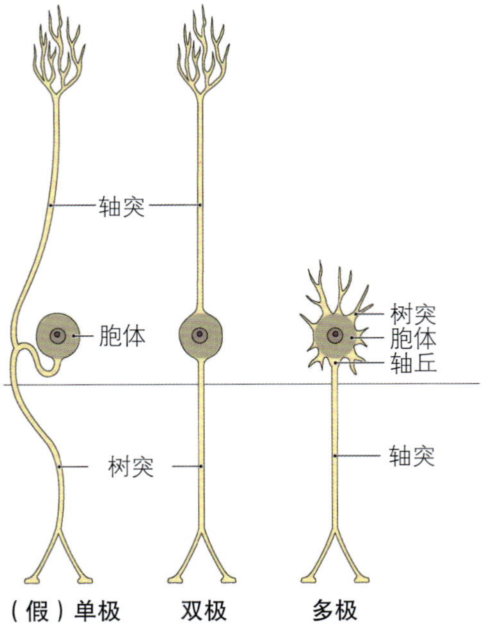

图 1.3 三种类型神经元（引自 Schuenke et al. Thieme Atlas of Anatomy. Head and Neuroanatomy. New York, NY: Thieme Medical Publishers; 2011. Illustration by Markus Voll.）

面形成非突触接触，并向血管周围伸出足突，包绕神经系统 85% 的毛细血管。星形胶质细胞为神经元提供能量，并且是血脑屏障的重要组成部分。其他类型的中枢神经系统支持细胞还有少突胶质细胞、小胶质细胞、室管膜细胞和脉络丛细胞。

1.1.3 髓鞘

直径小于 1 μm 的轴突没有髓鞘包裹（即无髓）；直径在 1 μm 以上的轴突有髓鞘包裹（即有髓）。当轴突陷入少突胶质细胞内时形成轴系膜结构，是由少突胶质细胞膜形成的双层薄膜（在周围神经系统中，施万细胞与少突胶质细胞的功能相同）。轴系膜缠绕轴突数圈所形成的结构就是髓鞘，是一层厚厚的电绝缘材料。每一髓鞘节段（长约 1 mm）之间是裸露的轴突，这样的结构称为郎飞结，在神经冲动传播过程中发挥重要作用（见章节 1.1.4）。郎飞结宽 1~4 μm，部分被周边的施万细胞覆盖。因此，它们与神经细胞膜之间有一定的间隙，被称为神经鞘膜或轴索膜。郎飞结上的轴索膜主要含有电压门控钠离子通道，郎飞结之间的轴突部分主要含有钾离子通道。

1.1.4 突触

神经元之间传递冲动信息的部位称为突触。典型的突触结构包括：在轴突末梢膨起成球状的轴突终末（或称终板）、突触间隙，以及由接受冲动的神经元或效应器官形成的突触后膜（**图 1.4**）。有髓轴突的近轴突终末段髓鞘会消失。单个神经元接受来自一个或多个轴突的传入冲动，这些冲动可以是兴奋性的或抑制性的。一条轴突可以和一个细胞胞体、一条树突或者另一条轴突形成突触联系。突触的结构和功能根据神经系统的功能变化可持续发生适应性改变（即“可塑性”），即使在个体发育成熟后，这种适应性改变也在继续。神经冲动在突触间的传递依靠化学物质来完成，这些化学物质称为神经递质，重要的神经递质包括多巴胺、血清素（5-羟色胺）、乙酰胆碱和 γ-氨基丁酸（GABA）等。周围神经发出的轴突通过特定的突触与效应器官相联系，如骨骼肌（运动终板，见章节 15.1.3）或腺体的分泌细胞等。

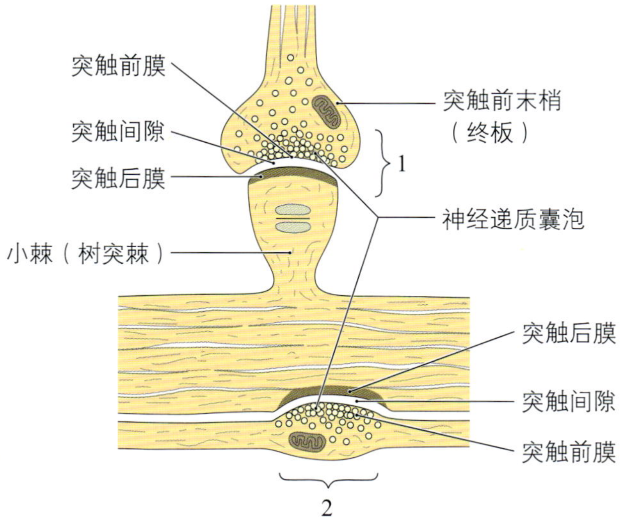

图 1.4 突触的超微结构模式，展示了两种最常见的突触类型：1. 轴棘突触，2. 平行性突触 / 途中突触（引自 Schuenke et al. Thieme Atlas of Anatomy. Head and Neuroanatomy. New York, NY: Thieme Medical Publishers; 2011. Illustration by Markus Voll.）

1.2 神经生理学

要点

神经元或心肌细胞的静息膜电位会发生快速、短暂的变化，称为动作电位。动作电位是由细胞膜的跨膜离子的通透性发生快速改变形成的电位差。神经系统的信息传递，依靠沿神经细胞突起传递的动作电位和突触间的化学物质脉冲式释放得以实现。

1.2.1 离子通道

神经元的细胞膜有两层，内层为磷脂层，外层为糖蛋白层。钠离子、钾离子和氯离子可以选择性地通过特化蛋白分子在细胞膜上形成的孔道。部分离子通道（如突触）只在特异性配体如某种神经递质分子与其结合时才会开放，因而这些通道被称为配体依赖性离子通道。电压依赖性离子通道主要分布于轴突，其开闭依赖跨膜电位的改变。

1.2.2 静息电位

由于细胞内外存在离子浓度差，加之细胞膜对不同类型离子的电导率不同，从而形成跨膜电位差。静息电位主要由细胞内外钾离子浓度比例来决定。静息电位的产生过程：在静息状态，细胞膜对钾离子高度通透，对钠离子的通透性相对较差。细胞内钾离子浓度约为细胞外钾离子浓度的 35 倍，因此钾离子倾向细胞外扩散，导致细胞膜内表面形成了负电位；而反过来，所产生的跨膜电位差阻止了钾离子的进一步外流。当电位差恰好抵消掉钾离子浓度所产生的力时，细胞内外就达到了平衡。由于钾离子不再通过细胞膜发生净转移，静息膜电位保持稳定在 −60 ~ −90 mV。

1.2.3 动作电位

由于细胞外钠离子浓度约为细胞内钠离子浓度的 20 倍，神经递质介导的配体敏感性突触后钠离子通道开放，钠离子快速流入细胞；细胞膜内表面形成正电位，产生动作电位，后者的波幅和时长都与去极化脉冲的性质和强度无关（细胞兴奋性的“全或无”法则）。跨膜电位差的峰值可达 20 ~ 50 mV。在短暂的延迟后，细胞膜对钾离子的通透性增加，出现钾离子外流，补偿钠离子内流，导致膜的复极化。完全复极化后，细胞膜不再响应任何传入冲动，这时细胞进入绝对不应期，随后是相对不应期。

1.2.4 冲动传导

轴突上的电位传递起自轴丘，沿轴突膜传递，在整个过程中轴突膜上的电压依赖性钠离子通道序贯开放。兴奋性（局部去极化）沿轴突传导的速度依赖于轴突的直径和髓鞘的厚度，郎飞结在这个过程中起到了非常重要的作用：髓鞘降低了轴突膜的电容，提高了其电阻，因而动作电位传递时可越过郎飞节间部分，只在郎飞结处形成，形成跳跃式传导。这种机制使得有髓纤维的动作电位传递速度远远大于无髓纤维。正常的周围神经运动和感觉纤维的传导速度为 50 ~ 60 m/s。

1.3 神经遗传学

要点

许多神经系统疾病是由遗传缺陷导

致的或具有遗传倾向性。此处，我们主要探讨经典的孟德尔遗传和分子遗传学的基础知识，它们是理解这些神经系统疾病的前提，也是为患者及其家庭提供咨询的基础。

1.3.1 遗传学概述

注意

器官或系统的健康与疾病的状态特点，也就是它的表型，是由遗传特点决定的，即基因型与环境因素共同作用的结果。其中，DNA是遗传信息的携带者。

DNA分子位于细胞核和线粒体内。一段含有合成某种蛋白分子信息的DNA片段即为基因，一个生物体的基因总和被称为基因组。人类的细胞核内含有23对染色体，包括22对常染色体和1对性染色体，后者为XX（女性）或XY（男性）。

基因重组

生长依赖细胞分裂（有丝分裂）。在有丝分裂期，细胞核的遗传物质会是平时的2倍（复制），然后两份遗传物质会被均等地分配到两个子代细胞中，这样子代细胞与其来源细胞看起来是一模一样的，各含有一套完整的染色体。而在有性生殖过程中，原始生殖细胞要进行减数分裂产生生殖细胞，后者仅含有单倍数目的染色体，即每对染色体只有一条染色体分配进入生殖细胞内。这样，精子和卵子结合形成的受精卵才会含有一套二倍体的染色体，一半来自父亲，一半来自母亲。

根据孟德尔遗传规律，父源或母源的特征（即基因）随机组合并传递给后代，这个过程独立于生殖细胞。但是并不是所有的基因传递都具有独立性，同一条染色体上的基因通常是一起传递给子代细胞的。在减数分裂的某一阶段，同源染色体上的DNA片段可以相互交换，形成新的遗传物质排列方式，称为基因交换或基因重组。同一条染色体上，两个基因的距离越远，则其发生基因重组的概率就越高。

除了这些生理水平的基因交换或重组（在减数分裂和受精过程中，父源染色体和母源染色体随机组合，基因同源重组），基因会自动发生改变，称为突变。突变可以由亲代传递给子代（见后）。

与核DNA不同，线粒体DNA仅由母亲通过卵细胞传递给其后代。

常染色体显性遗传

如果一个等位基因在杂合状态（甚至只有一个拷贝）下就能显著或完全影响个体的表型，那么这个基因就是显性的。如双亲中的一人是这个显性等位基因的杂合体，其后代就有50%的概率获得这个显性等位基因并表达相应的表型。

常染色体隐性遗传

如果一个等位基因在两条常染色体上均表达时才会出现显著效应，则该基因为隐性基因。如果双亲都是同一等位基因的杂合体，则其后代有50%的概率成为无症状的杂合体（基因携带者）；有25%的概率成为有症状的患病纯合体；有25%的概率不携带这个隐形等位基因，从而在基因型和表型上都为正常个体。

X 染色体遗传

儿子从母亲那里获得一条X染色体，从父亲那里获得一条 Y 染色体；女儿从双亲那里各获得一条 X 染色体。如果母亲的X染色体上有一个异常的等位基因，那就有 50% 的概率传递给她的子代（男性和女性）；而父亲会把这个 X 染色体上的异常等位基因全部传递给他的女儿，不会传递给他的儿子。X 染色体的显性基因会同时影响两个性别的子代，而 X 染色体的隐性基因则主要影响男性后代，除非女性后代从亲代双方继承了两条携带致病等位基因的 X 染色体。任何一名患病男性都是从他母亲那里获得的致病等位基因的，只要他的配偶不是该等位基因的携带者，那么他所有的女儿都将是该致病等位基因的携带者。女性携带者和非患病配偶结合后，他们的儿子有 50% 的患病可能，而他们的女儿将全部表型正常，其中有一半是携带者。

线粒体基因组的母系遗传

线粒体 DNA 只来源于母系遗传。因此，线粒体遗传病都是由母亲传递给子女的，绝不会发生父系遗传。携带突变 DNA 片段的线粒体可以和携带正常 DNA 片段的线粒体同时存在于一个细胞内，这种现象被称为异质性，在核基因组中是不会出现的，因为后者在个体的所有细胞中都是一致的。在线粒体遗传病中，携带突变的线粒体个数以及突变线粒体 DNA 与正常线粒体 DNA 的比例，决定了细胞和组织的异常程度（表型）。

突变

突变在进化过程中是必需的，没有突变，任何物种（包括人类）都不能存在。但是，不良突变会导致畸形和疾病。突变分为基因组突变和基因内突变。

基因组突变

基因组突变有两种类型，分别为数量性和结构性的染色体畸变。前者是染色体数量的异常（如单倍体、三倍体）；后者是染色体结构异常，如缺失、转位或染色体片段的倒位。

基因内突变

基因内突变则是 DNA 的变化。在每条染色体上，DNA 是线性排列的。编码氨基酸序列（蛋白质）的 DNA 片段（基因）称为外显子，而非编码序列则称为内含子。外显子占人类染色体 DNA 数量的 5% 以下。当 DNA 转录为 RNA 时初始 RNA 含有内含子拷贝，随后将内含子剪切掉成为成熟的转录体，则称为信使 RNA（mRNA）。

mRNA 分子上每三个核苷酸序列为一个三联密码子，编码蛋白质序列上的一个氨基酸。外显子间的“终止密码子”标志基因的开始和结束，从而决定了蛋白质序列的长度。如果一个 DNA 核苷酸被另一种核苷酸所取代，那么密码子可能发生变化，即为错义突变，将导致错误的氨基酸插入，从而影响相应蛋白质的功能。如果一个核苷酸的替代产生了一个意外的终止密码子或者使一个既有的终止密码子被破坏，那么会导致相应蛋白质序列的截短或过长，称为无义突变。如果一个额外的核苷酸插入 DNA 序列或者一个既有的核苷酸被删除，都会导致后续三联密码子的组合关系发生改变，即框移突变。这些突变都将导致蛋白质结构和功能的异常（如杜氏肌营养不良，见章节 15.3.1）。

不稳定三核苷酸重复序列

另一种特殊重要的突变类型是三核苷酸数目的动态改变。正常人类 DNA 含有很多重复的三核苷酸序列，影响基因的功能和表达。有一大类重要的神经系统变性疾病就是基于三核苷酸重复次数增多导致的突变，被统称为三核苷酸重复疾病或者三联体重复疾病。正常状态下，重复序列有若干三核苷酸重复序列；但是在病理状态下，该序列重复次数达到几十次甚至上百次。重复次数越多，序列越长，发病年龄越早，临床特征越重。异常的重复序列会从一代传递到下一代，通过累积，序列会越来越长，因此疾病发病年龄就会提早并且临床特征更重。

线粒体 DNA 的突变

线粒体的氧化代谢损伤可导致多种疾病，包括线粒体脑肌病（见章节 15.5.2）。

1.3.2 神经遗传学

注意

三核苷酸重复疾病是一类具有特殊重要性的神经系统疾病。

三核苷酸重复疾病是由三核苷酸重复序列导致神经系统变性疾病，见**表 1.1**。共性特征：
- 常染色体显性遗传或者 X 染色体遗传；
- 多于 25~45 岁发病；
- 病程呈进展性；
- 脑组织中的神经元丢失和胶质细胞过度增生，呈对称性改变；
- 早现性（在连续多代中，发病年龄逐渐提前）；
- 诊断须有 DNA 测序证据；
- 三联重复次数和发病年龄的提早与疾病严重程度密切相关。

最常见的遗传性线粒体疾病

- 进行性眼外肌麻痹；
- Kearns–Sayre 综合征（KSS）；
- Leber 遗传性视神经病；
- 线粒体脑肌病，伴高乳酸血症和卒中样发作；
- Leigh 病；
- 视网膜色素变性共济失调性周围神经病；
- 肌阵挛性癫痫伴破碎红纤维；
- 线粒体周围神经病并胃肠型脑病。

提示

越来越多的遗传缺陷病为人们所认识。快速获取某类疾病最新进展的最好方式是访问互联网，两个有用的网站包括人类孟德尔遗传数据库（Online Mendelian Inheritance in Man，OMIM）和 Medline 或 Pubmed。

1.3.3 遗传咨询

许多基因突变可以通过直接 DNA 测序直接检测到，并且结果具有高度特异性。因此，很多疾病可以在出现症状前被确诊。但是这些疾病多数无法治愈，并且会不可避免地逐渐进展。

表 1.1 三核苷酸重复突变导致的神经系统变性疾病

疾病名称	主要临床特征	三联重复序列	染色体定位
脆性 X 染色体病	智力下降，常伴面部畸形，结缔组织发育不良	CGG	Xq27.3
脆性 X 震颤 / 共济失调综合征（FXTAS）	进行性意向性震颤，锥体外系运动减少，阳痿和老年期的认知功能障碍	CGG	Xq27.3
Steinert 强直性肌营养不良症（DM1）	进行性加重，以远端肌肉萎缩和肌强直为主要表现	CTG	19q13.3
强直性肌营养不良症 2 型（近端肌强直性肌病）	以近端肌肉萎缩和肌强直为主要表现	CCTG	3q13.3–q24
Friedreich 共济失调	共济失调，反射消失，锥体束征，构音障碍	GAA	9q13–q21.1
脊髓延髓肌肉萎缩症（Kennedy 综合征）	肌肉萎缩，构音障碍，肌束震颤，男性乳腺发育	CAG	Xq13-q21
Huntington 病	Chorea, rarely spasticity or rigidity, cognitive and behavioral disturbances	CAG	4p16.3
齿状核–红核–苍白球–路易体萎缩症（DRPLA）	共济失调，肌阵挛，癫痫，手足徐动症，痴呆	CAG	12p13.31
脊髓小脑共济失调 1 型（SCA1）	小脑性共济失调，常伴锥体束征，有时有舞蹈症、肌张力障碍、多发性周围神经病及痴呆	CAG	6p22.3
脊髓小脑共济失调 2 型（SCA2）	小脑性共济失调，有时有舞蹈症或肌张力障碍、肌阵挛、多发性周围神经病，有时有锥体束征和痴呆	CAG	12q24.12
脊髓小脑共济失调 3 型（SCA3）/ Machado–Joseph 病	小脑性共济失调，有时有舞蹈症或肌张力障碍、多发性周围神经病，有时有锥体束征和痴呆	CAG	14q32.12
脊髓小脑共济失调 6 型（SCA6）	小脑性共济失调，有时有多发性周围神经病和锥体束征	CAG	19p13.2
脊髓小脑共济失调 7 型（SCA7）	小脑性共济失调，有时有舞蹈症或肌张力障碍、视网膜变性、多发性周围神经病，有时有锥体束征	CAG	3p14.1
脊髓小脑共济失调 8 型（SCA8）	小脑性共济失调，痉挛状态，振动觉受损	CTG	13q21.33
脊髓小脑共济失调 10 型（SCA10）	小脑性共济失调，癫痫发作，有时有多发性周围神经病	ATTCT	22q13.31
脊髓小脑共济失调 12 型（SCA12）	小脑性共济失调，锥体外系运动功能减退，晚发型痴呆	CAG	5q32
脊髓小脑共济失调 17 型（SCA17）	小脑性共济失调，痉挛状态，认知障碍，精神障碍，癫痫发作	CAG	6q27

注意

DNA 检测结果对于患者来说可能是毁灭性的，因此在进行 DNA 分析前，患者必须经过内科医生详细、彻底的检查、问诊和咨询，并对其进行充分告知。

在进行 DNA 检测前，责任医生应该:

- 对患者进行全面严谨的临床检查。
- 获得详细的家族史，如有可能对患者亲属进行体格检查。
- 告知患者及其家属所怀疑疾病的具体情况。
- 用浅显易懂的语言向患者及其家属解释 DNA 检测可能的后果。

阴性 DNA 分析结果可能会缓解患者及其家属的焦虑情绪。阳性 DNA 分析结果则可能会导致患者陷入严重的抑郁状态，因为这意味着他患有某种进展性的遗传病，通常预后很差且无法应对；而且，已知的基因缺陷会严重影响婚姻或其他社会关系，社交问题和其他一系列问题会随之而来。遗传病患者可能会成为社会的弃儿，他们将会很难找到并保有一份工作，至少他们将很难获得（医疗）保险。基于各种原因，在疾病出现症状后进行基因检测所带来的问题或许更少一点，也更容易处理。即使父母要求，对无症状儿童也不应进行 DNA 检测，应在他们足够成熟并达到法定年龄，由他们自己决定是否接受测试。

在被充分告知了疑似遗传病和 DNA 检测的后果后，很多患者及其家人决定不接受检查，特别是在无症状期和症状前期，选择不去了解疾病未来的走向。阳性结果可能会摧毁他们对未来生活的希望。

如果患者接受了 DNA 检测且检测结果是阳性的，责任医师应该通知患者本人及其家属，并进行个体化面对面的访谈，用足够的时间跟他（们）探讨疾病的预后及所有可能。测试结果不应通过电话或书面的形式告知。检测结果阳性的患者通常需要长期的心理治疗。告知检测结果后，医患关系不会结束，这些遗传病患者应得到持续的心理支持和对症治疗，以帮助其支撑未来的生活。

第二章

神经系统疾病的病史采集

它在我的脑中吗?

一位47岁的小学教师向神经科医生咨询——

“早上好,您哪里不舒服?”

“医生,您好。我头痛有一段时间了,但是在这之前我没有过头痛,一直很健康。现在,因为头痛,我感觉有些焦虑了。”

“头痛多久了?”

“有半年了。我想说,我最近工作压力的确很大,而且我的母亲半年前去世了,我不得不去她的公寓整理她的遗物。您说这些和头痛有关系吗?”

“可能吧。不过,我们先集中说说您的头痛吧。您能描述一下您所经历的头痛吗?”

“我觉得我的头要炸了,总觉得特别紧绷!”

“就像是有个特别紧的发箍箍住您的脑袋那样,是吗?”

“嗯,我觉得其实压力来自脑子里面,但是的确像是有个特别紧的发箍紧箍着疼。不管怎么说,用这个来描述这种压迫感是最好的。”

“您这次头痛发作后是一直都在疼吗?”

“不是一直疼。有些时候好一点,有时我会完全忘了头痛这回事,但是头痛还是会发作,有时持续几小时,有时要一天,甚至两天。”

“有具体的头痛部位吗?是全头痛,还是局限在头部某一部分,比如前面、眼睛后方,或者右侧,或者左侧?”

“整个脑袋都疼!”

“头痛的时候,想干的事情完全进行不下去?”

“是的。”

“我是说,您头痛的时候能去工作吗?”

“能的。我怎么着都得去工作,而去我妈公寓处理她的遗物也让我很崩溃。无论如何,我还是要在兼顾家庭的情况下工作,不是吗?我不能因为头痛就随便请假啊。”

“除了头痛发作,同时还有什么不舒服呢?恶心呕吐?耳鸣?怕光?怕吵?或者眩晕?”

“都没有,我就是头痛,这就已经够糟的了。”

“您吃什么药来镇痛了吗?”

“没有,我不太喜欢吃药,不想变成一个药罐子。”

“什么情况下您的头痛容易发作呢?”

“这几周我所承受压力应该和我的头痛发作有关系,我总要往我妈的公寓跑……哦,对了,我忘了跟您说,她的公寓离这很远。”

“嗯,看来这件事的确给您带来很大麻烦。所以,您觉得您的头痛和您母亲的过世有很大关系吗?”

“从某种程度上说,我觉得是这样的。而且,我妈死于脑肿瘤。医生……您说我不会脑袋里也长瘤了吧?”

这样的一段对话展示了经典的头痛病史采集的访谈过程。精确的病史采集通常可以让医生做出初步诊断,是体格检查和进一步检查(如果需要的话)的基础。为了达到这个目的，病史采集需要遵循某些基本规则，特别是医生问诊时的态度和采用的系统问诊的方法策略。患者的情绪及其本人对症状的理解不应该被忽视。本章着重探讨了临床问诊的总体流程和注意事项。

在这个故事里，患者的病史更倾向于提示她患有紧张性头痛，这和她母亲的过世以及她所述及的压力状态可能有关，也可能无关。但是，医生必须尊重她，并在诊断评估完成后再次处理这个问题。在这次访谈的最后，她才透露了她咨询的动机——害怕患（或者死于）脑肿瘤，造成她母亲死亡的那种疾病。即使诊断评估仍未给出明确结果，医生还是应尽力减轻她的恐惧。

2.1 病史采集基本原则

要点

病史采集对于神经病学至关重要，其在神经病学中的地位也许比在其他任何临床专科中都要更加重要，是不可或缺的诊断工具，有助于医生与患者建立信任的纽带，也是后续治疗的先决条件。因此，采集病史的过程要格外细致、小心。

神经系统疾病的大致类型可以通过仔细问诊而确定，甚至在没有进行体格检查和进一步的辅助检查前就能有大体判断。只有在耐心询问、有足够时间进行问诊的前提下，才能仅通过获取病史就锁定疾病的大致诊断方向。

注意

“眼盲”的神经科医生胜过“耳聋”的神经科医生。

2.1.1 病史采集的一般先决条件

不仅仅是神经病学，不论在哪个疾病专科只有患者充分信任医生才能采集可信充分的病史资料。医生为患者提供专门的、可保障隐私与自主权的问诊场所，并向其做自我介绍。只要环境条件允许，患者在这个场所内可以舒服地坐着，并得到情绪上的放松。一定不要让其感到紧张。如果还有另一人在场，如医学生，一定要向患者介绍这个人并确保患者不反对这个人在场。除了医生之外的病史录入人员一定要行事小心、安静。病史记录要详细、全面。

2.1.2 临床问诊的主要原则

在对患者进行问诊时，医生应遵守如下原则：

- 以患者讲话为主，医生说得越少越好。
- 医生确实需要通过具体的询问来引出重要的病史内容，但要在患者用自己的话描述完问题后。
- 即使患者的叙述杂乱无章或含糊不清，医生也应注意不要流露出不耐烦或其他不满情绪。
- 当轮到你说话的时候，你一定要通过持续而执着的提问方式挖掘并提炼最初的信息，直到对目前的疾病状态有一个清晰的认识。

– 永远不要拒绝聆听患者对自身症状的理解和解释，即使他们说得看起来不真实，也十分可笑。否则，会使你看起来自以为是，也会破坏你和患者之间建立在信任基础上的交流。

2.1.3 医生对患者的态度

每位患者都有权利受到礼貌而有技巧的接诊，并在充足的时间内得到医生充分的关注。只有在仔细聆听患者诉说并进一步提出详细问题后，医生才应该进入细致的体格检查阶段。患者有权知道医生发现了什么，这些发现与其疾病有什么关系。医生应用患者能理解的语言如实解释这些情况，并尊重患者的感受。作为医生，你会发现自己经常徘徊在坦诚和劝慰的两难之间。如果患者是在其他人陪伴下来就诊的，如配偶、父母、亲戚或朋友，患者始终应该是你关注的中心，即使他还是个孩子或有认知障碍。问诊过程主要是与患者的沟通与互动。如有必要，你可以要求陪诊人员在问诊或查体时暂时离开，但也不要忽视陪诊人员的诉求；陪同亲属毕竟是患者最亲密的人，在随后的时间特别是治疗期，他们将发挥重要的作用。有礼貌，充分尊重和诚挚地理解、关心患者，是建立良好、互信的医患关系的基础，也是成功治疗的关键先决条件。

2.1.4 病史采集和体格检查

在临床诊断评估过程中，患者病史采集和体格检查是独立的、同样重要的部分，相互补充，在某种程度上应该同时进行。有经验的临床医生在采集病史的同时就在考虑体格检查时应该注意查找那些特殊异常的表现。如果查体时意外发现了某些情况，临床医生还会主动扩大采集病史时的询问范围，有针对性地问一些问题。理想情况下，临床医生能够根据获取的病史和体格检查结果做出初步诊断。

2.2 病史采集的特殊方面

要点

经典的病史采集包括一些标准化的模块（**表 2.1**），并且能描述患者的全部特征，包括主诉、用药史、个人史和生活状况。

2.2.1 现病史

在病史采集过程中，首先要让患者述说当前的主诉和前来咨询的原因。只有在这之后，才应该开始系统地询问患者，进一步完善病史。系统的病史采集在临床医学各个学科都有标准程式，可参考**表 2.1**。在每个专科中，都有特征性的重要问题需要询问。针对神经系统疾病的病史采集所涉及的重要问题见**表 2.2**。

2.2.2 既往史、家族史和社会生活史

当医生对患者目前的情况有了清晰、全面的认识后，则应该开始询问之前的症状和患病情况，也应遵循从一般到特殊的问诊顺序。要问与目前疾病有关的问题，如针对缺血性卒中，应该询问是否有高血压、心脏病的病史以及是否吸烟等；在考虑神经系统遗传病时，要注意询问患者血亲的健康状况。最后，询问患者家庭和社会生活情况，包括婚姻史或伴侣交往史、生育史、职业情况以

表 2.1　一般病史采集大纲

病史项目	详细内容
主诉	– 患者主动叙述的内容 – 直接询问得出的更精确信息 – 主诉的系统分析（见表 2.2）
既往史和手术史	– 患者主动叙述的内容 – 医生特殊询问的，和主诉相关的，涉及疾病早期情况的问题 – 如有需要，应询问妊娠史、生产史和儿童发育史
生活习惯	– 饮酒和吸烟情况 – 用药史 – 吸毒史 – 可能的毒性环境影响
自主神经系统功能	– 睡眠 – 消化 – 排尿 – 性生活
个人史和社会生活情况	– 患者的个人和社会生活史（受教育程度、职业、家庭 / 社会 / 经济情况，以及一些可能与目前疾病相关的领域）；这些信息有助于医生评估可能对患者病情有害或有益的因素 – 患者的行为，说话方式，姿势，面部表情，情绪反应，对问题的反应力等，会使医生对患者的个人情况有全面了解

表 2.2　现病史内容

症状	详细内容
主要症状	– 患者主动叙述，并通过专业问题进行提炼后的内容 – 症状持续多久了？主要部位在哪里？ – 它们是如何发生的（突然、逐渐，或者在某一个特殊事件之后）？ – 它们随时间如何发展的（持续性的、逐渐加重的、逐渐减弱的，波动性的）？ – 什么因素影响这些症状（加重 / 缓解因素，药物因素）？ – 程度——这些症状有多严重？它们如何影响日常工作、生活？它们如何影响患者情绪？需要治疗干预吗？
伴随症状	– 问一些具体的特征性问题来了解患者的伴随症状，是对主诉的重要补充；一个有经验的医生知道如何向患者问这些问题，即使患者提供了非常少的信息
既往相关病史	– 患者是否已经有与现阶段的主诉相关的早期症状（如急性脑卒中发作者之前有没有一过性脑缺血发作等）？ – 患者是否存在导致目前状况的发病诱因（如抽烟时导致肺上沟癌的重要因素）？
相关家族史	– 这会为推测的诊断提供支持。例如，如果考虑隐性遗传病，则患者的血亲（如父母）也会有类似的症状；或者疑似偏头痛的患者，其母亲有偏侧头痛病史等

及其他可能会有问题的方面。一定要确认这些医学问题对患者日常工作、生活的影响。另一方面要谨慎提出这些问题，因为不必要的咄咄逼人式的提问可能会给人留下这样的印象——你已经把患者的问题认定为心理问题了。当然，如果在全面评估后发现心理问题可能确实是最可能的致病原因，那么也应该与患者公开讨论。

详细的临床病史可以使有经验的临床医生在进行体格检查前就做出初步诊断。有了初步诊断在心中，就可以集中精力进行有针对性的检查。当然，医生不能让自己的期望严重影响对查体发现的解释，以至于这些结果不再是客观可靠的。初步诊断应指导后续体格检查，而不让后者变成漫无目的的练习。

第三章

神经系统体格检查

命运判决式的诊断

一位62岁女性由她的家庭医生转诊给神经科医生。她最近几个月觉得很疲惫，并有肌肉痉挛；她还发现最近吃饭时，食物常常会“走错管道”。神经科医生的查体情况如下：

头和脑神经：咽反射不能明确引出，其他查体未见异常。

语言：轻度含混不清。

四肢：多发非对称性明显肌肉萎缩，无肌张力异常，但有腱反射亢进（即使明显萎缩的肌肉也是如此），可见自发性肌肉收缩；双侧Babinski征弱阳性；肢体协调性正常，感觉系统未见异常。

姿势和步态：由于力弱，明显站立不稳。

精神病理状态：患者有疾病所致焦虑、紧张情绪，其他情况正常。

神经心理状态：未见异常。

一般体格检查：一般状态欠佳，营养状况不佳，血压轻度升高，心血管系统查体未见异常；双肺听诊清音，腹软，脉搏可触及。

评估：62岁女性，以肌肉萎缩、力弱为主征，不伴感觉异常。这一系列的发现仅见于肌病或脊髓前角病变，而肌肉自主收缩支持脊髓前角病变而非肌病的诊断。神经根或周围神经病变除了会引起骨骼肌萎缩与力弱外，还会导致感觉异常、腱反射减弱或消失。该患者腱反射活跃，表明锥体束受损，并且Babinski征的出现进一步肯定了锥体束受损。脊髓前角和锥体束同时受损是肌萎缩侧索硬化的临床特征，这个可能的诊断是通过体格检查发现的。患者轻度的言语含混，表明延髓球部受累。

虽然有很多辅助检查能够提供高度信息化的诊断依据，但是过度依赖神经影像学和其他高科技辅助诊断技术来诊断神经系统异常是不可取的。作为神经科医生，应该仔细询问病史，进行细致而全面的神经系统专科体格检查，并将这些内容翔实记录下来。根据这些记录，神经科医生再决定下一步需要做哪些辅助检查。

本章详细描述了神经系统体格检查方法（包括神经心理检查），以及主要的神经系统异常表现，有助于检查医生根据体格检查结果对神经系统病变进行解剖定位。解剖定位本身不能揭示疾病病因，还需要进一步的病史信息和辅助检查结果的支持。

3.1 神经系统体格检查的基本原则

要点

在神经系统疾病的诊断中，病史和体格检查是基础。为保证检查时获得完整的神经系统信息而不漏项，神经科医生面对所有患者都有一套大体相同的程式化的检查流程。

有的医生进行体格检查时是按照神经系统各部分的顺序（脑神经、反射、运动系统、感觉系统和自主神经系统功能）进行的，也有的医生是按照身体各部位的顺序（头、上肢、躯干、下肢）来检查的。本章内容是按照身体各部位的顺序来编排的。

神经病学是独立的医学专科和研究领域。多数神经系统疾病仅累及神经系统，但是其他系统疾病也会出现神经系统症状或体征（见章节 6.8）。因此，临床神经系统查体必须包括一般体格检查。

神经科实习医师应该注意体格检查中的神经系统查体，同时也不能忽视一般体格检查。

以下是体格检查的基本原则：

在查体过程中，检查者必须注意与患者的沟通和谈话，对某些体检步骤进行必要的简要说明，有助于检查者获取某一方面更重要的临床病史信息。

总的来说，神经系统查体应该全面，并且检查者应有自己固定的查体顺序；当然，检查者可以选择一种自己喜欢的查体顺序。神经系统查体的各个项目类别见**表 3.1**。如果是某些特殊情况，或是随访，有经验的临床医师可以选择神经系统查体的某一部分进行检查。但上述行为并不提倡，因为即使是最优秀的神经病学家也可能因为这样的查体方式而漏掉某些重要的信息。全面、彻底的检查也有助于患者相信医生是称职的、细心的。

在明确告知必要性后，对患者进行体格检查时应要求其除掉衣物。如果穿着上衣，那么无法检查脊柱；如果穿着袜子，则无法检查足部感觉，Babinski 反射也无法引出。

虽然提倡进行系统、全面的体格检查，但是不意味着没有侧重点。病史资料所提供的初步诊断线索，会提示临床医师在检查中需要特别注意某些方面。机械地、不假思索地对每位患者进行相同的严格检查，是没有意义的。

由于心里已经有侧重点，因而可考虑适当偏离既有的常规检查顺序。例如，如患者主要表现为下肢或背部的症状，可以从脊柱开始进行检查。

一旦体格检查结束，检查者必须如实记录检查发现，那种类似“神经系统查体未见异常”的笼统语句是没有意义的。检查结果需要进行整理，并以类似**表 3.1** 的大纲形式呈现出来。精确记录的目的主要是为了方便临床医生追踪比较此次检查结果和上一次检查结果之间的不同，明确疾病发展过程，而且记录也是医事法学的重要组成部分。

此外，有些检查结果应该量化或分级，特别是肌力（**表 3.5**）。感觉异常应根据其所在部位和范围进行精确记录。

表 3.1 神经系统体格检查

检查部位	检查指标和内容
一般体格检查	– ***血压、脉搏*** – 体重、身高 – 体温 – 心脏查体 – 肺部查体 – 淋巴结（是否有肿大？） – 周围血管搏动情况（是否可触及？）
认知和行为	– ***判断左、右利手*** – ***意识水平（清醒、嗜睡、木僵、昏迷）*** – 行为（正常或不正常） – 情绪（正常、抑郁、欣快） – 定向力（日、月、年、地点） – ***语言*** 　· 表达（正常、失语、构音障碍、嘶哑） 　· 理解力 　· 重复 　· 命名、找词 – ***记忆*** 　· 远事记忆（清晰、模糊、无法回忆） 　· 短时记忆（数字的正序或倒序；词语的顺序） – 失用？（使用牙刷、梳子和锤子） – 忽视？（无、视觉、躯体感觉、运动）
头和脑神经检查	– 头颈部是否可以自由转动，有无脑膜刺激征 – 叩诊颅骨无异常 – 无眶上或眶内压痛 – 双侧颈部血管搏动有力且无杂音 – 双侧颞动脉搏动有力且无压痛 – 无脑膜刺激征 – 无杂音 – 无枕部压痛 – 口周反射无亢进
	嗅神经（CN Ⅰ） – 双侧鼻孔能准确辨别咖啡的味道（自己说出来或从列表中指出来）
	视神经（CN Ⅱ） – 双眼矫正视力 – 视野全面 – 双侧视盘边界清晰无肿胀
	动眼、滑车和展神经（CN Ⅲ、Ⅳ、Ⅵ） – 双眼运动自如、协调 – 双眼眼位平行，遮盖试验正常 – 无病理性眼震 – 双侧瞳孔等大、同圆、大小适中、对称，对光反射和辐辏反射灵敏

（续表）

检查部位	检查指标和内容
头和脑神经检查	*三叉神经（CN Ⅴ）* – 整个面部感觉无异常 – 角膜反射可对称引出 – 双侧咀嚼肌对称有力
	面神经（CN Ⅶ） – 面部神态自然 – 双侧面肌运动自如
	前庭蜗（位听）神经（CN Ⅷ） – 双侧听力正常 – 双耳可听到手指在耳边摩擦的声音 　– Weber 试验：无偏向 – 甩头试验：双侧正常 – 前庭眼反射抑制试验正常
	舌咽和迷走神经（CN Ⅸ、Ⅹ） – 静息状态下双侧腭帆对称，抬举有力 – 咽反射可引出 – 自主吞咽动作正常
	副神经（CN Ⅺ） – 双侧胸锁乳突肌饱满对称、有力（双侧转头对称有力） – 双侧斜方肌饱满、对称、有力（双侧耸肩对称有力）
	舌下神经（CN Ⅻ） – 伸舌对称，活动自如
上肢	***– 双侧肌肉容积大致正常、对称*** ***– 双侧肌张力正常*** – 所有大关节活动度良好 ***– 所有肌群肌力正常*** ***– 姿势检查均正常，没有肢体逐渐下垂或旋前移位*** ***– 双侧快速轮替试验稳、准、对称*** – 无反跳现象 – 叩指试验正常 – 双侧指鼻稳准，无意向性震颤 – 无手或手指的震颤 – 反射 　· 肱二头肌、肱三头肌和桡骨膜反射均可对称引出 　· 双侧均可引出 Mayer 征 　· 双侧 Hoffmann 征、Trömner 反射均难以引出 – 双侧感觉查体无异常，触觉完整 – 双侧痛觉对称存在 ***– 双侧温度觉对称存在*** – 双侧两点间辨距距离小于 5 mm – 双侧手指位置觉、振动觉、实体觉和硬币辨别感均对称、完整存在

3

（续表）

检查部位	检查指标和内容
躯干	– 脊柱无异常，无压痛或叩击痛 – 感觉对称完整，鞍区感觉对称完整 – 反射 　· 腹壁浅反射可对称引出 　· 双侧提睾反射对称存在（仅见于男性） – 小 Schober 指数：…/…cm – 指触地距离：…/…cm
下肢	***– 双侧肌肉容积大致正常、对称*** ***– 双侧肌张力正常*** – 所有大关节活动度良好 ***– 所有肌群肌力正常*** – 双侧 Lasègue 征阴性 – 姿势检查（仰卧位）均正常，没有肢体逐渐下垂 – 双侧跟膝胫试验稳、准 – 反射： 　***· 双侧膝腱反射、跟腱反射均可对称引出*** 　***· 双侧 Babinski 征缺失*** 　***· 双侧 Gordon 征和 Oppenheim 征均为阴性*** – 双侧感觉查体无异常，触觉完整 – 双侧痛觉对称存在 ***– 双侧温度觉对称存在*** ***– 双侧位置觉、振动觉均对称、完整存在*** – 双腿实体觉（数字辨识能力）良好
姿势和步态	– 受检者可在坐位时正常站起 ***– 直立姿势正常*** – 昂白征阴性（头在不同位置和姿势下均为阴性） – 单腿站立时长可达 5 秒 – 步态正常 – 步幅正常 – 转 180° 时所需步数 – 可双足跟着地步行 – 可双足尖着地步行 – 可连续稳定地步行 – 可单脚跳 – 姿势稳定 – 闭眼时无步态偏移

注：如果认同本表，可以用它在临床神经系统查体时作为书面记录，检查者可以将所有异常发现标记在合适的位置。记录有助于检查者发现是否有漏项。粗斜体字标识的项目应要在每位受检者身上检查一遍

只有有经验的检查者才能进行严格的神经系统查体。

3.2　姿势和步态

要点

姿势和步态的检查，应该在患者不穿衣服和鞋的状态下进行。观察患者在静息状态下站立时已经出现的疾病表现，接下来通过患者行走和平衡检查来观察其步态。

3.2.1　概述

虽然姿势和步态被列在**表 3.1** 的最下面，但对去除衣物、准备接受检查的患者，我们推荐先进行姿势和步态的检查。

检查患者站立的情况即可揭示其疾病状态，如肌肉萎缩、脊柱畸形和翼状肩胛等。有时患者的静息姿势可能就是异常的，如肌营养不良时夸张的腰椎前凸（见**图 15.3**），帕金森病患者则会有身体前倾、姿势僵硬（见**图 6.55**，**图 6.56**）。姿势和步态检查经常可提供疾病的重要线索。检查顺序见**图 3.1**。

注意

在评估姿势和步态时，需要注意以下几点：

– 患者走路跛脚吗？走路平顺、对称吗？如果患者走路时跛脚，那么承重时间短的那一侧是患侧。

– 患者的步幅是多少？行进过程中，脚是如何抬起又放下的？

– 患者走路时，摆臂动作是什么样的？

部分异常步态的特征总结见**表 3.2**。

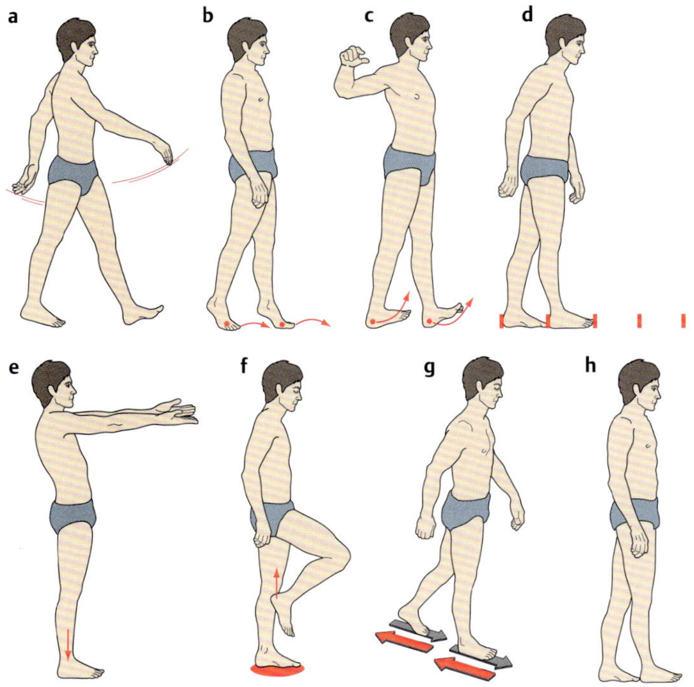

图 3.1　步态检查。a. 正常步态：注意正常的步幅和手臂摆动情况。b. 用足尖步行。c. 用足跟步行。d. “走钢丝”（足跟贴足尖直线行走）：一只脚要准确地放在另一只脚的前方。e. 闭眼昂白征检查，同时做上肢姿势检查。f. Unterberger 步态检查：闭目并原地踏步。g. Babinski-Weil 试验（又称为“星状步态检测”）：受检者闭眼，重复进行向前走 2 步、向后走 2 步的动作。h. 双足串联站立：一只脚要准确地放在另一只脚的前方，后者足尖紧贴前者足跟。详见正文

3

表 3.2　步态异常的特征

名称	异常表现	损伤部位 / 备注
剪刀步态（图 3.2）	走路缓慢，双下肢僵直，强直内收呈剪刀样；足尖拖拽可听到摩擦地面的声音	双侧锥体束损害
共济失调步态（图 3.2）	不协调，左右摇摆，无法走直线，无法足尖紧挨足跟直线行走	小脑、后索病变或多发性周围神经病
痉挛性共济失调步态（图 3.2）	兼具上述两种步态的特点，不平稳、僵直、不协调的步态	多见于多发性硬化患者
肌张力障碍步态	不规律的附加动作干扰正常步态	基底节损伤所致手足徐动症或肌张力障碍
帕金森病步态（慌张步态）（图 3.2，图 6.56）	身体前倾，缓慢、僵硬、小碎步，双上肢缺少连带动作；转弯困难	多见于帕金森病；腔隙状态（脑小血管病，见章节 6.5.6）也会有类似情况
小步步态	步幅小，拖曳不稳，类似慌张步态，但是双上肢连带动作接近正常	又称为“老人步态”，多见于腔隙状态，即沿皮质脊髓束的基底节区多发性小梗死；需与帕金森病步态进行区别
偏瘫步态（图 3.2）	由于瘫痪侧下肢伸肌张力增高而足部跖屈，走路时呈现向外划圈样，并且由于偏瘫侧上肢屈肌张力增高，导致上肢弯曲痉挛，几乎没有连带动作	中枢性偏瘫
跨阈步态	患肢向前迈步时高高抬起，足尖先落地并有足掌拍地的声音	单侧：多见于腓总神经损伤；双侧多见于多发性周围神经病或肌强直性营养不良
股四头肌步态（图 3.2）	每走一步，支撑腿的膝关节都过度伸直	当膝关节伸肌群肌力弱时，为了防止走路时支撑腿弯曲，从而出现这种步态。单侧多见于股神经损害所致股四头肌瘫；双侧多见于肌营养不良症
过度前凸步态（图 15.3a）	腰椎过度前凸	多见于肌营养不良症影响骨盆带肌，特别是杜氏肌营养不良症的患者
摇摆步态（臀肌步态）（图 3.2）	每走一步，骨盆就在摆动腿一侧向下倾斜	严重臀肌力弱的表现。单侧多见于臀上神经损伤；双侧多见于肌营养不良症损伤至骨盆带肌以及双侧髋脱位
肌病步态（图 3.2）	每走一步，上半身都向支撑腿侧倾斜	中重度的臀肌力弱（类似于摇摆步态，但没那么严重），或者是见于髋关节病变，这样走路可以减轻疼痛

3.2.2　特殊的姿势和步态检查

临床医生通过让患者用足尖或足跟行走的方式，来检查其小腿肌群、足及足趾伸肌的肌力（图 3.1b，c）。如果患者足底屈肌肌力变弱，则他虽然能够用足尖行走，但无法用单足足尖站立，或者无法连续单脚跳（连续 10 次及以上）（见图 13.66）。

“走钢丝”（足跟挨着足尖直线行走；图 3.1d）检查对于平衡和步态稳定性的改变非常敏感。检查要求患者先将一只脚的足跟放在前面紧贴另一只脚的足尖行走，同时先低头看路，再平视前方，最后看天花板。这个检查适用于所有的疾病及非疾病状态。闭眼“走钢丝”是很难的，很多正常人也难做到。

闭目难立征（图 3.1e）也是一项重要的平衡觉检查。检查要求患者双足足尖和足跟并拢并且闭上眼睛，至少站立 20 s。正常情况下，这个检查做起来很容易，并且没有肉眼可见的身体晃动。如果患者的头转向或歪向一侧，这个检查会很难。它还可以联合上臂的动作检查一同进行（见后）。另一个平衡觉检查是足跟贴足尖呈前后直线站立姿态（图 3.1h），并将重心放在其中一只脚上。正常人能至少坚持 5 s，并且能在这个姿态下穿脱裤子。注意，70 岁以上的老年人不一定能完成这项检查。

前庭功能（见章节 12.6.2）和小脑功能检查（见章节 5.5.6）包括：

- 在 Unterberger 步态检查（图 3.1f）中，受检者闭目行走，走每一步时膝关节抬高至水平或高于水平。走 50 步后，受检者会偏离起始方向 45° 左右。如果偏离角度增大，则说明受检者偏离方向侧的前庭器官或小脑半球功能异常。
- 在 Babinski-Weil 试验（又称为“星状步态检测”）中，受检者眼睛被蒙上，重复进行向前走 2 步、向后走 2 步的动作（图 3.1g）。前庭功能受损时，患者表现为持续向患侧不自主的偏斜，而眩晕患者则会在闭眼时走出类似多角星形态的步子，因此又称为“星状步态”检测。
- 在闭目行走试验中，受检者先看到检查者距离他所在位置，然后闭上眼睛直线走向检查者。如有前庭功能异常，受检者的行走路线会向患侧偏离。

部分常见步态异常见图 3.2。

3.3　头与脑神经

要点

这部分查体应注意头面部的轮廓外形、颈椎活动度、面部肌肉的固有反射、颅骨和颈部血管的听诊，以及脑神经的功能。

3.3.1　头和颈椎

检查者应首先注意头与颈椎的大体外观（如肌强直营养不良会有凹陷性太阳穴），以及患者的面部表情（如帕金森病患者缺乏面部表情）。随后检查颈椎活动度：健康年轻人头颈部向各方向的转动角度都应接近 90°，因此远离检查者那一侧的眼睛会看起来消失在患者的鼻根部。而当颈部最大限度屈曲时，受检者应可使头部向任一方向侧倾 45°，并右旋或左旋 60°（这种旋转只发生在寰枢关节和寰枕关节）。

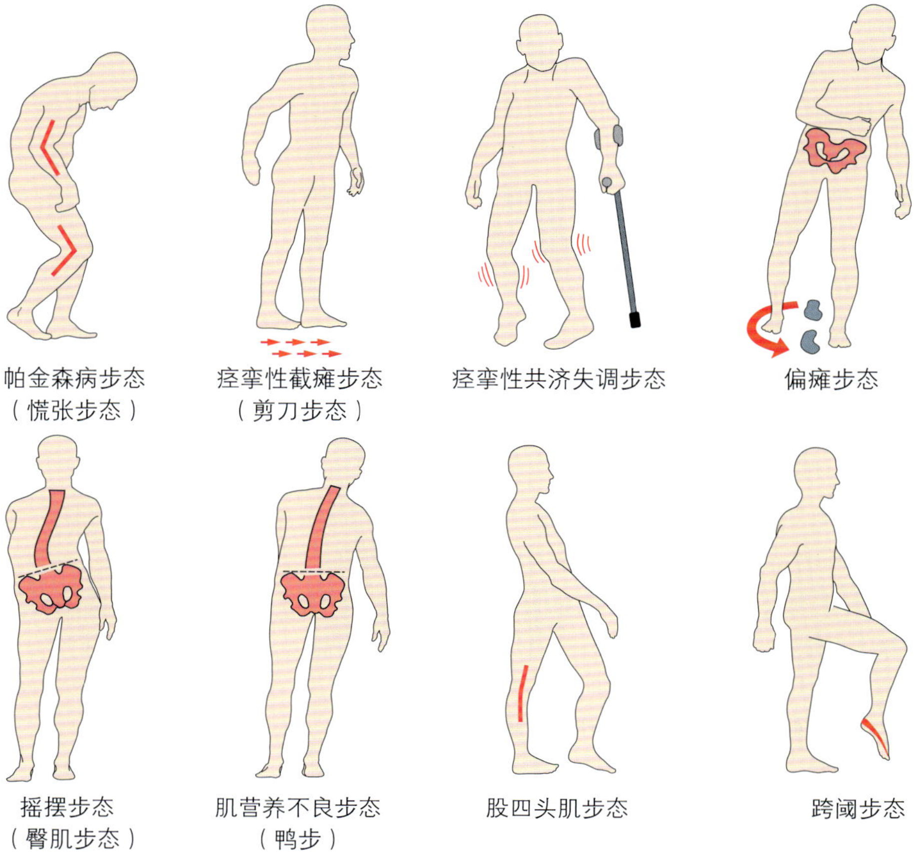

图 3.2 常见异常步态

在受检者仰卧时进行脑膜刺激征的检查。脑膜刺激征是在脑膜炎或蛛网膜下腔出血刺激脑膜时出现的临床特征，但是后颅窝肿物有时也会出现类似的表现。检查脑膜刺激征时要求受检者的颈部可以被动屈曲且头部可以转动来配合检查，如果受检者明显无法配合，那么进行检查是没有意义的。检查时，受检者处于仰卧位，其颈部被动屈曲且头部前屈。有脑膜病理性刺激时，Lasegue 征常为阳性（见章节 13.1.2，椎间盘突出导致的神经根综合征）且常伴有直腿抬高试验（Bragard 征）阳性。如果被动屈颈引起下肢髋、膝关节屈曲，则为 Brudzinski 征阳性，常伴 Kernig 征阳性：患者取坐位时膝关节不能被动伸展，取仰卧位时被动直腿抬高会引起反射性膝关节屈曲。

有动静脉瘘或动静脉畸形时，在颅骨上听诊可闻及与脉搏同步的杂音。如果在颈部闻及杂音，则可能由颈动脉狭窄所致。

面部肌肉固有反射也应该检查。手指轻敲受检者外侧眼角，常引起同侧眼轮匝肌收缩。正常情况下，此反射会因反复进行而逐渐减弱；如果没有减弱，或者当检查者轻敲患者眉间肌（眉间或鼻睑反射）就有过强的双侧眼轮匝肌收缩，则患者可能有帕金森病或双侧皮质核束的损伤。轻敲放在患者嘴唇上的压舌板，可能会引起唇部突出（鼻部反射阳性）。患者口半张时，检查者轻敲其下颌可引出咬肌反射（下颌反射）。另一个引出下颌反射的方法是将压舌板置于下门齿上，然后轻敲压舌板。如果口周肌肉剧烈收缩，则表明双侧皮质核束受累，最常见原因是微血管病变所致腔隙状态。角膜下颌反射（瞬目颌动现象）是指碰触角膜时微微张开的下颌出现咬合的动作。这样的反射仅单侧发生或者明显不对称，提示脑干网状结构的上、下行通路在脑桥部位中断。

3.3.2 脑神经

接下来是逐一对脑神经功能进行检查。**图 3.3** 和**表 3.3** 展示了 12 对脑神经的解剖走行和对应功能。第 12 章将系统介绍某一脑神经损伤所致的临床综合征。在本章，我们将详细阐述探查脑神经异常表现的对应查体方法和检查脑神经的主要技术。

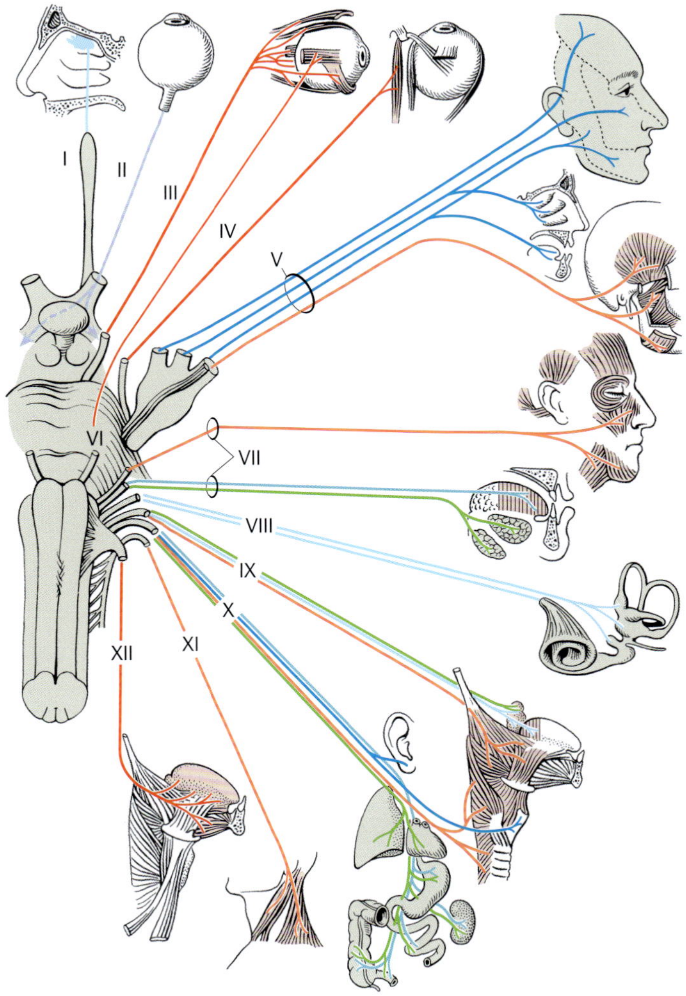

图 3.3 脑神经概述：脑神经出脑干处、组成和神经支配区。Ⅰ = 嗅神经；Ⅱ = 视神经；Ⅲ = 动眼神经；Ⅳ = 滑车神经；Ⅴ = 三叉神经；Ⅵ = 展神经；Ⅶ = 面神经；Ⅷ = 前庭蜗神经；Ⅸ = 舌咽神经；Ⅹ = 迷走神经；Ⅺ = 副神经；Ⅻ = 舌下神经（引自 Bähr M., Frotscher M. Neurologisch-topische Diagnostik. 9th ed. Stuttgart: Thieme; 2009.）

3

表 3.3 脑神经及其对应脑干核团和功能

脑神经	解剖概要（外周、中枢、神经支配等）	功能
CN Ⅰ：嗅神经	– 鼻黏膜（嗅区）的感觉神经元（嗅细胞） – 嗅丝（嗅神经） – 嗅球和嗅束 – 嗅纹 – 杏仁核（嗅中枢）	– 感知气味（只有能溶解于嗅黏膜组织液中的气味分子，其携带的气味才能被感知）
CN Ⅱ：嗅神经	– 视网膜 – 视神经 – 视交叉 – 视束 – 外侧膝状体 – 视放射 – 位于距状裂两侧的初级视皮层	– 视觉感知
CN Ⅲ：动眼神经	– 位于中脑的动眼神经核和 EW 核（动眼神经副核） – 周围神经 – 提上睑肌，上、下、内直肌，下斜肌，瞳孔括约肌	– 上提上睑 – 大部分的眼球运动 – 缩小瞳孔
CN Ⅳ：滑车神经	– 滑车神经核（中脑与脑桥交界处） – 周围神经 – 上斜肌	– 阻止眼球过度内陷 – 使外展的眼球内旋
CN Ⅴ：三叉神经	– 三叉神经脊束核，位于脑桥绵延至上颈段（三叉神经感觉根） – 三叉神经运动核（中脑） – 三叉神经节 – 三支周围神经（眼神经、上颌神经和下颌神经） – 头面部皮肤和黏膜的感觉；咀嚼肌的运动（颞肌、咬肌、翼内肌和翼外肌）	– 面部和外耳的感觉 – 黏膜表面的感觉 – 咀嚼肌的神经支配
CN Ⅵ：展神经	– 展神经核（脑桥），髓内神经束 – 外直肌	– 侧向凝视（神经核的功能） – 外展眼球（神经束和周围神经的功能）
CN Ⅶ：面神经	– 面神经核（脑桥，面部表情肌的运动纤维） – 上泌涎核（内脏运动纤维至泪腺、鼻腺、舌下腺和颌下腺） – 孤束核（发出味觉纤维至舌前 2/3 舌体） – 周围神经	– 支配面部表情肌的运动和镫骨肌的运动 – 流泪和唾液分泌 – 舌前 2/3 的味觉
CN Ⅷ：前庭蜗（位听）神经	– 位于耳蜗和半规管内的感觉神经元（蜗神经根） – 椭圆囊和球囊（前庭神经根） – 外周传入神经干 – 脑干神经核和投射向更高一级中枢水平的投射纤维	– 感知声音、身体位置、运动和加速 – 调节平衡

（续表）

脑神经	解剖概要（外周、中枢、神经支配等）	功能
CN Ⅸ：舌咽神经	– 疑核（位于延髓，支配软腭和咽部肌肉运动） – 孤束核（发出味觉纤维至舌后 1/3 舌体；躯体感觉纤维至软腭和咽部黏膜） – 下泌涎核，耳神经节（内脏运动纤维至腮腺） – 周围神经	– 运动纤维支配软腭和咽部肌肉的运动 – 感受软腭和咽部的躯体感觉 – 舌后 1/3 的味觉 – 控制吞咽动作
CN Ⅹ：迷走神经	– 疑核（位于延髓，支配软腭和咽部肌肉运动） – 迷走神经背核，孤束核（发出内脏运动和内脏感觉神经纤维至胸部和腹部的脏器） – 三叉神经脊束核（来自咽、喉和外耳道的感觉纤维） – 神经干	– 咽部肌肉运动的神经支配（说话） – 外耳道和后颅窝的感觉 – 至胸部和腹部脏器的自主神经纤维
CN Ⅺ：副神经	– 孤束核（延髓，副神经的颅根） – 副神经脊束核（C1~C5，副神经脊髓根） – 神经干 – 胸锁乳突肌和斜方肌上部	– 调节转动头颅向对侧 – 耸肩
CN Ⅻ：舌下神经	– 舌下神经核位于延髓 – 神经干 – 舌体的肌肉	– 舌的运动

注意

前两对脑神经（嗅神经和视神经）并非周围神经，它们只是恰好位于外周的中枢神经组分。其余 10 对脑神经则从功能和结构上都属于周围神经，含有运动、躯体感觉、特殊感觉和自主神经功能纤维。

嗅神经

注意

嗅神经（CN Ⅰ）的神经核解剖部位和功能见**表 3.3**。章节 12.1 对嗅神经相关疾病有详细讨论。

检查每个鼻孔的嗅觉时，受检者被要求闭上双眼，通过一侧开放的鼻孔辨别气味，如咖啡、薄荷、肉桂或香草的味道。约 3/4 的正常人能够正确识别咖啡的味道。如果怀疑受检者是否具有闻嗅的能力，一般使用阿魏胶（洋葱提取物），一种气味难闻的物质进行检测。嗅觉完全丧失（嗅觉丧失，见章节 12.1）多是神经系统疾病的表现，而嗅觉减弱则不是。嗅觉丧失常是严重颅脑损伤后遗症，或见于前额叶肿瘤特别是嗅沟内脑膜瘤时，亦可见于鼻黏膜感染后异常，如上呼吸道感染后或萎缩性鼻炎。

注意

如果不清楚患者的嗅觉丧失是否是神经源性的，可让患者闻嗅稀释的氨水，其产生的不愉快刺激是由三叉神经而非嗅神经传导的。如果患者没有反应，那么他很可能正处于鼻黏膜病变急性期（如急性鼻炎）或有精神疾病，这两种情况下所发生的嗅觉丧失是非神经源性的。

视神经

注意

视神经（CN Ⅱ）的神经核解剖部位和功能见**表 3.3**。章节 12.2 对视神经相关疾病有详细讨论。

检眼镜检查

用检眼镜检查视盘来评估视神经是一项非常重要的技能（**图 3.4b**）。此外，检眼镜检查可为亚急性或慢性颅内压增高提供证据：有视盘水肿时，视盘充血水肿且边缘模糊。视网膜静脉扩张提示静脉血流出受阻而致高颅压（**图 12.3**）。视盘边缘逐渐模糊也是视神经炎性反应的重要表现（见章节 12.2.2，单眼或双眼进行性视力减退）。

注意

颅内压增高可致视盘水肿，此征象在检眼镜下直接可见。急进性颅内压增高可能不会出现视盘水肿。

视力检查

在神经科查体中，采用在一定距离上用视力表检查的方法。平时戴眼镜的患者应在佩戴眼镜的情况下检查矫正视力。

视野测量

视野检查在神经科查体中是非常重要的，可在神经科医生办公室或患者床旁通过简单、易操作的对照法（或称手指对照法，**图 3.5**）来检查视野：检查者坐在患者面前，受检者固定一只眼看检

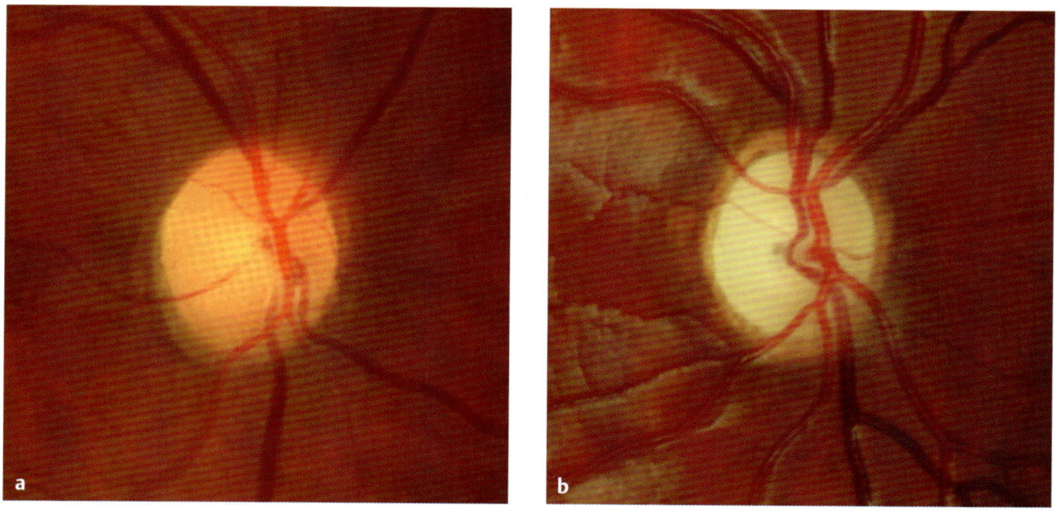

图 3.4 视盘。a. 正常的视盘。b. 苍白、萎缩的视盘（Bern 大学眼科学系惠赠）

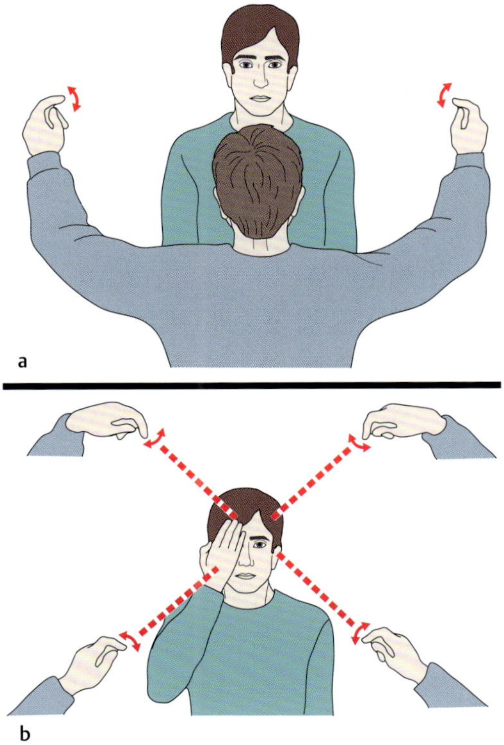

图 3.5　检查视野的手指对照法。a. 同时检查双眼的方法。b. 检查一只眼睛 4 个象限视野的方法

查者的鼻子。先让受检者捂住左眼，检查其右眼，检查者在视野四个象限的范围内移动手指，嘱受检者能够看到手指时即报告；再换左眼检查。该检查能提示主要的视野问题，如颞侧偏盲或象限盲（见章节 12.2.1）。如果视力受损，检查应该分别双眼视野；如果视力正常，那么可以双眼同时睁开检查，因为视交叉后部的病变所致视野变化是双眼同向的。

如果怀疑存在视觉忽视（见章节 12.2.1，视野缺损病因分类），检查者需要同时双向检查视野范围：在左、右两侧的视野范围内同时移动两手食指，嘱患者同时看到两个手指时即报告。如果在检查单侧视野时能够分别看到移动的手指，而在双向视野检查时只能看到一根手指，则应怀疑存在视觉忽视。单侧视野缺损需要分别对每只眼睛的四个象限逐一进行检查，检查者手指应从外侧象限逐渐移动至内侧象限。

用对照法检查小的视野缺损（单眼或双眼）时，用一个红色的物体代替手指提高检出率，但推荐使用 Goldmann 视野计或以 octopus 为代表的自动视野计（见章节 4.5.3）。

动眼神经、滑车神经和展神经

注意

动眼神经（CN Ⅲ）、滑车神经（CN：Ⅳ）和展神经（CN Ⅵ）的神经核和功能详见**表 3.3**。

检查

检查者首先要注意观察受检者在静息状态下双眼的位置，特别应注意如下情况：眼睛的平行位置，眼球是否突出，双侧睑裂是否对称一致，双侧瞳孔是否等大、等圆。进行双眼平行位置的检查时，通过观察检查室光源在患者眼中的反射图像，评估双眼的平行位置（**图 3.6**）。在头顶上方，从受检者眼球的切线角度来观察眼球突出情况，结果会比较可靠（**图 3.7**）。

眼球运动

眼外肌功能见**表 3.3** 和**图 3.8**。检查眼球运动时，要求受检者在保持头部不动的情况下，注视检查者手指并随手指的移动转动眼球，在水平和轴位上观察双眼的运动情况。眼球运动异常可以在检查过程中被观察到，或者患者在看到双影时立刻报告（复视）。通过观察眼球运动异常，结合眼球静息状态下的异常情况，以及复视的眼球运动位置，检查者可以确定受累眼肌及相关脑神经（麻痹性斜视）。但是，也有可能因为眼肌本身损伤导致眼球运动异常。一个基本原则是在双眼处于最远距离时，视物双影的程度最重，那么此时患者所视的方向提示受累眼肌的部位（见章节 12.3.4，动眼神经麻痹）。

注意

复视时，最远的像通常是患侧眼所呈的像。

共轭眼肌麻痹（见章节 12.3.3，水平凝视麻痹）是指无法进行眼球同向协同运动，而只是固定在特定方向上。此时，损伤并非在脑神经周围支分布范围内，

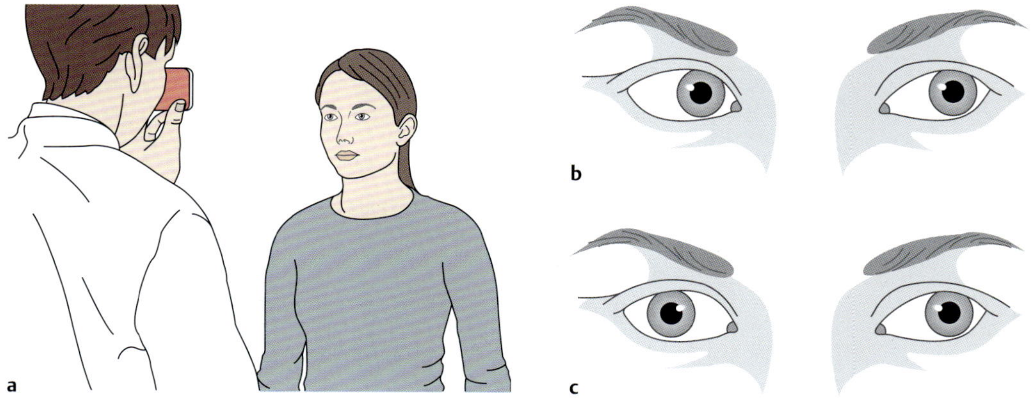

图 3.6 检查从角膜反射的光线（即 Purkinje–Sanson 反射图检查）用于评估双眼的眼位。a. 检查者手持手电光源，手电位置与检查者眼位平齐，并将光束投照到受检者的双眼，让受检者看着光束。b. 如果双眼眼球轴位平行，那么从受检者双眼角膜反射的光点位置在眼的同一位置。c. 光点位于不同位置，则提示受检者某一只眼存在斜视

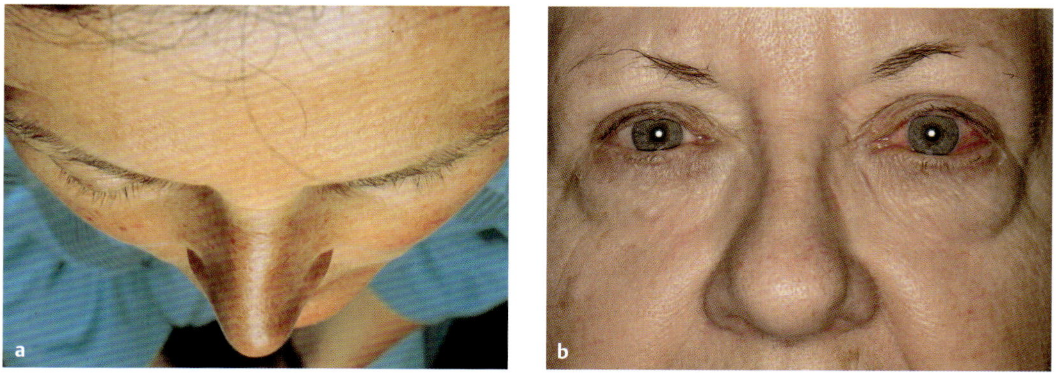

图 3.7 因颈内动脉和海绵窦之间存在瘘管导致眼球突出。a. 瘘管位于右侧：从颅顶以切线方向观察突出的右眼。b. 瘘管位于左侧：升高的静脉压导致结膜充血

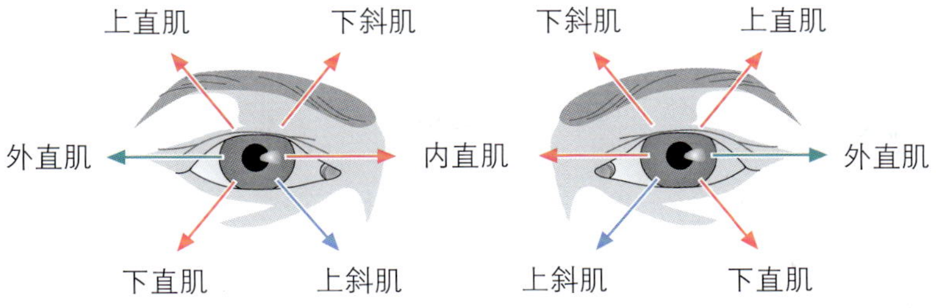

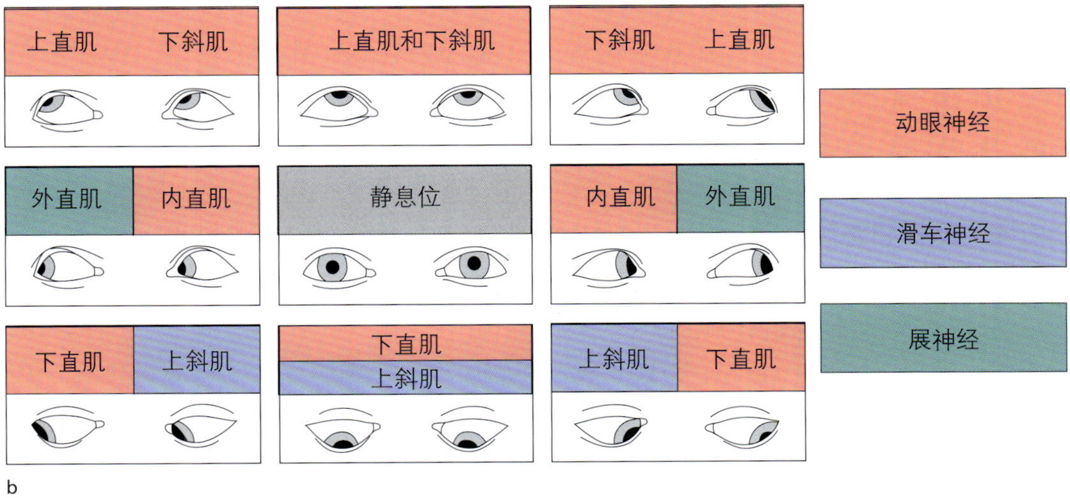

图 3.8　支配眼外肌的三条脑神经及其神经支配的肌肉。a. 临床检查时 6 个基本诊断眼位（箭头所示）。内、外直肌分别负责眼球向内侧和向外侧的移动，上、下斜肌负责向上或向下移动内收的眼球，而上、下直肌负责向上或向下移动外展的眼球。b. Hering 图显示了在每个凝视眼位上参与运动的主要眼外肌及支配这些眼外肌的对应脑神经

而是定位于中枢，脑的不同水平上（如核上性麻痹是由在眼球运动脑神经核团的解剖水平以上的部位发生的损伤导致的）。与周围性损伤不同的是，眼球仍可处于平行位且无复视。凝视麻痹可以是水平方向的，也可以是垂直方向的。

注意

在检查眼球运动时，检查者要留意是否存在眼震（见章节 12.3.2）。

双眼视轴不平行就会出现复视。检查人员可以从患者角膜上位置不一致的反射图像中客观观察到这一现象。

双眼视轴不平行且未出现复视，提示患者存在共同性斜视，这是长期单眼损害所致（通常从出生或婴儿期就开始了），没有脑神经受损。共同性斜视通常用遮盖法来检查（**图 3.9**）：受检者双眼睁开，一只眼睛盯住检查室内某一物体，检查者用工具（通常为纸板）遮挡另一只睁开的眼睛；接着检查者快速将工具移至盯住物体的眼睛，让原来被遮盖的眼睛盯住相同的物品。如果原来未被遮盖的眼睛在被遮盖时发生了移动，再次被遮盖时又发生移动，则即可能存在共同性斜视（交替性共同性斜视，多为共同性外斜视，有时为共同性内斜视）。

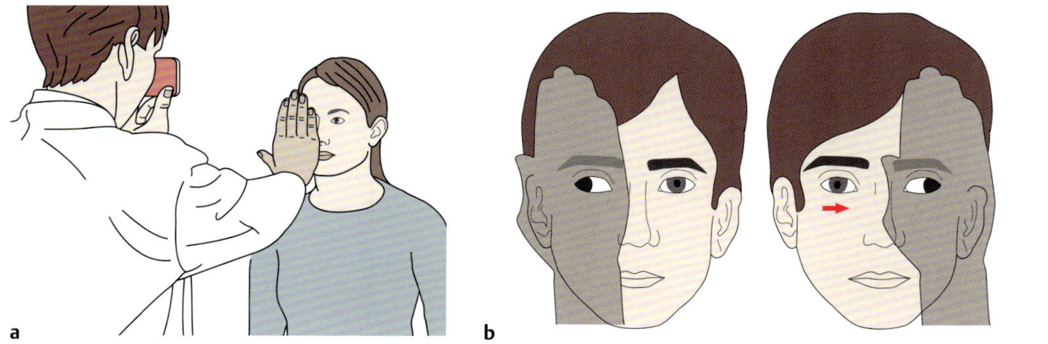

图 3.9 遮盖检查法，用于共同性斜视、非共同性斜视，以及分离性斜视的检查，即遮盖后暴露的眼没有固定不动而是向对侧遮盖眼漂移，即为斜视眼。a. 检查者遮住受检者一只眼，观察未遮盖眼自主固定下来时的眼位以及角膜对光线的反射情况。检查光源的位置与检查者的眼平齐。b. 先遮盖一只眼睛，再快速切换遮盖另一只眼，而先遮盖后又暴露的这只眼会回到固定的位置。如果其再恢复到固定位上继续漂移并有快速移位，提示这只眼为斜视眼；而没有快速移位则说明两只眼的轴位平行，是正常表现

瞳孔

检查者要注意瞳孔的外观、形状（圆形或椭圆形）、大小（窄、正常、宽）。正常情况下，双侧瞳孔等大，对光反射反应一致。如果双侧瞳孔上述情况不一致，则为双侧瞳孔不等大（anisocoria）。当检查者检查一侧瞳孔时，其发生对光反射后收缩（直接对光反射），则会伴有另一侧瞳孔同样的收缩（间接对光反射）。为保证只有一只瞳孔是接受外界光刺激的，检查者用手电筒直照一只瞳孔时，用手在鼻根部上方中线处遮挡另一只瞳孔，防止其受到光的照射。双眼的直接和间接瞳孔对光反射都要检查。在检查辐辏反射时，要求受检者先凝视一个距离较远的物体，然后检查者的手指突然出现在非常靠近患者的面部正前方并嘱受检者凝视，正常反应是双眼内收（即会聚），同时伴有双侧瞳孔缩小（近距离反应）。

瞳孔反射的病理性异常及其临床意义和定位见**图 12.16**。

三叉神经

注意

三叉神经（CN V）的神经核团和功能详见**表 3.3**。章节 12.4 对三叉神经功能紊乱有详细讨论。

面部感觉检查

三叉神经为混合性神经，其躯体感觉成分源自三叉神经节的节细胞。三叉神经所支配的皮肤和黏膜区如**图 3.10** 所示。感觉查体可用棉签或纸片，后者还可用来检查角膜反射：受检者被要求向上看，用纸片轻划其角膜下缘，避免让受检者看到而引起视觉上的恐惧反应。正常的角膜反射为受刺激后双侧瞬目动作。

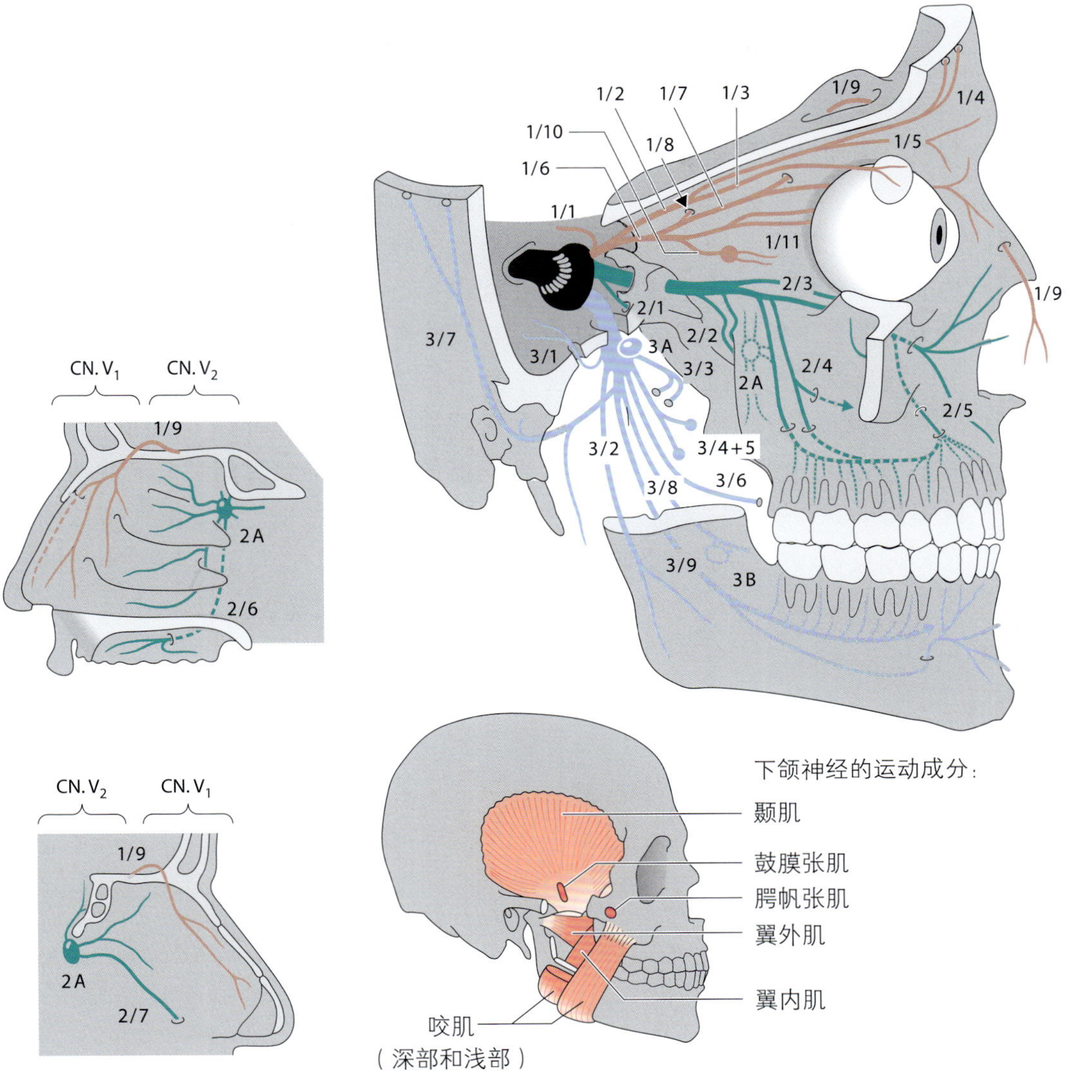

眼神经（V_1）：

1/1 小脑幕支
1/2 额神经
1/3 泪腺神经
1/4 眶上神经
1/5 滑车上神经
1/6 鼻睫神经
1/7 滑车下神经
1/8 筛后神经
1/9 筛前神经有鼻外分支
1/10 Ramus 交通支→睫状神经节
1/11 睫状神经

上颌神经（V_2）：

2/1 中间脑膜支
2/2 翼腭神经
2A 翼腭神经节
眶支
鼻支
腭支
2/3 颧神经
2/4 上牙槽神经
2/5 眶下神经
2/6 腭大神经
2/7 鼻腭神经

下颌神经（V_3）：

3/1 脑膜支
3/2 咬肌神经
3/3 颞深神经
3/4+5 内外侧翼状神经
3/6 颊神经
3/7 耳颞神经
3/8 舌神经
3/9 下牙槽神经
3A 耳神经节
3B 下颌下神经节

图 3.10 三叉神经的感觉和运动分支

咀嚼肌的检查

三叉神经的运动成分位于三叉神经第三支（下颌神经）内，支配咀嚼肌，也就是咬肌、颞肌及翼外肌。检查者将其双手分别放于受检者双侧的下颌角处，嘱其做咬紧下颌（咬合）的动作来检查咀嚼肌功能。如单侧三叉神经损伤，则患侧咀嚼力减弱且下颌反射减弱；张口时，由于健侧翼状肌的推拉，下颌向患侧偏斜。如果下颌反射（咀嚼肌的深反射）活跃或亢进，则提示上运动神经元损害，也就是说损伤平面在脑干三叉神经运动核团以上水平，或双侧皮质核束受累。

面神经

注意

面神经（CN Ⅶ）的神经核解剖部位及其功能见**表 3.3**。章节 12.5 对面神经相关疾病有详细讨论。

面部表情肌

面神经的解剖见**图 12.19**。评估面神经功能时，首先应注意面部是否对称，自发的面部表情（疾病表现），以及面部活动时表情肌的收缩情况：患者被要求做皱眉、闭眼、示齿、吹口哨等动作。在面神经受损时，角膜反射减弱，因为反射的传出神经受损（如果是三叉神经受损，则是反射的传入神经被阻断）。面神经麻痹的临床特征，以及中枢性/周围性面瘫的鉴别诊断要点见**图 12.21** 和**图 12.23**，相关口周反射的引出方法见**表 3.8**。口周肌肉的明显收缩，提示可能存在皮质核束、锥体外系或弥漫性脑功能障碍。

味觉，流泪和流涎

面神经中的味觉纤维感知舌前 2/3 的味觉。如果怀疑某侧面神经损伤，可以用含 4 种基本味觉——甜、咸、酸、苦——的物质来检测损伤侧的舌是否能够感知对应的味觉。所检测的物质应有合适的配比：20% 葡萄糖，10% 生理盐水，5% 柠檬酸和 1% 奎宁（注意："苦"是由舌后 1/3 的味蕾感知的，相关感觉纤维汇入舌咽神经而不是面神经）。面神经周围支损伤时也会导致流泪和流涎的功能减弱，多被患者忽视，需要某些特殊的检查方法。同时，也可能伴有对声音的过度敏感（听觉过敏）。

前庭蜗（位听）神经

注意

前庭蜗神经（CN Ⅷ）的神经核解剖位置及其功能见**表 3.3**。章节 12.6 对前庭蜗神经相关疾病有详细讨论。

听觉

前庭蜗神经的解剖见**图 3.11** 和**表 3.3**。神经科医生评估患者听觉包括：①判断单侧/双侧耳聋；②如果听觉受损，那么是传导性耳聋（中耳传音异常或外耳道堵塞）还是感音神经性耳聋（内耳病变或蜗神经耳蜗侧病变）。检查者对患者的双耳分别进行检查：两手指轻轻在右耳边摩擦，然后再换左侧，并且询问患者两边听到的声音是否一致（或者完全相同）；另一项更精确的检查是站在距离患者约 5 m 远的地方轻声说一些词句，让患者重复它们。患者必须被动接受听觉检查，而不是将一根手指伸入外

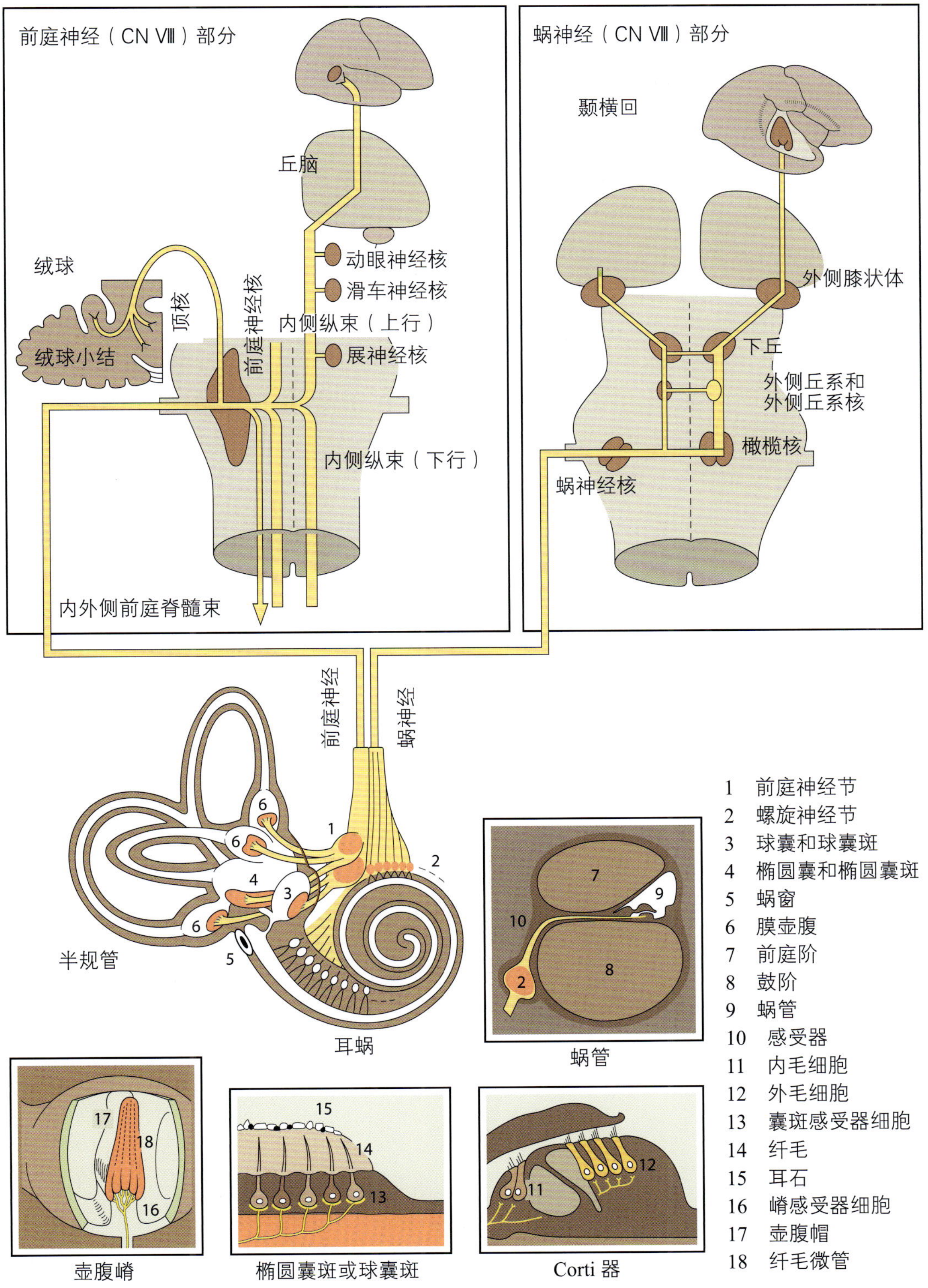

图 3.11　前庭蜗（位听）神经及内耳解剖

耳道内来回摩擦来检查听力。完全失聪是指即使非常大的声音也无法听到，这就不仅是传导缺陷了。

传导性耳聋和感音性耳聋的鉴别

这两种类型的耳聋可以通过 Rinne 试验和 Weber 试验来鉴别（图 3.12）。

- Rinne 试验：正常情况下，声音在空气中的传播优于骨传导，表现为：将振动的音叉放于乳突处，受检者听不到音叉声音后立刻报告；将音叉移至受检侧耳旁，这时还能再次听到音叉振动的声音，而且听到声音的时长是在乳突处听到声音时长的 2 倍。这被称为 Rinne 试验“阳性”，即正常状态。如果在耳旁听到的声音时长短于上述情况或者干脆在耳旁听不到，即为 Rinne 试验“阴性”，提示传导性耳聋（中耳传音异常或外耳道堵塞）。感音性耳聋的患者 Rinne 试验是阳性的（正常）。
- Weber 试验：将振动的音叉置于患者前额或者头顶正中。正常情况下，两边听到声音的大小一致且位于中线部位。在传导性耳聋中，声音听起来更偏向患侧；而在感音性耳聋中，声音听起来偏向健侧（内耳病变或蜗神经耳蜗侧病变）。如果是多年单侧耳聋，则行 Weber 试验时不再有偏侧性表现。

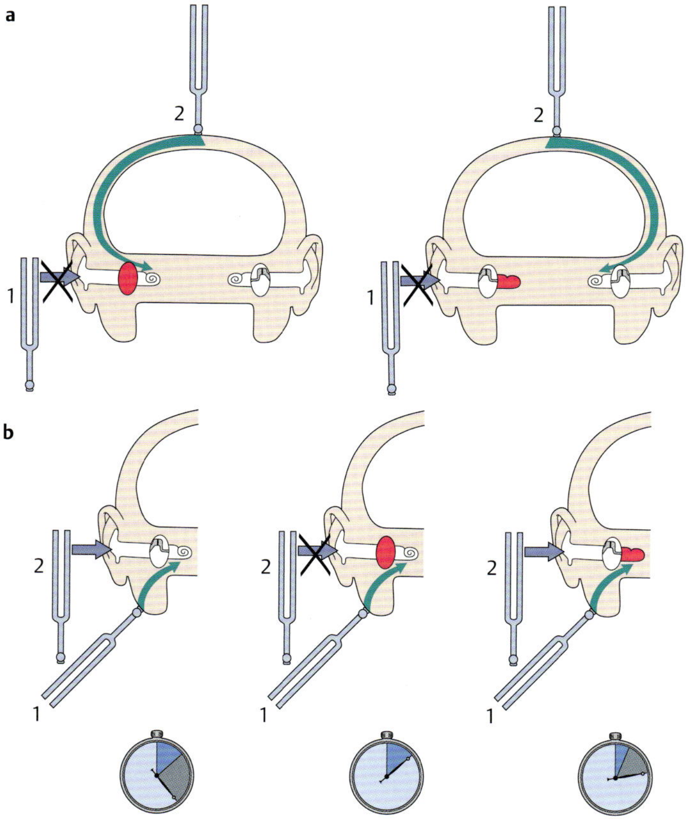

图 3.12 Weber 试验和 Rinne 试验的听力检查。a. Weber 试验：右耳（图中在左侧）传导性耳聋的患者。振动的音叉放在右耳畔时，听不到音叉振动的声音（1）。如果振动的音叉放在前额（2），则有且只有右耳能听到振动音。而对于右耳（图中在右侧）感音性耳聋的患者，当音叉放在前额时，只有左耳（健侧耳）能听到振动音。b. Rinne 试验：先将振动的音叉放在乳突（1），听不到音叉的声音；随后把音叉放在耳畔（2），能听到振动音则听力正常。如果右耳为传导性耳聋，则在音叉放置于耳畔时听不到声音（中图，Rinne 试验阴性）；如果右耳为感音性耳聋，则音叉放置于右耳侧时能听到振动音，只是持续时间短于健侧（健侧 Rinne 试验阳性，即听力正常侧）

注意

- 传导性耳聋：
  - Rinne 试验：隐性 = 骨导 > 气导
  - Weber 试验：声音偏向患侧
- 感音神经性耳聋：
  - Rinne 试验：阳性 = 气导 > 骨导
  - Weber 试验：声音偏向健侧

前庭功能

内耳迷路或前庭蜗神经中的前庭功能受累时，最常见的症状是眩晕。根据患者描述，眩晕可分为位置性眩晕或系统性眩晕，如天旋地转感（像骑在旋转木马上），或者身体向一侧倾斜而无法自己纠正的感觉，或者“乘电梯”的感觉，患者可描述旋转的方向。与之相比，非前庭性晕动感，如脑干受损时，很难具体描述这种“晕动”感觉，患者会主诉眼花、摇晃、眼前发黑等（见章节 12.6.2）。

前庭神经受损的客观表现是眼震——一种快速的、有节奏的双眼向同一方向的震荡（也被称为“跳动性眼震”），一般表现为眼球缓慢地向一侧偏斜，紧接着是快速地回到原位，而后反复。眼球缓慢向一侧偏斜是病理性的，快速复位是反射性纠正运动。按惯例规定，眼震方向是快速复位的方向（便于观察）。眼震可分为水平眼震（左右来回运动）、垂直眼震（上下往返运动）以及旋转眼震（顺时针或逆时针方向）。前庭源性眼震甚至可以在患者头直立位直视正前方的原位观察到（即自发性眼震），但有时只有在检查者诱导患者向一侧看时被诱发。前庭源性眼震的眼震方向是远离患侧向健侧震荡的，无论患者是直视前方还是看向左 / 右侧。

前庭源性自发性眼震需要与生理终位性眼震和凝视诱发性眼震相鉴别。终位性眼震出现在受检者向侧方极度注视较长时间（进入单眼视野区）的情况下，震荡的快速期方向为凝视侧的方向，双眼会出现同等幅度的眼震，并会在震荡几次后自动消失。这种眼震常见于正常个体。如在检查中发现眼震，首先应该将被测物体移至双眼视野 10° 左右，以判断是否生理性眼震。如果在向单侧极度凝视后诱发眼震，在物体回至双眼视野后仍然存在无法消失，那么这种眼震具有临床意义，属于病理性眼震，即凝视诱发性眼震。常见的病理性眼震见**表 12.2**。

进一步检查前庭功能紊乱的方法是甩头试验（head-thrust test，Halmagyi test），主要用于检测水平半规管的功能（**图 3.13**）。受检者坐在检查者对面，盯着检查者的鼻子。检查者（或者第三人）快速使受检者头部侧旋 45°。正常情况下，由于受到前庭 - 眼球反射调节，受检者仍然会盯住检查者的鼻子。如果一侧水平半规管有缺陷，尽管双眼会随头的转动而转向患侧，但是双眼会快速跳动，回到原固定点。

某些姿势和步态异常也会提示前庭功能异常（Unterberger 步态检查、Babinski-Weil 试验以及闭目行走试验，见章节 3.2.2）。Bárány 指向试验（Bárány pointing test，Past point test，又称错过指向试验）也可用于检查前庭功能：检查者伸出食指，受检者手臂向前伸直并举起再落下，用同侧手指去指检查者的示

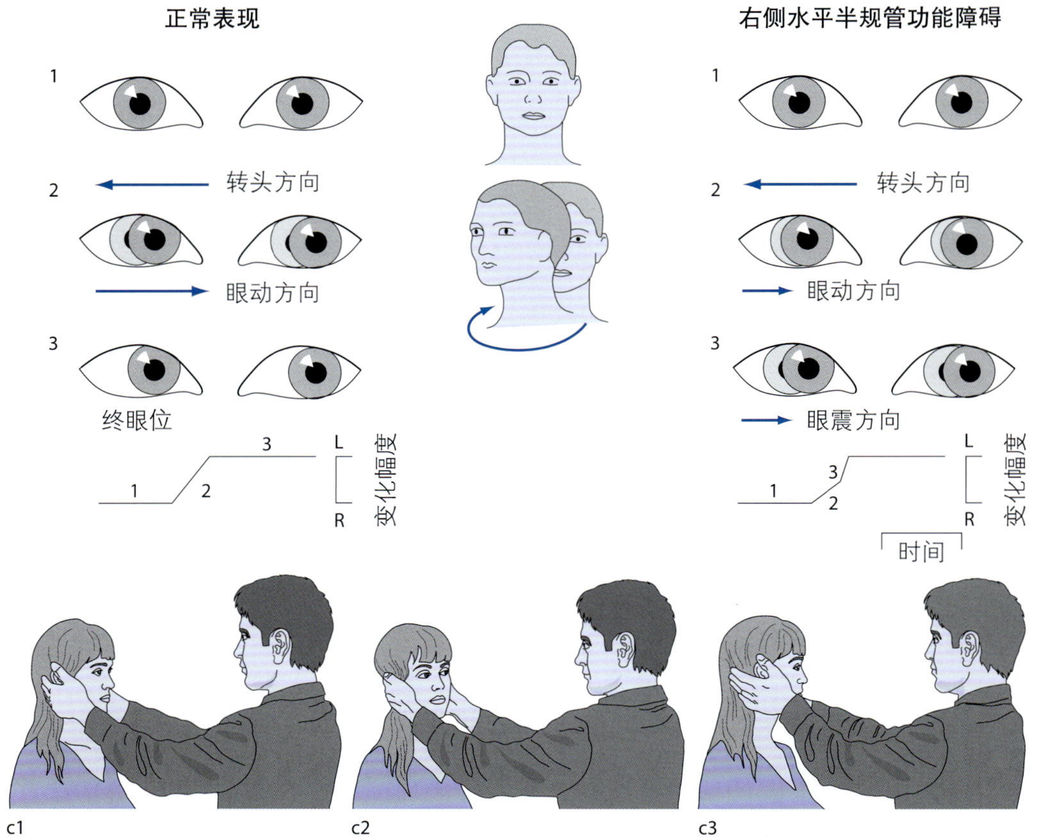

图3.13 甩头试验用于检查水平半规管的功能。a. 正常表现。b. 右侧水平半规管功能异常的表现。c. 甩头试验的检查方法。c1：检查者轻轻前后晃动受检者的头部。c2：检查者快速向右侧转动受检者头部，如果水平半规管功能正常，则在前庭眼反射的作用下，受检者双眼快速向左侧移动，始终保持能看到检查者鼻尖；而如果半规管功能异常，则会出现向左的眼震来纠正本来应该完成的前庭眼反射的动作。眼震的出现提示水平半规管的功能障碍。c3：检查者将受检者头部快速向左复位

指并与其接触；而后受检者闭上眼再重复这个动作，尽量准确地触碰受检者的手指。如单侧前庭功能受损（或单侧小脑损伤），那么在患侧手臂伸直落下过程中，其手指无法准确碰触检查者手指。

还有些设备可用于检查前庭功能：

- Frenzel 目镜方便了眼震的观察。它有一套高放大倍数的镜片和一个照明系统。检查时，屋内关灯处于黑暗的状态，而目镜的照明打开，很容易通过高放大倍数的镜片看到患者的眼震。在室内光照正常时，患者的视线容易被屋内事物吸引并固定，前庭性眼震就会被抑制。而戴上 Frenzel 目镜并关闭检查室的灯，可以干扰视线固定，从而更容易观察到患者的前庭性眼震。摇头检查是进一步诱发眼震的方法。
- 前庭功能受损还可以通过旋转试验和冷热水刺激试验（用于检查对应的迷路功能）来检查。正常情况下，向外耳

道灌注热水，会诱发眼震，并且其快速相方向为灌水侧（如果灌注冷水，则眼震快速相方向为灌水对侧）。前庭病变时眼震反应减弱或消失。

舌咽神经和迷走神经

注意

舌咽神经（CN Ⅸ）和迷走神经（CN Ⅹ）的神经核解剖部位及其功能详见**表 3.3**。章节 12.7 对两对神经相关疾病有详细讨论。

从疑核发出的纤维随舌咽神经和迷走神经支配软腭、咽、喉。喉由两条迷走神经分支支配，分别是喉上神经和喉返神经。来自软腭、咽后壁、扁桃体窝和中耳的感觉神经纤维，以及舌后 1/3 的味觉纤维均汇入舌咽神经；而分布于外耳道、部分耳郭和后颅窝硬脑膜的躯体感觉神经纤维沿迷走神经进入脑干。迷走神经还含有副交感神经的传出纤维，至胸、腹部的脏器（**表 3.3**）。

评估舌咽神经、迷走神经运动功能的方法是检查腭和喉的运动，特别是在发声（“啊，啊……”）时，或者通过触动咽后壁诱发咽反射（如用棉棒）的方法对二者的运动进行检查。单侧腭盖和咽部的肌肉无力会导致咽部结构偏向患侧，如**图 3.14** 所示。单侧喉返神经损伤可致声音嘶哑，有时仅能在患者唱歌时听出来。单侧咽反射消失也提示舌咽神经和迷走神经功能异常。

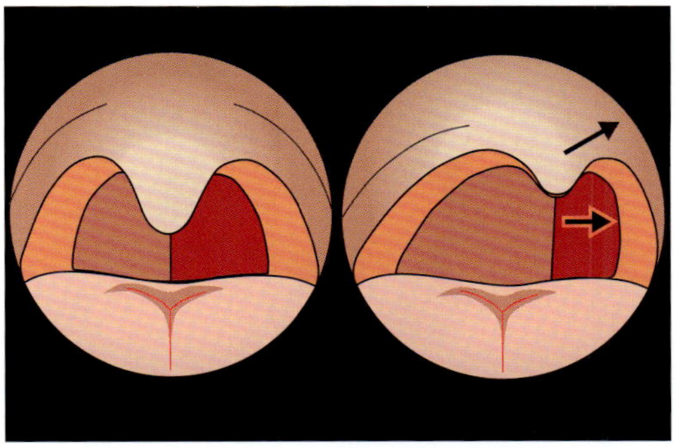

图 3.14　上腭移位。右侧舌咽神经瘫时，患者张口可见上腭和咽后壁向健侧（左侧）偏移

副神经

注意

副神经（CN Ⅺ）的神经核解剖部位及其功能详见**表 3.3**。章节 12.8 对副神经相关疾病有详细讨论。

副神经的周围支属于纯运动神经，支配胸锁乳突肌和斜方肌上部肌肉。为了检测侧胸锁乳突肌的运动，检查者在受检者头转向一侧时施加一定的阻力，同时观察并触诊颈部外侧三角前缘的肌肉收缩情况（**图 3.15**）。

斜方肌上部的检查如下：检查者站在受检者面前，双手搭在受检者双肩，双手示指和拇指抓住斜方肌上缘，在要求受检者做耸肩动作的同时对其施加阻力。单侧副神经瘫时，患侧耸肩力度弱于健侧，并且通过触诊可发现斜方肌肌肉变薄变弱（**图 3.16**）。

3

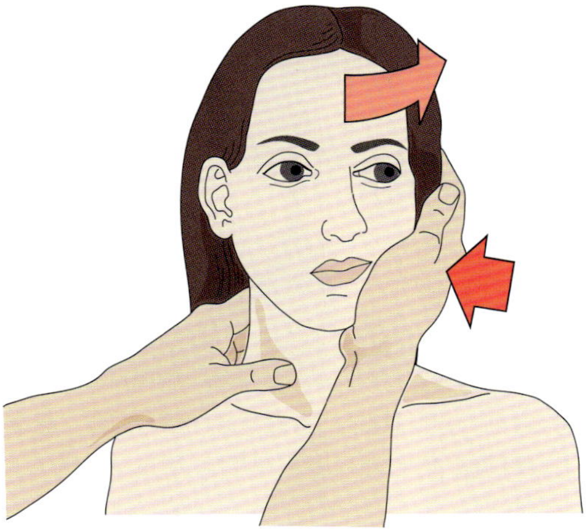

图 3.15 检查胸锁乳突肌。检查受检者右侧胸锁乳突肌的收缩情况时，嘱其对抗检查者施加的阻力向左转头

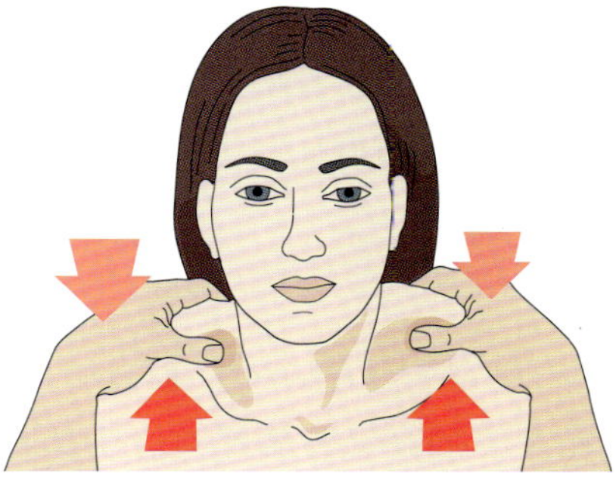

图 3.16 检查斜方肌上部。检查者双手按住受检者双肩，拇指和示指握住斜方肌上缘，要求受检者做耸肩的动作。单侧斜方肌无力，则收缩力减弱，触诊可能会发现斜方肌萎缩

舌下神经

注意

舌下神经（CN Ⅻ）的解剖部位及其功能详见**表 3.3**。章节 12.9 对舌下神经相关疾病有详细讨论。

舌下神经是支配舌肌的纯运动神经，可通过检查舌部运动来评估舌下神经功能，舌下神经损伤可致舌萎缩、力弱。单侧病变时，舌上表面常出现“纵沟”，伸舌时会偏向患侧，这是因为健侧舌肌力量占据主导地位，“推动”舌偏向患侧（**图 3.17**）。

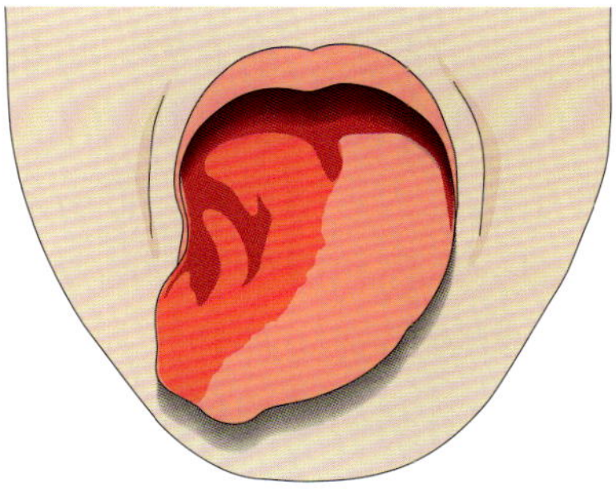

图 3.17 右侧舌肌萎缩力弱。右侧舌下神经损伤表现为伸舌右偏

发声、吐字和言语

评估患者的声音和言语是神经病学检查的必要部分。检查者应留意患者的声音嘶哑、讲话音量（如帕金森病患者语调减弱，见章节 6.9.2）、吐字含混（构音障碍）、言语的节奏、语言的形式和内容（失语，见章节 3.9.2）。

3.4 上肢

要点

在上肢检查中，检查者要注意受检者的手臂、手、手指的自发运动和姿势异常，以及肌肉容积异常和皮肤色泽、

质感等的均一性。任何非自主运动，如震颤或肌束颤动都要记录下来。接下来要检查大关节的运动范围，并触诊脉搏。神经系统检查（狭义）可以被简单归纳为对力量、反射、协调性和感觉四大方面的检查。

3.4.1　一般检查

检查者应询问受检者的惯用手，只有在使用剪刀、刀具，缝针线和写字时都用左手的人才是真正的左利手。对任何肌容积异常都应注意，特别是单独一个肌群的萎缩更应引起注意。对肌束颤动（束颤）需要仔细寻找原因：依照我们的经验，单束肌纤维的不自主收缩，由于不会引起任何动作或位移的发生，只有在一段足够长的观察时间内对裸体患者在足够距离上进行观察的前提下，通过仔细观察才能发现。对皮肤的营养状态、指纹的类型、指甲的外观等，都应进行检查评估，重要的阳性发现包括：手指姿势的异常、震颤和其他不自主运动。应逐一检查大关节的活动范围，并触诊每侧肢体的脉搏情况。如有必要，需要在锁骨上窝仔细听诊，寻找血管杂音。

3.4.2　运动功能和协调性

有若干规范的检查方法可用于评估运动和协调性。

- 轮替动作用于观察患者快速、交替动作的准确性和协调性，如前臂旋前、旋后（图 3.18）。当一侧或双侧出现轻瘫、锥体外系异常或小脑病变时，就会出现轮替动作的异常迟缓（轮替动作迟缓）或不规律（轮替动作节律紊乱）。
- 叩指试验（finger-tapping test）用于检查手和手指的运动。手指张合动作是以掌指关节为轴，拇指和另外四指做快速屈伸的动作。当有轻瘫或者锥体外系源性运动减少时，拇指和另外四指之间的距离缩短，重复手指张合动作时该距离会越来越小（图 3.19）。
- 在姿势检查中，患者双臂向前平伸，掌心向上并闭眼（图 3.20），出现不自主的一侧手臂逐渐下垂或前臂旋前，或肘、腕关节的不自主完全屈曲，则

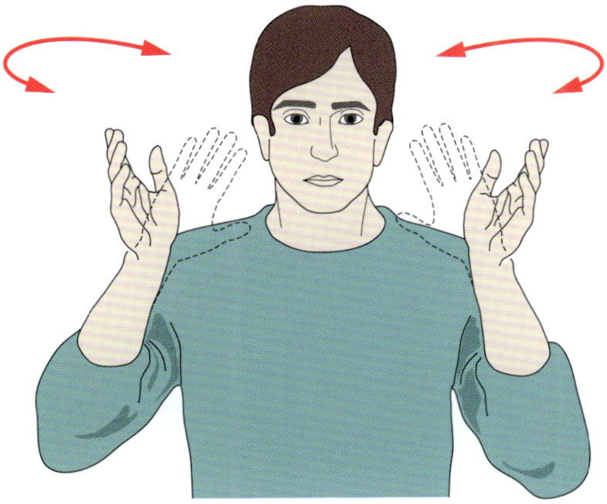

图 3.18　轮替动作检查：前臂快速地做旋前－旋后动作

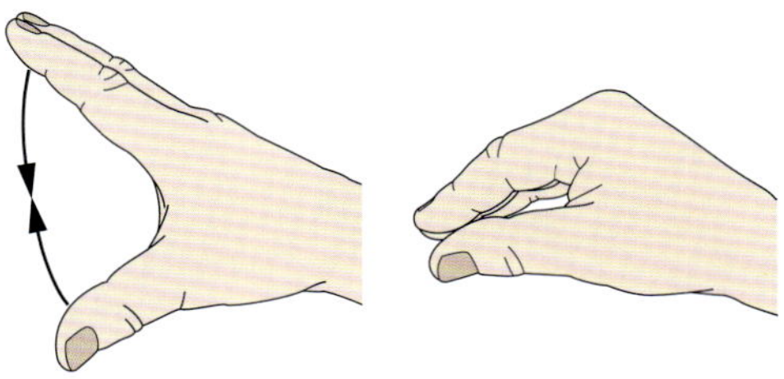

图 3.19　叩指试验。在掌指关节水平，快速交替屈伸拇指和另外四指

提示有中枢源性轻偏瘫；双臂如果平行向一侧偏移，则提示有一侧迷路或小脑的病变。

– 在前臂旋转试验（arm–rolling test）中，患者双臂在体前屈曲呈 90°，双前臂交替进行上下平行滚转（图 3.21）。轻度偏瘫患者的患侧肢体动作会明显消失。

– 行指鼻试验时，要求受检者闭眼，外展伸直一侧上肢后，用示指缓慢触碰鼻尖。正常情况下，这个动作会顺利且自信地完成（图 3.22a）。如果食指在从远方拉进的过程中不断偏离正常轨迹，则是共济失调的表现（图 3.22b），提示存在本体感觉障碍或同侧小脑半球损伤。而如果示指只在靠近鼻尖的时候发生偏移，并且越靠近表现越明显，则为意向性震颤（图 3.22c），是小脑齿状核或其投射纤维病变所致。

– 阳性反跳现象表现为正常的拮抗制动作

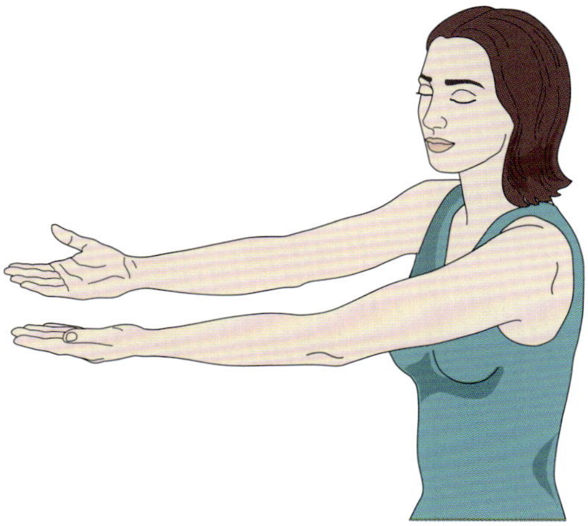

图 3.20　上肢的姿势检查

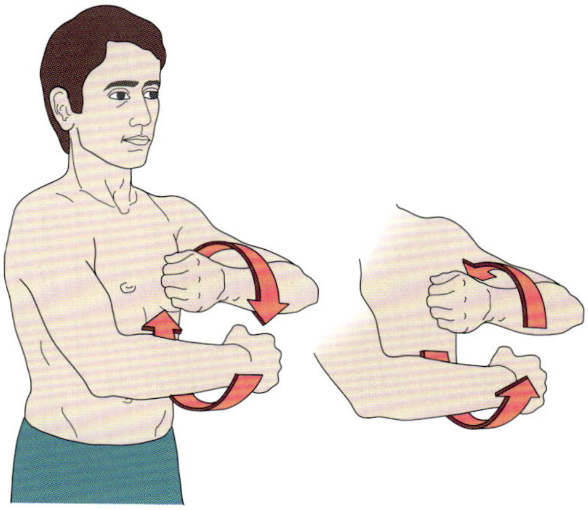

图 3.21　前臂旋转试验。正常人做这个动作时，双臂活动范围大致相同。对于中枢性偏瘫（即使是轻瘫）患者，做这个动作时，健侧远多于患侧

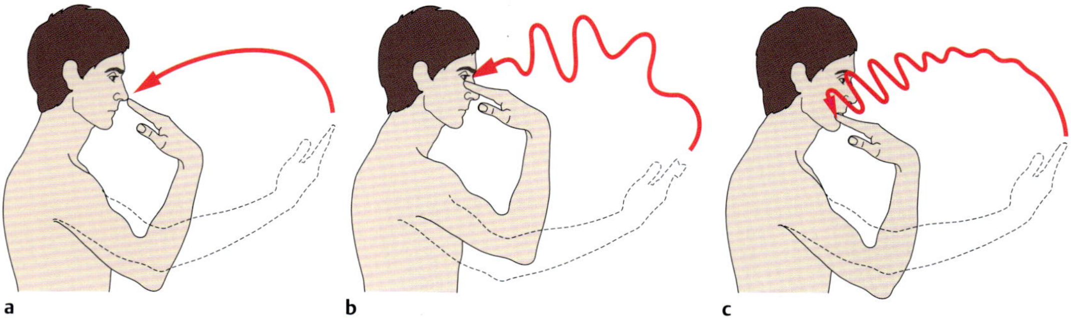

图 3.22　指鼻试验。a. 正常、平滑且有自信的动作。b. 共济失调的动作。c. 意向性震颤：手指越接近目标（鼻子），越在正常动作路径附近晃动，以致难以接近目标

用力不足，即当受检者拮抗检查者施加的阻力出现肌肉收缩时，检查者突然撤去阻力，受检者肢体会继续沿对抗阻力的方向运动，出现反跳现象（图 3.23）。例如，患者取坐位时检查其肱二头肌的反跳现象（注意：在撤除阻力时一定要保护患者，防止他击打自己的面部）。如果患者取卧位，则让其抬起手臂一段距离，然后检查者从下向上施加阻力，让患者施加向下的对抗力，当检查者突然撤去所施加阻力时，健康受检者会及时阻止手臂向下运动的趋势，而偏瘫或小脑功能异常的患者的手臂会直接捶在检查床上。

3.4.3　肌张力和肌力

肌张力（Muscle tone）

上肢肌张力可以通过桡腕关节和肘关节的大范围被动运动来评估。检查的动作要快，不能有节奏（患者不容易预测关节活动轨迹）。

- 肌张力降低（hypotonia）常见于肌肉本身的损伤、周围神经损伤、同侧小脑功能异常以及锥体外系病变所致的多动症。
- 痉挛是肌张力增高的一种形式，主要源于锥体束的损害（图 3.24a）。上肢痉挛常表现为被动活动时拮抗力起初很大，而后突然消失（“折刀”现象）；或者这种痉挛会随着被动运动增加而逐渐加重。
- 铅管样肌强直是一种被动运动的黏性或蜡样阻力，也就是说在整个被动运动期，检查者会感受到同等程度的阻力。轻度的铅管样肌强直只有在对侧肢体同时活动时才能检测到，因此检查者可以在要求患者活动左手的同时去检查右侧腕关节的肌强直情况。帕金森病患者多表现为铅管样肌强直（图 3.24b），伴发的齿轮样肌强直现象（图 3.24c）好发于桡腕关节。检查者用一只手固定患者前臂，一只手握住患者手指尖，而后交替屈伸其桡腕关节，这种被动运动的节奏慢、活动幅度大，但不应有可觉察的节奏（图 3.25）。这样检查者可感受到那种多个简短的脉冲式阻力，时间间隔不规则，并且给人以“跳脱运动”的感觉。
- 逐渐增高的肌张力可能是由患者在被动运动检查过程中主动对抗导致的，看起来像是其无法放松已经收缩的肌肉。

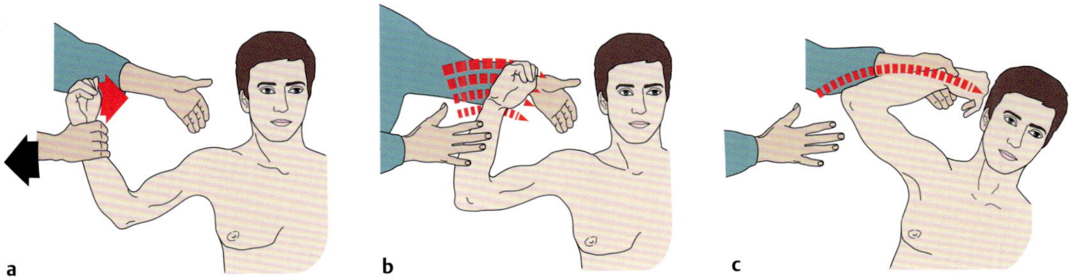

图 3.23　小脑损伤所致的反跳现象。a. 正常、平滑且有自信的动作。b. 共济失调的动作。c. 意向性震颤：手指越接近目标（鼻子），越在正常动作路径附近晃动，以致难以接近目标

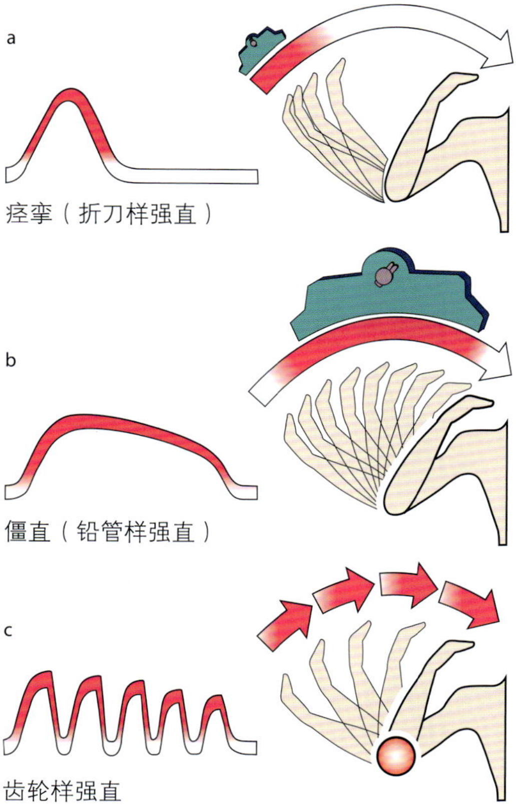

图 3.24 肌张力异常（a，b）和齿轮样肌强直现象（c）

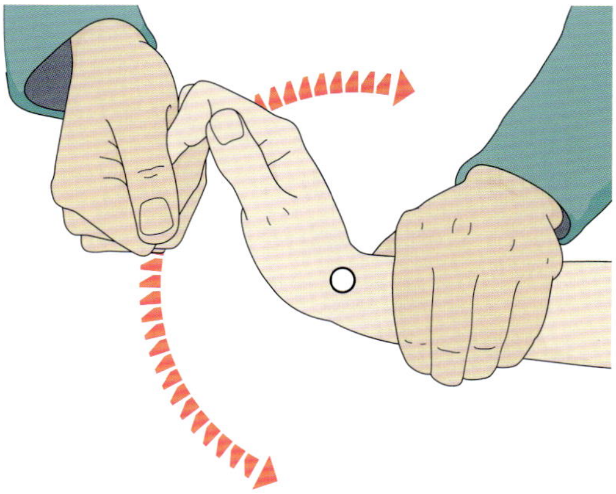

图 3.25 检查桡腕关节的齿轮样肌强直。检查者一手固定受检者的前臂，一手握住受检者的一侧手指（除拇指外的全部手指），慢慢通过手指前后活动桡腕关节

这种现象是额叶损伤的一种表现。

肌力

肌力检测的是进行单一动作的一组肌群的力量，如有必要也可以针对单一肌肉进行检查。受检者被要求在对抗检查者所施以的阻力的情况下主动收缩相应的肌肉（群），在相关动作结束时由检查者检测收缩肌肉的肌力。因而，检查者检查肱二头肌肌力时要试着拉开患者屈曲的肘部，而检查肱三头肌肌力则是试着屈曲患者平伸的肘关节。如要评估某一神经根或周围神经所造成的损害，就需要针对该神经或神经根所支配范围内的某一特定肌肉或肌群的肌力进行检查（见章节 13.1）。肌力的下降被称为力弱。力弱的各种情况见**表 3.4**。为了方便记录，医学研究委员会（Medical Research Council，MRC）对肌力进行了半定量的分级，见**表 3.5**。

3.4.4 反射

反射类型

反射是由特殊刺激诱发的机体反应，遵循相同的发生过程，并且不会受受检者或检查者的主观意志所影响。

- 对于深反射 *，刺激诱发反射的部位和反射性肌肉收缩的部位相同。
- 对于浅反射 **，它的刺激点和效应点不

* 译者注：固有肌肉反射或本体感觉肌肉反射，国内习惯称为深反射、腱反射。

** 译者注：外在反射或外感受性反射，国内习惯称为浅反射。

表 3.4 描述“力弱”的术语

术语	含义
轻瘫	力弱但没有瘫痪
瘫痪	完全力弱、瘫痪
轻偏瘫 / 偏瘫	一侧身体的力弱或瘫痪
单肢轻瘫 / 单瘫	一个肢体的力弱或瘫痪
下肢轻瘫 / 截瘫	双下肢力弱或瘫痪
双臂瘫痪	双上肢力弱或瘫痪
四肢轻瘫 / 四肢瘫	四肢力弱或瘫痪

表 3.5 肌力分级

M0	没有肌肉收缩现象
M1	可见肌肉收缩，但不引起任何形式的运动
M2	可以活动部分肢体或关节，但无法对抗重力
M3	可以在对抗重力的情况下活动肢体，但无法对抗阻力
M4	不能完全对抗阻力
M5	能够完全对抗阻力

注：M3 和 M4 可以通过添加“+”或“−”进一步细分等级

同，反射弧的输入和输出端属于不同的周围神经或神经根对应的节段。浅反射会在重复刺激下逐渐弱化（适应）。

- 病理反射可能在正常的婴幼儿引出，但是在健康成人几乎见不到。一旦在成人阶段出现，则提示中枢神经系统疾病的可能。部分病理反射是浅反射。

更多重要的反射及其对应的神经节段、周围神经见**表 3.6~3.8**。

上肢深反射

检查深反射时需要快速、用力敲击肌腱或者肌腱附着的骨，由此导致肌肉瞬时拉伸而激活肌梭受体，产生传入冲动；传入冲动进入脊髓节段激活 α 运动神经元，进而激活后者支配的肌肉（通常情况下 α 运动神经元是通过同节段的中间神经元激活的）。临床常检查的上肢深反射包括肱二头肌反射、肱三头肌反射和桡骨膜反射（**表 3.6**）。桡骨膜反射是通过敲击桡骨茎突引起肱桡肌、肱二头肌和肱肌的收缩。这些反射的激发方法见**图 3.26**。

两个重要的手指屈肌反射本质上是同一反射的变体。Trömner 反射是检查者的手指微屈，快速向上触碰并敲击患者微屈的手指指腹（**图 3.27**），受刺激侧的手指和拇指远端指间关节发生反射性

3

表 3.6 重要的深反射

反射名称	刺激方式	反应形式	肌肉	周围神经	参与节段
下颌反射	受检者嘴微张，检查者一指指腹垫于下颌正中，或者用压舌板抵住下门牙，轻轻敲击指腹或压舌板	口短暂迅速闭合	咬肌	三叉神经	CN Ⅴ
斜方肌反射	敲击斜方肌在喙突外侧缘的附着点	耸肩	斜方肌	副神经	CN Ⅺ；C3–C4
肩肱反射	叩击肩胛骨下部内缘	同侧肩内收，臂外旋	冈下肌和小圆肌	肩胛上神经和腋神经	C4~C6
肱二头肌反射	屈肘并敲击肱二头肌腱	伸肘	肱二头肌	肌皮神经	C5–C6
桡骨膜反射	肘部半屈半旋前位，敲击桡骨远端桡骨茎突	伸肘	肱桡肌	桡神经和肌皮神经	C5–C6
胸肌反射	从正前方敲击肩关节	肩关节旋前	胸大肌和胸小肌	胸内侧神经和胸外侧神经	C5~T4
肱三头肌反射	屈肘时敲击肱三头肌腱	伸肘	肱三头肌	桡神经	C7–C8
拇指反射	叩击前臂远端 1/3 的拇长屈肌腱	屈曲拇指远端关节	拇长屈肌	正中神经	C6~C8
腕反射	叩击桡腕关节近端，腕背侧	伸腕和手指（不恒定）	腕屈肌群和指伸肌群	桡神经	C6~C8
指屈肌反射	检查者将拇指放于受检者掌心，叩击拇指；或者叩击手腕掌侧屈肌腱	屈指（以及屈腕）	指浅屈肌（腕屈肌）	正中神经	C7–C8
Trömner 反射	握住受检者中指，叩击中指远端指骨掌侧	包括拇指在内的远端指骨屈曲	指深屈肌	正中神经及尺神经	C7–C8（T1）
内收肌反射	轻叩股骨内侧髁	大腿内收	股内收肌群	闭孔神经	L2~L4
膝腱反射	膝关节半屈的状态下轻叩股四头肌腱	伸膝	股四头肌	股神经	（L2）L3–L4
胫骨后肌反射	在内踝后方轻敲胫骨后肌腱	足旋后（不常出现）	胫骨后肌	胫神经	L5
腓骨肌反射	受检者仰卧，足半屈。检查者手指放在远端趾骨上，特别是第一趾骨和第二趾骨远端，然后叩击手指	足背屈并内旋	腓骨肌，趾长伸肌	腓神经	L5–S1
半膜肌和半腱肌反射	受检者俯卧，膝关节半屈并放松，叩击膝关节内侧屈肌腱	可见明显肌肉收缩	半膜肌和半腱肌	坐骨神经	S1

（续表）

反射名称	刺激方式	反应形式	肌肉	周围神经	参与节段
股二头肌反射	受检者俯卧，膝关节半屈并放松，叩击膝关节外侧屈肌群的肌腱	肌肉收缩	股二头肌	坐骨神经	S1–S2
跟腱反射	膝盖半屈，足与胫骨呈直角，叩击跟腱	足跖屈	小腿三头肌（比目鱼肌和腓肠肌合称）	胫神经	S1–S2
Rossolimo 征	叩击足趾掌侧	足趾屈曲	趾长屈肌和跗趾长屈肌	胫神经	S1–S2

表 3.7 常见的浅反射

反射名称	刺激方式	反应形式	肌肉	周围神经	参与节段
瞳孔反射	光照，辐辏	瞳孔缩小	瞳孔括约肌	视神经和动眼神经	丘脑、中脑、脑桥
角膜反射	在双眼处于正中位时用棉絮、纸等轻触角膜	闭眼，且眼球同时向上运动（贝尔现象）	眼轮匝肌	三叉神经和面神经	脑桥
贝尔现象	检查者按住上眼睑的同时嘱受检者尝试主动闭眼	正常情况下双眼球向上方转动	上直肌和下斜肌	三叉神经和动眼神经	中脑和脑桥*
耳蜗－眼睑反射	突然出现的噪声，来自受检者看不到的地方	眨眼	眼轮匝肌	前庭蜗神经和面神经	脑桥下部
软腭反射和咽反射	用压舌板轻触软腭或咽后壁	腭帆上抬，对称性的咽后壁肌肉收缩	软腭和咽部肌肉	舌咽和迷走神经	延髓
近端掌指关节的 Mayer 反射	将受检者的中指用力向掌心屈曲（弯曲近端指间关节）	第一掌指关节内收并对掌	指浅屈肌、拇长屈肌、拇短屈肌、拇对掌肌	尺神经和正中神经	C6~T1
腹壁浅反射	快速从外侧向中间划过腹壁皮肤	腹壁皮肤包括肚脐向刺激侧运动	腹部肌群	肋间神经、腹下神经、髂腹股沟神经	T6~T12
提睾反射（男性）	轻划过大腿内侧正中表面皮肤（或捏内收肌群近端）	睾丸上提收缩	提睾肌	生殖股神经的生殖支	L1–L2

* 译者注：书中原文只有脑桥，但是动眼神经核位于中脑，故而加上“中脑”。

3

（续表）

反射名称	刺激方式	反应形式	肌肉	周围神经	参与节段
臀肌反射	轻划过臀大肌表面皮肤	臀大肌收缩（不常见）	臀中肌、臀大肌	臀上神经、臀下神经	L4–S1
球海绵体反射	轻捏阴茎头或针刺阴茎背部皮肤	球海绵体肌收缩（可见于会阴处阴茎根部或经直肠检查可触及）	球海绵体肌	阴部神经*	S3–S4
肛周反射	受检者侧卧位，臀部和膝盖弯曲，针刺肛门周围皮肤	可见肛门外括约肌收缩	肛门外括约肌	阴部神经	S3–S5

表 3.8 重要的病理反射

反射名称	刺激方式	反应形式	临床意义
眼轮匝肌反射（眉间反射、鼻睑反射）	在眼轮匝肌收缩时刺激眉间或者眼眶外缘	眼轮匝肌收缩从而睑裂缩小（可为双侧）	见于皮质脑桥束核上损害或者锥体外系疾病
角膜下颌反射	类似角膜反射，需要微张口	下颌向刺激对侧偏移	释放了眼轮匝肌和翼外肌之间原有的被皮质核束所抑制的协同作用，因而见于同侧皮质核束的损害，多见于腔隙状态或球麻痹
下颌－瞬目现象（Marcus Gunn 现象）	张嘴活动下颌	患侧上睑提起，睑裂甚至大于健侧；闭嘴时患侧上睑下垂	鉴别上睑下垂不是由重症肌无力或周围神经病引起的
斗牛犬反射	压舌板置于受检者齿间	患者用力咬住压舌板后，头可以用压舌板提起来	弥漫性皮质损伤所致的释放（去抑制）现象，如缺氧性脑病
口轮匝肌反射（鼻颏反射）	检查者手指或压舌板放于嘴角外侧或唇上，轻叩手指或压舌板	噘嘴同时口轮匝肌收缩	表现亢进则为皮质核束的核上性损伤所致（腔隙状态，多发性梗死性痴呆，锥体外系疾病如帕金森病等）
吸吮反射	缓慢地、轻划嘴唇	诱发吸吮动作，甚至可能有吞咽动作；偶尔可能会有张嘴咬的动作，嘴巴张开，头向刺激方向移动	严重的弥漫性脑损伤，去皮层状态；如缺氧后或严重颅脑损伤后的去皮层状态（正常婴儿有此反射；成年后该反射被抑制）
拇指征	用力被动屈曲第 2~5 指	拇指屈曲	提示锥体束损害

* 译者注：也有认为阴部神经为传入神经，骨盆自主神经为传出神经，本书按照原文翻译。

（续表）

反射名称	刺激方式	反应形式	临床意义
掌颏反射	用力划过拇指根部或掌心	同侧下颏肌肉收缩	多见于弥漫性脑损伤（多发性梗死综合征，脑萎缩，缺氧后）；如果是单侧收缩，提示对侧脑损伤
强握反射	轻划手掌	手指屈曲，意图握住刺激源	见于正常婴儿；成年后出现见于弥漫性脑损伤（主要损伤前额叶）；见于对侧前额叶损伤或同侧基底节损伤
摸索反射	将物体带到清醒患者的手边	手指会循着物体的方向做抓握动作	
非自主抗拒	试图被动伸展肌肉（如推拉下颌，用力伸开屈曲的手指）	患者强烈地对抗被动活动，阻止牵拉，且并非来自主观意愿	弥漫性前额叶损伤或基底节损伤
总体反射（见于截瘫患者）	用力被动屈曲下肢和脚	下肢髋关节、膝关节地用力屈曲	提示脊髓水平反射弧的完整，周围神经系统未受损（可利用该反射护理痉挛性僵直的患者）
Babinski 反射	用力从足跟至足小趾划过足外侧缘	踇趾强直伸展其余四趾不动或者呈扇形展开	表明锥体束损伤
Oppenheim 征	用力从膝盖下方沿胫骨前缘划下		
Gordon 征	用力划过或挤压腓肠肌群		

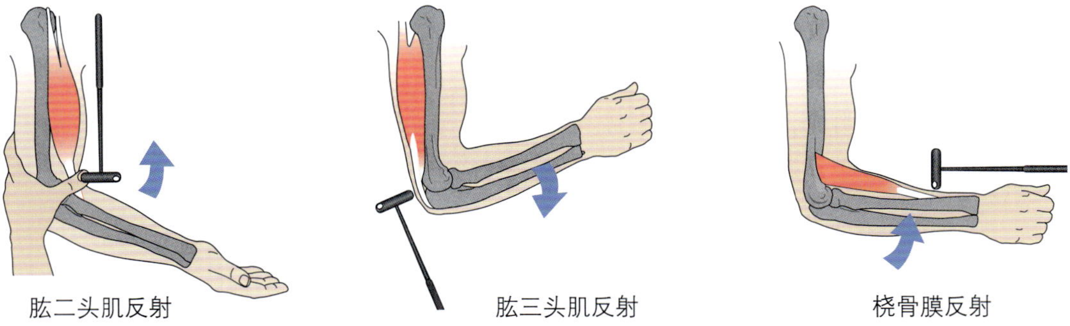

图 3.26　上肢深反射

屈曲。检查 Hoffmann 征时，检查者用一手示指和拇指轻夹住受检者一只手的远节指骨（通常是中指），而后检查者的拇指指尖从受检者的指甲上滑下来时，受检者的手指尖会回弹。Hoffmann 征的正常反应和 Trömner 反射是一致的。

深反射的常见异常情况及其临床意义见**表 3.9**。

检查策略

可以通过一系列方法让原本微弱或不容易引出的深反射变得容易引出，原理主要是提前使肌梭在拉伸时变得更敏感。实际上，身体任何部位骨骼肌的强力收缩都会导致所有肌梭纤维的普遍敏化。因此，当受检者从仰卧位上用力抬头，或者咬紧牙关，或者攥拳，或者大力跖屈双足，或者交叉双手用力拉（被称为 Jendrassik 抓握）时，均能明显诱发所有深反射。这些方法见**图 3.28**。

上肢锥体束征

锥体束损害会改变反射类型的正常表现并出现病理反射。上肢的锥体束损害表现没有下肢明显，就像下肢有经典的锥体束征（见章节 3.6.3，病理反射）而上肢的锥体束征则没有那么典型一样。上肢锥体束损害的重要表现是生理性深反射的亢进，特别是非对称性出现时；以及反射区域扩大或者某些生理情况下很难引出的深反射能够轻易引出，如斜方肌反射和胸肌反射（**表 3.6**）。Trömner 反射和 Hoffmann 征如异常活跃或单侧亢进，有病理学意义。掌指关节的 Mayer 反射消失也被认为是锥体束损伤的表现：将受检者的中指用力向掌心屈曲，正常情况下拇指的掌指关节会反射性内收（**图 3.29**）；如果拇指没有反射性内收，则提示锥体束损伤。另一个锥体束征是检查者用力拉受检者屈曲的手指时，则同侧拇指被动屈曲并出现对掌运动。

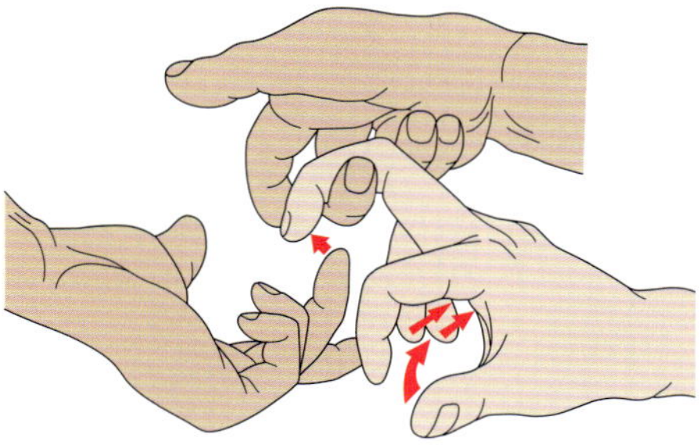

图 3.27 Trömner 反射

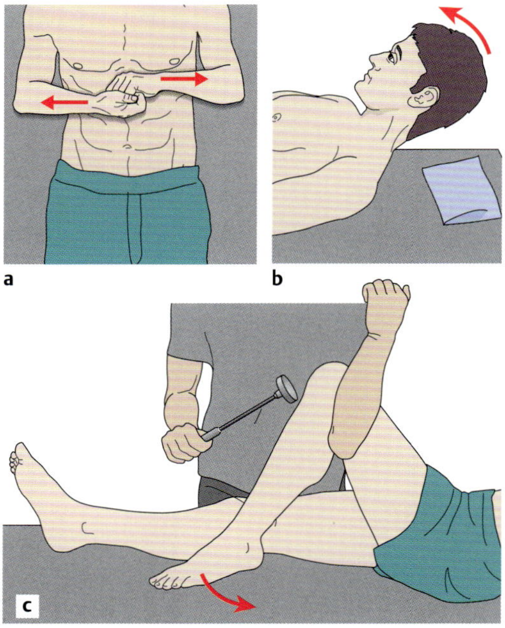

图 3.28 深反射强化引出的策略。a. Jendrassik 握拳。b. 平卧后用力将头抬离床面而身体仍紧挨床板。c. 用力跖屈双足

表 3.9　常见深反射异常的临床意义

异常	临床意义	备注
所有反射缺失	反射本身很弱，或者是检查不规范、不熟练	可以通过一些检查技巧或方法使深反射能够更容易引出
广泛的反射消失	多发性周围性神经病，多发性神经根神经病	感觉缺失也许是轻瘫的表现
	脊髓前角细胞病变	肌肉萎缩时不伴有感觉障碍
	Lamber–Eaton 综合征	
	肌病	
	Adie 综合征	需要检查瞳孔
	先天性低反射	多是家族性的
个别反射缺失	神经根病变	如三头肌反射（C7），跟腱反射（S1）
	多发神经病变	如二头肌反射（肌皮神经）、膝跳反射（股神经）
反射减弱	通常无特殊病理意义	常见于老年患者
反射亢进	如果是全身性的，则无病理意义	常见于年轻患者
病理性反射亢进	锥体束征的表现，痉挛	如果是偏瘫，则需要和对侧进行比较；如果是截瘫，则需要比较上、下肢的状态
阳性的 Hoffmann 征和 Trömner 反射	如果是对称的且不伴有锥体束征，则为正常的	

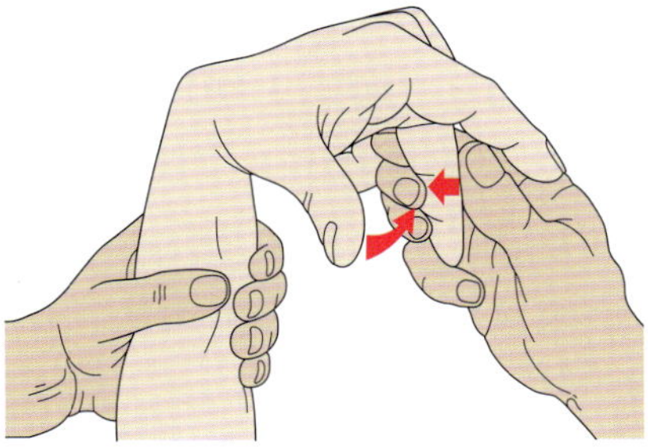

图 3.29　掌指关节 Mayer 反射。用力将受检者的中指向掌心屈曲，拇指不自主内收；如果没有这个反应，则提示锥体束受损

3.4.5　感觉

感觉检查时，需要耐心和受检者的配合。感觉检查的目的是辨识感觉障碍，确定感觉障碍的位置和范围，并确认哪些类型的感觉受影响。通常根据解剖部位，将感觉障碍分为中枢性、根性和周围性三种类型。在对患者查体前，检查者就应对需要检查什么、需要对身体的哪些部位进行检查，以及需要使用哪些检查手段做到心中有数。

触觉

检查触觉(esthesia)时需要患者闭眼。检查者对患者身体的多个部位进行轻轻地触碰检查，通常用手指、羽毛、纸张或其他类似物品；精确的定量可以采用分级的工具，如 von Frey 纤维丝或可调节的瓦针轮，但是在常规检查中并不是必需的（多用途的锐器如瓦针轮，可传播肝炎和艾滋病等病毒，应避免使用。如果特殊情况下需要使用，每次用前须消毒）。一般情况下，检查发现感觉缺失（hypesthesia）或触觉缺失（anesthesia）就足够了。有时，临床上需要对某一皮节区或某一周围神经感觉分布区进行感觉的定量检查，或者对称比较身体镜面部位的感觉。感觉障碍也涉及过度的感觉体验。感觉异常（paresthesia）是某种诱发或自发的感觉增强，如在多发性神经病中出现的针刺感。一种不愉快的或者疼痛的异常感觉增强称为触物感痛（dysesthesia，如周围神经损伤时的一种烧灼感）；而如由正常状态下不引起疼痛的刺激引起了疼痛（如轻触皮肤），则称为触诱发痛（allodynia）。

两点辨别觉和实体觉

对触觉中精细触觉的检查通常是在指尖部位进行的，如让受检者分辨两个靠近的刺激点的位置，以这种分辨能力来评估精细触觉。上述检查可用圆规或者一枚展开的回形针的两个脚来完成。将两个尖端同时放在皮肤上，一开始非常接近（受检者分辨不出是两个点），逐渐增加两个点之间的距离，直到受检者分辨出是两个点为止。当刺激是同时发生时，辨别距离的阈值会比连续刺激时要大。在指尖处，辨别阈值距离不超过 5 mm。此外，让受检者闭眼辨认硬币币值或说出检查者在其指腹处所写下的数字等检查方式也可用来检查精细触觉，而这些检查的正常表现同样需要完整的实体觉的参与（如果检查提示异常，则是精细触觉和实体觉二者之一有问题）。

振动觉和位置觉

将振动的音叉柄（64 Hz 或 124 Hz）置于身体的骨性隆起（只有皮肤包裹骨骼的位置）处来检查振动觉（pallesthesia）。如有需要，使用可调节音叉可对振动强度进行分级，如具有 8 个振动强度等级的 Rydel-Seiffer 音叉，但一般情况下是不需要的。有一个更简单的方法：当受检者报告感觉不到振动的同时，检查者把同一个音叉放在自己的身体相同检查部位感受振动觉。如果检查者还能感受到振动，那么受检者无疑具有振动觉缺陷*。振动觉轻度缺陷通常只能在外周发现（如足踝处），而如果在越靠近躯干部位振动觉缺陷就能检查出来，则提示缺陷的严重程度越高。

注意

在正常衰老过程中，振动觉通常会逐渐下降 1~2 分（Rydel-Seiffer 音叉测试时在 8 分区间内）。

* 译者注：术语“振动觉减退”（pallhypesthesia）很少使用，表示部分振动觉的减少；术语“振动觉缺失”（pallanesthesia）则表示完全丧失振动觉。

检查位置觉时，嘱受检者闭眼，其肢体的某一部分（如手，常为中指）在被动活动时，回答检查者被动活动的方向。检查者应握住受检者受检肢体的两侧进行检查，以消除表面压力形成的粗略触觉带给受检者可供参考的线索。

温度觉

只有在疑有中枢损伤时才考虑检查温度觉（thermesthesia），因为疼痛和温度的传导路径在脊髓和脑干层面是分开的，在丘脑水平才合在一起（**图 5.2**）。

脊髓或脑干层面的脊髓丘脑束的损伤可导致分离性感觉障碍：身体的痛觉和温度觉受损而触觉保留。温度觉的部分缺陷被称为温度觉减退（thermhypesthesia），而完全感受不到温度则称为温度觉缺失（thermanesthesia）。

检查温度觉时，将两个试管或特制的金属管装满冷水或热水，然后把管子放在受检者身体不同部位的皮肤上。如有需要，可以分级改变刺激的温度、受试面积和刺激持续时间。

痛觉

痛觉（algesia）即疼痛感知能力，应该通过挤捏起皮肤褶皱而不是针刺来检查。痛觉减弱被称为痛觉减退（hypalgesia），而完全丧失痛觉称为痛觉缺失（analgesia）。

其他感觉

异位感觉（allesthesia）或异位感（allocheiria）指的是对一种触觉刺激的感知，并且这种感知并不产生在刺激点上。这种现象可以发生在正常个体，无特定意义。

3.5 躯干

要点

在受检者站立状态下检查其脊柱的形态和运动范围。在受检者取卧位时检查其感觉，特别需要注意评估感觉平面，或者鞍区、外生殖器附近的感觉障碍分布。躯干的运动神经检查主要通过腹肌的深反射和浅反射（如腹壁反射、提睾反射）来进行。

3.5.1 背部和脊柱

检查背部和脊柱时，受检者应取站立位。检查可能会发现脊柱侧凸或脊柱某一特殊节段偏离了正常生理弯曲。一侧肋骨突出（通常只在患者体前屈位可见）是扭转性脊柱侧凸的标志。从受检者背面观察，让其双手叉腰，可见身体两侧由手臂、体侧肋骨外缘和骨盆上缘构成的三角形间隙；如果这个间隙不对称，则进一步证明了脊柱侧凸的存在。C7 棘突和臀沟应该在一条垂直线上，如果有偏差应该测量并记录下来（最好用厘米而不是指宽为单位）。还需注意腰骶椎的走行（如脊柱前移，见章节 14.5.2）或通过按压、叩诊感受棘突的柔韧度。通过躯干前屈、后伸和侧屈，以及腰部绕环运动来检查胸腰椎的活动度。躯干前屈（体前屈）时向下伸展且膝关节伸直，年轻的受检者应可以触及地面（即触地距离 0 cm）。脊柱运动情况可通过双 Schober 试验来定量检测：小 Schober 指数用来检测腰骶椎，大 Schober 指数用来检测胸椎。

- 小 Schober 指数：在受检者取站立位时，于 L5 腰椎棘突平面上方 10 cm 处的皮肤做一标记；让受检者身体尽量前屈，测量这处标记在体前屈时距离 L5 棘突平面的垂直距离，正常情况下应超过 15 cm。
- 大 Schober 指数：在受检者取站立位时，于 C7 颈椎棘突平面下方 30 cm 处的皮肤做一标记；受检者身体尽量前屈时再次测量这处标记到 C7 棘突的垂直距离，正常情况下应超过 32 cm。

在测量颈椎前凸是否减少时，应要求受检者尽量肩部和足跟贴墙站立，且头部尽量保持直立。后枕部正常情况下应可以紧贴墙面；如果不能，需测量从枕骨粗隆到墙面的垂直距离（厘米）。例如，强直性脊柱炎患者就会出现这种异常。

3.5.2 反射

腹壁反射是浅反射，通过快速从外侧中线方向划过腹部皮肤（如用木签）引出。在三个不同节段水平，双侧都可引出腹壁反射（图 3.30a）。如果患者在平卧状态下抬起头，可以使反射增强（图 3.28b）。多节段腹壁反射减弱，提示可能存在锥体束损害。如果在某一节段水平出现腹壁反射的减弱或消失，则提示相同节段的周围神经损伤。双侧腹壁反射消失可能是检查技术不足造成的，也可能是由于肥胖或腹壁松弛造成的（如产后）。真正的双侧腹壁反射消失常见于双侧锥体束损害，常伴有腹部肌肉深反射的异常活跃。通过轻轻敲击肌肉附着点，如耻骨联合或肋缘来诱发腹部肌肉深反射（图 3.30b）。检查者可以把自己的手垫在敲击点上，再用叩诊锤敲击。

在男性受检者中，可以通过用手指轻划大腿内表面或用力按压内收肌起点来检查提睾反射。肛门反射则是用木签轻划肛周皮肤，可反射性引起肛门外括约肌的收缩。肛门反射有时在戴手套进行肛门指检时容易诱发出来（检查者可以直接评估肛门括约肌的肌张力）。在马尾或脊髓圆锥损伤时，肛周反射消失（见章节 7.1.2）。

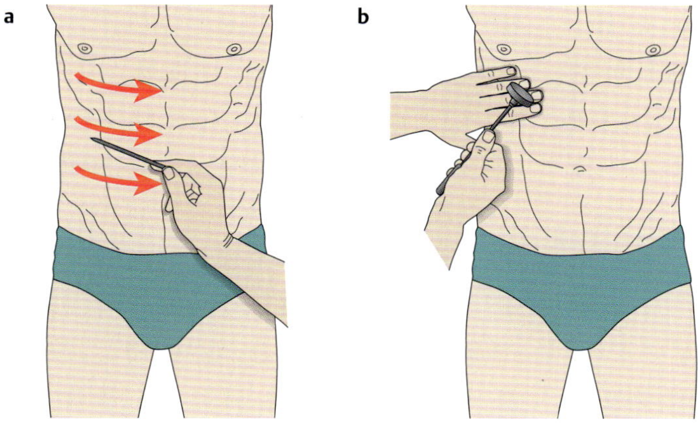

图 3.30　腹壁反射。a. 从外侧向中间划腹壁皮肤引出腹壁浅反射。b. 腹壁深反射通过叩击腹壁肌肉附着点，引起相应肌肉收缩

3.5.3 感觉

躯干的感觉检查主要是用来对脊髓损伤后的节段性感觉平面进行定位（如节段性感觉障碍）。双侧的一根或多根神经根损伤，可导致一个或几个皮节的感觉障碍；而如果是脊髓横贯性损伤，则受损脊髓节段以下水平的身体会出现感觉障碍。感觉平面的确定应尽可能定位到具体的脊髓节段，并且应尽量从平面上方和下方都进行检查。如果疑为马尾损伤，则感觉检查应重点细致检查骶部皮节，也就是鞍区的感觉。

3.6 下肢

要点

下肢检查也是先从视诊开始的：检查者要首先观察受检者下肢的姿态和自主运动情况、肌容积、皮肤情况，以及任何异常运动。接下来要触诊大关节的运动情况和脉搏。随后进行神经科专科查体，包括肌力、反射、协调和感觉等。

3.6.1 一般情况

下肢一般情况的检查顺序与上肢相同（见章节 3.4.1）。肌张力和肌体积的检查是通过视诊和触诊进行的。观察是否有肌群的萎缩（特别是胫骨前肌），注意是否有肌束颤动（见表 5.3）。一定要注意是否有不自主运动的情况。大关节的活动度，特别是像髋关节，一定要单独检查，需要检查受检者的 Lasègue 征（见章节 13.1.2）并注意是否存在周围神经干的压痛。对皮肤的营养状态和脉搏情况也应进行评估。踝动脉、腘动脉搏动可通过触诊进行评估，腹部血管的搏动需要通过听诊进行评估，股动脉搏动需在腹股沟和内收肌管近端分别听诊进行评估。Ratschow 试验是评估外周血液循环的诱发试验：受检者取仰卧位，抬起双腿后，检查者握住受检者脚踝，让受检者双脚做反复跖屈－背屈的动作。正常情况下，受检者可以毫不费力地做几分钟；如果存在动脉血供不足，则很快就会出现疼痛，而且当双腿双足恢复水平位时，动脉血供不足会导致皮肤需要更长时间恢复正常血色（浅肤色的患者），静脉充盈也会相应延迟。

3.6.2 协调性和肌力

应该进行如下运动行为检查：

- 跟－膝－胫试验 嘱受检者闭眼，高抬一侧下肢，让其屈膝后将足跟抵在对侧膝关节处，并沿对侧胫骨滑至踝部，而后返回至对侧膝关节处（**图 3.31**）。如果这个动作不稳，则提示共济失调。
- 姿势试验（轻瘫试验） 受检者仰卧，抬起下肢，髋、膝关节屈曲成直角，保

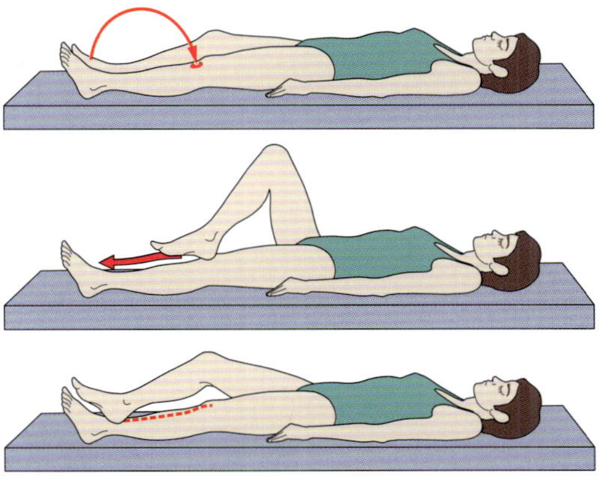

图 3.31 跟－膝－胫试验。嘱受检者闭眼，高抬一侧下肢，要其屈膝后将足跟抵在对侧膝盖上，并沿着对侧胫骨滑至踝部

持这个姿势（图 3.32）。如果有一侧下肢逐渐下落，则提示该侧肢体轻瘫。

- 肌力　也应在仰卧位检查。单个肌群有特有的检查方法，如股四头肌无力的患者很难单脚踏到凳子上，或从坐位站起（如果是双侧无力）。应常规检查足和足趾的背屈肌群，因为这些远端肌肉在很多神经系统疾病早期就会出现无力。如有 L5 神经根病时，踇趾背屈力量减弱。怀疑多发性周围神经病时，触诊患者双侧足背肌群的收缩并观察其足趾伸展的姿态有助于诊断。检查腓肠肌轻瘫的最佳方法（如足背屈检查）是让患者单足跳或反复单足足尖站立（图 13.66）。

3.6.3　反射

深反射

股四头肌反射（膝腱反射）和跟腱反射是下肢最重要的深反射，对每位受检者都应该检查这两个反射（图 3.33，表 3.6）。在某些情况下，可考虑检查大腿内收肌反射和膝的屈曲反射，后者是通过敲击股二头肌腱（腘窝外侧缘）、半膜肌腱和半腱肌（腘窝内侧缘）而产生的。胫骨后反射并不总是出现，是在保持足轻度内旋的状态下，从内踝后方敲击胫骨后肌腱诱发出来的，反射的表现是足旋后。

病理反射

若干重要的下肢病理反射是锥体束损伤的证据。最重要的病理反射是 Babinski 反射或称 Babinski 征（图 3.34a，表 3.8）。检查时，用竹签从足跟向足趾方向用力划过受检者的足外侧缘。病理反射的表现是踇趾缓慢、强直性背屈，通常伴随其他足趾扇形展开（Babinski 本人把这个病理征分为两部分：踇趾征和其余足趾的“扇形征”。）刺激足的其他部位也可能出现相同的表现，特别是用竹签从侧面到中间划过前足底时。Oppenheim 征是 Babinski 等位征，用力从膝关节沿胫骨前缘向下划过，刺激强度以能引起疼痛感为标准（图 3.34b）。Gordon 征也是 Babinski 等位征，刺激方式是用力挤压或捏腓肠肌（图 3.34c）。Rossolimo 征（足趾屈肌反射）是用叩诊锤或检查者手指轻轻叩击足底侧远端趾

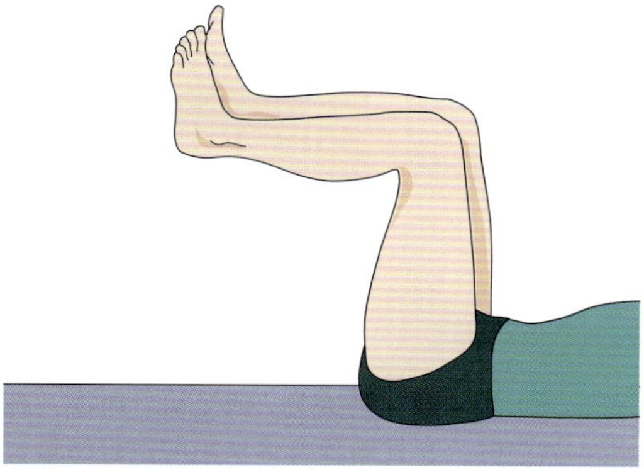

图 3.32　仰卧位下肢姿势检查

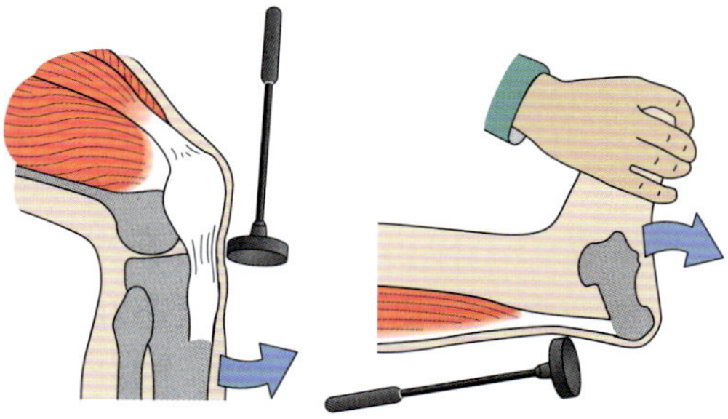

图 3.33　膝腱反射和跟腱反射的检查

骨，随后出现第二到第五趾的反应性屈曲。Rossolimo 征并不是锥体束损害的可靠表现。

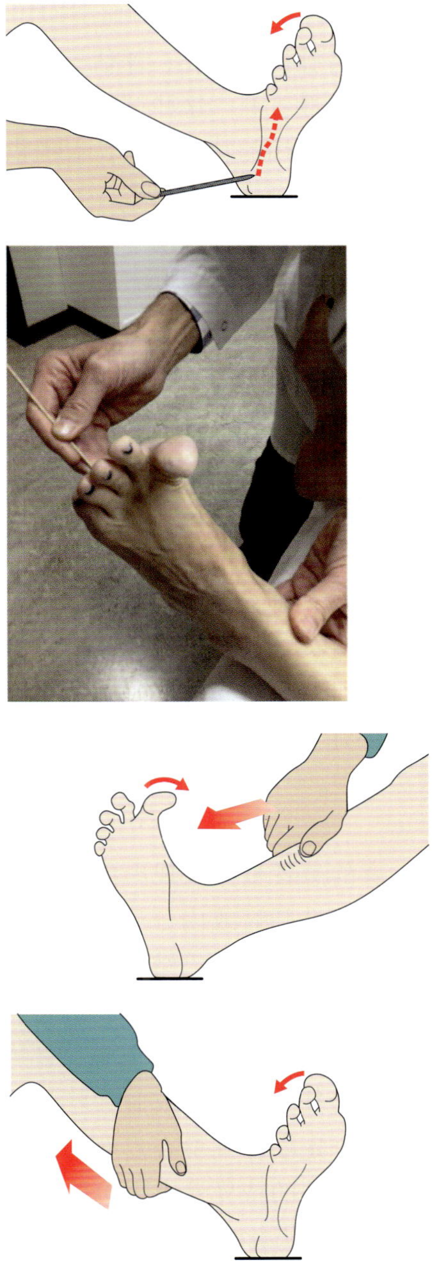

a

b

c

图 3.34 下肢锥体束征的检查。a. Babinski 征。b. Oppenheim 征。c. Gordon 征

注意

如果经典的 Babinski 征已出现，就没有必要再去查其他等位征。只有在 Babinski 征引不出或可疑阳性，而临床又怀疑存在锥体束损害时，才进行其他病理征的检查。

“哑 Babinski 反射”是指进行 Babinski 检查时足趾完全不动，这在某些患者身上是 Babinski 反射的初级阶段，但对另一些人来说没有任何意义。如这种情况出现在深昏迷的患者，则提示预后不良。

其他锥体束损害的体征包括不对称的深反射活跃或亢进，髌阵挛和踝阵挛。

下肢主要的深反射见**表 3.6**，浅反射见**表 3.7**，病理反射见**表 3.8**。

3.6.4 感觉检查

最早出现和最敏感的下肢感觉障碍证据是肢体远端的振动觉缺失，在多发性周围神经病中比较常见。正常人下肢的所有关节直到远端指间关节都能感受振动觉（**图 3.35a**），因此可以使用可调节记分音叉对振动觉进行定量检查（见章节 3.4.5）。通过在腿部皮肤或踇趾趾腹上写字的方式来检查实体觉（stereognosis）。检查踇趾位置觉的方法是从两侧夹住踇趾，交替背屈和跖屈，受检者需要闭眼说出足趾被动运动方向（**图 3.35b**）。位置觉障碍提示脊髓后索损伤。

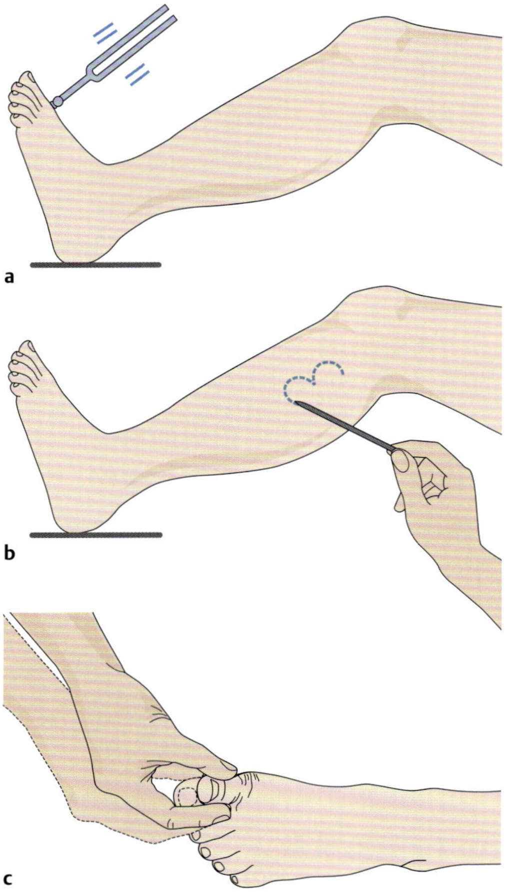

图 3.35　下肢感觉检查。a. 振动觉。b. 实体觉。c. 位置觉（检查者握住患者踇趾两侧）

3.7　自主神经系统

要点

多种神经系统疾病或者其他系统疾病会影响自主神经系统功能。检查者应注意检查姿势性血压调节紊乱、多汗、皮肤及指甲的营养状态，排尿及性功能等。

自主神经系统解剖结构参见**图 16.1~16.3**。有多种自主神经检查方法相继被提出，少数检查方法仍较烦琐。我们只在这里进行部分介绍：通过局部应用多种物质来检查瞳孔反应；应用麻黄素后测量血压的升高情况；观察血压在静息状态下和倾斜试验中的变化；观察和评估在加温后受检者的出汗情况，或者观察毛果芸香碱局部离子导入后的汗腺分泌情况；计数随着呼吸或服用 1 mg 阿托品后脉搏的变化；评估排尿和勃起功能（男性）等。这些试验一般只用于怀疑某些疾病的特殊患者，以提供特征性的证据。对于所有患者，在问诊时都应注意采集自主神经功能紊乱的相关病史（如排尿、排便、性功能、汗腺分泌等）。

3.8　一般体格检查的神经系统相关方面

要点

许多全身系统性疾病或自身免疫性疾病都出现神经系统症状和体征，有时是最主要的，甚至是唯一的疾病表现。在进行神经系统查体时，临床医师一定要格外注意那些非神经系统疾病的临床相关表现。

有的患者整体表现出消耗性疾病特征，如恶性肿瘤或内分泌系统疾病。要注意脏器肿大或淋巴结肿大。皮肤苍白提示贫血，而皮肤颜色淡黄则提示由维生素 B_{12} 缺乏导致的恶性贫血。怀疑神经皮肤综合征、脉管炎或血管胶原病等疾病时，一定要仔细检查皮肤情况，寻找证据。皮肤的特异性表现包括如神经纤维瘤病的牛奶咖啡斑（**图 6.5**）、指甲形状和硬度的异常、疱疹囊泡等。心血管的体格检查是非常重要的，必须要测量血压，触诊上下肢脉搏，听诊血管杂音（特别是颈部、锁骨上窝、腹部和双侧腹股沟区的血管杂音）。

3.9 神经心理学和精神病学检查

要点

许多神经系统疾病都与认知或情绪功能紊乱有关系。只有在对任何可能存在的精神病理性异常进行彻底评估并记录后，神经系统的临床特征才算是被完整记录下来。神经心理学检查的目标是发现认知功能障碍（特别是失语、失认和失用），以及可提示局灶性脑损伤的外部信息处理障碍。

3.9.1 精神病理学证据

检查者首先应判定患者是否意识清醒、反应迅速。如果不是，他将无法正常接收并处理外界刺激。患者可能存在意识障碍，按严重程度分为从嗜睡到昏迷，见**表 3.10**。

除了评估患者的意识和注意水平，检查者还应评估其定向力、注意力、记忆、驱动力、情感状态和认知能力。精神病理的全貌就是通过对这些项目的描述组合起来得到的。如果潜在的神经系统疾病影响了精神状态（被称为器质性精神病综合征或器质性脑病综合征），不论病因如何，这些表现通常以一种特征性的顺序发展。首先，短时和长时记忆、注意力受损，患者易疲劳且难以接收并处理新信息或者执行复杂的任务。接着，患者出现进行性的定向力障碍，表现为先是对时间，接着是地点，然后是人（包括自己）的无法辨识。反应性的抑郁状态在这一时期也常见。最终，所有自发性活动中止，患者对外界刺激失去兴趣，驱动力丧失，并出现持续性的意识内容混乱。在正式检查开始前，这种类型的干扰就可在患者行为中发现，并且在病

表 3.10 意识障碍及其他意识状态异常

名称	特征
意识正常	定向力、正常，回答问题迅速且正确，正确执行命令
思睡	多数时候是清醒的，能够回答问题执行命令，反应偏慢但结果正确（如果需要，需重复几次，可以做正确）。如果刺激足够强，则会正确响应，保持了定向力的稳定性、连贯性
嗜睡	多数时间处于睡觉的状态，可被中高强度的刺激唤醒，但需要重复多次输入问题和命令，回答正确，反应缓慢但正确
昏睡	处于睡眠状态而没有清醒的时候，可被强刺激唤醒，不能回答问题执行命令；或者在多次相同的强刺激下可执行命令，但经常出错且不完整
昏迷	意识完全丧失，无法唤醒。对语言和听觉刺激无反应，对逐渐增强的疼痛刺激可能有反应和特定形式的回避，肢体的非局部收缩反应或异常的屈伸反应
意识混乱	对问题和命令产生不恰当的自发行为和反应，对地点、时间和 / 或人物的定向力障碍；患者可以是意识清楚的、有意识障碍的，或者处于谵妄状态（见后）
谵妄	运动不稳定，自发行为不恰当，无法通过口头劝说使其平静下来，定向力或多或少有缺失，无法正确执行命令

史采集和体格检查过程中，越来越清晰地呈现在检查者面前。详细的患者家族史往往有所帮助。简易精神状态检查量表（即 MMSE 量表，**表 3.11**，**图 3.36**）以及钟面试验（**表 3.12**）被广泛用于评估认知功能，MOCA 量表也是一个好的选择（参见 www. mocatest. org）。对于获得性痴呆的检查和诊断，参见章节 6.12。

表 3.11 简易精神状态检查量表（Mini-mental state examination，MMSE）*

参数	问题
姓名： 出生日期： 检查日期： 每个正确答案得 1 分	
时间定向力检查	
1.	– 今天是星期几？
2.	– 今天的日期是？
3.	– 现在是几月？
4.	– 现在是什么季节？
5.	– 今年是哪一年？
地点定向力检查	
6.	– 我们在哪里（医院，养老院，等）？
7.	– 这是在哪层楼？
8.	– 现在是在哪个城市？
9.	– 现在是在哪个省或直辖市？
10.	– 在哪个国家？
记忆力	
	请重复下列词语（一秒钟说一个词，只说一次）
11.	– 柠檬
12.	– 钥匙
13.	– 球

* 译者注：本表基本按照书中原文翻译，也同时参考了中文版建议精神状态检查量表，只对不符合我国实际情况的部分（如绕口令部分）做了适当改动（这一部分，不同国家译者应该都根据各国情况，为了更好地让读者理解绕口令的作用进行适当改动）。由于 MMSE 量表有我国版本和评分标准，我们在此翻译的德国版本旨在呈现并分享国外对神经病学理论的全貌。在对患者进行 MMSE 评分时还请参照执行国内版本。

（续表）

参数	问题
注意力和计算力	
14.	100 减 7 得多少？（连续减法，每算对一个得一分，最高为 5 分）
近事记忆力	
15.	刚才说得三个词您重复一下。重复正确得一分
语言和命名	
16.	– 这是什么？（同时展示一支铅笔）
17.	– 这是什么？（同时展示一只手表）
18.	– 请跟我说：“四十四只石狮子”
语言理解，动作执行	
19.	拿起这张纸
20.	从中间折叠
21.	将它放在地上（每个命令只说一遍）
阅读	
22.	请按照卡片上所写的字做动作（卡片上写“请闭上双眼”；**图 3.36a**）
书写	
23.	给受检者一张纸，让他写几句话（任何字句都可以，但要含主语、动词）
画画	
24.	“请照着这个图再画一张”（重叠的五边形，**图 3.36b**；两个五边形的 10 条边必须都画出，两个五边形必须重叠，画出正确者得 1 分）
衰弱等级	
总分：	

表 3.12 钟面试验

任务	
给受检者一张画有空白钟面的纸，要求其在空白钟面内填上钟的数字、表针，而且时间必须是 11 点 10 分	
评分标准	**得分**
是否 12 个数字都展示出来了？	1
是否“12”在钟面顶端？	2
两个表针的长短是否不一样？	2
显示的时间正确吗？	2

注：等于或低于 5 分则提示有痴呆的可能

3.9.2 神经心理检查

各种神经心理障碍表现的定位意义见**图 3.37**。重要的神经心理术语和综合征见**表 3.13**。

失语症

语言是一个包括多个独立功能的复杂过程（**表 3.14**）。

语言的对应皮层功能区障碍称为失语症，是语言优势半球的损伤所致。对于几乎所有的右利手和多数的左利手者而言，左半球都是语言优势半球。失语症的临床特征如下：

– 语言生成障碍（运动性失语或 Broca 失语；**图 3.38**，**表 4.12**）在患者发声器官（发声、呼吸、口面部肌肉活动等）无明显损伤的情况下，自发性言语不流畅。

– 语言理解障碍（感觉性失语或 Wernicke 失语；**图 3.34**，**表 4.12**）尽管听力和听觉信号处理过程完好，但是患者无法理解语言的内容。患者的自发性言语流畅。

– 复述困难　患者无法正确重复检查者说出的词语或句子。

– 几乎所有失语症患者都有命名障碍和找词困难。

检查者在采集病史时就开始评估

表 3.13　常见的神经心理学术语和综合征

失语	皮层的语言中枢受损，多是左侧大脑半球损伤引起的
空间处理障碍	难于描绘或临摹三维立体图像（立方体、房子、五角星等）；左侧偏侧忽视或身体左侧偏侧忽视；常由于右侧大脑半球损伤所致
失用症	有目的的复杂行为或行为序列出现紊乱，或者使用工具不能 – 观念运动性失用：单个操作在特定行为中无法按正确次序来执行 – 观念性失用：单个行为不能组合成复杂的动作序列 常见于左侧半球损伤的人
失认症	尽管感觉功能完好，但是无法识别和正确理解各种感觉刺激 – 视觉失认：尽管视觉功能良好，但是无法识别眼前物体；特殊类型：颜色失认，面容失认。责任病灶位于枕叶或颞枕叶视觉皮层 – 触觉失认：闭眼时触摸物体，无法正确说出其名字 – 疾病失认：缺少自我意识，即否认或轻视自己身体出现的病理性改变

表 3.14　正常语言功能

功能	功能紊乱
听力	听力受损，耳聋（见章节 12.6.1）
理解力	感觉性失语
词汇和思维的结构	
言语的结构	运动性失语
发音和吐字清晰	声音嘶哑（参见章节 12.7），构音障碍（参见章节 3.9.1，5.5.5 和 12.9）

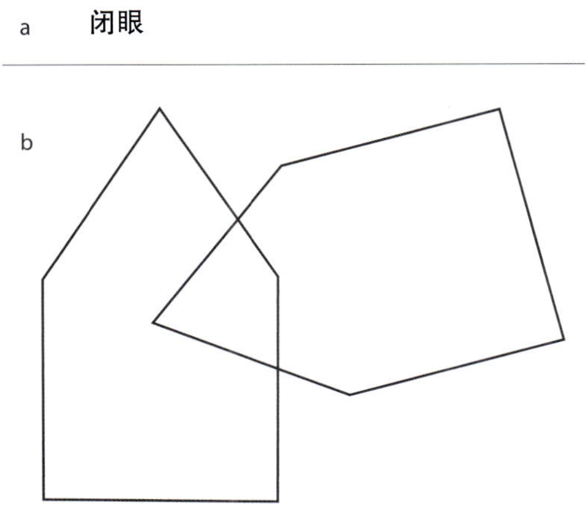

图 3.36　迷你精神状态检查的表格。a. 让受检者看一条文字命名后执行（**表 3.11** 的第 22 项任务）。b. 临摹五边形（**表 3.11** 的第 24 项任务）（引自 Mattle H, Mumenthaler M. Neurologie. 13th ed. Stuttgart: Thieme; 2013.）

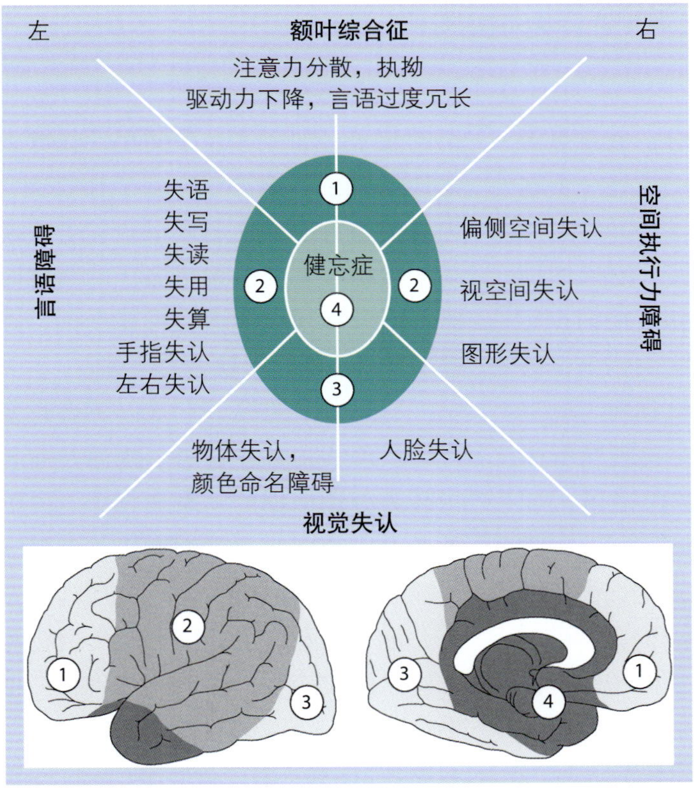

图 3.37　局灶性脑损害所致的典型认知障碍临床类型（引自 Schnider A. Verhaltensneurologie. 2nd ed. Stuttgart: Thieme; 2004.）

3

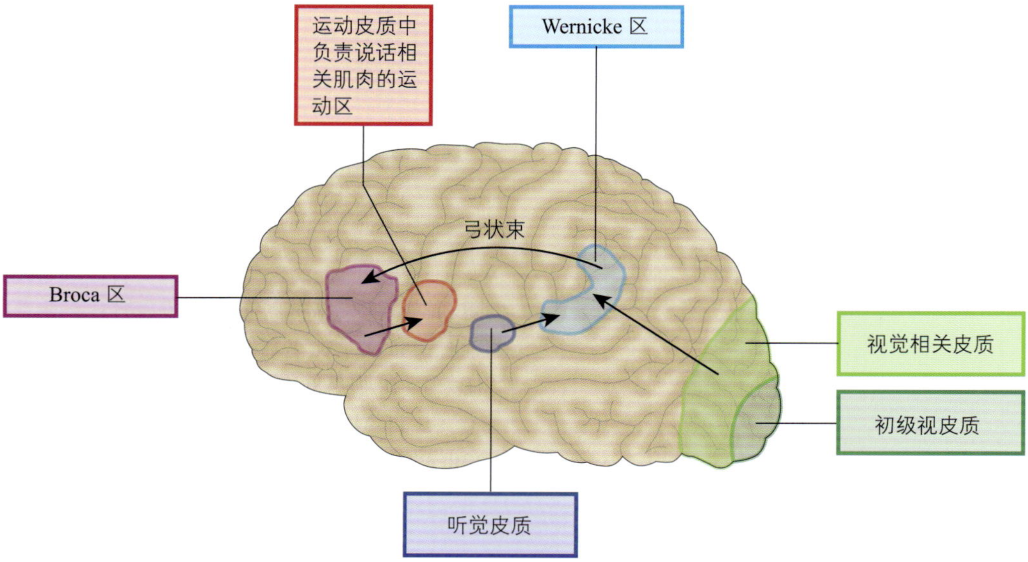

图 3.38 参与语言功能的相关脑区

患者的自发性言语。必要时，应对患者进行言语的特殊检查，如“描述一下这幅图”，可能会发现多种言语异常。患者的说话方式可能是具有实际意义的词匮乏，同时过度使用虚词和连接词；句子可能存在结构错误（文法倒错）；语速可能飞快，也可能很慢且犹豫（电报式语言）；个别词语使用时出现特有的变化（如使用谐音，或语音错语，如“ping-guo”，说成“ging-guo”，或“ping-puo”等），或者使用的词语是来自同一语义类别的其他词语（语义错语，如该说“桌子”，却说成“椅子”），一些正确词汇被新创造出来的假词汇代替（新词症）。语言理解障碍的表现可能是，当检查者说出屋内的物品名称或身体某一部分的名称时，患者无法正确指认。复杂的指令是更敏感的功能检查。例如，患者可以被要求将某一个物体放在另外两个物体的中间，或者去理解复杂的句子，如“不在壁橱里，在它上面是他放帽子的地方。那帽子在哪呢？”失语的患者常会在重复口语句子或说出某个被指出来要求说出名字的物体时犯错。阅读和写作能力也可能受损，并且往往比口语能力受损更为严重。

不同类型的失语症是以患者自发性言语、理解和复述言语、找词及命名等特征为分类依据的（**表 3.15**）。失语症患者可以表现为自发性言语不流畅，语速缓慢，找词困难，短句多且其中充斥着大量无实意词汇，伴有语义倒错和言语旋律的改变（言语声律障碍）；也可表现为自发性言语流畅，语速正常，毫不费力，伴有正常言语旋律（音韵和谐），但是长度正常的句子中包含的实义词相对较少，而无实义词汇相对较多。

构音障碍并不是语言能力受损，而是发声（吐字清晰）的过程异常，言语的内容是正常的。当负责发声的运动装

表 3.15 失语的分别和鉴别

失语的类型	口语	理解力	复述	命名和找词
运动性失语（Broca）	不流利	正常	受损	受损
感觉性失语（Wernicke）	流利	受损	受损	受损
传导性失语	流利	正常	受损	受损
完全性失语	不流利	受损	受损	受损
经皮质运动性失语	不流利	正常	正常	受损
经皮质感觉性失语	流利	受损	正常	受损
命名性失语	流利	正常	正常	受损

置由于中枢受累而瘫痪或有肌肉运动的协调性障碍时，患者会出现言语含混不清，甚或是无法理解的。

空间认知障碍

空间认知障碍常见于右侧半球受累，临床特征为如在自行绘制或临摹一副三维图形（立方体、房子等）时异常困难（**图 3.39a**）。这种缺陷常伴有左侧空间失认和患者左侧肢体的失认（偏侧空间忽视；**图 3.39b，c**）。

记忆力和健忘症

注意

记忆力使我们能够存储和复现信息，使学习成为可能。短时记忆和长时记忆的区别和定义存在一定程度的主观随意性，后者又可分为近事记忆和远事记忆。

短时记忆又称为工作记忆，我们将其随时保存起来，如果不加以重复复现转变为长时记忆，其内容很快就会被遗忘。

检查者在采集病史时就会对患者的短时记忆和长时记忆特征有初步的印象。检查短时记忆时，检查者说出一段数字序列，让患者正向、反向重复该数字序列，或者给出 3~10 个的单词序列，让患者立即重复或几分钟后再重复。

可以通过让患者陈述自己的人生经历来检查远事记忆，这些事情可通过别的来源进行验证，可以是他的家庭情况，某个政治事件或公众人物的历史时间的信息等。这些发现应该参照患者患病前的智力水平和受教育程度来理解。

短时记忆和言语记忆主要由海马和边缘系统来负责（见章节 5.5.4）。记忆力障碍被称为健忘症（或失忆症）。

注意

健忘症是存储或复现有意识记忆的能力减弱。顺行性遗忘是指自脑损伤后就无法形成新的记忆。逆行性遗忘是指无法回忆起脑损伤前获得的信息。持续性遗忘是痴呆的主要临床特征（见章节 6.12）。

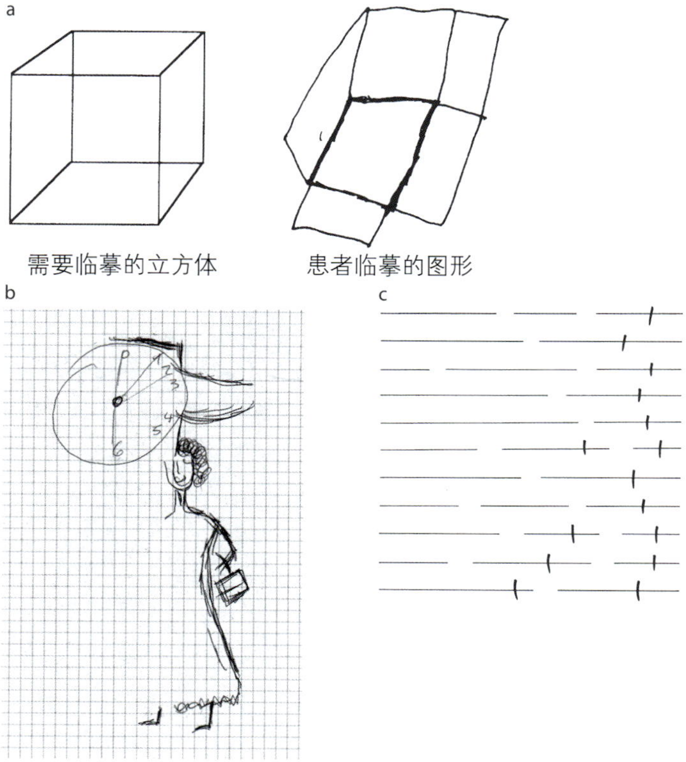

图 3.39 空间处理障碍和失认。a. 临摹立方体用于检查空间处理过程。临摹的图形出自一名皮层右侧部分性损伤的患者之手。b. 画一个钟表和一个女性，明显的左半侧画不出，提示左侧偏侧失认，为一名右侧顶叶脑出血的患者所画。c. 线段划分检查。患者为一名大学教授，由于右侧大脑半球肿瘤（星形胶质细胞瘤）压迫而致左侧失认（引自 Mattle H, Mumenthaler M. Neurologie. 13th ed. Stuttgart: Thieme; 2013.）

失用症

有目的地执行复杂活动或活动序列，或者使用物体（/工具）的能力受损，即为失用症。如果一个动作的各个部分不能正确地组合在一起，患者就患有观念运动性失用，身体不同部位会受到不同影响。例如，在面部失用中，患者无法听从指令执行某些面部运动任务，包括使用吸管喝水或打响舌。上肢观念运动性失用的患者可能无法向他人敬礼或模仿拍打他人的动作。下肢观念运动性失用的患者可能无法做出踢球的动作。在观念性失用中，单个动作患者都能做出，但是无法把它们串联起来形成更复杂的动作序列，如无法泡面：这件事可拆分成撕开包装塑料薄膜→撕开密封盖使其覆盖面桶上一半→拿出调料包和餐叉→撕开调料包并加到面饼上→加入热水→盖上密封盖并用餐叉固定盖子→静待面饼泡软。皮质损害所致失用症常发生在左侧皮质。

失认症

失认症是指即使在基本感觉功能正常的情况下，也无法通过某一特定感觉模式识别并理解外界刺激。视觉失认的患者，其视觉通路未受损却无法识别眼前的物体，但是可以通过触摸或听觉（如听到一串钥匙哗哗作响）说出物体的名称。特殊类型的视觉失认包括颜色失认和面容失认（脸盲症）。视觉失认的责任脑区位于一侧半球或双侧半球的视觉相关皮层，即枕叶或颞枕交界区。

实体觉检查是在患者闭眼的情况下，

让其触摸一个熟悉的物体（如钥匙、剪刀等）并说出它的名称。尽管感觉传导路径正常，但患者无法做到，即称为触觉失认。特殊类型的失认症还有手指失认和自体失认（体像障碍的一种表现，即难以辨识自己身体的某一部分）。

疾病失认是拒绝或轻视自身神经系统的缺陷，如偏瘫甚或眼盲（体像障碍的一种表现，如左侧偏瘫，患者知道这个肢体瘫痪了，但是不认为这是自己的肢体，认为是别人的肢体等）。

高级认知功能

一个人想要在他所处的社会环境中努力生存并充分应对日常生活，所需要具备的能力不仅仅是前面所叙述的基本神经心理功能合理的相互作用；而一个人的知识储备、记忆力、智力（也就是抽象思维和解决问题的能力）、个性以及情绪和动机等，也是很重要的。评估这些高级认知功能时，要特别注意权衡患者个人经历（特别是从与患者具有亲密社会关系的人处所获得的信息更为有用，包括家庭成员、朋友、同事等）和标准化神经心理测试结果的关系。有些特定的检查用于检测患者的知识储备、逻辑思维和认知能力，如对符号信息（如谚语）的差异识别、归类和理解等的检测。这些高级综合功能是由皮层与其他深部脑区相互协同作用的结果。

第四章

神经系统辅助检查

4

保持警醒

一位72岁女性，在一家杂货店做收银员，因左手拇指、示指和中指感觉减退于2001年1月就诊。医生疑为腕管综合征，让她晚上带着掌侧手夹板来治疗。

夹板并没起多少作用，患者也没有规律佩戴。2年后，电生理检查显示其正中神经的感觉神经传导速度和末梢运动潜伏期均正常，但此时感觉异常已经扩散至左手的无名指和小指，左侧肱二头肌反射减弱，上肢其他的腱反射均正常。医生建议继续规律使用手夹板。随后，患者逐渐出现左手力弱，并出现不自主的左手持物掉落情况。数月后，患者至神经科就诊，其右手拇指、示指和中指也出现力弱现象。

导致双手感觉异常的最常见病因是腕管综合征，多是由正中神经被其上方的腕横韧带压迫引起的。临床诊断需要电生理检查结果的支持：典型表现为腕管远侧的感觉神经传导速度降低，或者末梢运动潜伏期延长。但是，此患者的电生理检查结果正常，加上肱二头肌反射减弱，因而初诊医生虽疑为C6神经根病，但未予特殊处理，直到患者因手部肌力减弱去神经科就诊。

神经科医生查体发现：患者四肢痉挛性瘫，以上肢为主，并且左上肢尤重；左侧的肱二头肌反射和肱三头肌反射都未引出，但其他的上肢和下肢腱反射活跃，双侧Babinski征阳性。C6平面以下的痛温觉明显减退，触觉和本体感觉也减弱，C7、C8平面则没有任何感觉。这些体征指向脊髓病变；病程呈缓慢进展性，提示脊髓空洞或脊髓肿瘤的可能性大。颈髓MRI显示在C5、C6水平有髓内肿瘤，肿瘤上方有1个囊性空洞，肿瘤下方脊髓水肿明显。患者接受了手术治疗，术后病理学诊断为室管膜瘤。

此病例显示了神经系统辅助检查的重要性，有针对性且与临床特征相关的辅助检查有助于揭示病因。典型的腕管综合征诚然是不需要影像学检查来诊断的，但是，肱二头肌反射减弱提示可能并非腕管综合征，故而在此病例中应尽早进行必要的辅助检查。对病情细节的忽视，延误了该病例的诊断和治疗。

4.1 基础知识

要点

根据病史和体格检查，经常就能对神经系统疾病做出正确判断，但是各种辅助检查对于明确病因是非常有帮助的。

在本章中，我们将讨论神经系统影像学（主要是CT和MRI）、电生理检查［包括脑电图（EEG）、肌电图（EMG）、周围神经电图（ENG）和诱发电位（EP）］、超声、体液（血液、脑脊液）的实验室检查，以及活检样本的组织学和细胞学检查。

在任何情况下，申请进行辅助检查都应该小心且充分考虑该检查的特异性适应证。

- 应在出现下列情况后进行检查：
  - 已进行全面、彻底的临床病史采集和问诊，并进行了详尽的神经系统体格检查；
  - 已经根据患者的临床特征厘清了需要进行鉴别诊断的疾病的可能性和优先级别。
- 应选择结果可能会进一步影响随后的诊断和治疗方法的选择的检查：
  - 患者可明确获益的检查；
  - 检查的风险低于潜在的获益。
- 如果多项检查的结果都是一致的，则不能为了实现重复确证而做所有检查。
- 如果一项检查所带来的证据至少包括在另一项必须进行的检查中，那么这项检查就不应该做。
- 只有在非常罕见的特殊情况下，才会对诊断明确的病例进行其他检查。
- 由于可以进行的检查种类繁多，部分价格昂贵，因此必须考虑成本问题。

注意

做任何辅助检查前，都要向患者及其家属全面、彻底地说明该检查可能带来的一切潜在后果。

4.2 神经影像学

要点

神经影像学，特别是 CT 和 MRI，对于明确神经系统疾病的病因非常重要。需要在病史采集和体格检查后有针对性地选择 CT 或 MRI，才能在可能的病变部位获得相关影像来辅助诊断。

4.2.1 骨放射影像学

注意

传统的放射影像学可发现骨折、骨质疏松、退行性改变以及骨结构异常所致的姿势异常。由于传统的放射影像学已为计算机断层扫描成像（CT）技术所替代，目前临床应用较少。

尽管技术发展日新月异，但颅骨和脊柱的 X 线平片仍在神经系统疾病的诊断过程中发挥一定作用。

颅骨 X 线平片：已经很少在用了（它不能代替 CT 在颅脑损伤诊断中的作用。如果出于某些原因无法进行 CT 检查，那么患者必须被转运到可进行 CT 检查的医疗中心）。通过颅骨 X 线平片可以观察到如下情况：

- 骨折（虽然不如 CT 的效果好；图 4.1）；
- 颅骨的先天畸形；
- 多种发育异常。

对于头痛或其他颅内异常病变情况，颅骨 X 线影像检查是没有意义的。

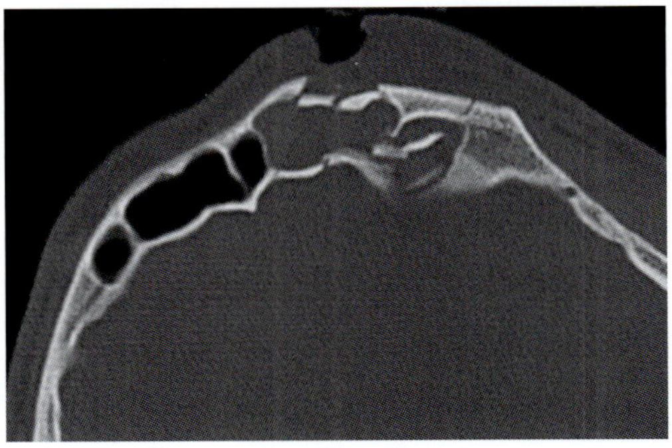

图 4.1 头颅 CT：额窦左侧骨折，窦前壁破碎，窦腔充满血液

脊柱 X 线平片：有时在下列情况中还是有用的：

- 骨折；
- 骨肿瘤（CT 或 MRI 更准确；图 4.2）；
- 退行性疾病和椎间盘滑脱；
- 骨感染；
- 轴位骨骼畸形；
- 运动异常（如活动异常或单脊椎的不稳定）。

与 X 线平片相比，CT 和 MRI 在展示病变形态方面灵敏性更高，更有助于诊断。

4.2.2 电子计算机断层扫描成像（Computed Tomography，CT）

注意

CT 是采用 X 线通过断层扫描成像的方法来展示软组织和骨的情况的方法，尤其适用于骨性病变的诊断，并可作为急诊的辅助诊断工具。CT 血管成像和CT灌注成像可显示血管与灌注异常。

技术　通过 CT 扫描可获取骨与软组织的横截面影像。如有需要，还可以利用这些影像数据在其他平面上进行数字重建。在 CT 扫描仪上，一个或多个旋转的 X 线源发出的射线从多个方向穿透组织，可以是单平面的也可以是螺旋形的。由于X线通过不同组织的衰减程度不同，其衰减幅度可由一个由高达 320 个探测器和放大器组成的环形阵列来测量。专用计算机软件可以根据衰减模式计算得出大脑内每个位置的放射密度（以像素的形式呈现）。例如，每个轴位平面的像素数是 512 × 512。不同放射密度以不同灰度值呈现在一个个像素位点上，从而构成可视化影像。而解剖结构之所以能够通过 CT 呈现出来，就是因为相邻组织的放射密度不同（图 4.3）。骨性结构在 CT 影像上显示得非常清晰，特别是三维重建 CT 影像（图 4.4）。同时，也可实现血管的可视化。

目前，最常见、应用最广泛的就是螺旋 CT 成像技术。在此类 CT 扫描仪中，

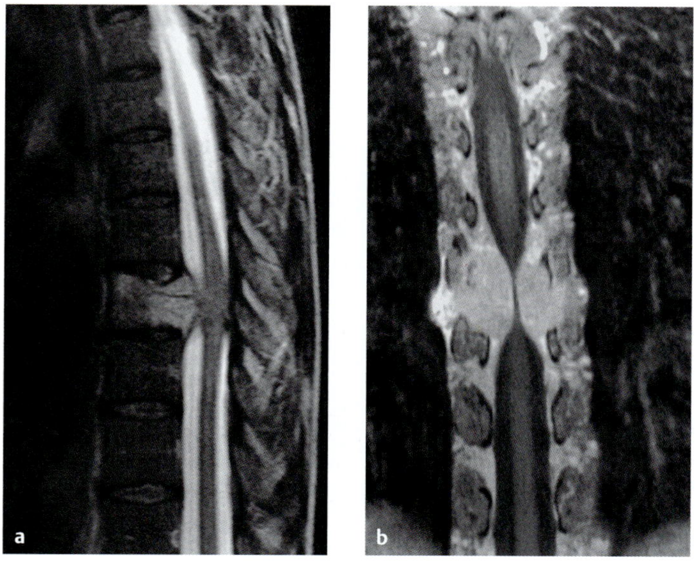

图 4.2　48 岁女性，T7 椎体脊索瘤。a. 矢状位 MRI 影像显示脊髓向后移位并受压。b. 冠状位 MRI 影像显示注射造影剂后可见包裹脊髓的肿瘤

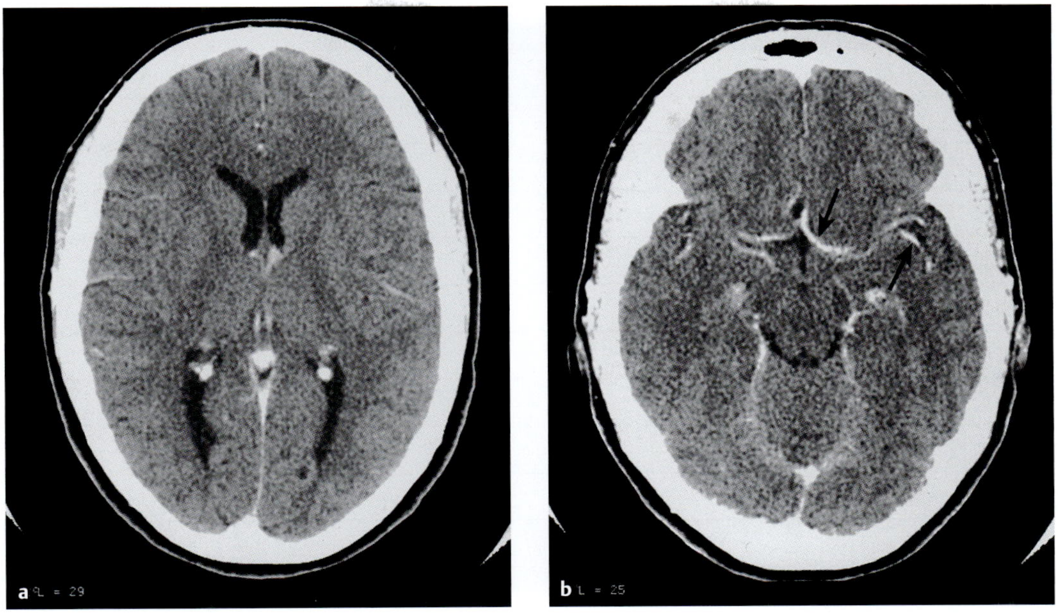

图 4.3　正常头部 CT 影像。a. 双侧侧脑室前角与后角对称且大小正常，大脑皮质和深部白质界限清晰，额叶区和枕叶区可见大脑镰，可见若干血管，同时也可见双侧侧脑室脉络丛钙化灶。b. 在注射造影剂后，围绕在脑基底部的血管清晰可见

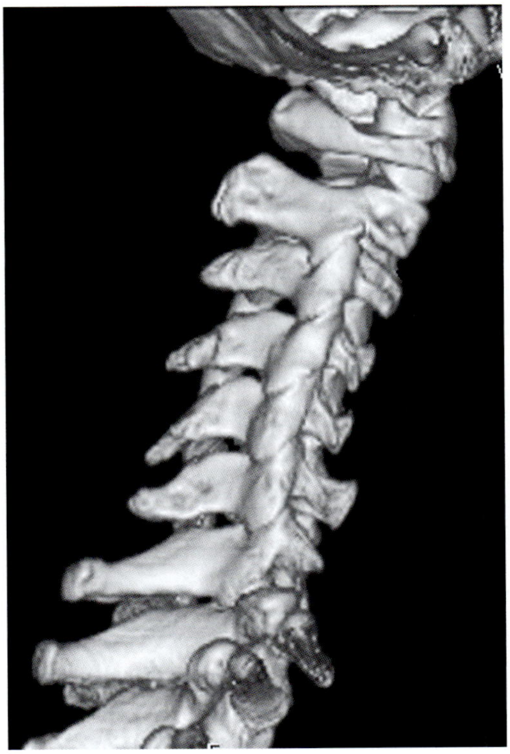

图 4.4　颈椎 CT 三维重建影像

多个X线发射源和探测器呈螺旋状排列，在 X 线发射源环绕受检查者头部进行螺旋运动的同时，受检查者所在的检查床也随之缓慢匀速步进，从而使 X 线发射源和探测器能够沿受检者身体长轴匀速完成扫描。最后，所获得的数据集被转换为轴位数字影像。采用此类 CT 扫描技术，可大大缩短一次扫描所需时间。

头部 CT 扫描的辐射负荷与胸部 X 线检查大致相当。CT 比 MRI 更便宜。

适应证　CT 和 MRI 检查的适应证与诊断效用见**表 4.1**。

特殊 CT 成像技术

通过静脉注射造影剂，可以提高 CT 扫描的灵敏度和特异性。

– 血 – 组织（或血 – 脑脊液）屏障：如果造影剂进入脑组织或肿瘤组织（对

4

表 4.1 头部 CT 和 MRI 扫描的适应证		
病变部位和类型	CT	MRI
脑萎缩	+++	+++
急性梗死灶	++	+++
陈旧梗死灶	++	+++
腔隙性梗死 / 腔隙状态	+++	+++
脑出血急性期	++	+++
蛛网膜下隙出血	+++	+
动脉瘤	+	++
静脉血栓	+	+++
脑肿瘤（大脑半球内）	++	+++
垂体瘤	+	+++
脑转移瘤	+++	+++
癌性脑膜炎	–	++
脑积水	+++	+++
脑创伤：颅骨损伤	+++	+
脑创伤：脑损伤	++	+++
脑创伤：急性硬膜外或硬膜下血肿	+++	+++
脑膜脑炎	++	+++
脓肿	++	+++
寄生虫囊肿	+	+++
蛛网膜囊肿	++	+++
后颅窝	+	+++
白质病变	+	+++
多发性硬化	–	+++
寰枕关节	+	+++
颅骨病变	+++	+
脊柱病变（骨）	++	++
脊髓和神经根病变	+	+++

注：+++：最合适的检查，通常可满足诊断需求；++：该检查一般来说是有用的；+：该检查偶尔是需要的或者提示还需要其他检查证据；–：该检查不合适

比强化），则提示血－组织屏障或血－脑脊液屏障被破坏。

- 血管：也可通过注射造影剂进行选择性血管成像（CT 血管造影术），可观察血管的异常情况，如动脉瘤、动脉内膜斑块、血管狭窄或闭塞等。
- CT 灌注成像（图 4.5）采用短的图像采集时间，在注射造影剂的同时缩短影像采集时间，可实现脑灌注可视化。

4.2.3 磁共振成像（Magnetic Resonance Imaging，MRI）

注意

行 MRI 检查时，静态磁场和射频磁场使人体组织中的氢质子发出信号来实现断层成像。MRI 尤其适合软组织损伤的成像，也可用于血管成像和功能诊断等。

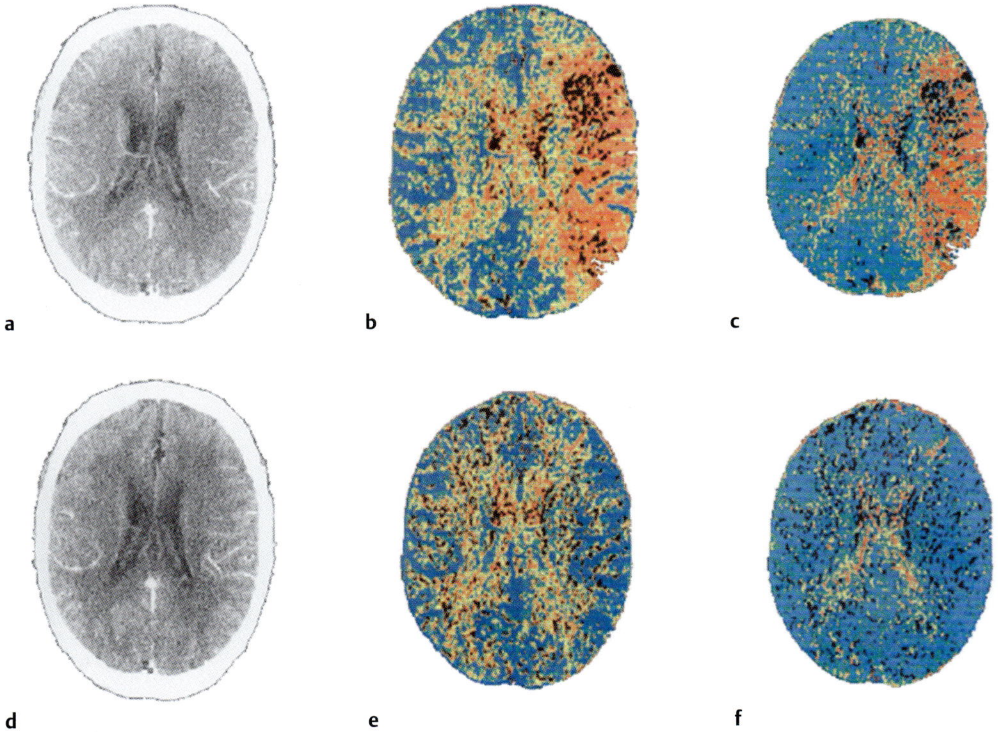

图 4.5 CT 灌注成像显示左侧大脑中动脉（middle cerebral artery，MCA）的急性闭塞（a~c）和再灌注后的影像（d~f）。a. 常规 CT 扫描（未注射造影剂）未发现任何异常。b. 通过计算局部脑血流和平均造影剂转运时间（mean contrast-medium transit time，MTT），在实现局部脑血流可视化的同时，提示左侧 MCA 供血区的低灌注状态。c. MTT 在 MCA 中被推迟了。d. 成功再灌注后，未发现梗死灶。e. 脑血流基本得到了对称性恢复。f. 造影剂转运时间恢复正常

MRI 是一种不依赖于电离辐射的断层扫描成像技术。

技术　MRI 的成像原理是：在体内各组织中，最常见的原子核是氢质子。氢质子携带正电荷，具有一种被称为“自旋”的固有磁性，这种特性可以理解为质子可绕自身纵轴旋转（“自旋”）。因此，每个质子有自己的小磁场。在外加磁场作用下，质子会像指南针一样在磁场中自发地平行于磁场方向定向排列(**图 4.6**)。对身体特定部位给予特定频率（共振或 Larmor 频率）的射频脉冲刺激，质子将获能并呈反向平行排列。一旦刺激脉冲停止，质子释放所吸收的能量，能级和相位恢复至激发前状态。在此过程中，质子释放的能量被接收线圈检测到，即形成所谓的磁共振信号。通过梯度场来区分同一断层剖面组织的不同的点所形成的信号，即覆盖在主磁场上的小磁场。磁共振影像就是由来自组织的不同强度的磁共振信号形成的灰度图（**图 4.7**）并且可以通过软件计算灰度以任意平面和方向呈现出来。顺磁性造影剂钆（Ga–DTPA）是 MRI 造影剂，可通过静脉给予。需要注意的是，该造影剂会导致肾功能不全患者出现肾源性系统性纤维化。

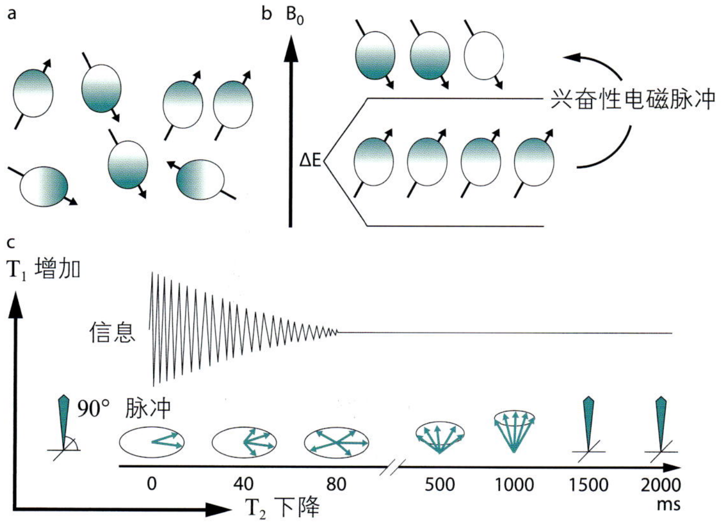

图 4.6　磁共振成像原理。a. 质子的自旋轴在空间内是随机排列的。b. 当质子进入磁场 B_0 后，质子将按磁场磁力线的方向重新平行排列，与 B_0 磁场平行同向的质子比与 B_0 平行反向的质子能量低。因此，多数质子起初在 B_0 磁场中是平行同向排列的。如果施加特定频率的射线（Larmor 频率）照射，质子会吸收能量并从低能量状态跃迁至高能量状态，从而与 B_0 磁场方向平行反向。跃迁的质子会逐渐回到与磁场平行同向的低能级状态（弛豫）。弛豫的速率由两个组织特异性常数 T_1 和 T_2 决定。c. 施加 90° 刺激脉冲后，共振只留下了横向磁场，起初质子在横向磁场中进动相位同步，因此产生最大信号强度。去掉脉冲后，质子在横向磁场内的进动速率不再均一一致而有些微不同，逐渐导致了“去同步”，使横向磁场最终趋于消失。这个过程只有几毫秒，即为 T_2 弛豫。T_2 弛豫是经常采集的 MR 信号。在 B_0 磁场中，质子逐渐恢复至平行同向是一个相对缓慢的过程，这称为 T_1 弛豫。一些特殊技术（如梯度回波，自旋回波）会使 MR 的信号更强，分辨能力更高［修改引自 Edelman RR, Warach S. Magnetic resonance imaging (1). N Engl J Med 1993;328(10):708–716］

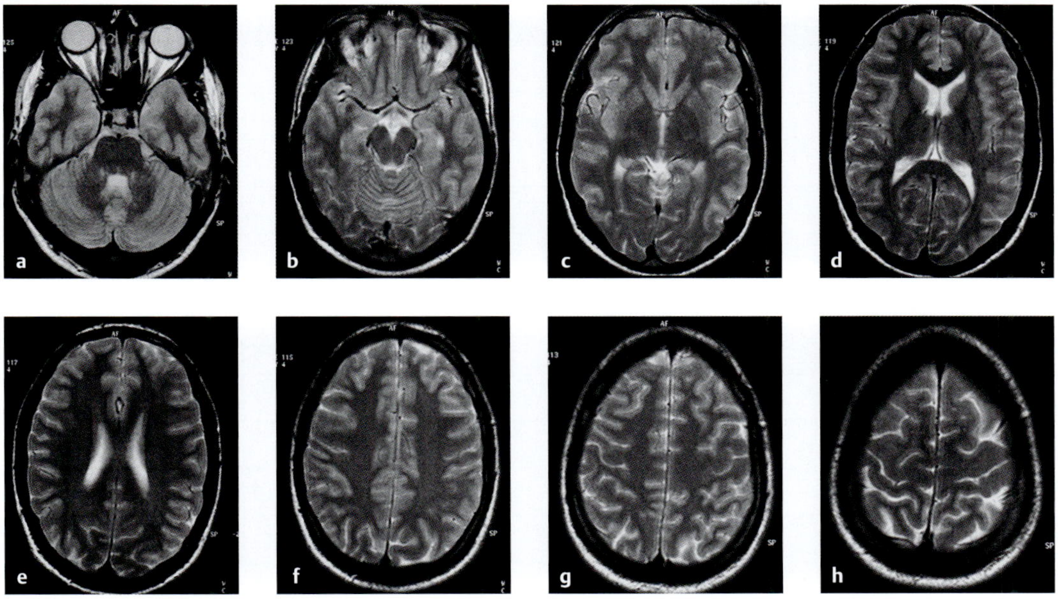

图 4.7　正常脑组织的 MRI 影像。从颅底至头顶，层厚 5 mm

磁共振信号的强度体现了局部组织的理化性质，后者也决定了质子回到激发前状态所需时间（即 T_1 和 T_2 弛豫时间）。信号的强弱也受磁共振扫描参数影响（如磁场强度和刺激脉冲频率）。

适应证　正常与有病理改变的脑组织的 MRI 信号特征见**表 4.1**，主要的信号异常见**表 4.2**，这对神经病学诊断有重要意义。

磁共振血管成像（MR Angiography, MRA）

采用自旋回波技术进行 MRI 扫描时，只有当 2 个脉冲依次到达同一个位置时，流动的血液才会产生一个信号。如果血液快速通过成像平面，第一次接收到脉冲波的那部分血液在第二个脉冲波到来时已经流出，则不会产生信号——血管就会变为暗色（即“血管流空影”）；但如果血流速度足够缓慢，还是可以在成像平面收到两次脉冲刺激，从而使血管显像为高亮。采用梯度 - 自旋回波序列时，血流就呈现为亮色，而静止的组织都是暗色。

计算机算法可与单截面影像结合，通过处理生成类似传统血管造影的投影影像，即为磁共振血管造影（**图 4.8**）。这种技术利用了信号的实时性和血管流空影像，因而又被称为飞行时间磁共振血管造影术，简称 TOF-MRA。它是一项非侵入性检查，可用于如颈动脉闭塞等的检测。

对比增强磁共振血管造影技术目前应用越来越多。它本身并不依赖血液流动来产生信号，而是由血液中的造影剂产生信号（**图 4.9**）。

磁敏感加权成像（Susceptibility-weighted MR sequences，SWI）已经开始应用于临床，可用于鉴别栓塞和血管内血栓形成（**图 4.10**）。

表 4.2 正常和异常结构的 MRI 信号

组织	T1WI	T2WI
脑脊液	低信号，黑色	很高信号，白色
脑组织		
白质	高信号，白色	偏低信号，灰黑色
灰质	偏低信号，灰黑色	偏高信号，（灰）白色
多发性硬化病灶	等——低信号	高信号，白色
单纯梗死灶	低信号，黑色	高信号，白色
肿瘤 / 转移瘤	低信号，黑色	高信号，白色
脑膜瘤	等信号	等信号
脓肿	低信号，黑色	高信号，白色
水肿	低信号，黑色	高信号，白色
钙化	等或高信号	等或低信号
脂肪	很高信号，白色	等或低信号
囊性结构		
以含水为主	低信号，黑色	很高信号，白色
含蛋白质的液体	等至高信号	很高信号，白色
含脂质	很高信号，白色	等至高信号
骨骼		
骨皮质	极低信号，黑色	极低信号，黑色
黄骨髓	很高信号，白色	等至低信号
红骨髓	等信号	轻度低信号，灰色或灰黑色
骨转移		
溶骨性	很低信号，黑色	很低信号，黑色
成骨性	低信号，黑色	低信号，黑色
软骨		
纤维软骨	很低信号，黑色	很低信号，黑色
透明软骨	等信号	等信号
椎间盘		
正常	等信号	高信号，白色
退变	等至低信号	低信号
肌肉	低信号，黑色	低信号，黑色

（续表）

组织	T1WI	T2WI
跟腱和韧带		
正常	极低信号，黑色	极低信号，黑色
炎症性	等信号	等信号
撕裂	等信号	高信号，白色
使用钆喷酸造影剂进行对比增强		
低浓度	很高信号，白色	高信号
高浓度	等至低信号	很低信号
血肿		
超急性期	等信号	等至高信号
急性期	等至低信号	低至极低信号
亚急性期	周边高信号，中间等信号	周边高信号，中间低信号，之后全为高信号
慢性期	周边低信号，中间高信号，之后全为低信号	周边低信号，中间高信号，之后全为低信号

引自 Edelman RR, Warach S. Magnetic resonance imaging (1). N Engl J Med 1993;328(10):708–716.

其他磁共振成像技术

通过快速成像序列可检测造影剂通过某一器官的径路，从而观察该器官的血流灌注情况，此技术被称为灌注核磁 / 灌注 MRI*。这项技术基于造影剂所引起的信号衰减原理，如钆 – 梯度回波平面成像技术。

弥散张量成像，即弥散 MRI** 是将氢原子（即质子）的弥散运动可视化的特殊成像序列。利用该序列可以观察脑缺血急性期的变化，因为在缺血发生的最初几小时和几天内，病灶处的质子不易扩散。在三维空间内利用弥散梯度来检测组织中每个像素位点的优先扩散方向，则可用来呈现不同脑区内的白质纤维束走行（**图 4.11**），此技术即为弥散张量成像（diffusion tensor imaging，DTI）技术。

功能磁共振（functional MRI，fMRI）是将局部血流量可视化，从而可以反映局部神经活动的兴奋或抑制的一种技术。血流量的变化体现了氧合血红蛋白和脱氧血红蛋白的比，并可通过梯度回波序列和平均技术检测到。此项技术可以用于检查患者在说话时脑内语言中枢的活动情况（**图 4.12**）。

* 译者注：国内通常以 perfusion weighted imaging 为专业名词，简称 PWI。

** 译者注：国内通常以 diffusion weighted imaging 为专业名词，简称 DWI

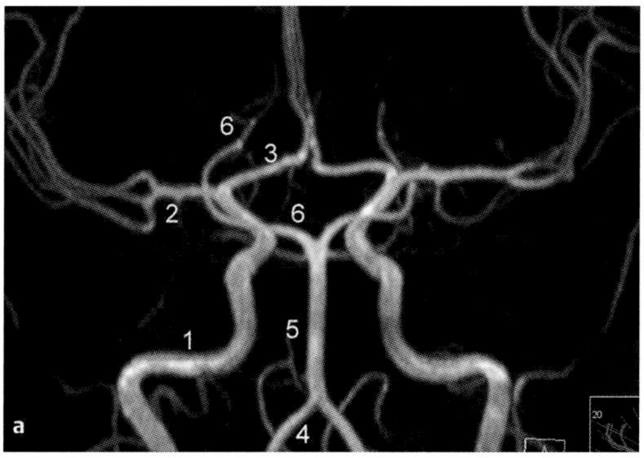

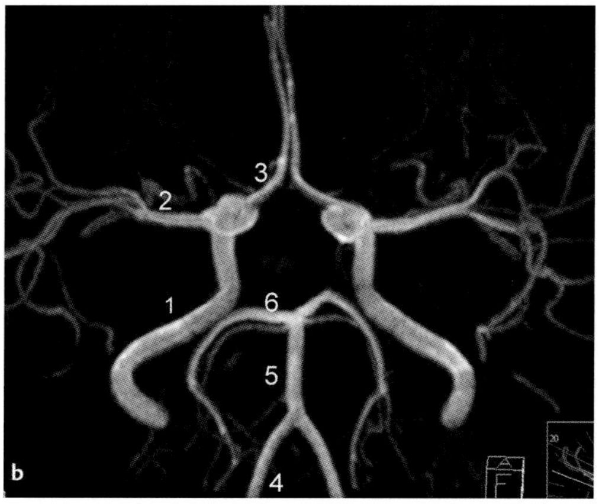

图 4.8　MR 血管成像和颅内血管。冠状位（a）和轴位（b）影像中的 Wills 环：颈内动脉（1）、大脑中动脉（2）、大脑前动脉（3）、椎动脉（4）、基底动脉（5）和大脑后动脉（6）

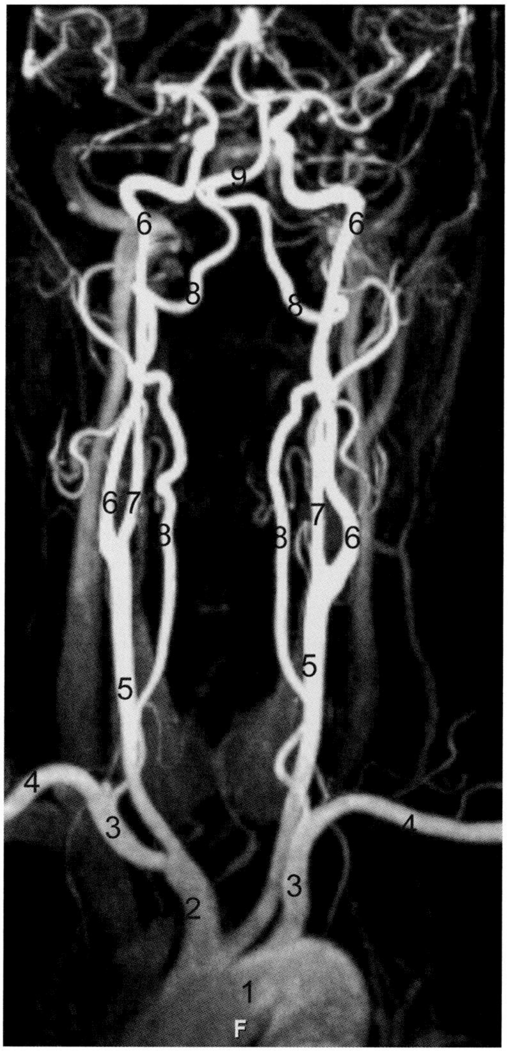

图 4.9　颈部血管 MRA 增强显像。冠状位影像，可见主动脉弓（1）和颈部及其分支动脉都从此发出：头臂干（2）、锁骨下动脉（3）、腋动脉（4）、颈总动脉（5）、颈内动脉（6）、颈外动脉（7）、椎动脉（8）和基底动脉（9）。此处唯一的变异是基底动脉异常延长

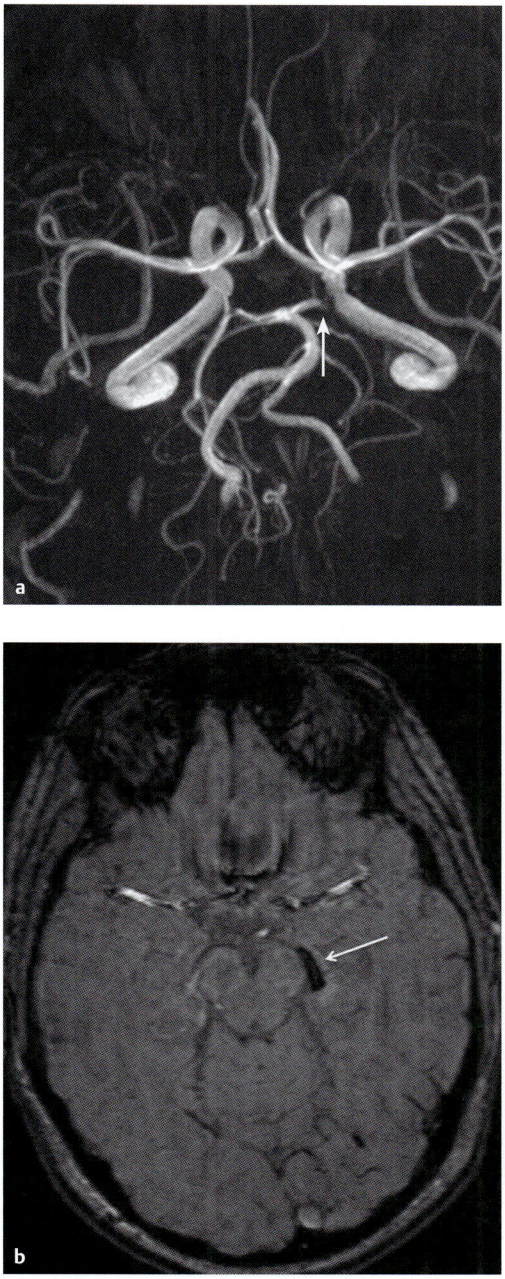

图 4.10　磁敏感加权成像（Susceptibility-weighted imaging，SWI）影像。a. MRA 显示患者的颅底血管，左侧大脑后动脉有一处栓塞（箭头）。b. 栓子在 SWI 影像上显示为流空信号（箭头）

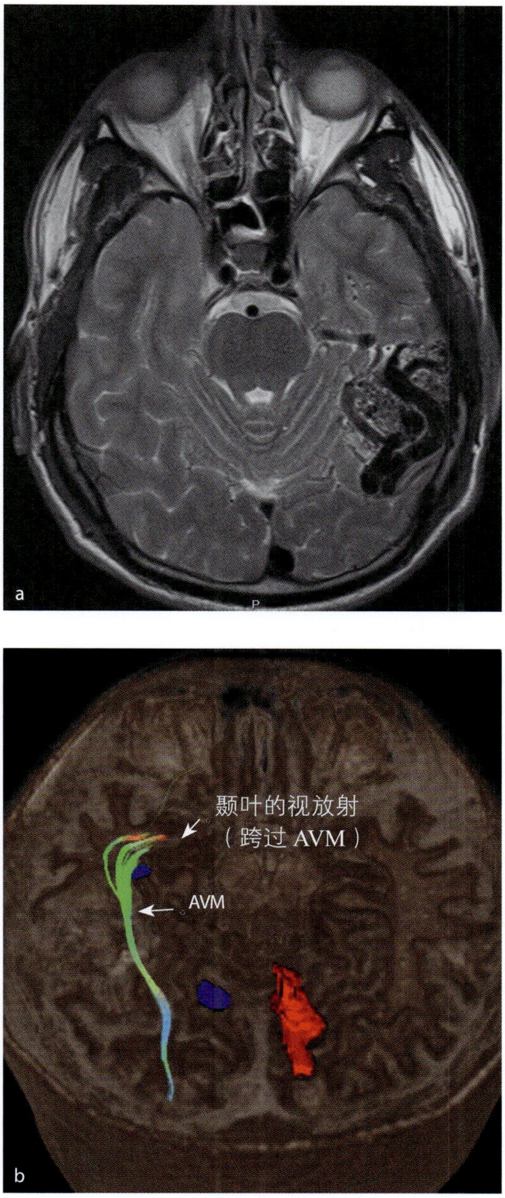

图 4.11　弥散张量成像（diffusion tensor imaging，DTI）显示神经纤维的走行。a. T2WI 显示左侧颞叶后部一处动静脉畸形（arteriovenous malformation，AVM）。b. DTI 现实视路（绿色）在 AVM 上方跨过到达枕叶的情况（俯视图，AVM 在图像的左侧）

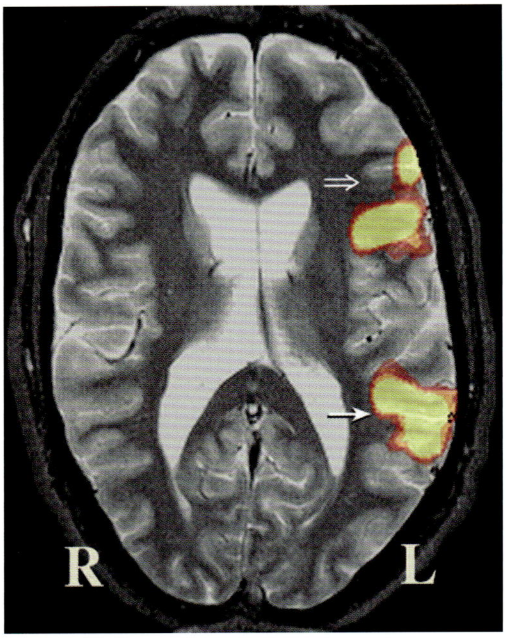

图 4.12 功能磁共振成像（functional MRI，fMRI）影像，显示交谈激活了位于颞上回后部（颞叶与顶叶交界区，窄箭头）的感觉性语言中枢（Wernicke 区），同时激活位于左侧额下回的运动性语言中枢（宽箭头）

4.2.4 血管造影（数字减影血管造影）

注意

数字减影血管造影（digital subtraction angiography，DSA）可准确实现血管类疾病的可视化诊断，如血管狭窄、急性血管闭塞、血管瘤、动静脉瘘及动静脉畸形等。由于 DSA 是有创检查，存在一定的风险，因此使用时应严格把握适应证。DSA 尤其适用于计划对上述血管疾病进行血管内治疗时。

方法和风险 传统的双平面血管造影术也被称为造影剂血管造影术，仅用于特定的诊疗目的，如在术前评估颅内动脉瘤或动静脉畸形。这类技术包括从股动脉置入动脉内导管，沿导丝将导管导入大脑大血管，随后注射造影剂即可获得相应的影像。随着造影剂注入大脑血管，图像会随着时间的延长而改变。所有的影像都是数字的，用造影后获取的影像减去造影前获得的影像，就会生成数字减影血管造影影像，将只显示供应头部和脑组织的血管（包括颅内和颅外）。造影剂注入颈动脉可显示前循环（图 4.13），注入椎动脉可显示后循环（图 4.14）。脊髓血管亦可通过血管造影来显示，可应用于脊髓动静脉畸形或硬脊膜漏的诊断和治疗。

旋转血管造影（旋转数字减影血管造影 DSA）是更新升级的技术，成像效果类似 CT，可以对影像进行三维重建（如西门子的 syngo DynaCT；图 4.15）。

血管造影的风险包括股动脉穿刺部位的出血或剥离，尖端使粥样硬化斑块从血管壁上脱落，以及诱发血管痉挛引起脑缺血或卒中。此外，造影剂的应用也会出现不良反应。

注意

原则上来说，在对血管疾病进行诊断时，最好选择既能带来足够的诊断信息，又不会给患者带来过度风险的检查。磁共振血管成像（MR angiography，MRA）、传统 MRI（图 4.16）、CT 血管成像（CT angiography，CTA）或多普勒超声血管探查（见章节 4.4）等，能满足多数诊断需求。

适应证 血管造影不仅可用于诊断，更多的是用于治疗，如夹闭动脉瘤或瘘

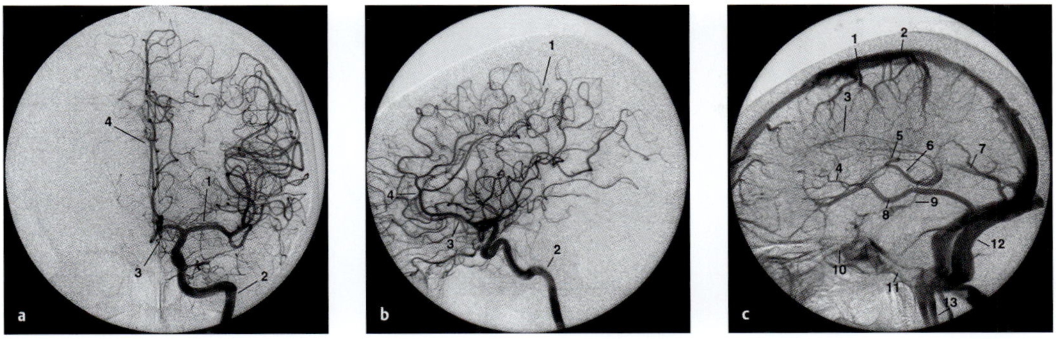

图 4.13　DSA 影像显示正常颅内血管前循环系统（颈动脉分布区）。a. 前后位影像。b. 侧位影像。c. 静脉期影像。a 和 b：1. MCA：大脑中动脉；2. ICA：颈内动脉；3. ACA：大脑前动脉；4. 胼周动脉；c. 1. 大脑上静脉（Rolandic 静脉：中央静脉和上吻合静脉：Trolard）；2. 上矢状窦；3. 下矢状窦；4. 透明隔静脉；5. 丘脑纹状体静脉；6. 大脑内静脉；7. 直窦；8. Labbe 静脉：下吻合静脉；9. Rosenthal 基底静脉；10. 海绵窦；11. 岩下窦；12. 横窦；13. 颈静脉

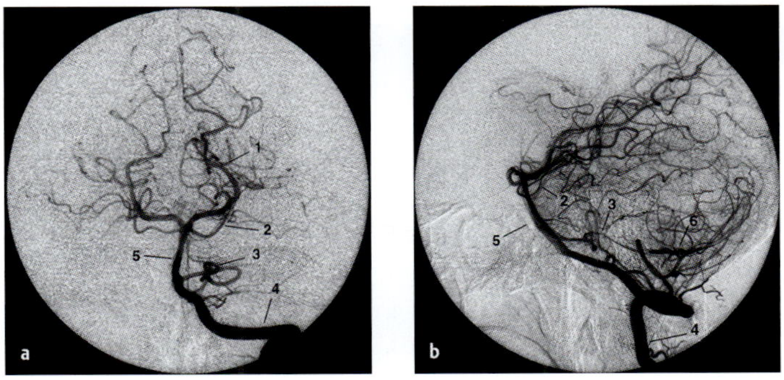

图 4.14　左侧椎动脉选择性血管造影。a. 动脉期，前后位。b. 动脉期，侧位。1. 大脑后动脉；2. 小脑上动脉；3. 小脑下前动脉（anterior inferior cerebellar artery，AICA）；4. 左侧椎动脉；5. 基底动脉；6. 小脑下后动脉（posterior inferior cerebellar artery，PICA）

管，撑开颅内外狭窄的血管，或者在卒中急性期用药物或机械方法使闭塞的血管再通。颅内血管造影术的特异性适应证包括：

- 囊性动脉瘤的成像。
- 动静脉畸形或瘘管的成像。
- 为了获取颅内囊性动脉瘤的详细信息（在 MRI 或 CT 已经确诊的情况下，用于协助神经外科或神经介入放射科的治疗）。
- 为了获取颅内动静脉畸形的详细信息（在 MRI 或 CT 已经确诊的情况下，用于协助神经外科或神经介入放射科的治疗）。
- 其他血管畸形的成像：
  - 烟雾病；
  - 血管发育异常或者发育畸形；
  - 血管狭窄或闭塞；
  - 动脉夹层。
- 治疗：
  - 颅内外动脉狭窄或卒中急性期的血管闭塞的再通；
  - 血管痉挛，如蛛网膜下腔出血后的血管痉挛；
  - 颅内动脉瘤、动静脉畸形的血管内栓塞治疗，动静脉瘘的弹簧圈治疗或

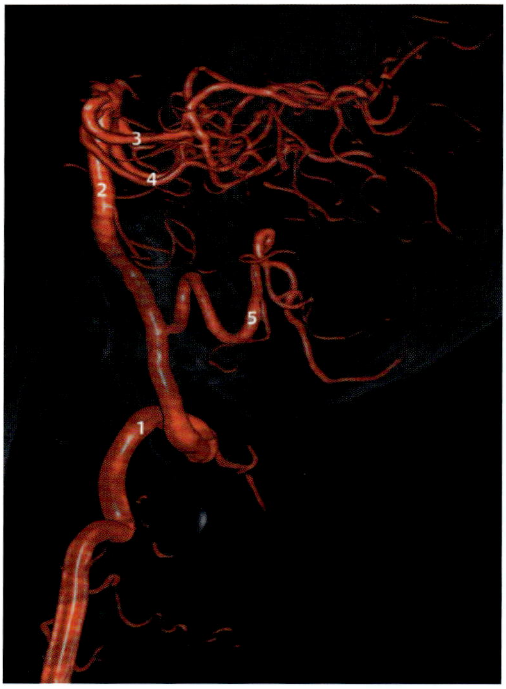

图 4.15 后循环三维重建影像。利用旋转 DSA 技术获得的影像数据对后循环动脉系统进行三维重建，显示左侧椎动脉（1）、基底动脉（2）及其主要分支。最上方的大脑后动脉（3），小脑上动脉在其下方；小脑下动脉起自椎动脉 C1 段

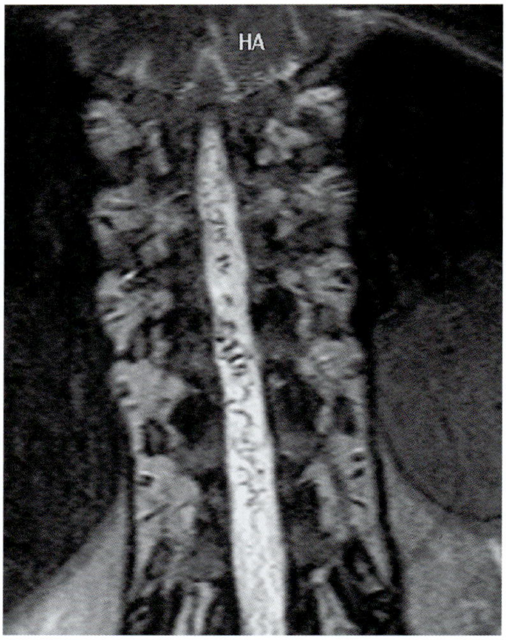

图 4.16 颈髓表面的动静脉畸形。（早期，在德语中病名为“脊柱静脉曲张”）T2WI 显示在高亮的脑脊液背景下，畸形血管呈现流空影

者使用血流导向装置重定向血流。

4.2.5 脊髓造影与神经根造影术

注意

脊髓造影与神经根造影术（统一简称为“脊髓造影术”）可以通过向蛛网膜下隙注射造影剂来显示椎管内和神经根的结构。该技术一般适用于在 CT 或 MRI 无法显示脊髓或神经根结构的情况，如有椎体或肿瘤挤压等。

技术 脊髓造影一般是通过腰穿部位向蛛网膜下隙注射水溶性造影剂，通过枕大池穿刺注射造影剂临床应用较少。造影剂在蛛网膜下隙内流经相关结构，如神经根袖，随后会成像，任何阻碍造影剂流动的结构都会被识别（如脊髓肿瘤）。神经根袖呈现造影剂流空影，椎体也能同时显影。

适应证 脊髓造影适应证以及其他检查手段见**表 4.3**。CT 与 MRI 可以满足多数脊髓造影的适应证，脊髓造影术后 CT 扫描是脊髓造影的有效补充（**图 4.17**）。

典型表现 **图 4.18** 显示了部分典型的脊髓造影征象。其他脊髓造影的征象可以在本书其他章节看到：腰椎间盘突出见**图 13.9**，颈髓病变见**图 7.10**，脊髓肿瘤见**图 7.6~7.9**。

表 4.3

脊髓造影术与其他成像技术的适应证

病变 / 疑诊病理	X 线平片	CT	MRI	脊髓造影，神经根造影，脊髓 CT
无神经缺损的疼痛	++			
临床局灶性神经根病变		++	+++	
临床有明确腰部神经根病变但 CT 和 MRI 无明显证据	如椎体肿瘤			++
疑似神经根病变但无节段性证据		+	+++	
疑似脊髓受压		++	+++	
疑似椎管狭窄	++	++	+++	+
临床证据明确的椎管狭窄			+++	++
疑似颈椎病导致的脊髓病变		+	+++	+
疑似脊髓炎或脱髓鞘病变			+++	

注：+++：最合适的检查，通常可满足诊断需求；++：该检查一般来说是有用的；+：该检查偶尔是需要的或者提示还需要其他检查证据

4.2.6　核医学诊断技术

放射性核素脑脊液显像 / 同位素脑池造影术

技术　用细针行枕大池或腰椎穿刺，向脑脊液注射放射性核素标记物质，如 ^{131}I 标记的人白蛋白。放射性造影剂可在 1~2 小时后于基底池处显影，4~6 小时后在脑表面显影，24 小时后在上矢状窦显影。正常情况下侧脑室不会显影。

适应证　主要用于检测脑脊液漏的位置，如脑脊液鼻漏；或者用于显示脑脊液吸收障碍的部位，此时造影剂会进入侧脑室。由于 CT 与 MRI 在多数病例中可以提供有用的影像资料，放射性核素脑脊液显像已经很少使用了。

SPECT

技术　单电子发射计算机断层扫描（SPCT）并使用 ^{99m}Tc 或者 ^{133}I 标记的苯丙胺（安非他命）作为示踪剂，可用于检测局部脑脊液血流情况。

适应证　参见 PET 部分。

PET

技术　正电子发射断层扫描（positron emission tomography，PET）主要使用半衰期短的 ^{11}C、^{14}O 或 ^{18}F 标记的造影剂，因此只能在产生这些物质的回旋加速器附近进行检测。PET 可对局部脑血流灌注、脑血流量、耗氧量（脑组织的氧代谢率，CMR-O2）和耗糖量（CMR-Gluc）等指标进行定量断层成像。

PET 和 SPECT 的适应证：适用于显示低灌注（如缺血性卒中），或者脑组织低代谢，如阿尔兹海默病时颞叶和顶叶的代谢减低（图 4.19b）。此外，也

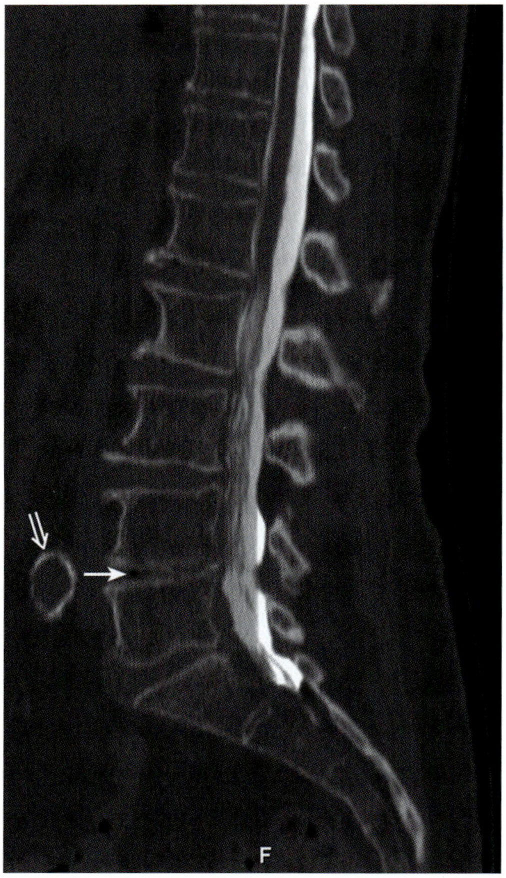

图 4.17 一位 79 岁女性，因脊髓圆锥缺血性疾病在脊髓造影术后行 CT 检查。注射造影剂后，腰椎矢状位重建影像显示，从胸髓至圆锥在高亮的脑脊液中呈黑色实心状，神经根呈黑色条状。脊柱呈现明显退行性改变（椎体上下缘呈唇样改变），L4–5 椎间盘高度下降，提示骨软骨性病变（窄箭头）；主动脉钙化（宽箭头）。椎管未因退行性改变而明显变窄

可用于显示其他局灶性病变，如致痫灶（图 4.19c）。内科医生有时会使用 PET 进行生化代谢方面的在体研究。放射标记的物质可以显示其在特定脑区内的浓度与动力学改变。例如，对疑为帕金森病的患者可以注射放射性标记的多巴胺，用于显示多巴胺在某些部位的浓度（图 6.57）。

光学相干层析成像

光学相干层析成像采用低相干涉技术来通过组织的光学散射来成像，主要用于评估视网膜，包括黄斑和视盘。它可以显示微米量级的损伤（图 4.20）。

4.3 电生理检测

要点

针对肌肉或神经细胞的电生理检测技术，既可用于正常个体相关功能的检测，也可用于神经系统疾病所致的相关功能紊乱的检测。

4.3.1 基础知识

电生理活动是所有细胞生命活动的一部分（见章节 1.2）。细胞生

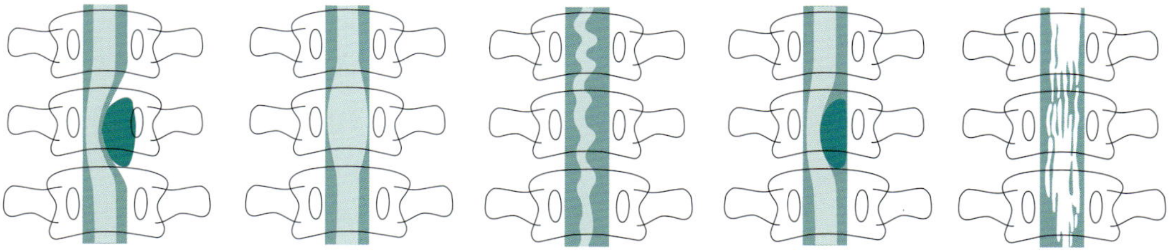

图 4.18 脊髓造影的典型表现

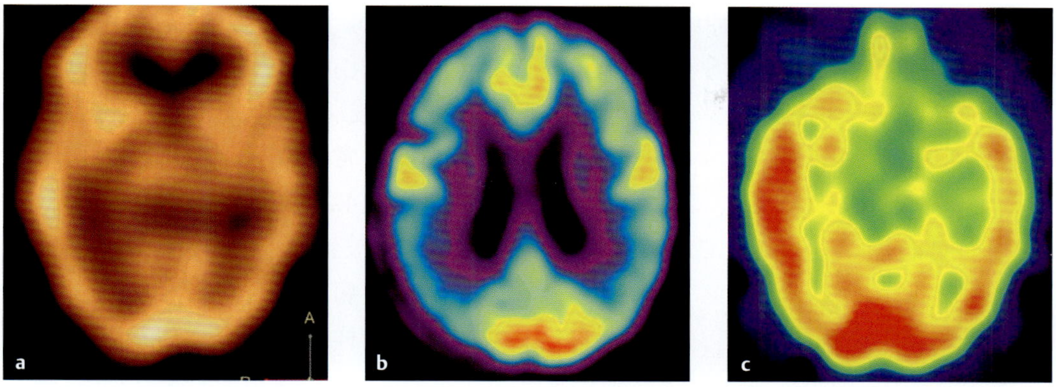

图 4.19　PET 检查。a. 正常表现。b. 阿尔兹海默病患者，PET 显示双侧顶颞区低代谢。c. 复杂部分性发作的癫痫患者，发作期 PET 显示右侧颞叶神经活动增强

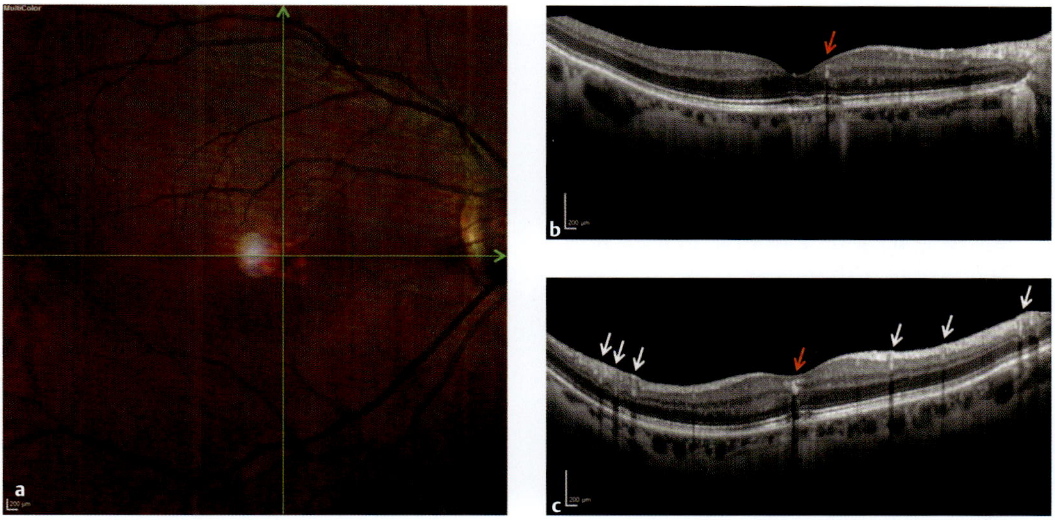

图 4.20　光学相干断层成像（Optical coherence tomography，OCT）。a. 右侧眼底影像，显示中央有中央凹和黄斑，在中央凹的鼻侧可见一小的、非特异性的视网膜瘢痕。b. 水平位 OCT 影像。c. 在 a 图中沿绿色箭头垂直的 OCT 影像显示视网膜结构、层次及视网膜瘢痕（红色箭头），还有多条血管“影”（白色箭头）

物电位和电位差随时间变化的改变可以被放大并呈现在示波器上。脑电图（Electroencephalography，EEG）记录的是皮层神经元和神经细胞群的电活动；肌电图（Electromyography，EMG）记录的是肌纤维的电活动。周围神经自发或诱发的传导由神经电图（Electroneurography，ENG）来评估。重复刺激某一感觉系统的受体（如用视觉刺激视网膜）并同时记录继发的皮层活动，则可确定受检感觉系统的传导速度（诱发电位研究）。睡眠描记术用于研究睡眠时的复杂电生理活动（睡眠研究）。尽管在检测过程中有患者表示体验不佳，但上述电生理

诊断技术操作风险低，是神经系统功能状态评估的有力工具。必须明确的是，即使操作风险小，也应严格掌握适应证，主要原则见章节 4.1。

4.3.2 脑电图

注意

表面 EEG 记录皮层的电位波动，它们是兴奋性和抑制性突触电位的集合。EEG 主要用于癫痫和意识障碍的检测。

技术 采用国际标准 10/20 系统放置头皮电极（**图 4.21**）。采用双极导联（记录两个邻近电极之间的电位差）或者单极导联（单个记录电极与参比电极之间的电位差）模式记录每个电极附近的电位变化。脑电位差的幅值范围为 10~100 μV，放大后经 12 个平行记录通道打印输出。电位的波动类型通过频率来分类。某些动作，如睁 / 闭眼、过度通气和节律性光刺激，会影响脑电图的波形，甚至可以在癫痫患者中诱发病理性脑电波形。一次标准的 EEG 检测一般为 20 min；对于某些类型的癫痫而言，长时程 EEG 记录或者睡眠剥夺后的 EEG 记录是必需的。

评估 正常的 EEG 波形如**图 4.22** 所示，主要的生理和病理波形见**图 4.23**。一个正常、清醒、放松状态下的个体，其枕叶 EEG 以 α 波为主。在睡眠中，随着睡眠周期变化，EEG 表现为频率进行性变慢的波形。下面描述的 EEG 变化是病理性的：

- 弥漫性变化：清醒的患者表现变慢或变快的背景节律（如 α、β 节律）是异常的，变快的背景节律常见于药物滥用。
- 局灶性变化：特定脑区的背景节律变慢（如 θ 或 δ 波）提示存在局灶性皮层功能异常，常见于结构性损伤（如肿瘤，**图 4.24**）
- 尖波和棘波：典型的异常尖波常见于癫痫。在癫痫发作时，患者脑部会出现典型的痫样放电（棘波后接着一个延长的波形——棘慢复合波）。全身大发作时，痫样放电在全部导联都能看到；在局灶性发作时或者是局灶性发作后的继发性全身发作前，通常在部分导联中可见节律性的陡峭电位。癫痫发作间期不一定会出现病理性 EEG 表现，因此一个发作间期的 EEG 正常不能排除癫痫。

其他系统疾病影响脑部时，也会出现 EEG 的异常变化。

EEG 的主要适应证

- 癫痫的确诊；
- 明确癫痫发作类型；
- 不明原因的短暂性发作性意识障碍；
- 长期持续的意识障碍、谵妄；
- 代谢障碍；
- Creutzfeldt-Jakob 病（CJD）；
- 睡眠障碍（如可疑的发作性睡病）。

多导睡眠监测

技术 多导睡眠监测是 EEG 的一种特殊应用，可以同时记录脑电和其他一些电生理参数，主要用于睡眠和睡眠障碍的评估。个体在进入睡眠状态后经历不同的睡眠阶段［如“深睡眠”或者快速眼动睡眠，又称 REM 睡眠（rapid eye movement，REM）］，在此过程中 EEG 会发生正常变化。记录指标包括眼动（通

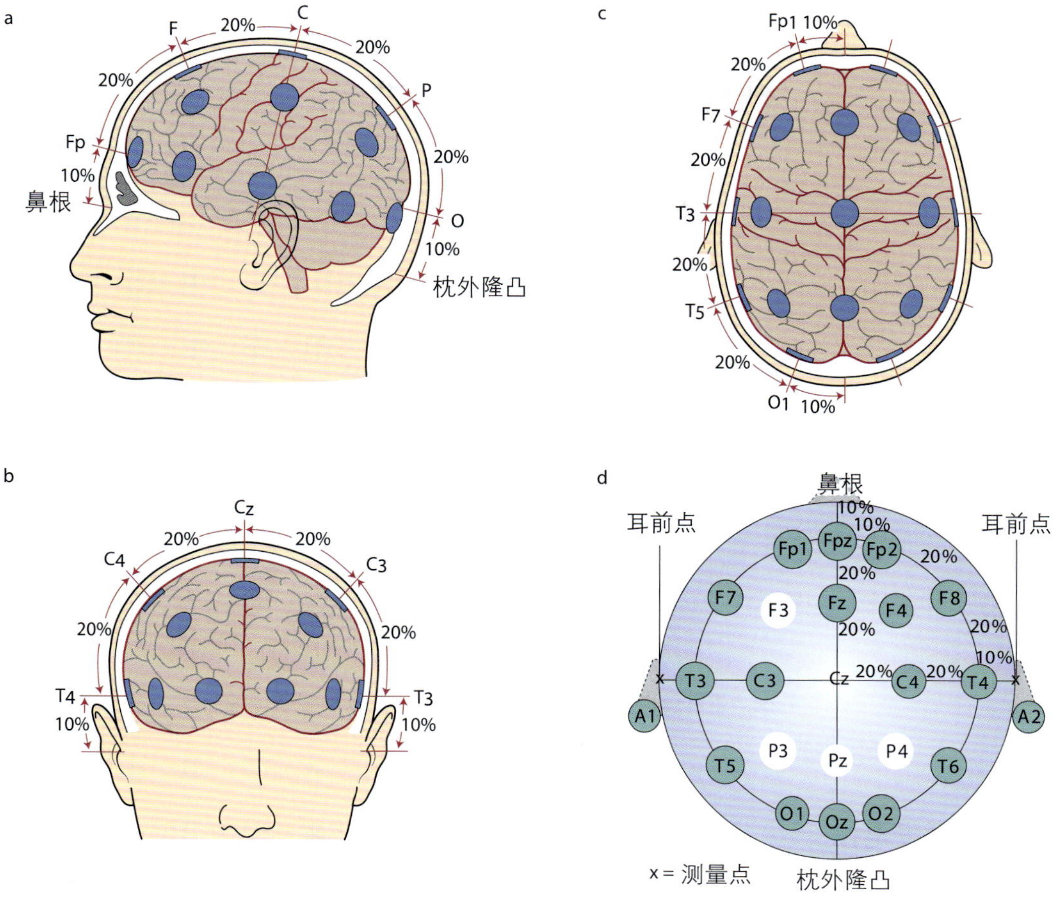

图 4.21 根据 10/20 系统安放 EEG 电极。a. 侧面观，从鼻根到枕外隆突之间间隔固定的百分比距离安放电极。b. 正面观。双侧耳前点通过中心点（Cz）的连线为中央冠状线。中心点就是中央冠状线和纵行矢状线的交点。c. 俯视图。d. 10/20 系统电极名称（引自 Masuhr KF, Neumann M. Duale Reihe Neurologie. Stuttgart: Thieme; 2013.）

过眼电图记录）、呼吸动度、鼻孔气流、肌肉活动（通过表面肌电图记录）、心脏活动（通过心电图记录），以及部分氧分压（通过血氧仪记录，**图 4.25**）。上述指标同 EEG 一起记录在多导睡眠监测系统中。

适应证　基于患者或其同床伴侣对典型病史的描述，结合相关查体和通过脉搏血氧仪在睡眠期间记录到的低氧分压，临床疑有睡眠-呼吸暂停综合征是最常见适应证（见章节 10.3.1，**图 10.1**）。其他适应证还有发作性睡病的辅助诊断、过度疲劳与日间嗜睡等的评估与诊断等。

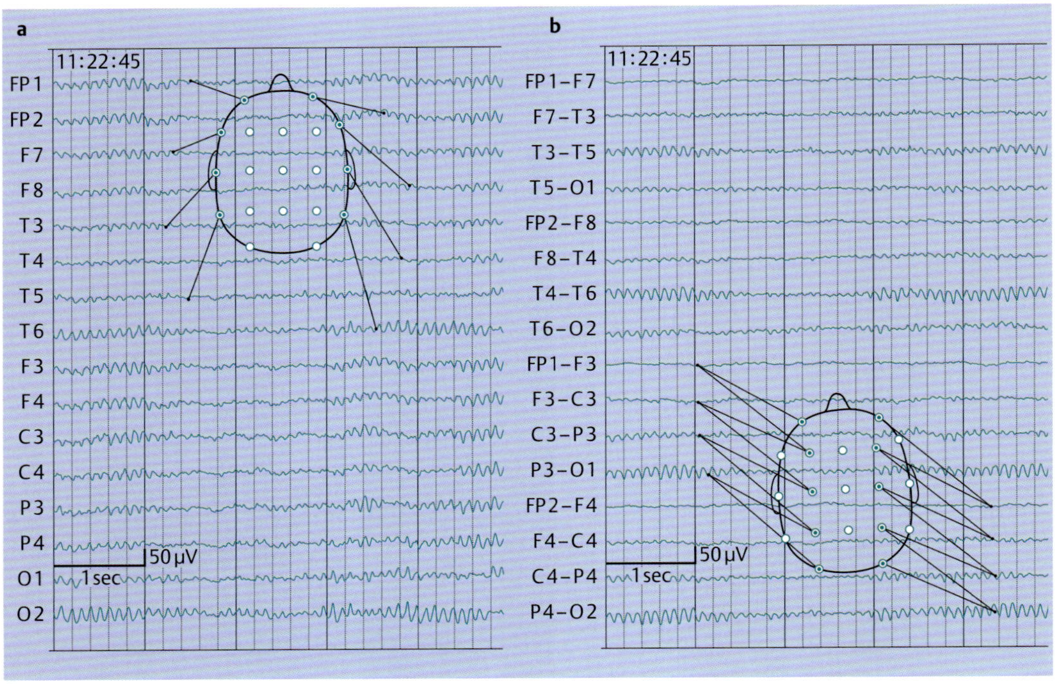

图 4.22 正常脑电图。a. 单极导联记录。b. 双极导联记录

4.3.3 诱发电位

注意

诱发电位（EP）是神经系统对响应重复刺激时产生的反应性电信号，反映的是某一神经功能传导系统的电活动。

基本原理 诱发电位用来评估个体某一神经功能传导系统（视觉、听觉、躯体感觉或运动觉）的整体情况。通过重复给予外源性刺激激活某一功能传导神经系统，当兴奋性刺激被多次传递时，大脑中由此产生的电位波动可以通过记录电位总和来检测。诱发电位提供的证据用于判断从刺激部位到大脑皮质的受检系统的传导路径是否完好。沿某一功能传导神经系统存在部分或全部的传导阻滞时，可将阻滞精确定位于两个神经传导中继站之间。诱发电位也能揭示亚临床损伤。临床实践中使用的重要诱发电位将在随后的内容中展示。

视觉诱发电位

患者盯着一个显示有规律和周期性反转的棋盘图案的屏幕，同时通过位于枕部头皮上的针电极记录电位改变，通过求和得到视觉诱发电位。最大的电位波动是在刺激后 100 ms 出现的正波。在视神经炎早期，这种波会延迟出现并持续存在（**图 4.26**）。

听觉诱发电位

向一只耳重复给予短声（“咔哒”，click）刺激，从而诱发沿听神经到脑干、丘脑，最终到达皮层的神经冲动。听觉

名称	波形	定义
1 β节律	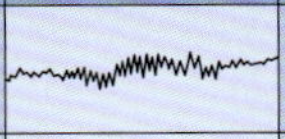	频率为 14~30 Hz 的规律波
2 纺锤波	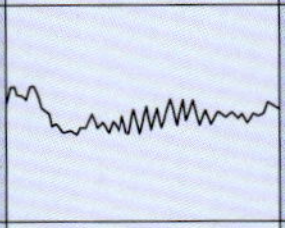	频率为 14~30 Hz 有规律起伏的波
3 α节律	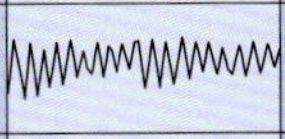	频率在 8~13.3 Hz 的规律波
4 θ节律	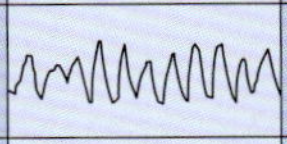	频率在 4~7 Hz 的规律波
5 δ节律	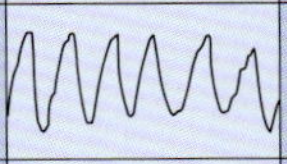	频率在 1~3.5 Hz 的规律波
6 δ活动	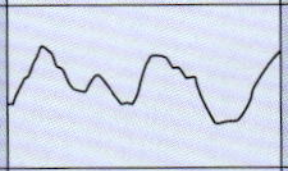	频率在 1~3.5 Hz 的不规则波
7 亚δ波	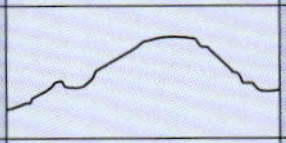	波的时限 >1 s
8 高波幅单波	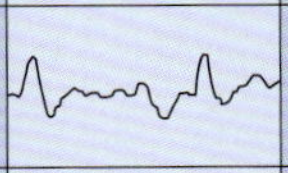	明显的，圆钝的陡峭的单波
9 尖波	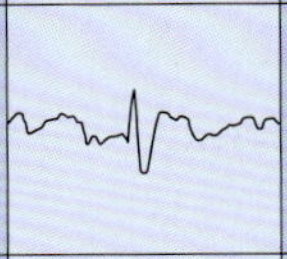	陡峭尖波，时限 80~250 ms，上升支比下降支更陡峭
10 棘波	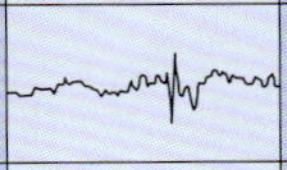	陡峭单波，时限 <80 ms
11 多棘波	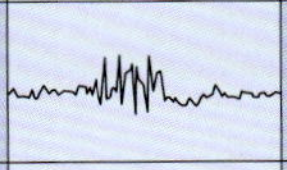	多个连续、紧凑的棘波
12 棘慢复合波	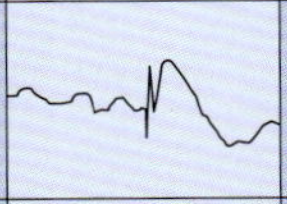	一个棘波与一个慢波连续一起
13 节律性棘慢复合波	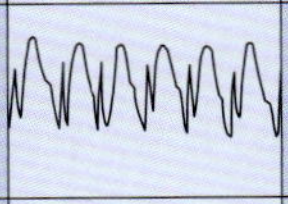	频率约为 3 Hz 的规律变化的棘－慢复合波序列
14 尖慢复合波	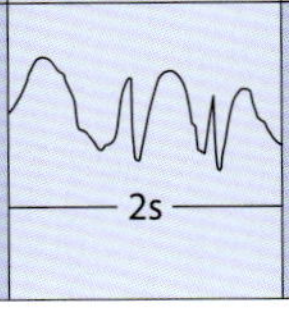	尖－慢波节律性出现的复合波序列，一组尖－慢波时限在 500~1 000 ms 之间

图 4.23 脑电图常见波形：名称、形态及定义（引自 Schliack H, Hopf HC. Diagnostik in der Neurologie. Stuttgart: Thieme; 1988.）*

诱发电位是在头顶记录到的电位，参考电极位于耳垂或乳突处。正常的听觉诱发电位通常由 5 种不同的波组成，每一种波由听觉传导径路上的不同解剖部位产生。

躯体感觉诱发电位

对皮肤给予重复电刺激后，周围神经的感觉支末梢产生神经冲动并且沿感觉传导径路经周围神经、神经根、后索、脊髓丘脑束、内侧丘系和丘脑皮层投射纤维，向中枢传递。传导径路上任一部位出现损伤，就会导致躯体感觉诱发电位发生改变，并在正中神经的 Erb 点或胫神经对应的腰椎棘突被首先记录到，进而在刺激对侧的颞区通过头皮电极记录到电位变化。**图 4.27** 展示了一例中枢躯体感觉传导延迟的病例。

4.3.4 肌电图

注意

肌电图（EMG）测量并记录肌肉在静息状态和随意收缩时的电活动。结合临床特征，EMG 可以显示由肌病、周围神经损伤、脊髓前角损伤或更靠近中枢部位的损伤而导致的肌肉无力。

原理 肌肉的电活动可以通过双极针电极记录下来。先记录肌肉静息状态下的电活动，进而记录在轻度和重度随意收缩状态下的肌肉电活动。所记录的

* 译者注：本图中所提到的“steep wave”“subdelta wave”，在目前诸多文献中鲜少提及，译者结合多种文献资料做出目前的翻译。

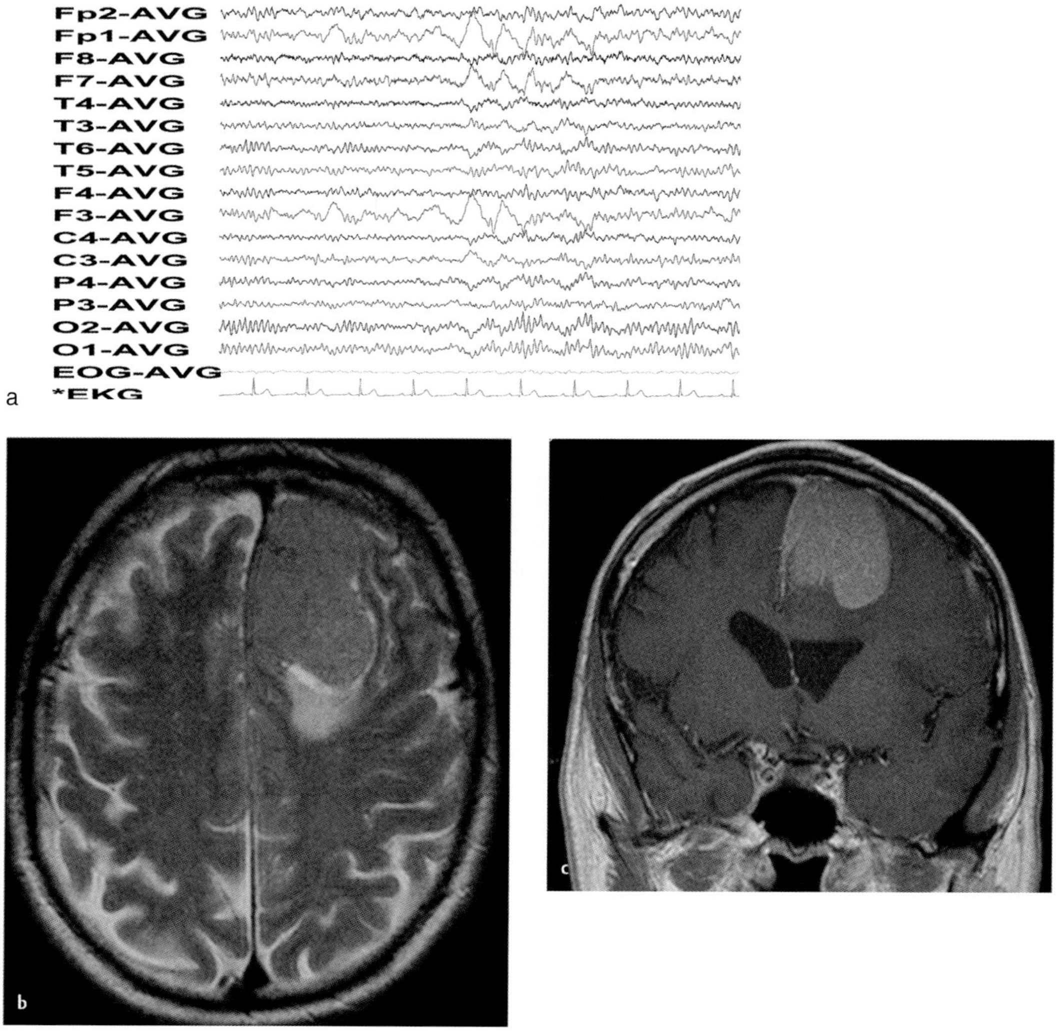

图 4.24　65 岁男性患者，有一次夜间痫性发作，脑电图和 MRI 显示左侧额极脑膜瘤。a. EEG 发现左侧额极 δ 波活动，提示该处有病灶，且与 MRI 所示肿瘤部位一致。b. T2WI 轴位影像。c. T1WI 冠状位增强影像。病灶均一一致摄取造影剂，是脑膜瘤的典型表现

电位可在示波器上直观地显示，也可转换为音频信号。随肌肉的轻微收缩，可以观察到单个运动单位（一个运动单位是单个脊髓前角运动细胞所发出的多条轴突侧支来控制的一群肌纤维细胞）产生的电位。通过大力收缩，大量运动单位产生的电位变化一起形成干扰相。

- 插入电位和自发电位　静息状态下，肌电活动呈静息状；插入针电极时，正常情况下应该只有少量正向锐波或纤颤电位。病理状态下的自发电位表现为延迟的插入电位，以及病理性纤颤电位和正向锐波（图 4.29）。这种自发电活动反映了肌肉的失神经支配状态。肌束震颤、复合重复放电和肌强直重复放电都是异常自发电位。
- 自主收缩的电活动　肌肉自主收缩时可观察到动作电位。单个运动单位电位

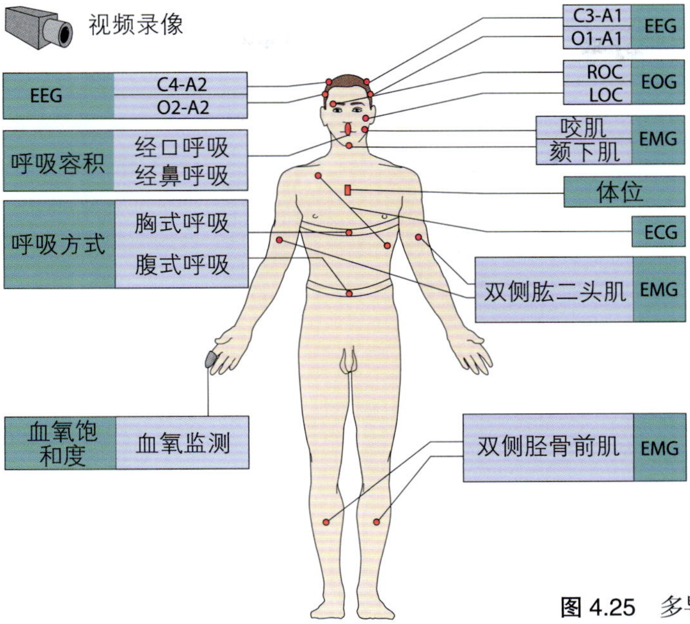

图 4.25 多导睡眠监测

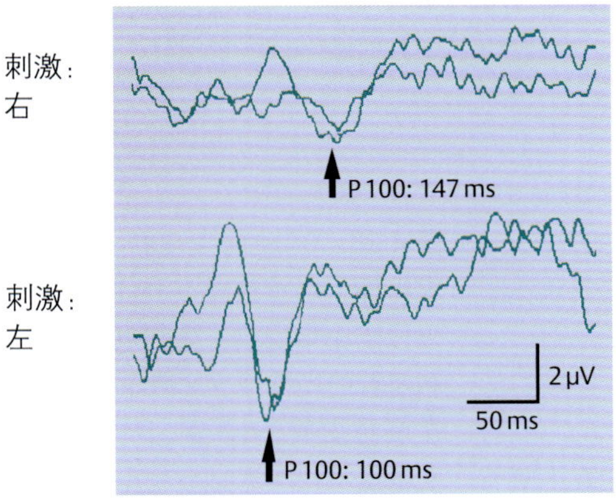

图 4.26 视觉诱发电位。一例 38 岁的多发性硬化和右侧视神经炎的患者，可见与正常的左侧相比，右侧的皮质反应明显延迟

的振幅和持续时间与运动单位的大小，即其所包含的肌纤维的数量呈正比。肌肉收缩越强烈，就有越多运动单位被募集。当大量运动单位被募集后，其自身的电位则不易分辨，取而代之的是它们相互叠加形成的干扰相（**图 4.30a**）。不同的神经肌肉疾病所对应的肌电图特征不同。

- 肌源性损害：特征是受损肌肉组织的所有运动单位出现弥漫性丢失。因此，每个运动单位的电位波幅变低，持续时间缩短（**图 4.30d**）。原则上来说，所有运动单位都存在，只是较病前肌纤维减少，因此在肌肉强烈收缩时，干扰相存在，但是电位波幅变低。
- 神经源性损害（肌肉的慢性失神经病变）：与肌源性损害相反，存在神经源性损害时，由于反复失神经和神经再生，运动单位增大。当支配特定运动单位的神经纤维发生退化时，就会有支配邻近运动单位的神经纤维轴突通过侧支芽生来接管，这样，留存的运动单位实际支配的肌纤维较前增多，其运动单位电位通常是多相的，波幅增高且持续时间增加

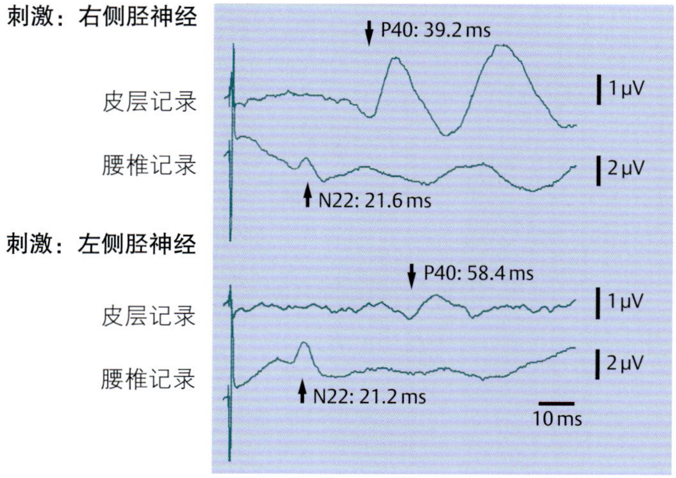

图 4.27 躯体感觉诱发电位。一位 44 岁女性，患有多发性硬化。在双侧腰部记录的 N22 电位都是正常的。而在皮质记录到的 P40 电位，在健康侧（右侧）的潜伏期为 39.2 ms，在患侧（左侧）的潜伏期则为 58.4 ms；不仅 P40 的潜伏期延长，波幅也明显变小。上述发现提示疼痛传导路径，特别是脊髓丘脑束受损

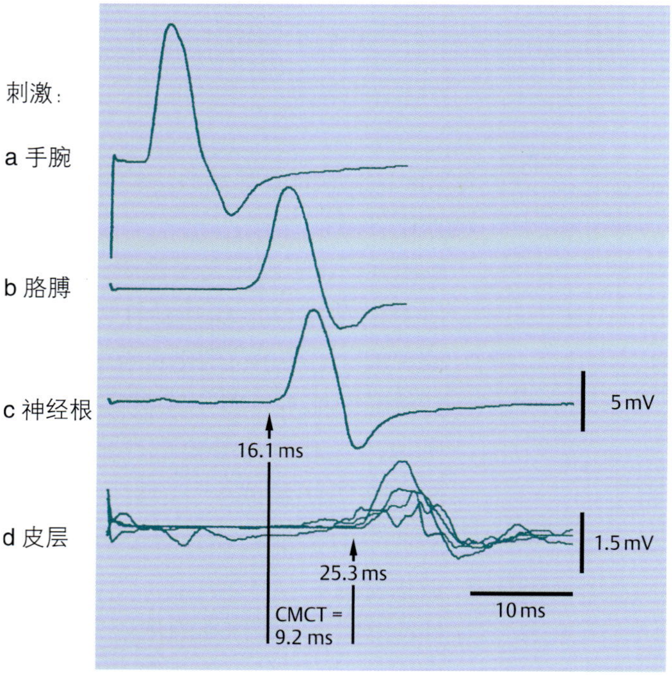

图 4.28 运动诱发电位。一位 61 岁男性，患有颈髓空洞症。记录电极位于小指展肌，分别电刺激手腕和前臂的尺神经、C8 神经根（a~c）。在刺激皮质（d）后，发现运动诱发电位不仅延迟且波幅下降。计算所得中央运动传导时间为 9.2 ms，而健康人则为 8.7 ms。这些发现提示颈髓的锥体束受损

（图 4.30b）。由于运动单位减少，异常肌肉强烈自主收缩会导致干扰相波幅明显降低，剩余运动单位的单个动作电位表现为大幅振荡。

– 运动终板的电活动　EMG 还可以检测影响神经肌肉接头传导的运动终板功能障碍。对周围运动神经的重复电刺激，可导致肌肉动作电位随刺激增加而波幅递减（衰减现象，图 15.17）。

适应证　疑有潜在肌肉病变时，EMG 可用于分辨肌肉异常（肌源性损害）、支配肌肉的神经异常（神经源性

损害）以及神经肌肉接头的异常。EMG 还可用于评估肌肉失神经支配的程度和神经再支配的程度。EMG 与 ENG（见后）结合，是诊断神经肌肉疾病的重要辅助检查。这两种检查的适应证见**表 4.4**。

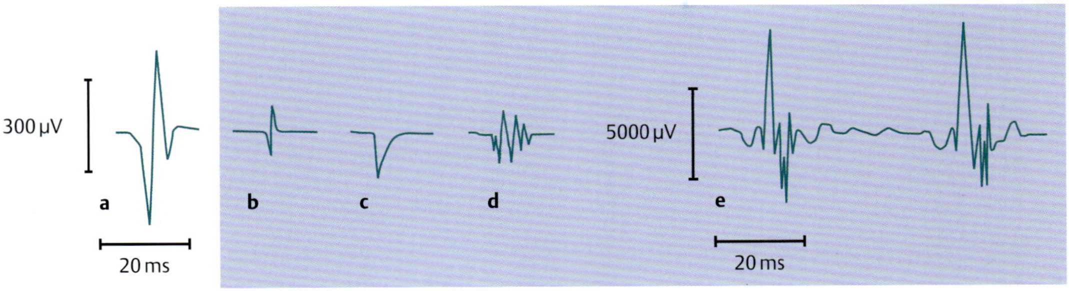

图 4.29 不同类型的肌电图电位波形。a. 正常运动单元电位。b. 失神经的纤颤电位。c. 失神经的正锐波。d. 碎片化的多相低波幅电位，常见于再生神经纤维支配。e. 在慢性的前角细胞损害性疾病中异常延长且波幅巨大的运动单元电位（“巨大电位”）

表 4.4 EMG 和 ENG 的适应证

情况 / 可疑病变	EMG	ENG	备注
疑有脊髓前角细胞疾病	++	+	ENG reveals normal conduction velocities and sometimes low amplitude of the summed muscle potential
疑有神经根病损	+	++（F 波）	Imaging studies may be more important
疑有神经丛病损	+	++（F 波）	
周围神经局灶性病损	++	++	Severity of injury, evidence of regeneration, localization of injury
多神经病	+	++	
肌病	++	正常	
肌肉缺血性损伤	++		
重症肌无力	++		Repetitive stimulation, jitter phenomenon

注：++ = 合适的检查；+ = 可能有益

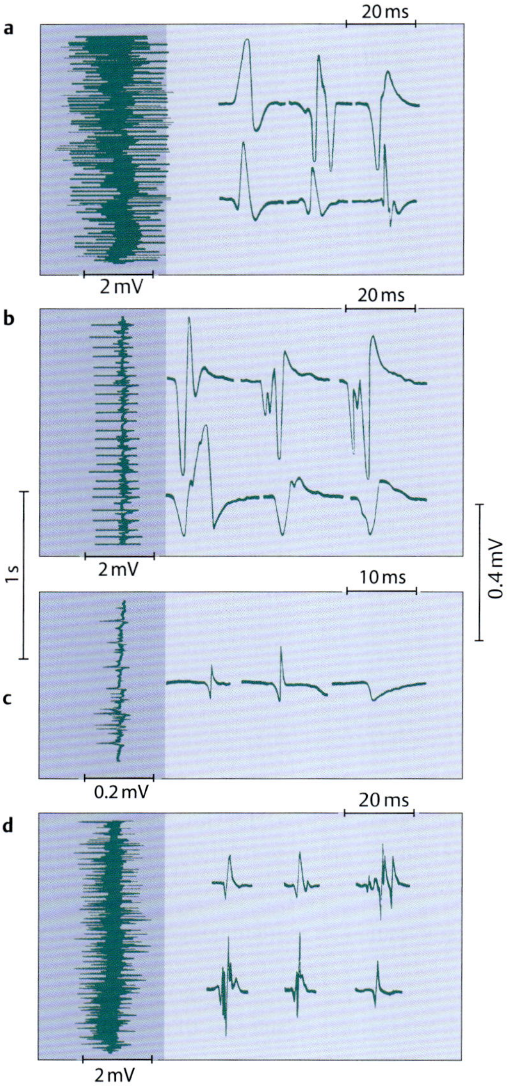

图 4.30　各种肌电图表现。a. 全干扰相的正常肌电图。b. 在外周神经损伤的神经再生阶段，出现的高波幅、多相位的单振荡型波群（群多相电位）。c. 完全性失神经，可见纤颤电位和正锐波。d. 肌病，尽管出现肌无力，但是仍呈干扰相（病理干扰相）。这些单个的运动单位电位组成了低波幅干扰相，有时是多相的，碎片化的*

4.3.5　神经电图

注意

神经电图（electroneurography，ENG）用于记录电刺激周围神经后产生的动作电位和神经传导速度。神经传导速度减慢、动作电位波幅减低或传导阻滞，都是单神经病或多发性神经病的重要证据。ENG 有助于定位诊断与病因诊断。

原理　ENG 用于检测周围神经的运动和感觉纤维传导速度，主要测量的是快传导神经纤维的传导速度。这项技术包括如何沿神经走行安放刺激电极和记录电极，传导速度通过刺激电极和记录电极之间的距离除以记录电极记录到响应刺激的潜伏期来计算。正常的上肢传导速度为 50~70 m/s，下肢为 40~60 m/s，波幅和时限取决于行使功能的轴突数量和其传导速度的分散程度。图 4.31 展示了 ENG 的临床应用（腓骨头处的腓总神经受压）。

F 波

当外周运动神经受刺激时，脉冲不仅会正向（即沿神经纤维向远端）传导，也会逆向（向近端）传导。逆向传导的脉冲到达神经节或脊髓前角再折返，这个回波就是 F 波。因此，两个正向交脉冲波沿周围神经传播，一个是由刺激产

* 译者注：这段翻译中难以表述的是“individual oscillations”和“individual potentials”，如何是“单个的”，但是接名词复数，这种表述较为少见。但是图中较为清晰地展示了一个波群中，单个波或单个“振荡”的样貌；另外，“振荡”一词在国内较少用于表述肌电图波形，在国外文献中也较少出现。因此，译者根据理解，将图中的波形与国内教材的常规名称做了对标，放在括号中；并且认为，此处中的“oscillation”是“波群”，而且是高波幅、多相位、宽时限的波群。

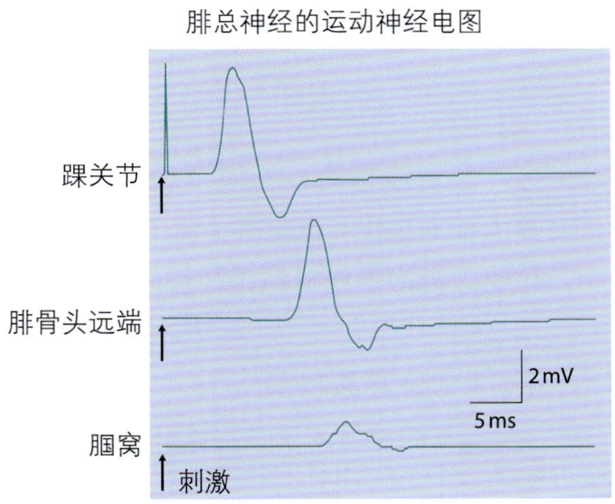

图 4.31　神经电图检查腓骨头在腘窝处压迫右侧腓总神经的情况。刺激电极离记录电极（腓骨肌群中）越远，骨骼肌总电位的潜伏期就越长。在腘窝处施加刺激时，骨骼肌总电位的波幅明显降低趋于平缓，提示所有轴突的传导都在从腘窝到腓骨头远端之间的某个位置被阻断，是典型的压迫性轻瘫

生的原始脉冲波，另一个是 F 波。F 波出现晚，波幅低，有时也看不到。如果 F 波出现延迟，则提示神经丛或神经根传导减慢。

4.3.6　其他电生理研究

其他电生理检测手段较少用于神经系统疾病诊断，在此仅简要介绍。眼电图检测动眼时的电位，可以客观描记凝视扫视和病理性眼动。将眼电图设备用于检测前庭功能障碍时，就是眼震电图。视网膜成像 / 眼底照相主要用于确定引起视觉障碍的病变是在视网膜还是视神经。

4.4　超声（神经超声检查术）

要点

神经血管超声检测（多普勒超声检查术）主要用于颅内外血管的无创检查，可以检测动脉粥样硬化或其他原因导致的颅外动脉的狭窄和闭塞，以及颅内动脉的狭窄、闭塞或血管痉挛，还可检测侧支血管和瘘管。

原理　19 世纪的奥地利物理学家 Christian Doppler 发现，当波的发射源和接收器处于相对运动状态时，波的频率会发生变化。因此，当超声脉冲指向流动的血液中的红细胞时，红细胞反射回的超声频率会因血流速度而发生改变。因此，多普勒超声的频率变化直接反映即时血流速度。

技术　超声波探头既有超声发射装置也有超声接收装置。超声发射的角度应尽可能陡峭，以尽量减少测量值中角度相关的变化，从而使每次检测结果尽量保持一致。有两种多普勒检测类型：连续波（continuous-wave，CW）系统可以检测在超声作用区域内所有移动物体的反射回波，脉冲波（pulsed-wave，PW）系统则可检测任意特定的组织深度，并且可由检查者确定检查深度。在 CW 多普勒检测中，不同的血管信号可以相互重叠。因此，超声诊断都使用由探头发射的脉冲波。

多普勒信号可显示为随时间变化的频谱（**图 4.32b~d**），也可以转变为声音信号。根据组织的声阻不同，超声被

反射的程度不同，因此，回声的密度可用于构建受检组织的二维影像，称为“B 超”（“辉度模式”，brightness mode）或回声图，即以灰度值来表示组织的回声密度。将多普勒血流测量和二维超声影像相结合，就是多普勒双功超声成像；血流速度可以编码并用彩色叠加展示于二维超声图像上，这就是彩色多普勒双功超声成像（图 4.32a，图 4.33，图 4.34）。

适应证　在某一血管内的血液流速和流动相特征（层流与湍流）取决于血管的直径和管壁的性质。超声检查可以发现血管狭窄和闭塞、血管壁的不规则、异常血流速度和血流方向，以及湍流。对颅内和颅外血管（如大脑中动脉可通过薄壁的颅骨“颞窗”来观察，或者基底动脉可通过枕骨大孔来观察）进行超声扫描，可获取关于脑内血流状态的有用信息。此种诊断技术成本低、无创，并且非常安全。

4.5　其他辅助检查

要点

脑脊液检查、组织活检以及视野缺损的精准定位，也是有价值的辅助检查，可以为神经系统疾病诊断提供重要信息。

4.5.1　脑脊液检查

注意

神经系统的感染和炎性疾病会引起脑脊液（CSF）的变化。脑脊液检查主要用于检测或排除中枢神经系统、神经根或脑膜的感染和炎症反应。

技术　通常在脊髓圆锥下缘通过腰椎穿刺（腰穿）获得脑脊液，穿刺部位主要是 L4–5 椎间隙（也可以在 L3–4 或 L5–S1）。枕下穿刺的并发症发生率较高，只有在脑膜炎且怀疑腰穿无法获取脑脊

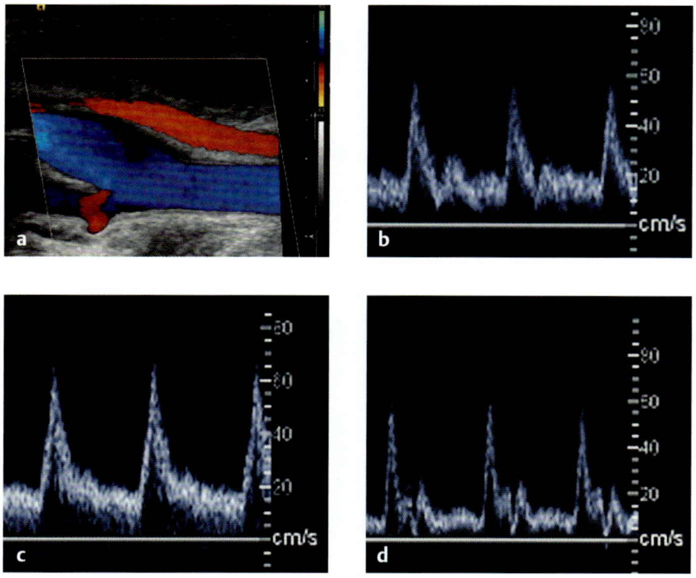

图 4.32　正常的颈动脉分叉处多普勒检查影像。a. 二维影像所示颈动脉分叉（蓝色），右侧是颈总动脉，左侧是颈内动脉在颈外动脉的上方。甲状腺上动脉（红色）的起始点在分叉处的远隔端。b~d. 颈总动脉（b）、颈内动脉（c）和颈外动脉（d）的多普勒血流频谱。由于脑血管的阻力较低，颈内动脉的舒张末期流速高于颈外动脉

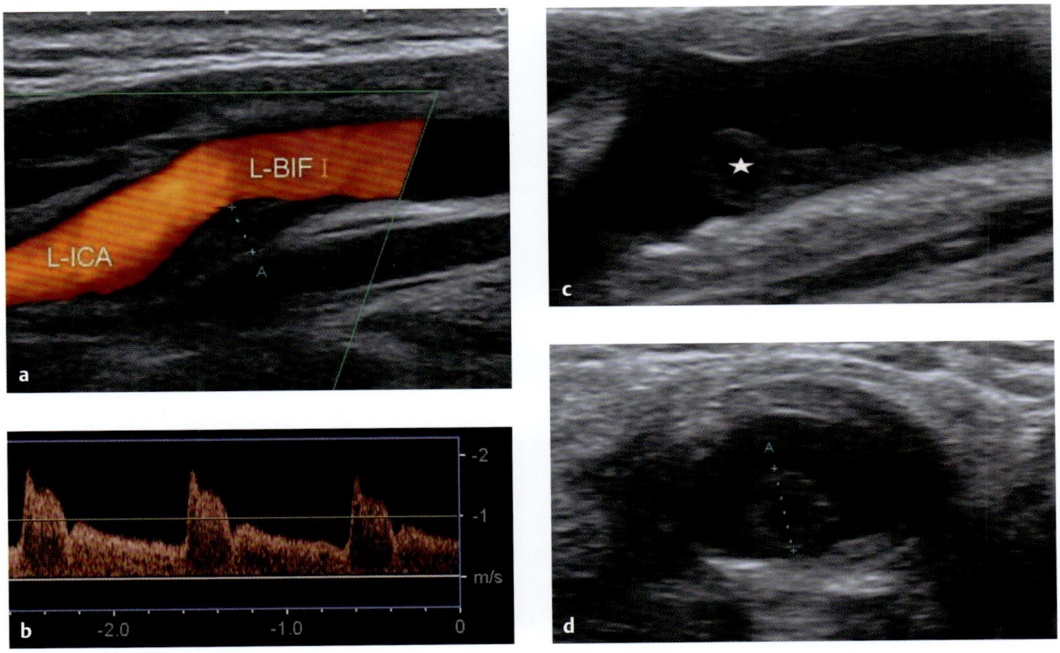

图 4.33 颈动脉狭窄的彩色双功超声图。a. 彩色双功超声影像示在颈动脉分叉处有一斑块，质软（L-ICA：左侧颈内动脉，L-BIF：左侧颈动脉分叉）。b. 多普勒频谱显示血流速度轻度增快，提示有轻度狭窄。c. 矢状位二维影像所示颈动脉分叉处的斑块（星号）。d. 轴位影像显示颈动脉分叉处的斑块

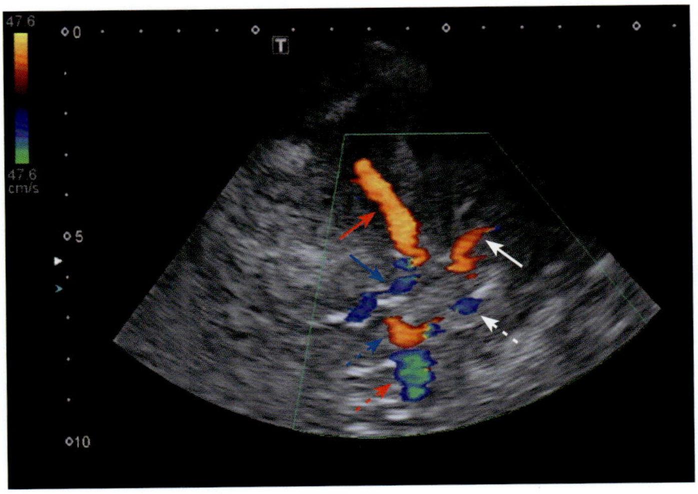

图 4.34 经颅多普勒超声显示颅底的颅内动脉。探头置于右侧颞窗可见右侧大脑中动脉（红色箭头）、右侧大脑前动脉（蓝色箭头）和右侧大脑后动脉（白色箭头）。虚线箭头指示的是各自对应的对侧动脉

液的情况（“干抽”，dry tap）下，或者因腰椎旁脓肿出现腰穿禁忌证时才考虑在该部位穿刺。进行腰穿操作时，患者取侧卧位（有时为坐位），穿刺局部使用无菌术，推荐的穿刺体位见**图 4.35**。合适的穿刺水平一般位于两侧髂嵴连线与脊柱相交处。实施穿刺的医生用压力

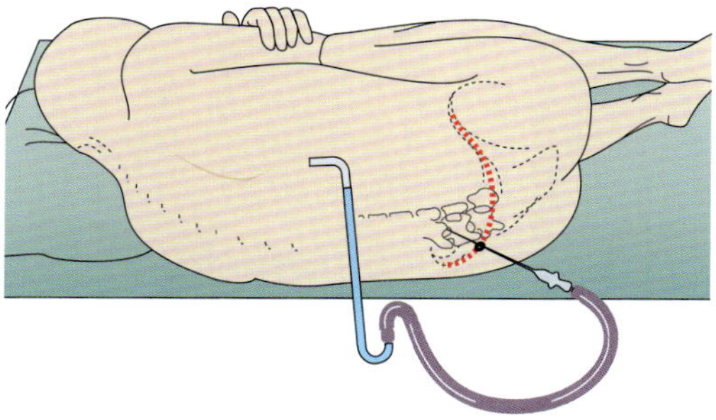

图 4.35 腰穿时患者的体位

计测量脑脊液压力，并评估脑脊液的颜色。脑脊液实验室检查包括：细胞计数、葡萄糖和蛋白含量，以及其他根据临床特征需要做的检查（特别是病原体培养）。重要的脑脊液检测见**表 4.5**。正常的脑脊液检测指标参考值范围见**表 4.6**，并配有相应指标的血清学参考值范围。

适应证　通过腰穿取CSF进行检查，有助于所有 CSF 可能发生生化或细胞改变的神经系统（包括脑膜、脑、脊髓和神经根）疾病的诊断。脑脊液检查最常见的异常见**表 4.7**。

Reiber 图用于比较脑脊液和血清中免疫球蛋白水平，*y* 轴是脑脊液和血清免疫球蛋白水平的比，*x* 轴是脑脊液和血清白蛋白的比。高于正常范围的数据点表明鞘内免疫球蛋白合成增多，提示存在

表 4.5　脑脊液检查

指标	
常规及生化检查	– 压力 – 颜色（混浊程度，是否变黄，血性？） – 细胞计数和分类 – 蛋白 – 葡萄糖
特异性检查	– 免疫球蛋白 – IgG 与白蛋白指数（白 - 球指数） – 寡克隆区带 – 螺旋体、寄生虫和病毒的特异性 IgG、IgA 和 IgM 抗体 – 微生物培养：细菌、真菌、病毒、分枝杆菌 – 革兰染色、抗酸染色、穿刺活检 – 性病研究实验室检测（VDRL）、荧光螺旋体抗体吸收检测（FTA）用于梅毒螺旋体检测 – 用于转移癌细胞的细胞学检测 – PCR 用于检测可疑的结核菌或病毒感染 – 胱抑素 C 用于淀粉样血管病的检测 – 抗神经元抗体用于检测可疑的副肿瘤综合征 – 14–3–3 蛋白用于检测可疑的朊蛋白病

缩写：FTA，fluorescent treponemal antibody：荧光螺旋体抗体吸附检测；Ig，immunoglobulin：免疫球蛋白；VDLR，Venereal Disease Research Laboratory：性病研究实验室检测

表 4.6 成年人正常脑脊液常规生化检测指标的参考值范围与血清中该指标所对应的参考值范围

	脑脊液	血清
压力	5~18 cm H_2O	
体积	100~160 mL	
渗透压	292~297 mOsm/L	285~295 mOsm/L
电解质		
– Na	137~145 mmol/L	136~145 mmol/L
– K	2.7~3.9 mmol/L	3.5~5.0 mmol/L
– Ca	1.0~1.5 mmol/L	2.2~2.6 mmol/L
– Cl	116~122 mmol/L	98~106 mmol/L
pH	7.31~7.34	7.38~7.44
葡萄糖	2.2~3.9 mmol/L	4.2~6.4 mmol/L
– 脑脊液 / 血清中的葡萄糖比值[a]	> 0.5~0.6	
乳酸	1~2 mmol/L	0.6~1.7 mmol/L
总蛋白	0.2~0.5 g/L	55~80 g/L
– 白蛋白	56%~75%	50%~60%
– IgG	0.010~0.014 g/L	8~15 g/L
– IgG 指数[b]	< 0.65	
白细胞	< 4/μL	
淋巴细胞	60%~70%	

缩写：IgG，immunoglobulin G：免疫球蛋白 G

注：

[a] 由于在脑脊液和血清之间存在平衡状态，因此建议同时对脑脊液和血清进行检测

[b] IgG 指数 =［脑脊液 IgG（mg/L）× 血清白蛋白（g/L）］/［血清 IgG（mg/L）× 脑脊液白蛋白（mg/L)］

表 4.7　常见疾病的脑脊液表现

疾病 / 可疑病理	外观	细胞计数和类型	蛋白	压力	特异性指标
细菌性脑膜炎	混浊	↑↑， 多为粒细胞	↑	可能↑	
病毒性脑膜炎	通常为清亮的	↑， 多为淋巴细胞	可能↑	正常	
慢性脑膜炎	通常为清亮的	轻度↑， 多为淋巴细胞	↑↑	正常	葡萄糖低
脑炎	清亮的	↑， 多为淋巴细胞	可能↑	可能↑	
蛛网膜下腔出血	血性－黄变	↑，红细胞	可能↑	可能↑	发病 6 小时到 6 天逐渐黄变
颅内出血	黄变	可能↑，红细胞	正常	↑	腰穿不能明确
硬膜下血肿	黄变	通常正常	↑	正常，或↑，或↓	腰穿不能明确
低颅压综合征	清亮	正常	↑至↑↑	↓↓↓	腰穿时如无脑脊液自动流出则在必要时可考虑抽吸

缩写：腰穿：腰椎穿刺

中枢神经系统炎症或感染。此外，若数据点落在正常参考值范围的右侧，则表明血－脑屏障的通透性增加，而这是中枢神经系统外存在炎症或感染的证据。

禁忌证　颅内高压增高是腰穿最重要的禁忌证。因此，在进行腰穿前，必须用检眼镜检查患者的眼底，排除视盘水肿。血小板数低于 5 000/μL 时也不能做腰穿。对行抗凝治疗的患者或在血小板计数低于 20 000/μL 时，应尽量避免进行腰穿。

并发症　总体上来说，腰穿的并发症比较罕见。如果患者因颅内肿物造成颅内压升高，腰穿后脑脊液流出会导致脑组织疝入脑幕或枕骨大孔，有潜在致死可能。如果有髓内肿物，腰穿可能使原有的轻瘫表现加重。如果腰穿后有脑脊液从蛛网膜下隙通过未闭合的穿刺孔持续流到硬膜外，会引起以体位性头痛为主要表现的低颅压头痛（见章节 14.2.4）。其他罕见并发症包括医源性感染和硬膜外血肿，可能会引起马尾综合征。

4.5.2　组织活检

注意

在非侵入性或微创检查无法明确诊断时，需要通过组织活检来明确神经肌肉系统疾病的诊断。活检结果往往能确定后续治疗方案。

肌肉活检

当通过临床病史、MRI、体格检查、肌电图、实验室检查，甚至基因检查也无法明确诊断时，通过肌肉活检对神经肌肉疾病进行确诊是合理的。活检应在受检肌肉局部麻醉的情况下进行。应确认接受活检的肌肉确实受到了疾病的影响，同时未严重萎缩以致难以确诊。对于多数病例，针刺活检就足够了。除常规组织学染色外，可依据临床特征的需求，选择组织化学和 / 或电镜检测。

神经活检

神经活检要在局部麻醉下进行，一般选择功能相对不那么重要的感觉神经作为活检对象，如腓肠神经。与获得疾病的明确诊断相比，腓肠神经活检后继发的足部外侧缘感觉障碍是可以接受的，但术前必须明确告知患者，征求患者本人的同意。部分标本用于制作超薄切片，来观察特定长度的神经纤维及其髓鞘。更重要的是，通过显微镜，可在横断面神经超薄切片上看到各种异常，包括异常的髓鞘和神经滋养血管的炎性改变。

脑组织活检

脑组织活检需要由神经外科医生来操作，通常采用立体定向技术，并且有严格的适应证。目的是从组织学层面对通过神经影像检查已经发现，但性质不明的脑内结构改变做出诊断（提供治疗的可能性），如脑肿瘤、感染或炎症。

4.5.3 视野检查

注意

视野检查是用来发现和量化视野缺损的检查（见章节 12.2.1）。

Goldmann 视野检查

Goldmann 视野检查是一种动态方法，在患者视野中呈现不同大小和强度的移动光点，从边缘开始向中心移动。不同类型视野缺损的典型表现见**图 12.1**。

全自动静态视野计

全自动静态视野检查一般采用 Octopus 设备来进行，不断增加静止光源的亮度直到患者能看到它。视野中所有测试点的亮度阈值可以直观地显示为原始数字、灰度或伪三维视野“景观”。

第五章

神经系统综合征的定位诊断和鉴别诊断

双足烧灼感

一位52岁男性面包师，在他准备看神经科医生之前，已经被诊断糖尿病5年，采用胰岛素治疗2年，并在家庭医生监督下规律监测血糖。尽管他用药依从性高并且严格执行低糖饮食，但仍反复出现血糖高。

患者主诉双足趾部持续性烧灼样痛1年并且进行性加重，近来几乎难以忍受。神经科医师查体发现他双足振动觉明显减弱，双侧踝反射消失；他无法伸展足趾，当他背屈双足时，足背肌肉没有明显收缩。其他神经系统查体未见异常。

神经系统疾病诊断的第一步是根据详细的病史和神经系统体格检查进行定位诊断，一般可以定位病灶位置，因为神经系统不同部位的功能不同，任何特定部位的功能丧失都会引起一系列典型的神经功能障碍，即特异性的综合征，这是本章将详细讨论的内容。

综合对患者的临床查体所见，将此患者的病损定位于外周神经：踝反射消失提示反射弧的周围支中断，从而使传入（感觉）或传出（运动）功能被破坏；明确的振动觉显著减弱和自发性感觉障碍，是足部传入纤维受损的证据；患者无法伸展他的足趾，说明其足部的骨间肌无力，可将病变定位于双侧胫神经以上；足背肌群无力，提示腓神经的运动纤维功能障碍。所有这些查体发现提示多条周围神经的运动和感觉神经纤维同时受累，并且表现较为明显的对称性，特别是支配足部的神经受累。这种表现被称为多发性神经病，病因多为糖尿病。后者可直接（如通过低血糖）或间接地通过糖尿病性小血管病和神经组织缺血导致多发性神经病的出现。走行越长的神经，越容易受糖尿病的损害，因此糖尿病性多发神经病多从双足受累开始。

糖尿病多发性神经病的诊断使得优化血糖控制成为迫切需求。为了治疗疼痛，他服用硫辛酸（B族维生素）几周，但效果不明显。继而改用卡马西平，起初有一过性轻度的不良反应，但是因轻度缓解了疼痛，获得了较高的患者满意度和极佳的就诊体验。

5.1 基础知识

要点

神经系统疾病的临床特征主要是由损伤部位决定的。因此，神经系统疾病诊断的第一步是定位诊断，主要依靠患者的主诉和精确的神经系统体格检查所见综合分析。病因诊断则是第二步，需要挖掘更多信息，如病程、伴随的非神经系统表现，以及辅助检查结果。

在本章，我们将讲述如何用神经系统疾病的临床特征推断病变部位及可能的病因，我们首先描述单个功能系统（运动和感觉系统）的不同部位病损对应的典型特征，进而叙述其他特殊脑区受损的典型临床特征。累及周围神经和脊髓的疾病的临床特征，将在随后的章节中讨论。

5.2　肌无力和其他运动障碍

要点

上运动神经元（皮质和锥体束）、下运动神经元（脊髓前角细胞、前根和周围神经）功能障碍，或者神经肌肉接头的传导受损，抑或肌肉疾病，均可导致肌无力。锥体外系功能障碍常导致复杂的运动功能异常和肌张力障碍。

5.2.1　运动系统解剖概要

在本书中，运动系统的解剖学构成被简化为：上运动神经元（锥体系统）、下运动神经元及周围神经系统、神经肌肉接头和肌肉组织（**图 5.1**）。

上运动神经元（锥体系统）　上运动神经元位于脊髓中央前沟处，轴突发出的纤维经过皮质核束和皮质脊髓束进入内囊、大脑脚，皮质核束止于脑干内的脑神经核，皮质脊髓束则止于脊髓前角细胞。上运动神经元受损主要表现为：

- 痉挛性肌无力（肌力下降，肌张力增高，精细运动调节受损）；
- 腱反射增强或亢进，反射域扩大和病理反射阳性［Babinski 征、Oppenheim 征、Gordon 征均可为阳性，上肢病理征 Hoffmann 征、Trömner 征（手指屈肌反射）亦可为阳性，以及髌阵挛、踝阵挛］；
- 浅反射减弱或消失（如腹壁反射）；
- 无肌肉萎缩（在病程后期会出现轻度失用性萎缩）；
- 如果损伤为单侧，则反射表现不对称。

下运动神经元（周围神经系统）　下运动神经元起源于脑神经核或者脊髓前角运动细胞，接受上运动神经元在同一部位传入的冲动。它一般由一个胞体（神经节细胞）和一条轴突构成，轴突经过脊神经根、神经丛，最终以神经末梢的形式进入骨骼肌支配其运动。单个神经节细胞及其轴突发出的神经末梢所支配的骨骼肌纤维（可以是很多肌纤维，也可以很少），共同构成了一个运动单位。下运动神经元受损主要表现为：

- 弛缓性肌无力（肌力下降的同时肌张力减低）；
- 腱反射减弱或消失；
- 外伤或病程进展 3 周及以上，会出现明显的肌肉萎缩。

运动终板和肌肉　正常的运动功能需要将冲动从外周神经有效传递到骨骼肌纤维，形成肌纤维收缩。如果这两个部分其中之一出现异常或功能障碍，就会引起弛缓性无力，并伴有肌萎缩和反射消失（见**表 15.1**）。

解剖结构的功能配合　因为每个动作都是多个不同解剖结构之间相互作用、协同运作的结果，因此运动系统的各个部位和运动过程中的各个环节都易遭受广泛性的病理打击。

- 运动系统中单个部位受累的典型表现见**表 5.1**。
- 部分典型的运动障碍所对应的可能受损解剖部位及可能的病因见**表 5.2**。此表反映了经典的三段式临床诊断思维——从临床特征到定位诊断再到定性诊断。

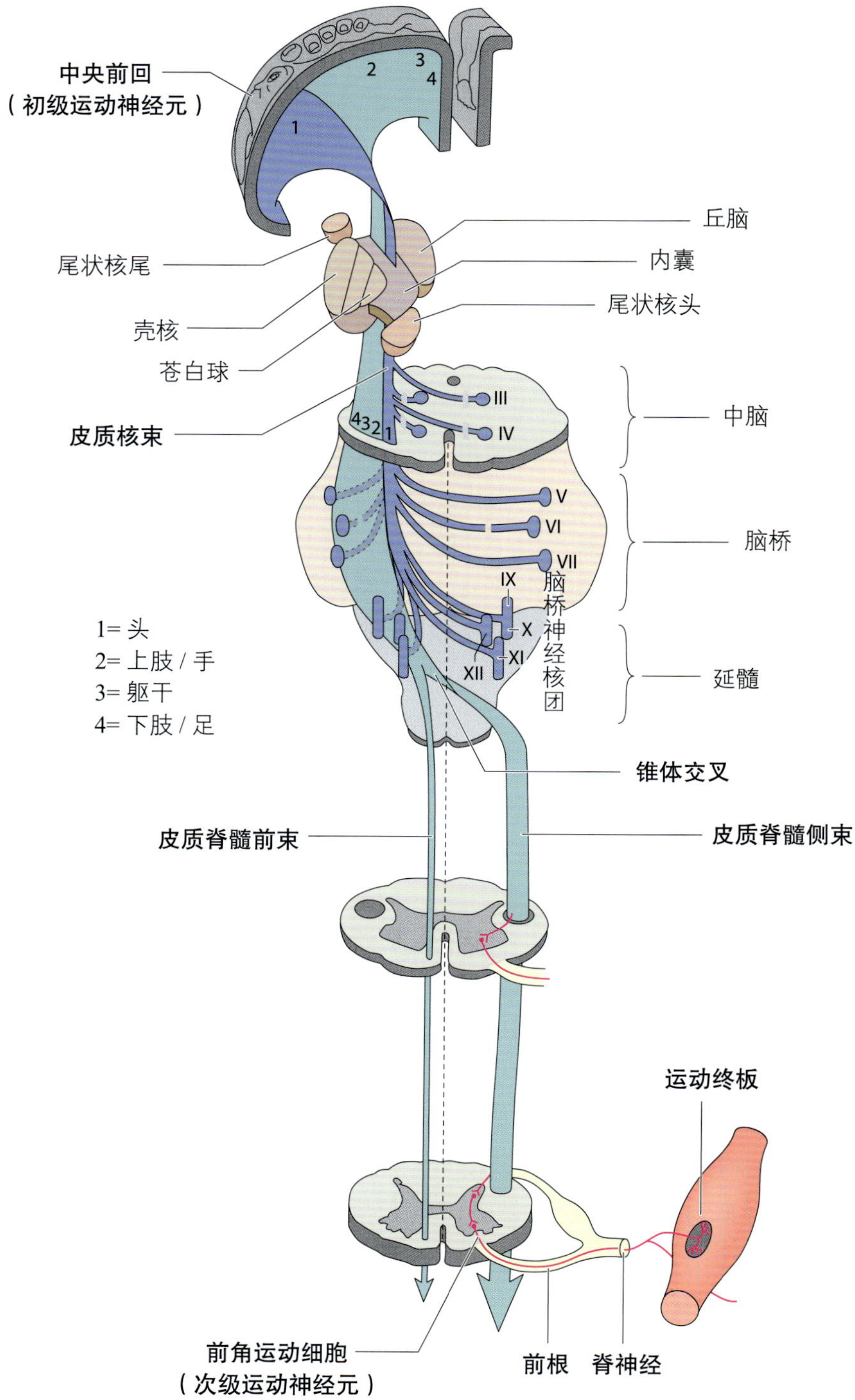
中央前回
（初级运动神经元）
1
2
3
4
丘脑
内囊
尾状核尾
尾状核头
壳核
苍白球
皮质核束
4321
III
IV
中脑
V
VI
VII
脑桥
IX
X
XI
XII
脑桥神经核团
延髓
1= 头
2= 上肢 / 手
3= 躯干
4= 下肢 / 足
锥体交叉
皮质脊髓前束
皮质脊髓侧束
运动终板
前角运动细胞
（次级运动神经元）
前根
脊神经

图 5.1　运动系统解剖

表 5.1 运动系统不同部位病变的临床特点

指标	前角运动神经元	周围神经或脊神经根	锥体束	锥体外系	小脑
肌力	↓	↓	↓	正常	正常
肌张力	↓	↓	↑	可能强直，可能↑	↓
肌肉萎缩	++	++	Ø（除非出现失用性肌萎缩）	Ø	Ø
腱反射	↓或消失	↓或消失	↑	正常	正常
浅反射	↓或消失	↓或消失	↓	正常	↓
锥体束征	Ø	Ø	+	Ø	Ø
共济运动	↓	↓	↓	正常或↓	↓↓
瘫痪	损伤部位和累及神经元数量决定是否有瘫痪和瘫痪肢体	根据受损神经根或神经根而定	偏瘫、截瘫，或四肢瘫，由损伤部位决定	无	无
纤颤	++	罕见	Ø	Ø	Ø

5.2.2 运动调节系统

除了前述提及的效应系统（运动系统）外，将一组动作执行得流畅、精准又省力，还需要一套准确、合理运行的调节系统。这套系统必须具有如下功能：

- **整合传入的本体感觉**（与特殊躯体感觉），用来反馈性优化调节即时的运动姿势。这些传入感觉来自外周神经、后索（薄束、楔束）、丘脑和丘脑皮质束，以及前庭器官和视觉系统。
- **规划动作的力度和幅度**（锥体外系和小脑）。
- **协调所有参与动作和姿势的肌肉的活动**，特别是确保主动肌和拮抗肌的功能有效互补、配合一致（锥体外系、小脑和脊髓）。

运动调节系统的一个或多个部位功能障碍，会导致运动的执行和协调性受损，在临床上通常表现为共济失调、运动机能减退和不自主运动。

共济失调

共济失调是指不能顺畅进行意向性动作，动作笨拙不协调，反复偏离最佳动作轨迹。可根据不同性质和病损部位对其进行分类，不同的共济失调具有特征性的临床特征。

小脑性共济失调 这种共济失调主要表现为整个动作过程的不规则、不规律。一侧小脑半球损伤主要导致患侧肢体的共济失调；小脑蚓部病损导致躯干共济失调（如站立或步态的异常，见**图 3.2**）。另一方面，齿状回及其传出纤维受损会导致意向性震颤，即在手指指向某一目标的动作执行过程中，手指越接近目标越会偏离最佳动作轨迹，以致难以指准目标（**图 3.22**）。

中枢感觉性共济失调 这种共济失调反映了位置觉功能受损，常见病损部位有躯体感觉皮层、丘脑，以及投射至顶叶的丘脑皮质束。

表 5.2 肌无力特征、类型以及定位

肌无力特征和类型	瘫痪类型	解剖基础	常见病因与备注
单肌肉或单肌群局部的、单独的，通常不对称的肌无力	弛缓性	周围神经损伤	如果仅仅是纯运动神经病变，该神经所支配肌肉的无力程度会非常严重；如果是混合性神经病变，则伴有感觉和/或自主神经功能异常
	弛缓性	神经根病变	受累神经根所支配肌群的节段性瘫痪且反射消失，常伴对应皮节感觉障碍
	弛缓性	前角运动神经元丢失	疾病初始阶段即有脊髓性肌萎缩；丢失的前角细胞支配的对应肌肉可见纤颤
	弛缓性	肌肉缺血	肌筋膜室综合征，如胫骨前肌综合征；感觉完整保留；肌肉挛缩
对称性近端肌无力	弛缓性	肌病	疾病初始阶段即有受累肢体肌营养不良；亦可见于多发性肌炎
	弛缓性	前角运动神经元丢失	某些类型脊髓性肌萎缩的早期
对称性远端肌无力	弛缓性	肌病	某些类型肌营养不良或强直性肌病的早期，如顽固性肌强直性营养不良（早期主要累及远端，特别是伸肌群）
	弛缓性	病变主要累及多发性神经病的远端神经	多发性神经病；常伴感觉异常和感觉缺失
偏瘫 包括同侧面肌瘫痪的偏瘫	痉挛性	病变位于对侧运动皮质或大脑脚水平以上的锥体束	缺血性卒中、颅内出血、肿瘤、创伤、感染或炎症；常以远端肌无力为主（肢端，特别是手部受累，因其在皮质功能区范围大），并且有精细运动受累和感觉异常
无面肌瘫痪的偏瘫	痉挛性	病变位于脑干锥体交叉以上	局灶性病变，通常为小梗死灶（对侧偏瘫，常伴有对侧偏身感觉异常和后组脑神经功能异常表现）
	痉挛性	同侧高位颈髓节段的半切性脊髓损伤	如创伤或肿瘤压迫；可伴有同侧感觉减退和对侧离断水平以下的痛温觉缺失，以及损伤平面的节段性弛缓性肌无力
特殊类型：交叉瘫（病灶侧面部某一肌群瘫痪，对侧偏瘫）	痉挛性	脑干损伤的典型特征（根据交叉瘫的特点，可确定大致损伤水平）	同侧脑神经损伤和对侧偏瘫；如果受损脑神经含有运动纤维，则其所支配肌群出现弛缓性瘫痪
四肢瘫/全身无力	痉挛性	双侧大脑半球皮质	如心跳呼吸骤停后导致的缺氧性脑病
	痉挛性	病变位于双侧大脑半球深部白质	如多发性硬化

（续表）

肌无力特征和类型	瘫痪类型	解剖基础	常见病因与备注
四肢瘫 / 全身无力	痉挛性	脑干不完全性横贯性损伤，所有皮质脊髓束均被离断	如闭锁综合征
	痉挛性	横贯性高段颈髓损伤	如创伤或肿瘤压迫；伴有损伤平面以下所有类型感觉的缺失或减弱，以及对应损伤平面的弛缓性瘫痪
	混合痉挛性 / 弛缓性	位于皮层的初级运动神经元和脊髓前角运动细胞减少	肌萎缩侧索硬化
	弛缓性	不同脊髓水平均发生脊髓前角运动细胞减少	如急性前角运动神经元炎，进展期的脊肌萎缩症
	弛缓性	多个节段同时发生的多条神经根病变	如进展期的炎症性脱髓鞘性多发性神经病（急性型和慢性复发型）
	弛缓性	神经肌肉接头受损	全身型重症肌无力；Lambert-Eaton 综合征
	弛缓性	肌病	多种类型的肌营养不良的进展期；全身型重症肌无力；肌炎
	通常无客观的肌无力表现	其他脏器疾病	如甲状腺功能障碍
		心因性	抑郁症
截瘫	痉挛性	双侧上矢状窦旁脑组织病变（旁中央小叶是双下肢的功能区）	常见于镰旁脑膜瘤；有时因累及中央后回而伴有下肢感知觉障碍，也可伴神经精神性异常和排尿障碍
	痉挛性	横贯性胸髓损伤	如外伤或肿瘤压迫；有感觉平面，并且对应损伤平面弛缓性瘫痪
	痉挛性	病变损伤双侧皮质脊髓束	痉挛性截瘫；单纯运动受累，无感觉障碍
	弛缓性	急性多条腰神经根病变	Guillain-Barré 综合征早期（常伴上升性肌无力）；明显腰椎间盘突出导致马尾综合征
	弛缓性	多条腰神经根病变	多发性神经病，常伴有感觉障碍和腱反射减弱或消失
	弛缓性	肌病	如强直性肌营养不良早期

后索性共济失调（脊髓性共济失调） 脊髓性共济失调的病变部位主要是位于脊髓后方的后索（薄束和楔束，又名 Goll 索和 Burdach 索），导致本体感觉传入受损。通常在行走时最明显，多伴有本体感觉和位置觉损害。患者可以通过视觉调整来部分代偿后索性共济失调，因此患者在黑暗或闭眼的情况下共济失调表现得最明显。

5

临床提示

鉴别脊髓性和小脑性共济失调时，最明显的就是在去掉视觉功能代偿后的表现。

外周感觉性共济失调 这种共济失调主要是由外周感觉神经病变导致的，如多发性神经病，并与反射消失、精辨觉受损有关。

其他类型的共济失调 额叶病变有时会导致对侧肢体共济失调。肌无力有时也会损害运动协调性，导致共济失调。心因性共济失调主要表现为动作的不规则和缺乏持久性、客观性的神经系统受损体征，并且此类患者不会因此跌倒。

运动机能减退

运动机能减退指所有类型的动作广泛性减慢，是（运动减少型）帕金森病（见章节 6.9）的典型特征，包括主动运动减少、自发的辅助运动动作缺失（如行走时的摆臂动作），以及所有随意运动的动作减慢；肌肉僵直，常伴有棘轮样强直（见章节 3.4.3，**图 3.24c**）。运动机能减退也常见于抑郁患者，是其广泛性内驱力下降的主要表现。在这种情况下，一般不伴有其他神经系统功能缺损样表现。

不自主运动

不自主运动多种多样，其中主要类型及其表现、相关病变部位等见**表 5.3**。

5.3 感觉障碍

要点

源于外周的感觉障碍主要涉及周围神经或神经根的病变，而源于中枢的感觉障碍则涉及脊髓、脑干、丘脑、投射向顶叶的丘脑皮质束和顶叶皮质。神经科医生常可根据感觉障碍的性质、程度以及在皮肤上的分布情况来推测病变性质。由于不同类型的感觉通过脊髓内不同传导路径向上传递，因此脊髓病变可导致分离性感觉障碍。

5.3.1 感觉的解剖学基础

躯体感觉系统的构成见**图 5.2** 和**表 5.4**。

5.3.2 躯体感觉系统的外周部分

躯体感觉的外周部分主要由感觉（传入）神经和特异性感受单种躯体感觉的受体组成。

外周感觉受体 这些受体可主要分为三类：

- 感受来自外界刺激的受体（外感受器），传递来自外界环境的物理刺激（如机械觉受体、温度觉受体）。
- 本体感觉受体（本体感受器），传递有关头与身体的姿势、关节的相对位置，以及肌肉与肌腱的张力（肌梭和肌腱伸张感受器）等信息。
- 伤害性感受器，传递疼痛觉，位于外感

表 5.3 非随意运动和运动异常综合征

名称	临床特征	定位及说明
自发性肌肉活动不引起动作		
纤颤	部分肌纤维的位相性收缩，肉眼不可见，EMG 可检测出	定位于部分肌纤维或部分肌肉；静息时出现的纤颤为病理性的；EMG 见插入电位时限延长亦提示为病理性的
束颤	部分肌纤维或肌群出现短暂的不规则收缩，肉眼可见	定位于束颤肌肉的对应运动单位；有肌无力和萎缩时，提示脊髓前角病变；如无肌无力和肌萎缩，则束颤（在小腿的）可能为良性过程
肌颤搐	单肌肉或单肌群出现肉眼可见的波状起伏或蠕动	未知*
运动机能亢进		
肌律	某一肌群的规律性颤搐，可引起相应动作，频率 1~3 Hz	中枢神经系统
肌阵挛	无节律的，快速的，大波幅的，通常为单或多块肌肉的强烈颤搐，肉眼可见	大脑皮层、小脑；在睡眠中可发生生理性肌阵挛
震颤	有节律的振荡，频率对受累个体而言大致保持恒定，多有固定定位。静息时出现静止性震颤，活动时出现活动性震颤（如姿势性震颤、动作性震颤和意向性震颤）	中枢神经系统（主要是小脑、锥体外系）
舞蹈症	短暂、快速的肌肉收缩，主要位于远端，无节律，无规律，位置不固定，有时会使关节短暂处于极端位置	基底节 / 纹状体
手足徐动症	类似舞蹈病，但更缓慢，长时间的关节过度屈曲或过度伸展的扭动	基底节
投掷症 / 偏身投掷	短暂、突发的肌肉收缩，主要是近端肌肉明显的运动（甩动四肢，不自主翻转身体等）	丘脑底核
肌强直	不自主的、长时间持续的肌肉收缩，以致缓慢克服拮抗肌阻力，使身体个别部位（躯干、四肢和头）出现旋转运动或奇怪的姿势	基底节
抽动症 / 抽动样动作	局限于身体某些部分肌肉的不规律的、快速的、肉眼可见的收缩	心因性的，或者为抽动 – 秽语综合征
其他		
痉挛	肌肉收缩的频率和强度多样，发作间隔不规律，偶有疼痛；最常见于面肌痉挛（**图 12.24**）和眼睑痉挛	面神经损伤，锥体外系功能异常；心因性病因罕见
抽筋（四肢肌肉痉挛）**	长时间持续的、固定的个别肌肉或肌群的强直性收缩	肌肉源性

* 译者注：原文为“Unknown”，但是依国内教材与相关文献，以及译者经验，肌颤搐常见于周围神经损害，特别是中毒、放射性损害等；亦有特发性肌颤搐，多见于过劳者。

** 译者注：多见于下肢肌肉；因中文翻译时无法与面肌痉挛的肌肉病理性不自主运动相区分，故使用俗语“抽筋”。

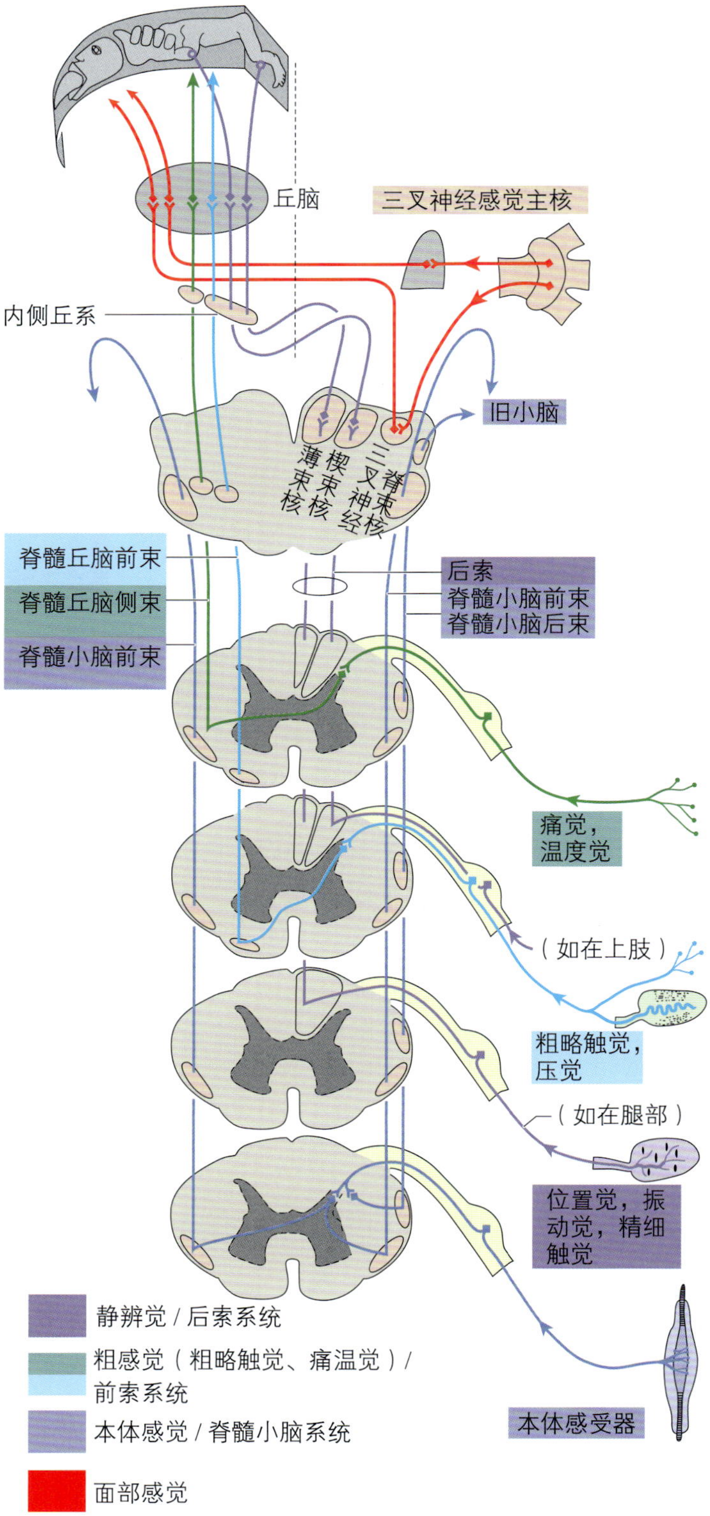

图 5.2 躯体感觉系统解剖

表 5.4 感觉系统

结构	组成部分
外周	
受体	– 外感受器（机械性受体和温度觉受体） – 本体感受器（身体姿势、关节位置、肌肉和肌腱的张力） – 伤害性感受器
神经纤维	– 周围神经 – 神经丛 – 后根
中枢部分	
脊髓	– 后索 – 前 – 外侧索 – 脊髓小脑束
脑干	– 后索纤维于延髓的薄束核、楔束核进行换元，换元后的神经纤维在脑干内继续上行，形成的内侧丘系止于丘脑 – 脊髓丘脑前束（脊髓前索上行）和侧束（脊髓外侧索上行）在脑干形成脊髓丘系，纤维止于丘脑 – 脊髓小脑束纤维止于小脑
大脑半球	– 丘脑 – 丘脑 – 皮质束 – 躯体感觉皮质

受器和本体感受器之间。

躯体感觉受体（体感感受器）在皮肤中的密度最大，也分布于身体其他组织，如内脏（脑和脊髓除外）。

在小纤维神经病中，外周感受器及其对应的神经纤维功能障碍，临床主要表现为痛觉和温度觉受损（见章节 11.3.1，小纤维神经病）。

传入感觉神经纤维 传入感觉神经纤维经周围神经、神经丛至脊神经后根，止于后根神经节，是后根神经节内初级躯体感觉神经元胞体发出的轴突。除节细胞外，其他感觉神经元胞体均位于中枢神经系统内。

5.3.3 躯体感觉系统的中枢部分

躯体感觉系统的中枢部分包括所有躯体感觉传导通路及脊髓、脑干和大脑半球内的核团，根据其传导功能可以分为如下类型。

后索系统 从外感受器接收的精辨觉（精细触觉、实体觉和振动觉）以及从本体感受器接收的位置觉，经假单极神经元即脊神经节细胞（初级感觉神经元）的中枢支向中枢神经系统传递。这些类型的感觉信息在脊髓后索内传递至延髓的薄束核和楔束核，并且在脊髓内未换元。薄束核和楔束核是二级神经元，它们发出的轴突构成内侧丘系，将深感觉信息传递至丘脑。

后索病变会使所有“高分辨率”的躯体感觉调节功能受损：

- 立体觉失认（通过触觉识别物体的能力丧失）和两点辨别觉受损。
- 振动觉受损（振动觉减退和振动觉缺失）。
- 位置觉和运动觉受损。
- 脊髓性共济失调（站立不稳、蹒跚步态，见章节 5.2.2）。由于缺少本体觉反馈，导致头部、躯干和四肢的姿势与运动出现相应异常。

前 – 外侧索系统 初级感觉神经元的中枢支传递浅感觉（痛觉、温度觉、粗略触觉和压觉）的神经纤维在脊髓后角换元，后者（二级神经元）发出的轴突越过中线至脊髓前连合进而在脊髓内上行，经脑干至丘脑。传递痛觉和温度觉的神经纤维汇入脊髓丘脑侧束*，传递粗略触觉和压觉的纤维汇入脊髓丘脑前束**。

脊髓或脑干部位的脊髓丘脑侧束损伤或相应的丘脑核团受损，会导致分离性感觉障碍：受损平面以下的、损伤对侧的痛觉和温度觉减退，触觉保留（由于形成脊髓丘脑侧束前，神经纤维先于前连合交叉至对侧，因此是损伤对侧的痛温觉减退）。

丘脑皮质系统　来自后索和前－外侧索系统的二级神经元轴突止于相应丘脑核团的三级神经元，后者发出的轴突经内囊后肢向初级躯体感觉皮层（中央后回）及邻近相关皮层投射。因此，三级神经元属于丘脑皮质系统。

三级神经元损伤导致对侧偏身感觉障碍，并且影响所有类型的感觉，尽管有时不同类型的受损程度不同。

脊髓小脑系统　脊髓小脑系统将骨骼肌和肌腱的张力信息，从肌肉的肌梭和 Golgi 肌腱器官传递至旧小脑，主要的传导束为脊髓小脑后束（专门传导同侧躯体信息）和脊髓小脑前束（可以传导双侧躯体信息）。旧小脑是多个传出通路的起源，调节肌张力以保证在站立和行走过程中主动肌和拮抗肌能够平稳、流畅、协调配合地发挥功能。尽管其活动不受意识支配，但旧小脑仍在调节平衡方面发挥重要作用。

脊髓小脑系统与旧小脑的病变会导致站立和步态的共济失调（躯干的共济失调，见前述）。

概要　**表 5.5** 列出了躯体感觉障碍的典型症候群及其对应的病理解剖基础。

部分典型的临床特征见**图 5.3**。

5.4 意识障碍

要点

保持意识的完整性，需要双侧大脑半球的皮质功能维持正常，而维持皮质正常活动的"驱动力"却位于低位中枢——脑干内的一群神经元构成的网状结构，后者将冲动通过丘脑内髓板的核团传递至大脑皮层。网状结构及其上行投射合称为网状上行激活系统（ascending reticular activating system，ARAS）。意识障碍可能是 ARAS 的功能障碍，也可能是大脑半球同时发生了功能障碍。

5.4.1 意识障碍的严重程度与病因

依据严重程度，可将意识障碍分为：嗜睡、昏睡和昏迷（见**表 3.10**）。昏迷是最严重的意识障碍，并可依据 Glasgow 昏迷量表（Glasgow Coma Scale，GCS）进行更精细的分级（见**表 6.5**）。

意识障碍可能是由于中枢神经系统结构性损害直接导致的，也可能是某些系统性疾病间接引起的（如代谢性、中毒性，或缺氧性昏迷；见后）。

临床提示

如果中枢神经系统结构性损害是病因，那么患者常伴有局灶性神经系统功能缺损的表现，从而使得临床医生能成功推断病变部位。局灶性神经系统表征在单纯

* 译者注：在脊髓外侧索上行。

** 译者注：在脊髓前－外侧索上行。

表 5.5 感觉障碍类型和定位

感觉障碍类型	受累感觉类型	常见病因及备注
非对称性		
– 单侧的、局灶性、边界清晰	所有感觉受累	病变位于外周神经干；受累神经所分布的区域内感觉障碍最明显；感觉缺失较痛觉减退更为明显；伴有受累区域的出汗障碍（图 5.3a）
– 单侧的、节段性、边界不清	所有感觉受累	病变位于脊神经根；在单神经病中痛觉减退较感觉缺失更明显（图 5.3b）
双侧对称性		
– 逐渐从近端到远端（手套 - 袜套样分布）	振动觉和位置觉先消失；其余感觉类型障碍随病程进展逐渐出现	多发性神经病，亦见于多发性神经根神经病（图 5.3c）
– 节段性	痛温觉受累	病变位于脊髓前连合，影响在此交叉的脊髓丘脑侧束，仅影响某一特定节段的痛温觉，不影响上行感觉传导路径
– 在特定脊髓节段下方	所有感觉受累	完全性横贯性脊髓损伤；伴有受累节段以下痉挛瘫，以及受累平面的双侧弛缓性瘫痪。感觉障碍见于病变累及的最高节段及以下（脊髓半切也如此）。膀胱功能和直肠功能均受损
单侧		
– 在特定脊髓节段下方	痛温觉受累	病变位于对侧脊髓丘脑侧束
	振动觉和位置觉受累	病变位于同侧后索
	病变平面以下除痛温觉外所有其他感觉障碍，同时病变对侧痛温觉障碍	脊髓半切综合征，常伴有受累平面以下病灶同侧肢体痉挛瘫，以及受累平面病灶同侧弛缓性瘫
包括面部	所有感觉受累	病变位于感觉障碍受累肢体的对侧，丘脑，或经内囊的丘脑 - 皮层上行投射纤维，对侧顶叶（罕见）
	痛温觉受累	病变位于感觉障碍受累肢体的对侧丘脑，可能伴有于病灶同侧的自发性疼痛和痛觉过敏；皮质病变罕见类似表现
面部感觉保留	所有感觉受累	局限性病灶位于感觉障碍受累肢体对侧的内囊背侧，或者位于单侧高位颈髓（同上）

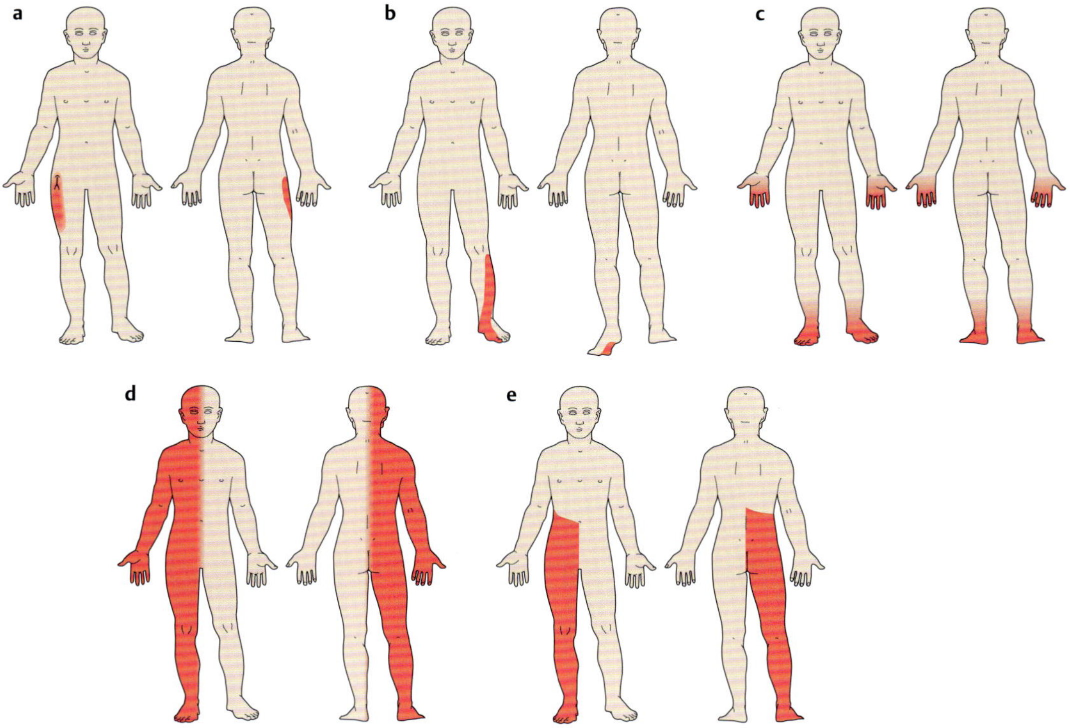

图 5.3 感觉障碍体表的分布。a. 周围神经损伤，股外侧皮神经病变引起的感觉异常。b. 根性损伤，L5 的神经根病典型感觉障碍表现。c. 多发性神经病，远端，手套 – 袜套样感觉障碍。d. 中枢损伤型，对侧偏身感觉障碍。e. T6 水平以下的脊髓损伤，损伤平面以下偏侧痛觉减退

的代谢性、中毒性或缺氧性脑病中是不存在的。

如有中枢神经系统结构性损害，出现意识障碍时，直接原因不一定是结构性损害本身，更多见的是病变周围的脑水肿（见**表 5.6**）。

痫性发作或者感染、炎症，如脑膜炎或脑炎（这类疾病常引起假性脑膜炎），常会引起双侧大脑半球的皮质功能紊乱，从而导致意识障碍。最后，单纯心因性病因（如心因性昏睡）看上去也可能很像存在器质性意识障碍。

意识障碍的常见病因见**表 5.6**。在该表中，我们把导致意识障碍的损害分成若干基本类型，并列出了常见的可能病因。

5.4.2 昏迷的鉴别诊断

在这里，我们将对不同类型的昏迷和其他病变导致的，必须与昏迷相鉴别的意识障碍进行概述。

脑干病变所致昏迷　双侧脑干病变（见章节 5.5.5），如基底动脉血栓（见章节 6.5.7），会直接损伤网状结构、脑神经核以及双侧神经传导束。这类昏迷患者常有不对称的瞳孔反射，角膜反射受损，前庭 – 眼反射消失，而且有神经传导束的功能异常，可以表现为（例如）在疼痛刺激时受刺激的肢体回缩（出现

表 5.6　意识障碍病因

临床特征	可能病因
意识障碍或昏迷，不伴有局灶性症状、体征或脑膜刺激征（单纯中毒/代谢/缺氧性昏迷）	代谢性：多种代谢性疾病 – 低血糖或高血糖 – 肝衰竭 –Liver failure – 内分泌紊乱 – 电解质紊乱 – 代谢性酸中毒或碱中毒
	– 中毒性：如酒精、药物、一氧化碳中毒
	– 心源性/缺氧性：急性心衰致低血容量（缺氧性脑病） – 心肌梗死 – 心房颤动 – 心包填塞 – 低血容量性休克 – 心跳呼吸骤停 只有在脑缺血或缺氧尚未造成中枢神经系统出现不可逆性结构损伤时，才无局灶性神经系统症状、体征
意识障碍或昏迷，伴有脑膜刺激征，不伴有局灶性症状、体征	脑膜炎
	蛛网膜下腔出血
意识障碍或昏迷，伴有局灶性症状、体征	幕上病变 – 急性：梗死、创伤、颅内出血、硬膜下/硬膜外血肿 – 亚急性/慢性进行性：感染、肿瘤
	– 意识障碍多由病变周围脑组织水肿造成颅内压增高和组织缺氧引起，有时伴有中线移位和脑疝，继发脑干损伤
	幕下病变 – 急性：梗死、创伤、颅内出血 – 亚急性/慢性进行性：感染、肿瘤
一过性意识障碍，可能伴有不自主运动	广泛性痫性发作

回缩反应）。

去皮质综合征/植物状态　去皮质综合征又称为“植物状态”或“持续性植物状态”*，主要由严重而广泛的脑损伤所致。在中脑以下的脑结构与丘脑以上的结构之间，存在功能上的完全离断，从而导致意识状态与觉醒状态的调节被绝对分开（名词“apallic”就是“没有皮质”的意思）。植物性功能（呼吸、心血管调节、睡眠–觉醒周期）得到保留，尽管可能存在不同程度的异常。认知和自主运动等高级皮质功能完全缺失。与昏迷患者不同，去皮质综合征的患者卧床时是睁眼的，双眼无神地看向远方，不

* 译者注：原文中的“coma vigile”为德语的“vegetative state”，但是在国内教材中，“去皮质综合征”与“植物状态”并非一个概念，请读者参考。

能凝视物体，也不会对声音和伤害性刺激做出反应。在另一些时间里，患者闭眼，处于睡眠样状态。患者肌张力增高，有时可见口周自发的原始反射。该类患者常见的自主神经功能异常包括心动过速、过度出汗和呼吸加快。

无动性缄默　常由广泛的双侧额叶损伤或病变部位直接侵犯 ARAS 向额叶的投射，如双侧丘脑或中脑的病变引起。吞咽和腱反射完整，患者眼球运动正常，但自发的语言或运动活动均缺失，尽管如此，患者看起来像是“清醒”的。

注意

闭锁综合征（见章节 5.5.5）并不是意识障碍，但是它仍会被误诊。患闭锁综合征的患者是清醒而警觉的，但是由于其四肢以及低位脑神经支配的肌肉均完全瘫痪，仅能依靠眼睑的上、下活动来表达自己，与外界沟通。因此，有时会被粗心的临床医生误诊为昏迷。

5.5 特定脑区的功能异常

要点

到目前为止，我们都描述的是神经系统单个功能组件发生病损后所对应的神经系统功能缺损特征。然而，现实中，一个病变往往影响多个功能组件，从而使运动功能、运动协调能力、感觉，抑或是意识同时受损。成组的临床症状、体征常一起出现在某个综合征中，而后者基本只与损伤部位有关，与病因等其他因素的相关性并不大。

本节重点描述特定脑区病变所致的常见综合征。

5.5.1 大脑半球特定脑叶损伤的综合征表现

额叶病变综合征

在额叶病变综合征中，病变的严重程度直接和病变部位及其影响范围相关，主要有如下临床特征：

- 性格与行为异常：无欲状态，创造力缺乏，淡漠，无兴趣；如果只累及眶额回，则可能出现行为不受控制、心不在焉和举止失当。
- 原始反射：如强握反射、掌颏反射等。
- 运动异常：如自发、冲动地抓握物体、模仿动作和刻板行为*。还有拍手测试：检查者拍手 3 次，然后要求患者照做，一般患者拍手次数会在 4 次及以上。此外，还有向病灶对侧的凝视性麻痹*。
- 偏侧损伤功能障碍：语言优势半球损伤会导致运动性失语、疾病失认（意识不到自己是个患者，自己身体出现问题）；非优势半球损伤则会导致失用症。

* 译者注：原文为“motor perseveration”，是一个在国内常见教材和文献中罕有提及的专业术语，仅有一篇国内文献将该术语翻为“运动持续”，但是对比国外文献描述，译者认为与“刻板行为”的描述是类似的，而且 motor perseveration 还分成两大类型，重复性的和持续性的。因此，虽然 perseveration 本身有“持续的”意思，译者为了和持续性 motor perseveration 区分开，还是采用了“刻板行为”的翻译。

– 无动性缄默：常见于双侧广泛性损害（患者是清醒的，但是不能言语，对外界刺激也无任何反应）。
– 皮质侧视中枢的损毁性病灶引起的共同偏视，是患者因损伤无法向病灶对侧自动凝视（见**图 12.7**）。
– 刺激性表现：扭转性痫性发作（痫性发作时，头和躯干不自主地转向病灶侧，病灶对侧上肢有时会举起）。

中央前 / 后回损伤综合征

中央前回和中央后回都有一个全身的躯体皮质特定代表位置。50 年前，这个现象由著名的神经外科医生 Wilder Penfield 发现并描述（**图 5.4** 展示了经典的“Penfield 侏儒图”或称为“皮质小人”）。因此，当病变涉及旁中央小叶时，同样影响特定的相关身体功能，具体取决于病变的部位和范围。这在中央前回病变中非常典型：

– 局灶性运动功能缺损：例如，肢体的单瘫，如果病变仅局限于中央前回本身，则出现的是弛缓性瘫痪，但是这样的表现非常罕见；若同时发生前运动区（或称“运动前区”）的功能异常，通常会出现痉挛性瘫痪。

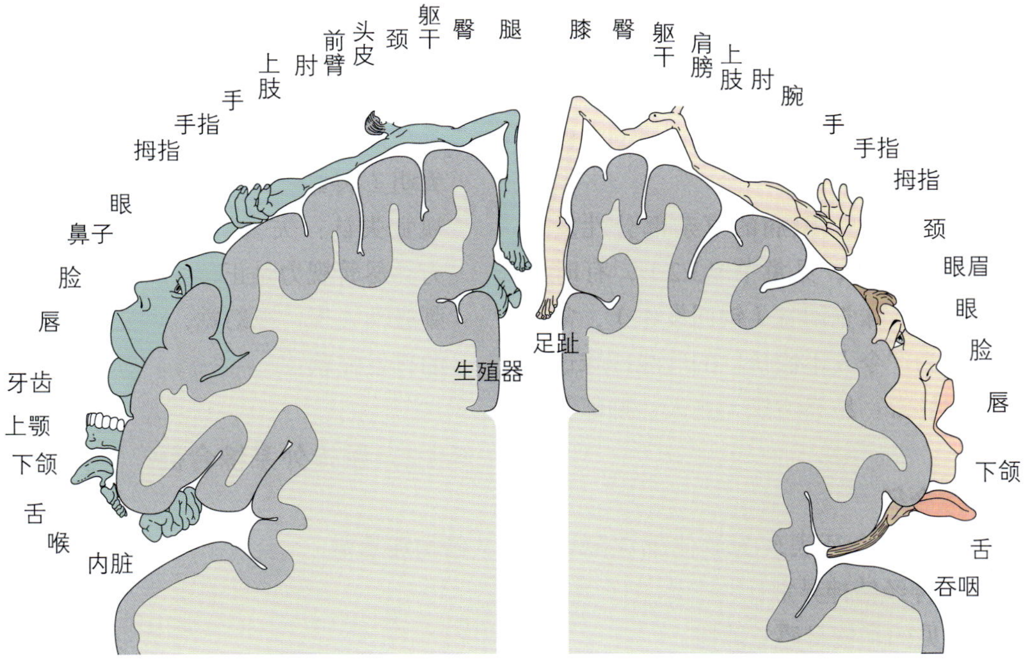

图 5.4　皮质代表躯体的不同部位：左图为中央后回的躯体感觉皮质，右图为中央前回的初级运动皮质（引自 Penfield W, Jasper H. Epilepsy and the Functional Anatomy of the Human Brain. Boston, MA: Little Brown; 1954）

* 译者注：国内教材的总结是：损害性病灶，向病灶侧凝视；刺激性病灶，如癫痫，向病灶对侧凝视。但是损害性病灶所致的向病灶侧凝视在本书中称为“共轭偏差”，译者将其译为“共同偏视”，参见下文，请读者参考。

- 感觉异常在这类患者并不常见，并且在临床上无法与丘脑病变区分。
- 病灶对侧肢体腱反射增强并伴锥体束征。
- 刺激性表现可能会出现，如局灶性刺激在运动和 / 或躯体感觉区，则出现 Jackson 癫痫或持续性部分性癫痫（见章节 9.3.1）。

颞叶综合征

具体病变部位决定了颞叶综合征的不同类型：

- 记忆受损（如病变累及双侧海马）。
- 感觉性失语（Wernicke 失语，见章节 3.9.2）的病变位于语言优势半球（通常为左侧半球）。
- 病变位于非优势半球（通常为右侧半球）时，出现空间定向力障碍。
- 深部损伤时出现病灶对侧视野同向四分之一盲。
- 刺激性表现：癫痫的复杂部分性发作（颞叶癫痫，见章节 9.3.2），有时伴有幻嗅或味觉幻觉（钩回发作），常被描述为“令人不愉快”的气味或味道。
- 精神异常：易怒、怨天尤人、抑郁等。

顶叶综合征

顶叶综合征表现为躯体感觉障碍和一系列神经精神异常：

- 最常见的是偏身感觉障碍。
- 病灶对侧偏身感觉忽视，表现为感觉缺失，即尽管感觉完好，但是对身体两侧镜像部位同步进行相同的刺激时，病灶对侧感觉缺失。
- 病变位于语言优势半球（通常为左半球）时，会出现左右失认、手指失认、计算不能，以及失写症（四种表现统称为 Gerstmann 综合征），和 / 或触觉失认（触摸物体时无法识别它）。
- 非优势半球（通常为右半球）病变时，会出现病觉缺失（无法正确认识到自己处在疾病状态）。
- 病灶对侧的上下肢运动共济失调。
- 深部损伤时，可出现病灶对侧视野同向四分之一盲或偏盲，或者仅有病灶对侧视野范围内的视觉失认。

枕叶综合征

枕叶综合征的主要特点有：

- 病灶对侧视野同向性缺损（常为同向性偏盲；见图 12.1）。
- 可能出现皮质盲（在双侧枕叶受损时），可能出现初步的或已经具象化的视幻觉，或主诉看到灰色；患者常否认自己失明（病觉缺失）。
- 视觉失认：失去辨认颜色或形状的能力，尽管视力是正常的。
- 刺激性表现：视幻觉，可能是痫性发作的首发症状。

5.5.2 锥体外系综合征

结构和功能

> **注意**
>
> 最近的神经生理学研究发现，其实很难完全界定锥体外系和锥体系，特别是某些结构是两个系统共有的，是总的运动系统的一个组成部分。只需记住这一事实，不影响继续使用传统术语“锥体外系”和“锥体系”。

锥体外系主要核团是基底节（尾状核、壳核，和苍白球）。传统上来说，这些结构（严格来说，还应包括小脑和脑干神经核团）被认为构成了一个功能系统，确保所有动作都顺畅且有目的地成功执行，不论是自主运动还是非自主运动。基底节通过专门的皮质发挥作用，功能之一是有效地将单个动作整合成一套复杂的运动并自动执行。其他功能包括在成套动作的起始和停止阶段发出信号，以及调节肌肉张力。

锥体外系的其他重要组成部分有丘脑底核（位于间脑）、黑质和红核（都位于中脑），以及小脑和脑干神经核团。大量的纤维将这些结构彼此相连，并与高级运动皮质相联系（通过丘脑）。它们还通过一系列的传出和传入的脊髓传导束影响脊髓运动神经元的活性。

功能障碍

锥体外系的单个结构病变会因受累部位不同而出现多种运动功能障碍。正因为锥体外系有前述的那些特征与功能，所以这些功能障碍主要表现为运动的始动动作过度或减少，出现自发运动和/或肌张力障碍。

- 自主运动减少，即为运动机能减退，并伴有肌张力增高，即肌强直，常称为肌强直－运动机能下降综合征（见章节6.9）*。
- 另一方面，由于锥体外系相关部位损伤消除了正常的抑制功能，复杂的运动失去控制，从而出现多种类型的运动机能亢进。这些不自主的重复运动包括舞蹈症、手足徐动症、投掷症和肌张力减低，具体参见章节6.10。舞蹈症通常伴有肌张力减低，因而被称为肌张力降低－运动增多综合征。
- 急性基底节脑损伤可能会引起一过性偏瘫。

5

5.5.3　丘脑综合征

结构和功能

丘脑是躯体感觉和多种特殊感觉传导的突触传递中继站，将从外周的外感受器、本体感受器，以及特殊躯体感觉器官（眼、耳）传入的感觉信息，向更高一级中枢传递。各种传入的感觉信息在丘脑进行整合，并被赋予情感色彩，然后再向皮质传递（有意识的感知觉，似乎只有在达到皮质后才能最终形成）。丘脑也会接收来自锥体外系的神经冲动，作为网状上行激活系统的一部分参与注意力和驱动力的调节（见后文）。此外，丘脑的某些结构也参与记忆功能。

功能障碍

丘脑功能如前所述。病变累及丘脑时可能会出现如下功能障碍：

- 躯体感觉障碍：主要是病灶对侧本体感觉缺失。其次是疼痛，多数为烧灼样疼痛，可以自发的（触物感痛），也可以是轻触皮肤诱发的、持续时间更久的疼痛（痛觉超敏）。
- 运动障碍与共济失调：病灶对侧偏瘫

---

* 译者注：这里书中原文有误：应该是“hypertonic–hypokinetic syndrome”，而不是“hypertonic–hyperkinetic syndrome”。

（常为一过性的）或偏侧共济失调。
- 病灶对侧视野同向偏盲。
- 双侧丘脑病变可致严重的记忆障碍，并可能导致情感障碍（情绪不稳）。
- 姿势异常，特别是手的姿势异常。在“丘脑手”中，会有掌指关节屈曲而指间关节过伸（见图 6.59）。

5.5.4 边缘系统

结构和功能

边缘系统指一组由皮质下核团以及在解剖和功能上联系在一起的新皮质、旧皮质和古皮质区域（图 5.5），主要包括有海马旁回、扣带回、胼胝体下区、灰被、海马、穹隆、杏仁核、乳头体、下丘脑，以及丘脑前核群。边缘系统的主要功能如下：
- 调节自主神经系统和内分泌功能；
- 调节情绪，控制内驱力和情感行为；
- 学习和记忆。

功能障碍

- 海马病变主要导致学习能力和短期记忆能力受损。广为人知的阿尔兹海默病就是双侧颞叶相关脑区萎缩所致。
- 下丘脑病变主要导致内分泌异常。
- 右侧岛叶病变引起交感神经功能障碍，而左侧岛叶病变引起副交感神经功能障碍。
- 双侧边缘叶病变，特别是影响了边缘系统前侧部分，会出现情绪变化、抑郁，日常工作时的行为异常，性乱交，和/或成瘾行为。
- 双侧颞极损伤可能导致某些极端的情况，如 Klüver–Bucy 综合征，主要表现为贪食、性欲亢进、情感淡漠、驱动力受抑制，视觉失认、无法获取或存储新的记忆，以及用口探索甚至摄取物体。

边缘叶脑炎（见章节 6.8.8）是特异性影响边缘系统的疾病。

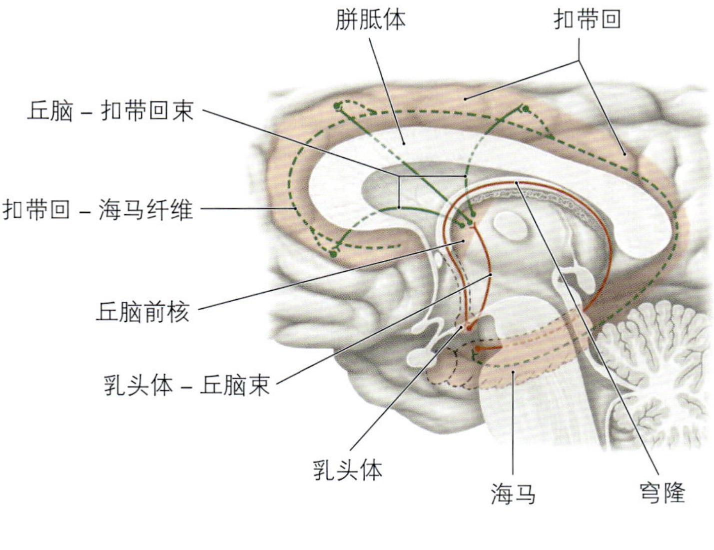

图 5.5 边缘系统：边缘系统环路（Papez 环路），从海马经穹隆至乳头体，经乳头体 – 丘脑束至丘脑前核，前行经丘脑 – 扣带回束到扣带回，再经扣带回 – 海马纤维返回至海马（引自 Schuenke et al. Thieme Atlas of Anatomy. Head and Neuroanatomy. New York, NY: Thieme Medical Publishers; 2011. Illustration by Markus Voll.）

5.5.5　脑干综合征

结构和功能

脑干就像是连接外周和高级中枢的“高速公路”，是多数运动和躯体感觉神经传导路径进出的通道，这些传导束在有限的空间内紧密相邻地排列在一起，并且其中部分传导束会在脑干水平越过中线至对侧，有一些传导束则会在脑干处换元，由下一级神经元接续传递信号。此外，脑干还有很多神经核团：第三至第十二对脑神经对应的所有躯体和内脏运动性的、躯体和内脏感觉性的神经核团都位于脑干。位于脑干的红核和黑质则属于锥体外系统。此外，在脑干网状结构中，有相关核团是控制心血管和呼吸功能的重要自主神经调节中枢，也有向大脑皮层发送激活信号、对维持意识至关重要的网状上行激活系统的相关核团。

功能障碍

由于脑干有大量重要的神经结构，还有神经传道束通过，因此不同部位、不同大小的脑干病变可相应产生各种各样的功能障碍。临床医生通常可根据临床特征的不同组合类型将病变定位于脑干三段结构（中脑、脑桥和延髓）中的某一段中，或者可以区别病灶是脑干某一水平的部分性损害还是完全性横贯性损害。

单侧局灶性病变　最常见于脑血管病（腔隙性脑梗）。最典型的临床特征是交叉瘫综合征，在病变侧出现脑神经功能缺损的同时，病变对侧出现偏瘫和/或偏身感觉障碍。在不同损伤水平，交叉瘫综合征的表现不同，其中部分交叉瘫综合征见**表 6.17**。间脑的局灶性病变可导致尿崩症、体温调节异常、睡眠-觉醒周期紊乱、进食行为异常等本能行为的错乱。

脑干双侧不完全性横贯性病变　由于脑桥腹侧广泛性病变（如基底动脉血栓所致梗死）而导致的闭锁综合征就是这一类病变的典型实例。皮质核束和皮质脊髓束在脑桥基部完全性离断，还有部分脑桥网状结构也受累。四肢全瘫，并且脑桥以下的脑神经功能异常：患者不能吞咽、说话，无法做面部表情；因中脑功能保留，故而眼球垂直运动和睁闭眼动作存在，但是眼球不能水平向运动，因为这是脑桥的功能。由于网状结构基本保留，所以患者意识清晰完整，其只能通过眼球垂直运动和睁闭眼进行交流。

球麻痹和假性球麻痹也是双侧不完全性横贯性脑干病变的另一个表现。球麻痹是由位于延髓的运动性脑神经核团受累导致临床出现球部构音障碍、吞咽困难，以及伴有纤颤的舌肌萎缩。在假性球麻痹中，病变并未累及脑神经核团，而是支配这些核团的双侧皮质核束受累，或者是发出支配这些脑神经核团的对应皮质区域受累，因次级运动神经元及其轴突完整，故而只有构音障碍和吞咽困难，而无舌肌萎缩及纤颤。

完全性横贯性脑干病变　颅后窝的占位性病变或者脑干本身的病灶（幕下病灶），或者幕上病变导致急性颅内压增高继发脑疝压迫脑干，都会导致横贯性脑干损伤。系统性病变（如长时间缺氧或者心跳呼吸骤停等）导致广泛性脑干和大脑半球的损伤。中脑水平病变会

5

引起严重的意识障碍，导致深昏迷，并伴有典型的运动和眼球运动异常。类似情况亦见于横贯性脑桥损伤。横贯性延髓损伤最重要的表现是所有自主神经功能全部丧失。脑干损伤部位的定位诊断可以通过神经系统缺损性疾病的症状、体征以及特异性查体表现（特别是脑干反射）来推断，见**表 5.7**。若患者能从急性广泛性中脑损伤中存活下来，将遗留四肢瘫，并可能处于无动性缄默的状态（见前）。

5.5.6 小脑综合征

结构和功能

小脑的功能主要有两种：

- 优化随意运动的幅度、速度和精确度；
- 通过准确调节支撑动作和肌张力来保持躯体平衡。

小脑也参与双眼凝视动作的调节，用于补充调节主动肌和拮抗肌群的协同流畅性。

为了实现上述共济运动的调节，小脑需要广泛接收神经系统其他部分的信息。不同类型的传入信息分别在小脑的三个部分进行处理，这三个部分在功能上和系统发育上都是不同的：

- 皮质的传入信息：皮质－脑桥－小脑束传递关于随意运动的始动与计划执行的信息，从桥臂（小脑中脚）投射至新小脑（小脑半球）。新小脑在系统发生上最晚，负责控制精细动作的准确性，特别是负责四肢运动（尤其是手及手指）和说话的相关肌群的协调运动。
- 关节位置和肌张力的传入信息：来自外周的本体感受器（肌梭和肌腱器）的相关信息通过脊髓小脑前束和后束向中枢传递，从绳状体和结合臂（小脑上脚和下脚）投射至旧小脑（位于小脑蚓和小脑绒球）。这部分主要负责在站立和行走时肌肉流畅、协调运动的功能调节。
- 前庭的传入信息：来自前庭的传入信息通过绳状体（小脑下脚）传至古小脑（小脑小结和小叶）。古小脑在系统发生上出现最早，主要负责在站立和行走时保持躯干正直及平衡。

表 5.7 脑干深部病变表现

病变部位	瞳孔：外观和对光反应	角膜反射	垂直前庭－眼球反射	水平前庭－眼球反射	呼吸
大脑半球（双侧）	等大，有对光反射	双侧均在	有	有（双侧均可诱发）	潮式呼吸，持续过度通气
中脑	单侧或双侧固定；瞳孔散大	存在	缺失	存在	可能不规则，有暂停
脑桥	瞳孔缩小、等大、固定	单侧或双侧缺失	可能缺失	缺失	可能不规则，有暂停
延髓	等大，有对光反射	存在	可能缺失	可能缺失	不规则，长吸式呼吸
广泛性脑干损伤	单侧或双侧瞳孔散大，对光反射消失	单侧或双侧缺失	缺失	缺失	不规则，长吸式呼吸

小脑整合接收的各种传入信息，并通过反馈系统进一步影响大脑和脊髓的运动调节功能。小脑皮质发出的传出纤维至齿状核，后者对信息进行进一步整合，而后通过小脑上脚传递至丘脑外侧核团，进一步上传至大脑皮层（**图 5.6**）。其他从齿状核中继的纤维通过红核传至丘脑，或通过红核至橄榄核，再返回小脑。这两个神经环路发出的下行纤维至红核脊髓束和网状脊髓束，止于脊髓运动神经核团（**图 5.6**）。小脑在复杂精细的运动调节系统中通过信息整合控制随意运动的相关内容见**图 5.7**。

功能障碍

根据前述小脑功能，小脑病变会导致肌张力异常和运动障碍：

- 小脑半球病变（主要影响新小脑）可引起患侧肢体的运动协调性变差；
- 小脑腹侧中线处的病变（主要影响旧小脑）可导致躯干性共济失调和蹒跚步态；
- 小脑基底部中线附近（主要影响古小脑）的病变，可导致躯干姿势异常以及平衡障碍，特别是患者在试着坐下时会很明显。

小脑疾病的详细临床特征见**表 5.8**。

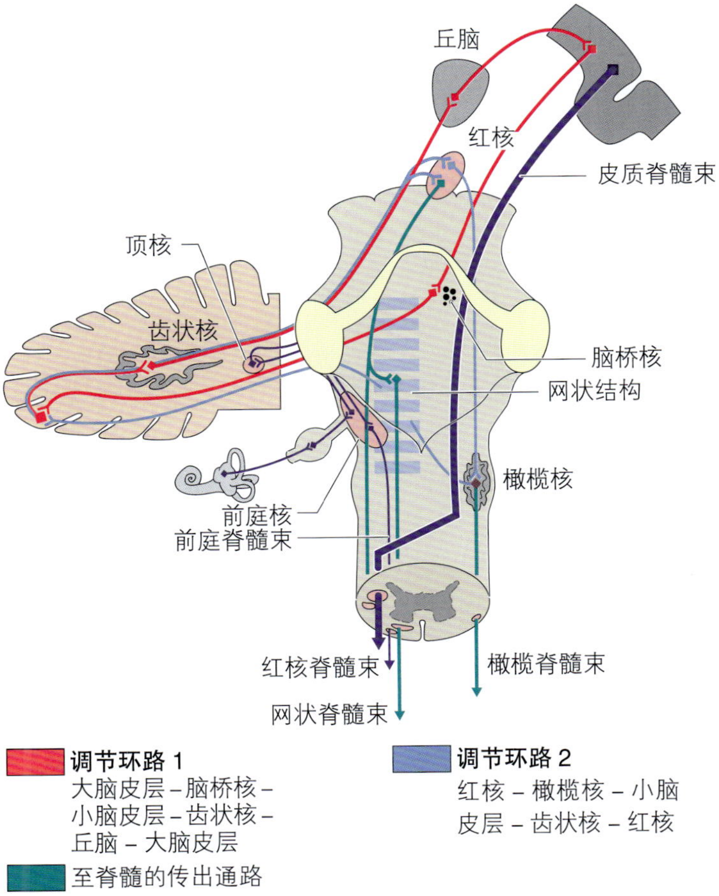

图 5.6 小脑的纤维联系：小脑与大脑皮层、脑干、前庭系统和脊髓的纤维联系

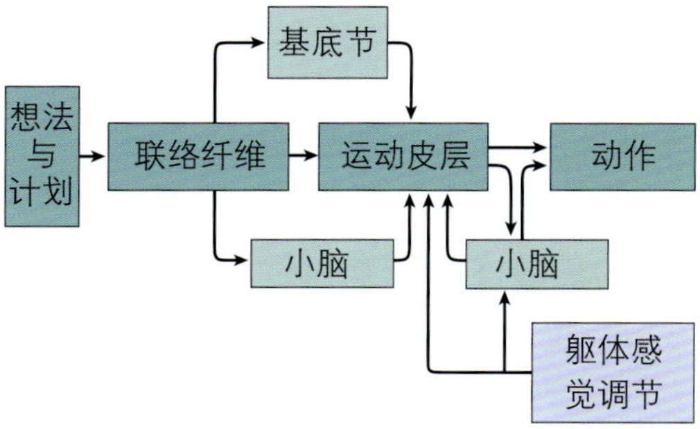

图 5.7　小脑与其他运动中枢的功能关系。为了使图标简洁，感觉系统的反馈至小脑和基底节的部分并没有在图中展示［引自 Allen GI, Tsukahara N. Cerebrocerebellar communication systems. Physiol Rev 1974;54(4):957–1006.］

表 5.8　小脑病变的临床特征

临床特征	定义 / 描述	备注
肌张力消失	检查者在对受检者肢体进行被动活动检查时能够感受到，如在对前臂进行旋前、旋后检查时	无
协同动作障碍（协同失调）	多块肌肉在共同参与一个动作时无法协调运动	如在四肢着地行走的检查中，无法精确进行肢体交替活动
辨距不良	无法控制随意运动的力量、速度和幅度	如抓握小件物品时，五指使劲张开
意向性震颤	在进行指端指向某个目标的有目的的、有规划线路的随意运动时，越接近目标越偏离既定规划线路	见图 3.22
反跳现象	肌肉主动收缩对抗外力；当外力突然消失时，拮抗肌无法迅速应对，拮抗力立刻减弱或消失	见图 3.23
轮替运动障碍	不能正常、快速流畅地交替收缩主动肌和拮抗肌	见图 3.18
在姿势检查中肢体逐渐下沉	在患侧，保持特定反重力姿势所需的强直性肌肉收缩不能维持正常时间	下沉的肢体在小脑病变同侧，见图 3.18
躯干性共济失调	患者在尝试坐下时会明显出现相应表现	提示小脑蚓部病变
站立不稳	可在昂白试验中观察到	见图 3.1e
小脑性步态	宽基底，蹒跚行走的共济步态	提示病变累及小脑蚓部
误指试验	缓慢降下伸展的前臂去指先前指过的目标，在闭眼做该动作时，手指偏离目标，偏离侧即是小脑半球病变侧	在同侧前庭病变时也可出现阳性表现（见章节 3.3.2）
眼震	粗大眼震的震颤方向即为病变侧，越是向病灶侧注视，越明显；闭眼时减少	见表 12.1
病理性眼震抑制试验	受检者站立，双臂向前平举，伸展其拇指，保持该姿势；检查者在与躯干平行轴向上快速旋转受检者头部。在正常人，其紧盯伸展的拇指则不会出现眼震；而小脑病变患者，仍然会有眼震存在	见图 12.6
小脑性构音障碍	断续的、爆破性发声	据说患有小脑退行性疾病的患者，会发出“狮子”样的声音

第六章

脑与脑膜疾病

突然词穷

一位59岁信息科技公司高管，之前健康状况良好，突然在某天下午上班期间感觉不舒服，脑子里有一阵难以描摹的暖意上涌。他慢慢收拾了办公桌然后开车回家。回家后，他发现他没法跟妻子交流了，妻子说的话他都懂，可是他找不到词语回复她。他上床睡了2小时，可醒来仍然不能用合适的词语讲话和交流。他去了离家最近的医院急诊。神经科查体发现，起病4小时，他患有以找词困难和言语错乱为特征的失语症，并且有轻度的右侧中枢性面瘫。他的血压是165/95 mmHg。

以运动性失语和右侧中枢性面瘫为主征提示病变位于左侧额叶，卒中样起病提示最可能的病因是脑缺血或出血。为了明确诊断，在神经科查体后迅速对患者进行了CT扫描，结果显示左侧岛叶低密度，提示缺血性卒中的可能性大。多普勒血管超声检查除外了大血管阻塞。患者起病后到在急诊室确诊整体时间虽未超过4小时，但加上神经科查体和影像学检查的35分钟，超出了静脉溶栓的时间窗。MRI检查结果进一步肯定了缺血性卒中的诊断：病灶在弥散张量成像（DWI）和T2WI上都是高信号。由于已经除外了大血管阻塞，不具备血管内治疗指征，那么主要治疗目的就是找到卒中的病因，预防类似卒中事件再发。

他的家庭医生之前就多次发现他的血压偏高，轻度超重若干年，并且有高脂血症。患者本人主诉在过去几个月内有多次心悸发作。24小时动态心电图提示发作性心房颤动；心脏超声未发现异常。

脑卒中最可能的病因是心房颤动，导致左心房内血栓形成，脱落的栓子进入脑血管引起心源性栓塞性卒中。口服抗凝药可用于预防左心房血栓形成，这一治疗策略能将二次卒中的风险降低约2/3。此外，使用降压药和他汀类药物，并且鼓励患者通过健康饮食和规律健身达到减重的目的。患者的失语在住院期间有了明显改善，出院时只有轻度找词困难。

6.1 先天和围生期获得性脑病

要点

先天性或围生期主要的获得性脑病包括围生期脑性瘫痪（小儿脑瘫）、神经管发育异常（神经管闭合不全）、儿童脑积水、灰质异位症（灰质岛状出现在脑内大脑皮质和深部核团之外的结构）、神经皮肤综合征（斑痣性错构瘤病）、颅骨畸形以及获得性宫内感染。

6.1.1 基础知识

表6.1展示了围生期或小儿获得性脑病的主要类型及可能的病因，主要有：

- 遗传性疾病；
- 宫内获得性疾病：感染（风疹性胚

胎畸形、弓形体病、巨细胞病毒（cytomegalovirus, CMV）、梅毒、人类免疫缺陷病毒（human immunodeficiency virus，HIV）以及慢性中毒（酒精性胚胎畸形）；
- 生产并发症（产时大脑缺氧；产时脑创伤）。

早产和难产是最重要的危险因素。

6.1.2　脑性瘫痪

多种机制可致发育中的脑受伤（**表 6.1**），从而出现不同程度的运动机能障碍，这类疾病被统称为“脑运动障碍”或者“婴儿脑性瘫痪”。

临床特征　脑性瘫痪的主要临床特征如下：

- 多种类型的运动障碍：常见的脑性瘫痪见**表 6.2**，多伴有不同程度的运动发育迟缓。
- 智力障碍（有时被称为“儿童心理－器质综合征”或“注意力缺陷－多动综合征”）：常见，以心智能力获得性发育迟缓、注意力受损，以及多动和注意力集中困难为特征。
- 痫性发作通常在后来出现。

6

表 6.1　先天性和围生期获得性脑病的主要病因

病因	疾病
围生期窒息	
脑结构性畸形	– 小头畸形 – 脑膜脑膨出（**图 6.3a**） – 脊髓脊膜膨出 – 脑回狭小 – 先天性小脑下疝畸形（**图 6.3b**） – Dandy–Walker 综合征，伴或不伴脑积水
神经皮肤综合征	– 结节性硬化病（Bourneville 病） – 脑面血管瘤病（Sturge–Weber 病） – 神经纤维瘤病 1 型（von Recklinghausen 病）和 2 型 – von Hippel–Lindau 病（VHL 综合征） – 共济失调性毛细血管扩张症（Louis–Bar 综合征）
宫内获得性脑病	– 风疹性胚胎畸形 – 先天性弓形虫病 – 先天性巨细胞病毒感染 – 先天性梅毒 – 先天性 HIV 感染 – 酒精性胚胎畸形
Rh 血型不兼容	– 严重的新生儿黄疸
颅缝早闭和狭颅症（见图 6.6）	
分娩时创伤性颅内出血	– 硬膜下血肿 – 颅内出血 – 脑室出血

表 6.2 常见重要的脑性瘫痪

脑性瘫痪类型	临床特征	解剖基础	常见病因
婴儿痉挛性截瘫（Little 综合征）	双腿痉挛性截瘫，马蹄足，剪刀样步态；精神智力通常正常	脑回增厚且微小（异常坚硬，小脑回）	围生期损伤（大脑发育障碍，胚胎畸形，严重的新生儿黄疸）
先天性单肢轻瘫	通常为双上肢和面部轻瘫	脑穿通畸形（脑实质上有孔洞），局灶性萎缩	产伤（新生儿窒息、出血等）
先天性偏瘫	上肢受累重于下肢，癫痫发生率为 50% 左右，常伴精神行为异常	脑穿通畸形	产伤（新生儿窒息、出血等）
先天性四肢瘫（亦可见于围生期损伤）	上肢受累重于下肢，常伴球麻痹、癫痫、严重精神行为异常	双侧脑穿通畸形，常有脑积水	产伤（新生儿窒息、出血等）
先天性假性球麻痹	饮水呛咳、构音障碍，多不伴精神行为异常	双侧皮质核束病变	围生期损伤或产伤；先天畸形（延髓空洞症）
双侧手足徐动症和先天性舞蹈症	手足徐动或其他不自主运动，常伴痉挛性截瘫	双侧基底节障碍，大理石样改变（基底节区多重融合胶质区）；在晚发病例中，呈现髓鞘脱失状态	脑发育异常、围生期损伤，特别是严重新生儿黄疸
先天性强直型	肌肉僵直且无不自主运动，有姿势异常，无锥体束征，伴严重精神运动障碍、癫痫发作	双侧基底节大理石样改	脑发育异常、围生期损伤，特别是严重新生儿黄疸
先天性小脑共济失调型	步态共济失调、意向性震颤、协调性障碍、运动发育迟滞、构音障碍，常伴其他运动功能异常	小脑发育异常	小脑发育障碍

提示

精神运动发育迟缓是指同时出现运动障碍和智力水平低的情况。

注意

儿童早期脑损伤的可能性标志包括：出生时——发绀、哭声弱、肌张力低；出生后早期——肌张力异常进一步发展，出现病理反射；童年期——斜视和髋关节发育不良。

治疗　治疗的目标是最大限度地使患者能够独立生活。可将物理治疗（如 Bobath 或 Vojta 治疗）与患儿的反射性行为训练结合起来，越早开始越好。此外，还可以结合特殊教育、康复训练、运动疗法与语言疗法。

预后　尽管脑性瘫痪的神经功能缺损表现不会随时间而进展，但是某些临床特征会随年龄的增长而出现（如痫性发作），某些症状会随着个体成长而加重。

6.1.3　脑积水

脑积水是内部（有时也有外部）脑脊液循环空间的病理性扩张。脑积水的分类见**表 6.3**（见章节 6.12.6）。

发病机制　脑积水的原因是脑脊液循环或重吸收障碍（**图 6.1**，**图 6.2**）。儿童脑积水的常见类型是梗阻性脑积水，反映了脑脊液循环障碍，多由下列情况导致：

– 中脑导水管的胶质增生、狭窄或畸形；
– 脑肿瘤（**图 6.2b**）；
– 第四脑室外侧孔或正中孔的梗阻性疾病；
– 小脑扁桃体下疝畸形（**图 6.3b**）。

在小脑扁桃体下疝畸形中，部分延髓和小脑蚓部被推至枕骨大孔下方，进入颈椎管。这种畸形还可能合并内部性脑积水和脊髓空洞症。

交通性脑积水是由于蛛网膜颗粒和脊神经根袖脑脊液回吸收障碍所致，如继发于脑膜炎或蛛网膜下腔出血的并发症（**图 6.2c**）。这种脑积水在成人更为常见（见章节 6.12.6）。

临床特征　儿童期脑积水通常表现为头围异常增大（巨颅），在围生期一般经超声检查可知，或出生后随着时间推移逐渐变得肉眼可见。突出的额骨和凹陷的眶板使巩膜上部可见，虹膜下部下沉至下眼睑以下，即所谓的“落日眼征”。严重脑积水可引起精神运动发育迟滞。

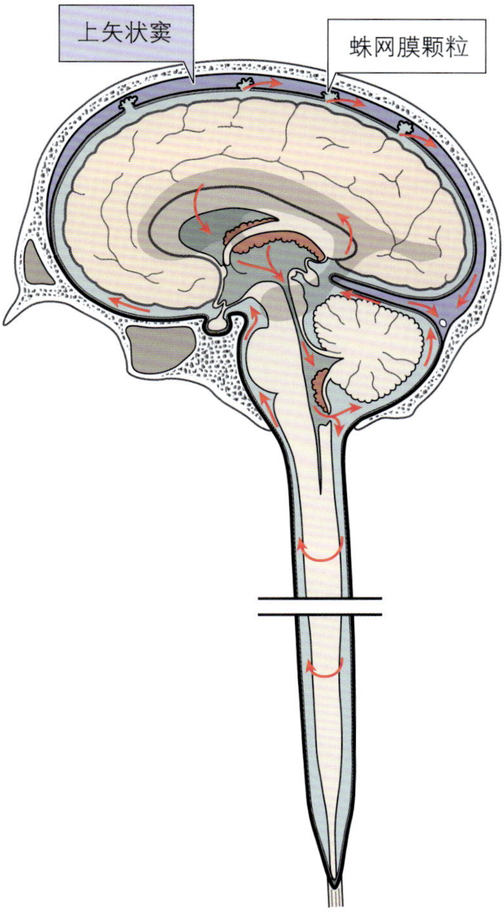

图 6.1　脑脊液循环

表 6.3　**脑积水的分类**	
内部性脑积水	**脑室扩张**
– 梗阻性脑积水	脑脊液循环在脑室系统（如导水管梗阻）或脑脊液流出道受阻（如颅后窝肿物压迫第四脑室）
– 交通性脑积水	脑脊液吸收障碍（如脑池粘连或蛛网膜颗粒功能障碍）
外部性脑积水	位于脑表面或脑池结构的蛛网膜下腔间隙增宽
内部性与外部性脑积水	上述两类脑积水的叠加
代偿性脑积水	脑萎缩造成外部性和内部性脑积水

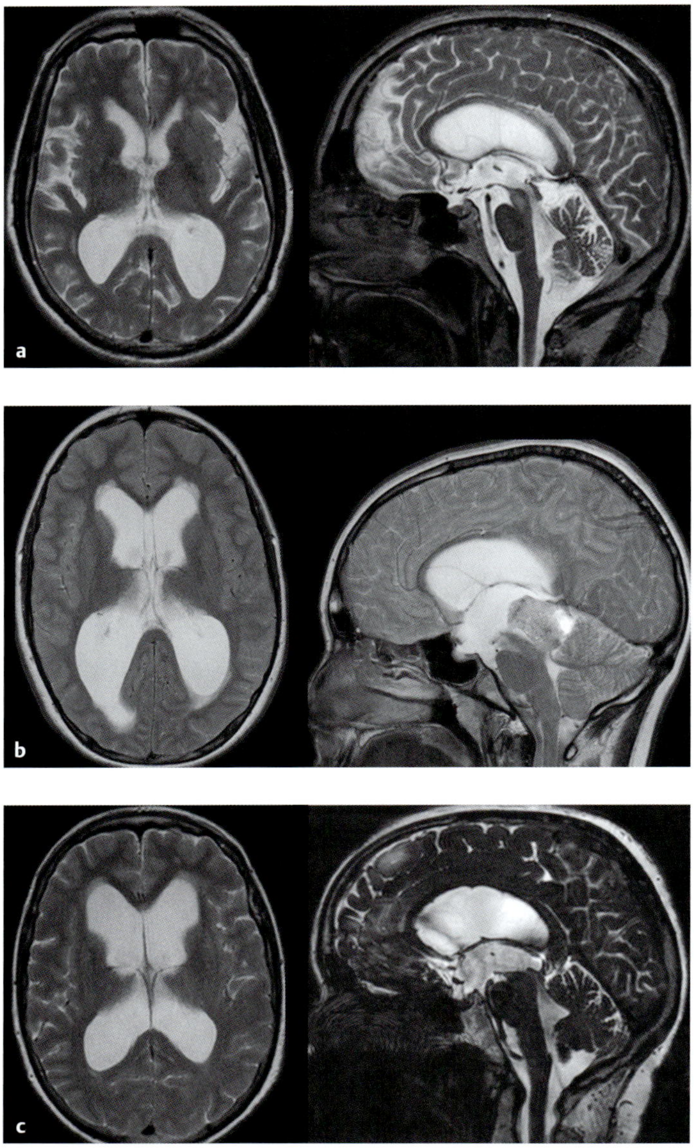

图 6.2　脑积水。a. 代偿性脑积水发生在因退变而萎缩的脑。在轴位（左侧）影像上可见内、外部脑脊液空间因脑萎缩均扩大；在矢状位（右侧）影像上可见垂体上窝和视上窝均是尖锐的，因为第三脑室没有受压。第四脑室也变宽。b. 松果体母细胞瘤所致梗阻性脑积水。在轴位（左侧）影像上可见脑室扩大，外脑脊液空间几乎被压缩到看不出。在矢状位（右侧）影像上可见中脑顶盖部位有一肿瘤。垂体上窝和视上窝变宽。与幕上脑室不同，第四脑室的宽度正常，意味着脑脊液在导水管的水平有阻塞。c. 交通性脑积水。在轴位（左侧）影像上可见脑室扩张到比外部脑脊液空间更宽；在矢状位（右侧）影像上可见垂体上窝和视上窝比正常增宽

诊断评估　主要检查方法为 CT 和 MRI。

治疗　为预防运动和智力发育不良，手术治疗是必要的，多采用脑室 - 腹腔分流术。

预后　没有其他神经系统异常的单纯脑积水预后良好，约三分之二的患儿经治疗后精神和运动发育都会恢复正常。

6.1.4　小头畸形

小头畸形常见于围生期的中毒（如酒精）、感染（如巨细胞病毒感染），或由遗传因素所致。患儿一般智力低下。

6.1.5　闭合不全畸形

最常见的是有脊膜膨出的脊柱裂：多个椎体后弓闭合缺陷导致脊膜和脊髓从

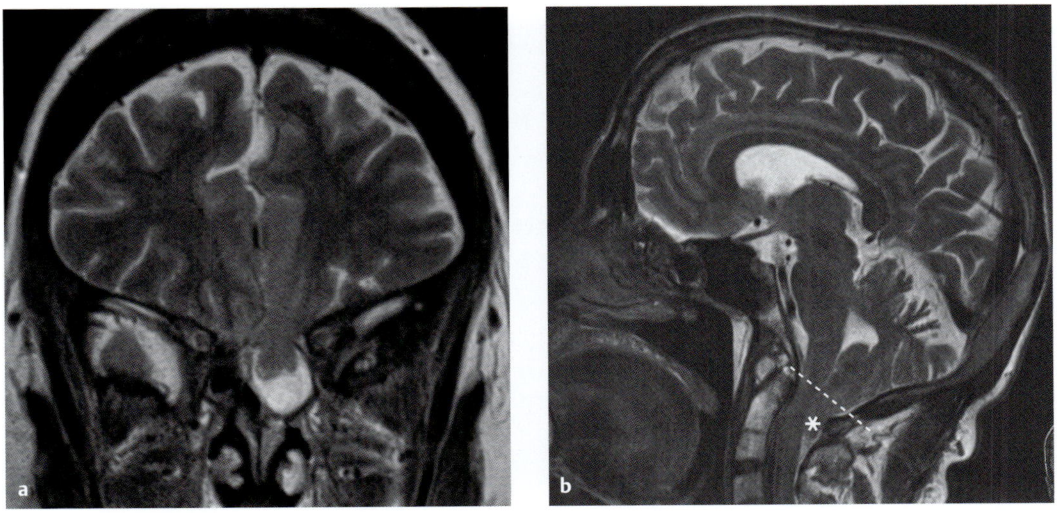

图 6.3　畸形脑的影像学表现（T2WI）。a. 脑膨出：脑组织的一部分已经脱垂到颅底一个充满脑脊液的筛骨小室中。b. 小脑扁桃体下疝畸形：小脑扁桃体（*）移位至枕骨大孔下方，进入椎管。小脑扁桃体通常位于枕骨大孔上方至少 5 mm

缺口处膨出，常见于腰骶椎，故而会造成膨出的脊髓和 / 或脊膜的脱垂。脊髓受累的范围和程度决定了出生后有否下肢瘫痪。即使这一缺陷在出生后最初几小时就能通过手术修复，严重的感觉、运动功能异常和排尿障碍也会持续存在。该种畸形可能会合并内部性脑积水和颅颈交界区畸形，后二者通常也需要治疗。也可考虑围生期宫内手术。

闭合不全畸形相关疾病包括：

- 无头症（头骨部分或完全缺如）；
- 先天性无脑畸形（大部分脑组织缺如或退化，伴无头症，事实上是一种致命性疾病）；
- 脑膜脑膨出（脑膜和脑组织通过颅骨缺损或薄弱处突出于体表，**图 6.3a**）。

6.1.6　灰质异位

岛状的灰质异位源于神经发育早期（如灰质呈岛状散落在大脑皮质以外的脑区）在神经元迁徙过程中发生的功能异常，可能出现在脑室周围或皮质下层，在 MRI 影像上可见“双皮质”样结构。灰质异位具有遗传异质性，有时合并无脑回（“光滑脑”，如脑沟脑回缺失）。灰质异位患者常有癫痫和精神运动发育迟滞。

6.1.7　瘢痕样脑回

瘢痕样脑回通常见于幼儿期发生缺氧性脑损害之后，大体解剖可见瘢痕和异常的脑回狭小（异常小脑回）。在 MRI 影像上也可发现上述情况（**图 6.4**）。

6.1.8　神经皮肤综合征

神经皮肤综合征是一组遗传疾病，常导致复杂畸形和肿瘤，主要影响起源于外胚层的结构，即脑、周围神经和皮肤，神经皮肤综合征因此得名。内脏器官也会受累。重要的神经皮肤综合征见**表 6.4**。

表 6.4 重要的神经皮肤综合征

疾病	神经系统临床特征	其他临床特征	备注
结节硬化症（Bourneville 病）	智力低下、孤独症、癫痫、白色脱色皮肤痣、皮脂腺腺瘤	颅内钙化灶；心脏、肾脏和视网膜的腺瘤	常染色体显性遗传
脑颜面血管瘤（Sturge-Weber 病）	癫痫、智力低下，某些病例合并偏瘫；面部有红痣	迂曲的颅内钙化灶	散发，无明确遗传类型
脑颜面血管瘤（von Hippel–Lindau 病）	中年期出现进行性小脑症状；颅内高压的表现	视网膜血管瘤病；小脑或脊髓的囊性血管网状细胞瘤；其他内脏器官肿瘤	常染色体显性遗传病
NF1（von Recklinghausen 病）	进行性神经根或周围神经缺损（弛缓性瘫痪、感觉障碍），可能有脊髓定位体征	皮肤神经纤维瘤，牛奶咖啡斑（**图 6.5**），腋窝 / 腹股沟斑点，虹膜错构瘤（Lisch 结节），蝶骨翼发育不良，长骨假关节	常染色体显性遗传病，并且常有新突变；突变基因是神经纤维蛋白基因（抑癌基因）
NF2	双侧听神经瘤、脑膜瘤	同 NF1，但不如 NF1 严重	常染色体显性遗传病；突变基因是神经纤维蛋白基因 –2（又称为 Merlin* 或 Schwann 细胞膜突蛋白，同样是抑癌基因）
共济失调性毛细血管扩张症（Louis–Bar 综合征）	婴儿期起病的进行性加重的小脑共济失调，有时伴舞蹈症	毛细血管扩张发生在疾病晚期，特别是结膜；频繁的耳与肺部感染，免疫缺陷，易患恶性肿瘤	常染色体隐性遗传病

缩写：NF1, neurofibromatosis，type 1，神经纤维瘤病，1 型；NF2，neurofibromatosis, type 2，神经纤维瘤病，2 型

6.1.9 宫内获得性脑感染

宫内获得性神经系统感染的主要类型包括：

风疹病毒感染性胚胎畸形 在妊娠 3 个月内母亲感染了风疹病毒的婴儿中，约 10% 会出现这种综合征。主要临床特征有白内障、耳聋、头小畸形和心脏病。

先天性弓形虫病 如母体之前未感染过弓形虫，但是在妊娠后半程感染该种病原体，则婴儿出生后可能出现该种综合征。主要表现为精神运动发育迟滞、癫痫发作、进行性脑积水，以及脉络膜

* 译者注：Merlin：moesin–ezrin–radixin like（MERLIN），即膜突蛋白 –ezrin 蛋白 – 根蛋白样抑癌因子

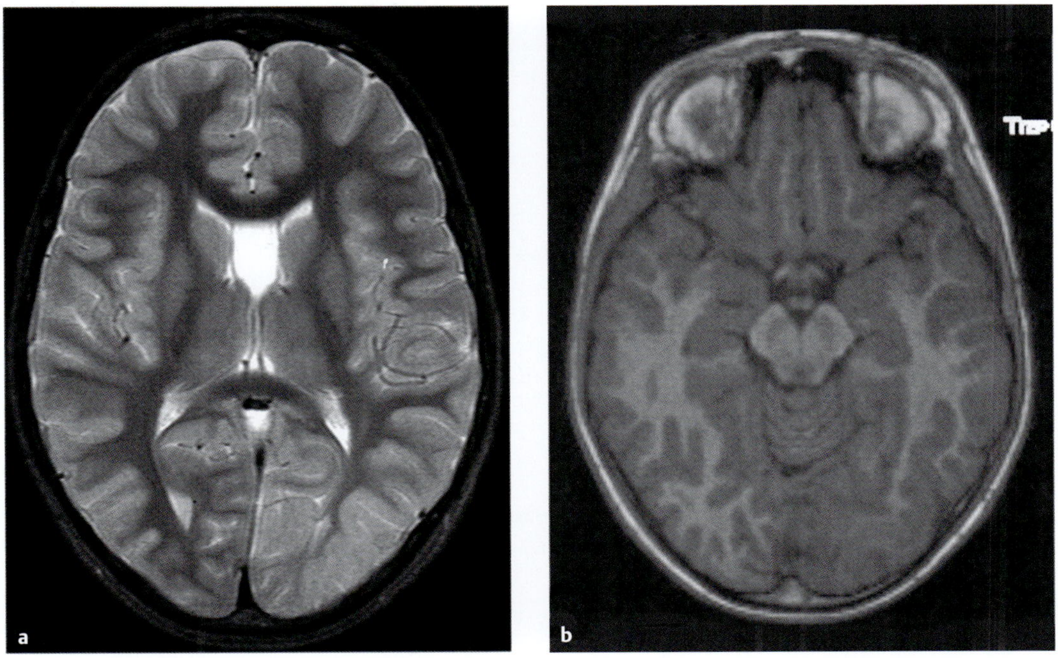

图 6.4 11 岁枕叶癫痫男孩 MRI 影像显示皮质发育不良，左侧枕叶脑回与正常右侧枕叶脑回相比更厚。a. 轴位 T2WI。b. 轴位 T1WI

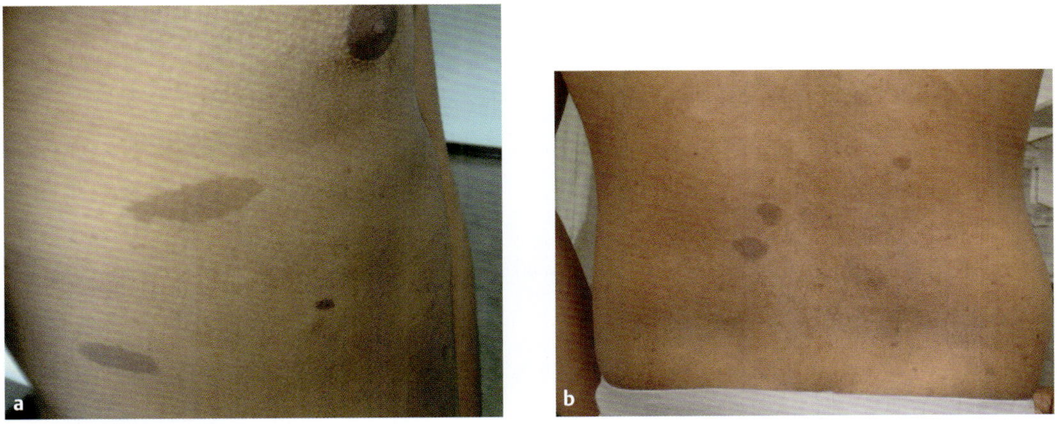

图 6.5 神经纤维瘤病 1 型（von Rechlinghausen 病）。a. 位于胸部体表的牛奶咖啡斑。b. 牛奶咖啡斑及皮下丛状神经纤维瘤（患者右侧胁腹部凸起物）

视网膜炎所致的视觉障碍。影像学检查可见脑内钙化灶。

先天性巨细胞病毒感染 胎儿巨细胞病毒感染可致早产、出生后低体重、小头畸形、脑积水、癫痫发作、脑室周围钙化，以及神经系统之外的其他器官异常。

先天性 HIV 感染 在 HIV 病毒阳性的母亲产下的婴儿中，约有四分之一会感染 HIV 病毒。由于约三分之二的感染婴儿是在自然分娩过程中经产道被感染的，因此推荐剖宫产分娩。先天性 HIV 感染性脑病患儿会出现精神运动发育迟滞、免疫缺陷及其相关并发症。

先天性梅毒　这种病现在很少见，典型临床特征有鞍鼻、嘴角皮肤裂缝、牙齿新月形缺损（Hutchinson 牙）、角膜基质炎和听力丧失。

6.1.10　其他原因所致胚胎畸形

酒精性胚胎畸形　身材矮小、小头畸形、面部畸形和精神运动发育迟缓，是酒精性胚胎畸形的主要临床特征。该病主要是母亲在妊娠期间酗酒所致。

药物性胚胎畸形　多种药物（合法和 / 或非法的）均会导致先天性异常。任何种类的药物在妊娠期都应避免摄入，特别是妊娠 3 个月内。除非绝对必要，只服用那些被认为不会致畸的药物。沙利度胺（反应停）的悲剧充分证明了严格的孕期用药政策是可取的和必要的。沙利度胺在 20 世纪 50 年代被用于治疗孕妇恶心，结果导致患儿出现严重的四肢、耳部和面部畸形。

6.1.11　颅骨和颅颈交界区畸形

颅骨和颅颈交界区畸形有多种类型：

- 颅缝闭合不全导致的颅裂畸形。
- 颅缝过早闭合导致的颅缝早闭（见图 6.6）。
- 颅颈交界区畸形包括：
  - 颅底凹陷；
  - 颅底扁平；
  - 小脑扁桃体下疝畸形；
  - Dandy–Walker 综合征（后颅窝畸形伴小脑蚓部发育不全，第四脑室囊性扩张，梗阻性脑积水）。

6.1.12　精神异常

儿童期最常见的先天性精神行为异常有注意力缺陷多动症（attention deficit–hyperactivity disorder, ADHD）和孤独症。

注意力缺陷多动症（ADHD）

这类精神异常以前常称为“微细脑功能障碍”，一般于儿童期起病，约三分之一的病例会持续至成人期。

流行病学　ADHD 在全体儿童中的患病率为 2%~7%，是儿童和青少年期最常见的精神行为异常性疾病。男孩患病率高于女孩。

病因和发病机制　ADHD 是一种多因素复杂疾病，具有遗传易感因素，同时社会心理和环境因素也参与发病过程，并且显著影响疾病的严重程度。

临床特征和并发症　主要的临床特征有注意力受损、冲动、多动，给受影响的儿童及其家庭成员带来情感上的痛苦。人际关系因此受到损害，患儿在学习（后续在工作中）、生活方面受到严重影响，并进一步造成情绪障碍。

治疗　应在家庭和社会共同参与下，让患儿和 / 或患病青少年接受有针对性的心理治疗，包括行为治疗，也可给予哌甲酯（利他林）等药物支持治疗。

自闭症

自闭症是一种社会交往交流能力受损的疾病，轻重程度不一。自闭症患者通常不能识别非语言交流信号，避免与对话者进行眼神交流。患者的兴趣有限，活动往往是刻板的。儿童早期自闭症

类型	融合的骨缝	头颅形状	备注
舟状头（=长头） 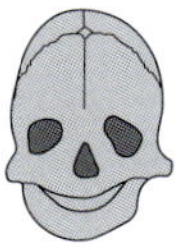	矢状缝 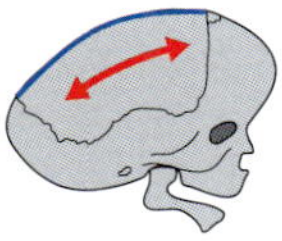	狭长（“船状”） 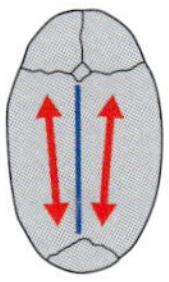	最常见
短头 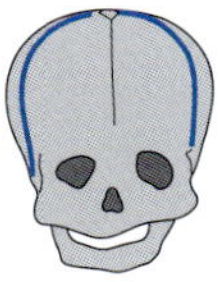	冠状缝 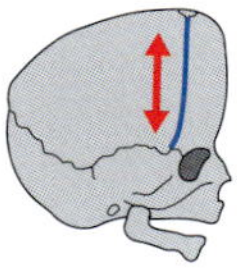	头顶宽阔 前额平坦 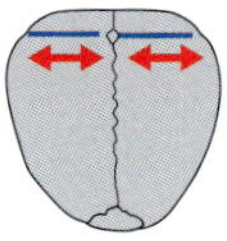	
塔形头 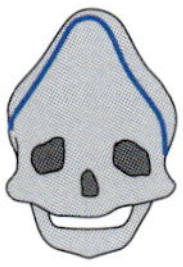	矢状缝、冠状缝、人字缝 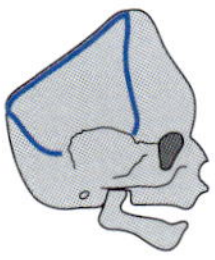	塔尖状 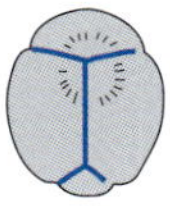	次最常见
短宽头	冠状缝和人字缝	短而宽	
前斜头 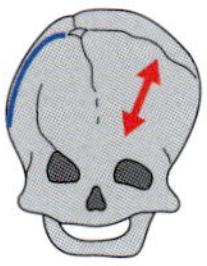	单侧冠状缝融合 或不完全融合 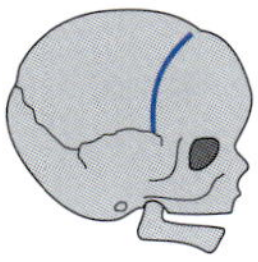	非对称性的 （如单侧扁平状） 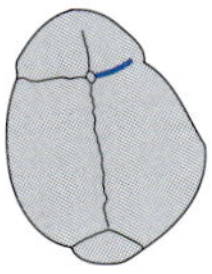	多由脑瘫时双侧肌张力不对称所致
Crouzon 综合征 （颅面骨发育不全）	主要是冠状缝和 上颌骨周围骨缝	宽颅面、前额隆起、 突眼、眼距过宽、 钩鼻、下颌前突	可能出现 气道阻塞
三角头 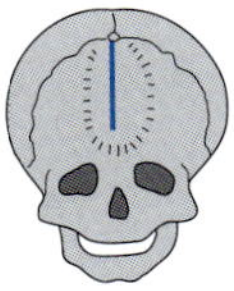	额缝 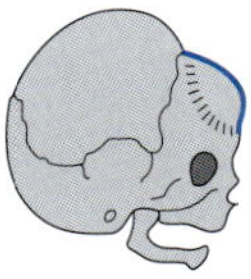	前额变小 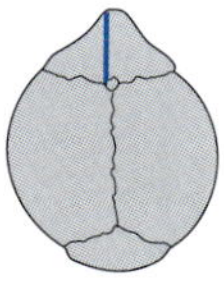	
扁（平）头 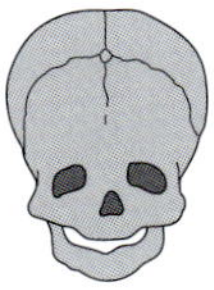	双侧人字缝 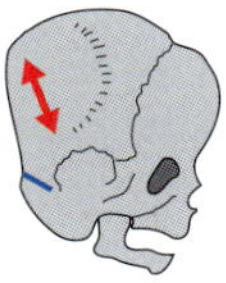	后枕部宽阔 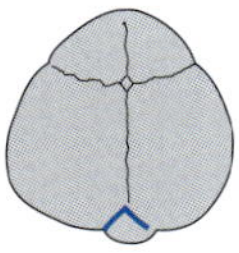	

图 6.6　颅缝早闭的各种类型

（Kanner综合征）通常与智力水平有关，被认为与成人自闭症（Asperger综合征）不同，后者的智力通常正常。自闭症患者可能在某些特殊领域有很高的天赋，但更易罹患运动不协调、癫痫和其他精神障碍，包括焦虑症等。自闭症的病因是多因素的，部分与遗传有关。

6.2 颅脑外伤

要点

创伤事件的性质和强度，决定了颅骨及其下方脑组织的损伤类型和严重程度，可表现为颅骨挫伤、颅骨骨折累及颅顶或颅底、振荡伤、脑挫伤、大血管损伤所致创伤性血肿，或者是上述多种类型外伤的组合。

6.2.1 概述

在一半以上的病例中，颅脑外伤是多重创伤的一个组成部分。相关损伤通常累及面部、四肢、脊柱、胸部、腹部和骨盆（按发生频率降序排列）。

颅脑外伤的主要临床特征有意识障碍，常与记忆受损（顺行性或逆行性遗忘）有关。此外，还伴有神经系统功能缺损和/或癫痫发作。

脑损伤要么是闭合性的（硬膜保持完整），要么是开放性的（伤口扩展至硬膜下或更深，累及脑实质）。通常通过临床评估并采用格拉斯哥昏迷量表进行评分来判断脑外伤的严重程度。外伤性血肿可局限于脑实质（外伤性颅内血肿），或者位于硬膜外、硬膜下。

大的颅内血肿，或者广泛性脑实质损伤常伴有脑组织水肿，可能导致颅内压（intracranial pressure，ICP）迅速升高，引起脑疝，造成脑干受压。

颅脑外伤常见的晚期发并发症包括神经心理障碍、人格改变和症状性癫痫等。

6.2.2 临床病史采集与神经系统查体

要点

在创伤早期，意识到颅脑外伤的存在并对其进行临床评估与解剖定位（如颅内血肿）是非常重要的。意识障碍的持续时间和类型，是临床采集病史时需要特别注意的。细致的病史记录和有针对性的体格检查，有助于指导诊断和治疗。

相关病史

必须特别注意如下病史信息：

- 意识障碍的持续时间（目击者提供的信息）；
- 遗忘持续的时间，遗忘的内容，包括外伤前能回忆起来的内容（逆行性遗忘）和外伤后能回忆起来的内容（顺行性遗忘，可能伴有意识模糊）；
- 早期的癫痫发作；
- 耳或鼻流血/“清水”（提示颅底骨折）。

体格检查

在急诊室的首次体格检查应包括：

- 关注生命体征，特别是脉搏和血压（患者是否处于休克状态）。
- 意识水平：通过格拉斯哥昏迷量表评分（**表6.5**）评估意识障碍的程度（包括深昏迷）。评估可能需要多次进行，特别是每次患者所处环境发生改变时（插管前后、转运前后及到达医院前后等外界状态改变）。
- 脑神经检查：检查并触诊颅骨、眶缘、颧弓、下颌等。
- 颈椎外伤和身体其他部位的外伤。
- 耳与鼻可能会出血或者流出脑脊液，或者流向咽腔（脑脊液漏是开放性脑损伤的直接确定证据，但出血并不是）。
- 眶周血肿，是颅底骨折的征象。
- 神经系统功能缺损（瞳孔反射受损、视觉受损、眼震、耳聋、肌无力、锥体束征等）。

表 6.5 Glasgow 昏迷评定量表

分类	评分
言语反应	
不语	1
言语难辨	2
言语错乱	3
定向力错乱	4
定向正常	5
睁眼反应	
无反应	1
疼痛引起睁眼	2
呼之睁眼	3
自动睁眼	4
运动反应	
无动作	1
异常过伸反应	2
异常屈曲反应	3
对疼痛能躲避	4
对疼痛能定位	5
能按指令做动作	6
得分合计	

注意：合计分数是三部分得分的总和

6.2.3 严重程度评估与神经影像学

要点

可以根据意识障碍的类型和持续时间来区分轻度、中度和重度颅脑外伤。

严重程度评估

依据临床特征和对应格拉斯哥昏迷量表（**表 6.6**）的分类，对颅脑外伤的严重程度进行评估。

轻度颅脑外伤 在轻度颅脑外伤中，意识仅受到轻度影响（GCS 评分：13~15）且持续不超过 1 小时。患者可能会有意识模糊，可能会有短暂的遗忘，对创伤前、后较短时间内发生的事情回忆不起来（顺行和逆行性遗忘）。

中度颅脑外伤 意识障碍有所加重（GCS 评分：9~12）且持续时间延长。患者可能有神经系统缺损的表现，如肌无力或脑神经功能障碍，和/或癫痫发作。

重度颅脑外伤 患者 GCS 评分在 8 分及 8 分以下，一般处于昏迷状态，持续 1 天甚至更长时间。常有神经系统缺损和颅内压增高的表现。若未施以适合的治疗措施，可能会继发小脑幕切迹疝（或较为少见的枕骨大孔疝）。

另一种分类 另外，可根据病理生理学机制而非临床严重程度对脑外伤做如下分类：
- 颅骨挫伤；
- 脑震荡伤；
- 脑挫伤；
- 脑挤压伤。

影像学检查

依据临床情况，可选择进行如下影

表 6.6 颅脑外伤的严重程度

	轻度	中度	重度
临床特征	意识障碍或意识丧失不超过 1 小时，脑电图改变不超过 24 小时	意识障碍或意识丧失持续 1~24 小时	意识丧失超过 24 小时，和 / 或脑干体征
Glasgow 昏迷评分	13~15	9~12	3~8
可能的神经系统查体所见	意识混乱；遗忘（通常包括外伤事件本身，外伤事件发生前的一段时间，以及外伤后的意识混乱期）	脑损伤的部位与范围 – 局灶性神经功能缺损 – 脑神经功能障碍 – 癫痫发作 – 颅内压增高表现，包括脑疝	

像学检查：

颅脑 CT　颅脑 CT（通常是对外伤患者进行全身 CT 扫描时的颅脑部分）是伤者在进入急诊室后立即要进行的检查，主要目的是快速查看是否存在颅骨骨折、颅内出血、脑挫伤、脑水肿和颅内积气。

颈椎 CT　颈椎 CT 多平面重建可用于诊断颈椎骨折和脱位。

全身螺旋 CT　对多发伤和 / 或严重外伤患者，应进行全身 CT 扫描，以便发现所有创伤并根据治疗的紧迫性进行分类。

MRI　MRI 检查比 CT 检查耗时长，因此在创伤急性期对头部外伤的评估作用有限。它是发现颅内血肿，特别是脑白质弥漫性轴索损伤的有效手段，即使在“轻度”脑外伤中也可能存在。渡过脑外伤初期急性期后，采用 MRI 进行随诊优于 CT。

X 线平片　目前没有对外伤性颅脑损伤行颅骨 X 线平片检查的适应证，在这方面已完全被 CT 所取代。颈椎和其他部位骨骼的X线平片可用于各种适应证，通常使用全身、骨骼和软组织、低剂量 X 射线扫描仪（也称为 Lodox）获取。

6.2.4 病理生理机制和临床特征

要点

本节将介绍外伤性脑损伤的主要病理生理类型及其表现，外伤性血肿将单独讨论。

根据颅脑外伤的病理生理学相关机制，又可将其分为原发性颅脑外伤和继发性颅脑外伤，见表 6.7。

开放性颅脑外伤与闭合性颅脑外伤

这里说的开放性颅脑外伤是指硬膜开放后，硬膜下结构暴露在外，一般伴脑脊液漏。这类外伤在早期和晚期都有发生感染的高风险（脑膜炎、脑炎、脑脓肿）。如果硬膜保持完整，则颅脑外伤为闭合性的。因此，头皮撕裂下的颅骨骨折不一定是开放伤，除非有颅骨下硬膜的撕裂。

表 6.7 原发性和继发性颅脑外伤

原发性颅脑外伤（即刻）	继发性颅脑外伤（延迟）
– 动脉或静脉损伤，外伤性血肿（见章节 6.2.5） – 局灶性脑损伤（如脑挫伤） – 弥散性轴索损伤：轴索及其供应血管的剪切伤，导致轴索撕裂和神经纤维传导束退变等	主要由动脉压降低、低血氧以及颅内压增高所致，导致脑组织缺血，进而引起： – 细胞内和细胞外均大量液体蓄积（脑水肿） – 细胞膜和 DNA 损伤 – 炎症因子分泌以及炎症细胞浸润

颅骨挫伤

单纯颅骨挫伤患者无脑损伤迹象，即无意识障碍或遗忘表现，神经系统体格检查也无异常。部分伤者有头皮撕裂伤甚至是颅骨骨折，可能在伤后出现头痛。适当的治疗包括临时制动和对症用药（如止痛剂、止吐剂）。

弥散性轴索损伤

即使是轻度颅脑外伤也可能形成足够强劲的剪切力，破坏脑白质轴突和供应血管。各个脑区的轴索剪切伤可致神经通路变性，相关表现可能在伤后数周或数个月后才会被注意到。

脑震荡伤

脑震荡伤与轻度颅脑外伤近乎同义。发生脑震荡时会有短暂的意识丧失或意识障碍（不会多于几分钟），继之以意识内容混乱；逆行或顺行性遗忘的持续时间也较短。典型的伴随症状有头痛、头晕、恶心和呕吐。由于没有神经系统缺损体征，故常被认为没有脑实质结构性损伤，但在部分病例的 T2WI 和弥散张量成像（diffusion tensor imaging，DTI，见章节 4.2.3）的影像中会发现轴索损伤的证据。详细的神经心理学检查只能在脑震荡伤患者身上发现细微的缺陷，这种缺陷被称为“轻微脑外伤”。脑震荡后的创伤后头痛一般随时间而逐渐消失。

脑震荡和脑挫伤（见后文）的临床鉴别并非总是易事。

脑震荡伤的治疗类似颅骨挫伤，通常是临时制动与对症治疗。非必要不限制患者活动，只要没有禁忌证（如活动性出血），患者可以站立，可以在受伤当日或者随后的几天内在辅助下行走。快速恢复活动的患者有较轻的脑震荡后症状和较低的慢性化倾向。

脑挫伤

根据定义，脑挫伤就是一种脑实质的直接损伤，会有长时间的意识丧失以及逆行和/或顺行遗忘——患者可能记不起来受伤前后几天内发生的事情了。在急性期进行体格检查往往会发现神经系统功能缺损，并且上述表现可能会持续存在。嗅觉缺失亦常持续较久（见章节 12.1）。

CT 和 MRI 能发现脑挫伤病灶（**图 6.7，图 6.8**）或者颅内出血，如急性硬膜下出血（**图 6.9**）。脑实质的损伤病灶可以位于外伤打击侧，也可以在打击的正对侧。对侧损伤病灶的出现是强大的组织扭曲力导致的。组织病理检查发现，脑挫伤病灶包括缺血或出血导致的组织坏死、小出血、脑组织和脑血管的撕裂伤，以及继发的脑水肿。如果进行了腰椎穿刺（一般来说是禁忌证），会发现血性或黄变的脑脊液。

对脑挫伤后存活多年的患者进行颅脑 MRI 检查，常会发现脑组织缺失（脑软化灶形成，**图 6.8**）；另外，神经和神经心理障碍通常比较明显，并可持续终生。其他后遗症将在章节 6.2.7 中讨论。

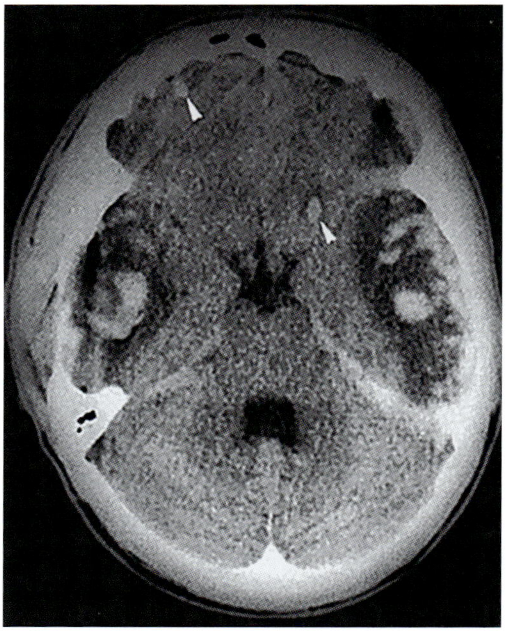

图 6.7 脑挫伤（CT）。双侧颞叶广泛的出血性挫伤，小的出血性挫伤病灶分布于额叶（箭头）

脑水肿

颅脑外伤引起的脑水肿，其严重程度是由创伤的严重程度决定的。创伤发生即刻，水和电解质就进入细胞外间隙（细胞毒性水肿）。数小时到数天后，血脑屏障被破坏，出现血管源性水肿，具体表现为脑水肿，即颅内高压。如果伤势更严重，会导致脑组织低灌注和脑疝（见章节 6.3）。

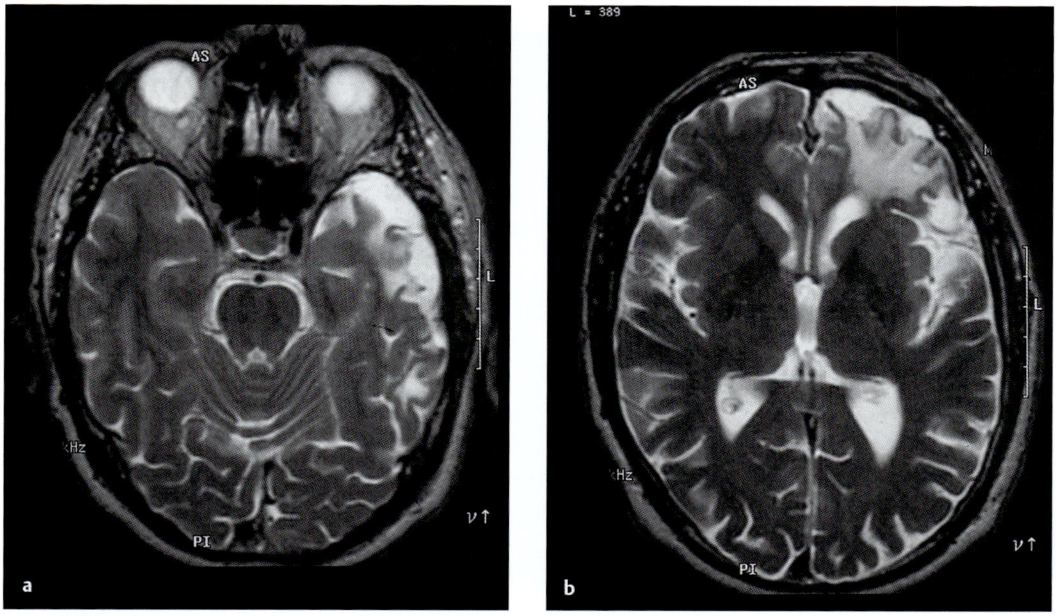

图 6.8 脑挫伤 6 年后脑实质病灶。T2WI 显示左侧颞叶（a）和额叶（b）皮质损伤，以及皮质下方对应白质信号变化

脑组织受压和脑疝

大面积脑挫伤和广泛性外伤性血肿及其继发的脑水肿，会使颅内压迅速升高，导致脑组织受压，中脑、间脑向小脑幕下方疝入，和/或延髓向枕骨大孔疝入。脑疝的临床特征有：进行性意识丧失直至昏迷；瞳孔散大，起初只为病变侧瞳孔散大；屈肌痉挛，然后是伸肌痉挛；最后是自主神经调节功能（呼吸、体温控制、心脏活动、血管张力）衰竭，双侧瞳孔固定，进而死亡。

提示

颅脑外伤的严重程度与颅骨和脑组织最初遭受结构性损伤的范围是明确相关的，但是这种相关性并不是绝对一致的。例如，一例患者可能有广泛的颅骨骨折，但是神经功能缺损不明显；另一例患者仅仅遭受了相对小的撞击，但是损伤了桥静脉或有缓慢增大的硬膜下血肿，会挤压迫脑组织，最终导致昏迷和死亡。

6.2.5 外伤性血肿

要点

外伤性血肿是由动脉或静脉因外伤破裂导致的。

外伤性颅内血肿

病因和定位 外伤性颅内血肿一般由小血管破裂所致，主要见于额叶或颞叶挫伤。

临床特征 颅内血肿可能引起占位效应，再加上血肿周围水肿，会使颅内压迅速升高，引起意识障碍和神经系统功能缺损的进行性加重。

诊断评估 颅内血肿在 CT 上表现为脑内高密度影。

治疗 根据血肿的大小和位置，可考虑采用颅内血肿清除术。

硬膜外血肿

病因和定位 硬膜外血肿（图 6.9）一般是由硬膜动脉因创伤被撕裂导致的，最常见的是颞顶部颅骨骨折引起脑膜中动脉破裂。有时骨折并不一定存在，该动脉也可因外伤而直接破裂。血肿位于骨膜与硬膜之间。

临床特征 动脉出血对脑组织形成挤压是非常迅速的。硬膜外出血有如下临床特征：

- 由于在伤后几分钟或几小时内硬膜外出血会积聚形成硬膜外血肿，同时并发脑挫伤的患者一旦陷入意识障碍状态则很难清醒；
- 另一方面，起初清醒或只有一过性意识障碍的患者可能只是经历了一个持续数分钟到数小时的“清醒状态”，之后可能还是会快速陷入昏迷；
- 血肿部位常可依据临床查体来判断：早期的钩回疝挤压同侧动眼神经，引起同侧瞳孔散大；
- 如果存在偏瘫，则一般是对侧存在血肿。

诊断评估 如果疑有硬膜外血肿，须立即进行颅脑 CT 检查。血肿常呈现为高密度的双面凸形，并且与下方的脑组织分界明显。

治疗 应立即行血肿清除术，以阻止脑疝与死亡的发生。只要脑组织无明确损伤或者血肿迅速清除，预后通常良好。

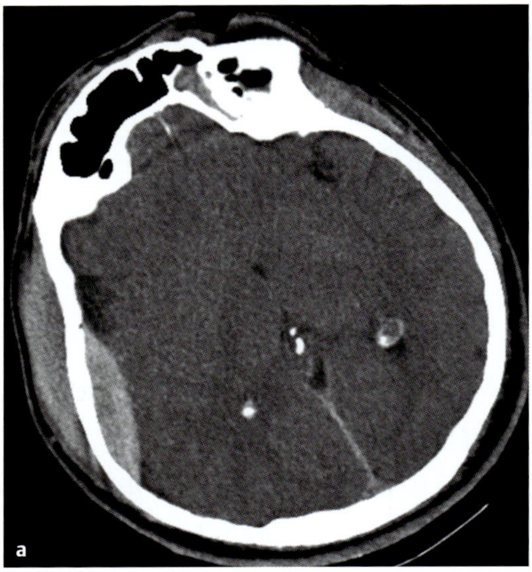

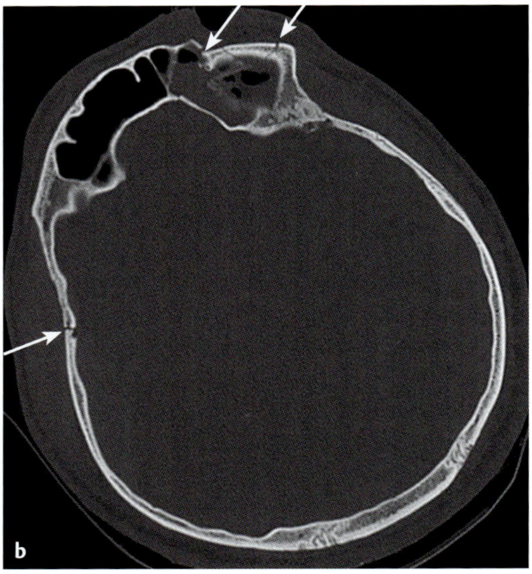

图 6.9　硬膜外血肿（CT），与图 4.1 为同一患者。a. 右侧硬膜外血肿与颅外软组织肿胀。b. 骨窗显示右侧颅骨，正对血肿上方处有骨折，并有左侧额骨骨折（箭头所示）

硬膜下血肿

硬膜下血肿分为急性、亚急性和慢性。

定位　血肿位于硬膜和蛛网膜之间，是由桥静脉破裂造成的。

急性硬膜下血肿

病因　急性硬膜下血肿通常是严重颅脑外伤并发广泛性脑实质挫伤的一部分。

临床特征　单纯通过体格检查不能明确区分硬膜下血肿和硬膜外血肿。主要表现为快速进行性意识障碍，同侧瞳孔散大且对侧偏瘫。

诊断评估　颅脑 CT 可协助明确诊断：硬膜下血肿呈典型的新月形，或呈紧贴颅骨的高密度或等密度区（密度随伤后时间推移而发生变化）。与硬膜外血肿不同，硬膜下血肿与其下方脑组织的边界难以分清，可能会弥漫至整个大脑半球，也可能是附着在小脑幕上的一层血凝块。

提示

硬膜下血肿可能弥散至整个大脑半球，也可能是附着在小脑幕上的一层血凝块。硬膜外血肿一般在颅缝处受限。

治疗　立即行血肿清除术。

慢性硬膜下血肿

病因　慢性硬膜下血肿可能发生在轻度颅脑外伤后，甚至是在头部受到一次相对轻微的、患者可能都回忆不起来的打击后。抗凝治疗是慢性硬膜下血肿发生、发展的危险因素。

临床特征　在颅脑受到打击后的数周或数个月（罕见）后，患者逐渐出现进行性加重的头痛、波动性意识障碍、意识混乱，最终进展为嗜睡。此外，还有轻偏瘫，一般不出现颅内高压的表现。

诊断评估　颅脑 CT 或 MRI（图 6.10）。

治疗　行血肿清除术（此手术相对简单；如果患者配合，可以考虑在局麻下进行）。

6.2.6 颅脑外伤的治疗

要点

应对所有颅脑外伤患者谨慎小心地进行临床评估，并阻止潜在的致命并发症的发生，特别是循环障碍（低渗、低氧等）和颅内高压。部分患者必须在脑中植入颅压检测器，以持续进行侵入性颅压监测。

早期抢救措施　伤后应依据创伤严重程度，选择如下措施立即施救：

- 稳定循环　建立静脉通路，给予等渗液体（如生理盐水；禁用低渗液体，因为会加重脑水肿）和升压药物；如有必要，将收缩压维持在 120 mmHg 以上的正常值范围内。
- 插管和人工通气　必须保证气道通畅。根据外伤性质和患者意识状态，选择面罩或插管的供氧方式。为防止低氧，应通过吸氧使血氧饱和度维持在至少 95%。
- 镇痛、镇静和肌松　可考虑给予患者阿片类或短效全麻药物如丙泊酚，以达镇静和止痛的效果（这些药物一旦引起低血压，应立即停用）。

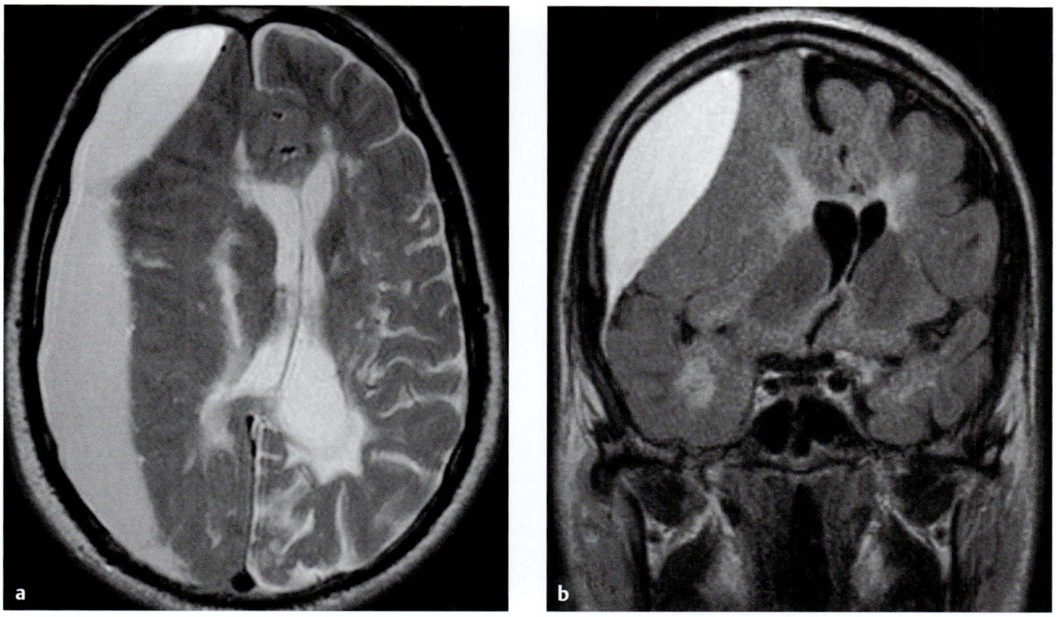

图 6.10　慢性硬膜下血肿患者继发慢性进行性多发性硬化，血肿压迫其下方脑组织，注意脑室周围因多发性硬化所致信号变化，血肿侧脑沟消失，中线移向对侧。a. T2WI 轴位影像。b. FLAIR 冠状位影像

患者被转运到创伤中心时，应立即开展神经影像学检查，以评估脑外伤情况及相关外伤伤情。

神经外科手术　手术指征包括：血肿压迫引起神经功能缺损和/或早期脑疝表现，广泛的脑组织损伤，外伤导致的进行性加重的缺损体征，以及顽固性颅内高压。

轻度颅脑外伤　轻度颅脑外伤的治疗主要是临床观察和必要的对症治疗。

注意

对任何伤后立即出现意识障碍（GCS < 15）的脑外伤患者，都应要求其留院观察。

伤者一般留院 24 小时进行对症治疗（镇痛、止吐等），并静脉输入液体，直到伤者能自行饮食、饮水。

中度和重度颅脑外伤　在进行早期抢救治疗（可能包括手术清除压迫病灶）后，根据患者临床状态，将其置于监护病房或神经创伤病房中留观，给予充分镇痛、镇静治疗，监测生命体征和神经系统功能变化；如有必要，可行侵入性的颅内压监测。为伤者尽量维护最佳的心血管、呼吸和代谢状态，特别是保证适合的血氧、血压和正常的血糖。肠内营养和预防性抗血栓治疗提高了伤者幸存的可能性。

广泛性脑实质损伤和相关脑水肿会升高颅内压。因此需考虑降颅压治疗，包括：

- 抬高头部（一般为 30°）；
- 过度通气；
- 渗透压治疗（给予甘露醇）；
- 脑脊液外引流；
- 手术清除压迫性血肿。

对于脑贯通伤或者伤后早期出现癫痫发作的患者，需要行抗惊厥治疗。

注意

对所有脑外伤患者都应进行细致的临床监护。对昏迷和意识障碍患者（特别是那些没有进行侵入性颅内压监测者），强制性规律监测瞳孔对光反应、大小以及各种脑干反射，这样能够尽早发现进展性颅内压增高并给予及时治疗。

6.2.7 并发症

要点

本节讨论在颅脑创伤后出现的各种并发症，包括：

- 早期和晚期感染；
- 脑脊液漏；
- 神经系统功能缺损（脑和脑神经）；
- 创伤后癫痫；
- 交通性脑积水；
- 神经心理障碍与个性改变。

上述并发症的概述见图 6.11。

早期并发症

脑膜炎、积脓、脑炎、脑脓肿　开放伤或贯通伤（如凹陷性颅骨骨折、枪伤等）为细菌提供了进入脑膜和脑组织的途径。早期创伤后脑膜炎、硬膜下积脓、脑炎或脑脓肿，可能在伤后数日到数周

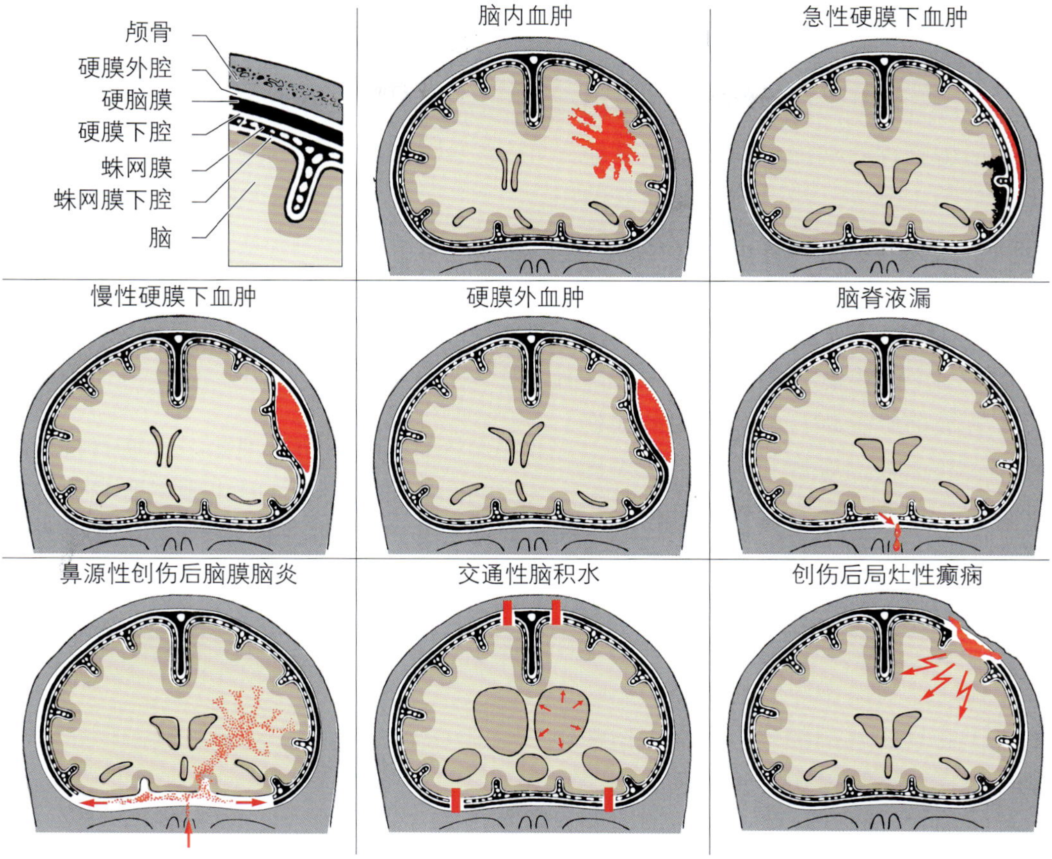

图 6.11　颅脑外伤后的创伤后血肿及并发症

内发生。

早期癫痫发作　早期即会发生且会持续（进展为晚发型创伤后癫痫）。

脑积水　主要发生在严重颅脑外伤患者，由于脑脊液循环受到破坏而导致脑积水。出现伤后脑积水的患者的死亡率较高，及时采用脑室外引流术可降低死亡率。

电解质紊乱　下丘脑 – 垂体轴功能障碍可引起电解质紊乱，最常见的是抗利尿激素分泌不足所致的尿崩症。垂体功能减退症可能持续存在，需要激素替代治疗。

晚期并发症

脑脊液漏、脑膜炎、脑脓肿　颅底骨折会导致相关的硬膜撕裂，从而引起脑脊液漏，表现为清亮液体（脑脊液鼻漏、耳漏）从耳和鼻流出或通过咽部咽下。通过检查漏出液中的 β2– 转铁蛋白能够确诊。脑脊液漏有时伴有因低颅压而出现的体位性头痛（见章节 14.2.4）。如果脑脊液漏没有被及时发现和治疗，相应的硬膜撕裂处就会成为细菌的入口，患者可能出现脑膜炎（肺炎球菌脑膜炎常见），和 / 或在伤后数年形成脑脓肿。脑脊液漏的具体部位和情况可通过 MRI 或 CT 薄层扫描来发现，影像学上表现为骨性缺损或骨折。脑脊液漏可以通过手术修补来处理。

创伤后神经功能缺损　最常见的颅脑外伤后脑神经功能障碍就是嗅觉缺失（见章节12.1），其中约三分之二的患者的嗅觉缺失是永久性的。其次是视神经功能障碍（几乎无法改善），以及第Ⅲ、Ⅳ和Ⅵ对脑神经所支配的眼外肌瘫痪（通常在2~3个月内能改善）。颞骨岩部骨折可造成前庭耳蜗神经或耳蜗的损伤，进而引起面神经麻痹和聋；出现横贯性骨折时，聋往往是永久性的。骨折扩展至颈静脉孔可能会导致舌咽神经、迷走神经和副神经同时受损（Siebenmann综合征）。

局灶性脑损伤导致的神经功能缺损取决于受累的解剖部位：间脑损伤常导致尿崩症；小脑损伤常致共济失调，而且很难纠正；痉挛瘫是由于中枢神经系统的运动传导路径损伤所致，可以是单侧或双侧的。

创伤后癫痫　约80%的患者可在伤后2年内出现癫痫发作，罕见病例可以在创伤多年后才出现。痫性发作可以先是局灶性的，继而转为全身性的，也可以直接以全身性发作发病（见章节9.2）。

神经心理缺陷和个性改变　对颅脑外伤患者及其家属来说，创伤后神经心理缺陷（曾称局灶性器质性脑综合征、心理器质性综合征或创伤后脑病）和个性改变是最严重的致残性后遗症。这些问题的严重程度与外伤早期意识丧失持续时间、逆行/顺行遗忘持续时间呈明显的正相关。患者主要的行为特征有：短期和长期记忆受损，注意力持续时间也比正常情况短；患者很难处理、应对复杂的任务和情况，易疲劳；不耐烦，易怒，主动性降低，注意力不集中，缺乏兴趣甚至冷漠。

注意

颅脑创伤对患者的个人工作与生活都有严重的影响。

罕见的创伤后现象　可能有持续的Lhermitte征（屈颈时出现感觉异常，见章节8.2）。交通性脑积水多出现在创伤后蛛网膜下腔出血（在创伤早期或晚期），提示脑脊液循环和吸收障碍（见章节6.1.3、章节6.12.6）。

6.2.8　预后

要点

颅脑外伤的预后主要由创伤的严重程度表现决定。外伤早期Glasgow昏迷评分不低于15分，则死亡率接近0；而评分为3时，死亡率会超过80%。

轻度颅脑外伤预后良好且无持久性功能障碍。中度颅脑外伤经治疗后，认知功能障碍和局灶性神经功能缺损表现可显著改善，甚至完全消失，但也不排除某些症状会持续存在。重度颅脑外伤的幸存者一般会遗留神经系统功能缺损，包括认知功能障碍，而且这些持续性损害程度轻重不一——从去皮质综合征（持续性植物状态）到恢复独立功能只有留有轻度残疾。

6.3　颅内压

要点

因为颅骨是个封闭空间，所以颅内占位性病变能使颅内压快速升高。颅内压增高可能在数分钟或数小时内快速升高（特别是脑出血），也可能缓慢增高（如缓慢增大的颅内肿瘤）。颅内压增高的临床特征包括意识障碍（从嗜睡到昏迷）、异常呼吸、心动过缓、高血压、角弓反张、四肢伸肌痉挛以及瞳孔散大。

颅内压增高影响脑灌注和脑脊液循环，并可能导致脑内结构受到压迫（如将脑神经压向颅底，大脑后动脉受压而闭塞）以及脑组织在颅内受压移位（如颞叶内侧疝入小脑幕下方，或者小脑蚓部疝入枕骨大孔）。

6.3.1　定义、病因和病理生理机制

定义　颅内压增高是指颅内压超过 20 mmHg。正常情况下，颅内压一般低于 15 mmHg*。另一个重要的指标是脑灌注压（cerebral perfusion pressure，CPP），为平均动脉压（mean arterial pressure，MAP）与颅内压之差。正常情况下，脑灌注压应在 50 mmHg 以上。

病因　颅内压增高的常见病因有：

- 肿瘤；
- 出血；
- 大面积卒中；
- 创伤；
- 静脉窦血栓；
- 脑水肿。

脑水肿可见于上述多种疾病，会进一步加剧颅内压增高。颅内压也可因其他疾病而升高（见表 6.8）。

病理生理机制　坚固的颅骨和脑脊液保护脑组织免受外界机械性打击。另一方面，包括脑组织、脑脊液、脑内血管结构，以及任何其他进入颅内的物质在内的体积受到颅骨的严格限制。如果出现占位性病变，如血肿或肿瘤，至少在一开始，颅内压升高可以通过使血液与脑脊液流出颅腔来代偿。在年轻人，其颅内容物体积增加不超过 40 mL 不会出现神经系统症状和体征；而在老年人，颅内容物体积则可以增加不超过 80 mL（因为老年人常发生脑组织萎缩）。如果增多的体积超过代偿极限，或者是病灶迅速增大，颅内压即会增高致危及生命。脑灌注压下降，则脑组织血供受损（在极端情况下甚至是血供完全消失）。脑组织不仅直接受压，还因后续缺血而受损。极高的颅内压会导致颞叶疝入小脑幕或脑干疝入枕骨大孔。

6.3.2　临床特征和诊断评估

颅内压增高的临床特征和诊断评估见表 6.9。

提示

如果临床怀疑颅内压增高，一般不考虑进行腰椎穿刺。只有当影像学检查和检眼镜检查未发现急性颅内压升高和脑疝的明确证据时，才考虑腰穿。

---

* 译者注：20 mmHg ≈ 272 mmH_2O，15 mmHg ≈ 204 mmH_2O，国内一般认为颅内压超过 200 mmH_2O（15 mmHg）即提示颅内压增高，低于 70 mmH_2O 即有潜在的低颅压。

表 6.8 颅内压增高的原因

类型	病因	临床特征与备注
颅内肿物	– 脑肿瘤 – 硬膜下血肿 – 脑内血肿 – 大面积卒中（特别是大脑中动脉梗塞）	局灶性神经功能或神经心理功能障碍；头痛
大脑静脉和静脉窦血栓	感染、原发病（如凝血系统疾病），静脉窦血栓常查不到病因	如果大脑内静脉受累，则出现意识障碍；头痛、癫痫发作；静脉（窦）血栓可能继发颅内出血
感染	脑炎、脑膜炎、脑脓肿	发热、假性脑膜炎，常见病因包括单纯疱疹病毒性脑炎、神经型布氏杆菌病以及神经梅毒
颅脑外伤	挫伤、脑水肿、颅内或颅外血肿	由于脑水肿引起临床特征进行性加重；局灶性癫痫
脑脊液循环或重吸收障碍	– 脑室肿瘤	头痛（可能是发作性的），呕吐，间断性颅内压增高
	– 导水管狭窄	侧脑室和第三脑室增宽，第四脑室形态正常
	– 交通性脑积水	双腿痉挛、尿失禁、器质性精神障碍，通常有蛛网膜下腔出血或脑膜炎病史
脑脊液蛋白浓度增高	如多发性神经根炎，脊髓肿瘤（特别是 Schwann 细胞瘤）	腰穿可见脑脊液蛋白浓度增高
中毒	铅中毒、杀虫剂中毒等	器质性精神障碍、贫血、铅线（牙龈），常伴其他神经系统或躯体其他系统的症状和体征
医源性	类固醇、口服避孕药、四环素类	
高原反应	海拔快速上升、缺氧、肺和脑水肿	头痛、肺水肿、视网膜出血、心绞痛，治疗方法是立即回到低海拔地区
散发性颅内压增高，假性脑瘤	颅内压增高且原因不明	好发于肥胖的青年女性；裂隙脑室，有的出现视盘水肿；除外其他原因所致颅内压增高

6.3.3 并发症：脑疝

颅内压增高最重要的并发症是脑干脑疝。随着幕上占位效应的加剧，颞叶内侧基底部被压入小脑幕切迹内，形成脑疝压迫脑干（图 6.12）；同时，同侧动眼神经受压，副交感神经的传出纤维受损而致瞳孔散大，患者的意识状态受损。单侧脑疝引起对侧偏瘫，双侧脑疝则导致四肢瘫。幕下肿物直接压迫脑干，或者脑干因脑疝被压入枕骨大孔或向上疝入小脑幕。

表 6.9　颅内压增高的表现

检查	症状与体征	
体格检查	**颅内压增高的症状与体征**	– 头痛（弥漫性、持续性，晨起加重） – 恶心、呕吐（通常为早晨阵发性干呕） – 呃逆 – 进行性加重的肌无力和意识障碍 – 随着颅内压增高而进行性加重的兴趣缺失、淡漠
	提示潜在脑疝可能的征象	– 意识障碍，从嗜睡到昏迷 – 呼吸功能障碍，心动过缓，高血压（统称 Cushing 反射） – 角弓反张和肢体伸肌痉挛 – 瞳孔散大
	眼部检查	– 视盘水肿（如果颅内压骤升，则可能无该征象） – 偶发视网膜出血 – 盲区扩大 – 有短暂失明的弱视发作 – 偶有动眼神经瘫或展神经瘫（展神经是在蛛网膜下腔内走行最长的脑神经）
颅骨 X 线检查	只能检测到慢性颅内压增高的异常征象：指状纹理增加，蝶鞍增大，鞍背骨质密度减低；在儿童和青少年中，可见颅骨上的一处或多处颅缝分离	
CT/MRI	裂隙脑室（脑水肿导致颅内压增高）、脑回受压、脑室周围信号变化；在 CT 或 MRI 影像上可能发现导致颅内压增高的病灶（如肿瘤、出血）	
EEG	广泛性异常，不具有特异性	
腰穿	颅内压增高是腰穿禁忌证；如果仍然进行腰穿测压，颅内压一般超过 200 mmH_2O；如果脑脊液循环在寰枕或脊柱水平受阻，则压力可能是正常的	
直接颅内压监测	通过植入压力计或者脑室引流监测侧脑室压力，主要用于检测意识障碍患者或者怀疑颅内压升高的患者的颅内压	

缩写：EEG，脑电图

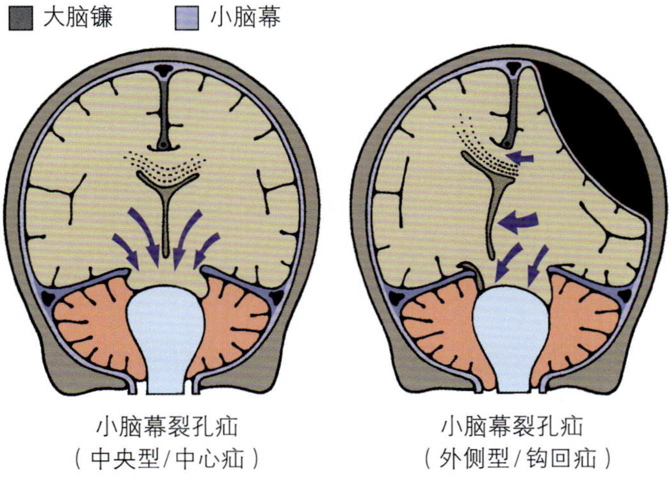

图 6.12　脑干脑疝（引自 Mattle H, Mumenthaler M. Neurologie. Stuttgart: Thieme; 2013.）

6.3.4 治疗

颅内压增高的治疗总原则就是降低颅内压，同时针对病因进行治疗。

一般治疗

- 取头高 30° 位（如果患者没有休克且血压适合、稳定）；
- 监测血氧饱和度，确保足够的血氧含量；
- 保持血糖和体温正常；
- 体液与电解质平衡（补充血容量）。

针对性治疗

- 渗透性调节剂　如静脉使用甘露醇、高渗盐水以及利尿剂（但为临时使用），用于快速降低颅内压。
- 镇静　如果颅内压严重升高（GCS > 8），则可通过镇静降低脑组织代谢，进而减少脑部需氧量。
- 过度通气　如果患者处于插管状态，可以降低二氧化碳分压，从而一过性降低颅内压。
- 糖皮质激素　糖皮质激素如地塞米松可用于消除脑水肿，特别是血管源性水肿；它们主要对肿瘤周围和炎症性脑水肿有效，但对主要为细胞毒性型的缺血性和外伤性脑水肿完全无效。
- 脑室外引流　通过插入侧脑室的引流管将脑脊液引出颅，对部分或全部由于脑积水引起的颅内压增高特别有效。
- 偏侧颅骨切除术　该手术有时是挽救患者生命的唯一手段，如在颅脑外伤或大面积中风伴占位性水肿的情况下。
- 降温　降低患者体温也能降低颅内压，但对颅脑外伤或卒中患者的益处仍有待证实。

6.4 脑肿瘤

要点

脑肿瘤是引起颅内压增高的常见原因之一，可以分为原发性肿瘤，起源于脑组织（包括神经上皮组织或邻近间充质组织，如脑膜）；脑转移瘤及起源于血管组织细胞的肿瘤等。脑肿瘤因其位置可导致多种局灶性神经功能障碍，颅内压增高的情况则取决于肿瘤生长速度。

6.4.1 概述

流行病学　脑或脊髓肿瘤在儿童及青少年中的年患病率约为 5/100 000，在成人中约为 28/100 000。脑与脊髓肿瘤是儿童最常见的实体肿瘤；而在成人中，其发病率明显低于其他肿瘤（如前列腺癌、乳腺癌等）。

不同类型的脑与脑膜肿瘤发病率见**图 6.13**，可以发现脑肿瘤谱随年龄变化有很大的差异。在儿童和青少年中，最常见的是毛细胞星形细胞瘤、胶质瘤及髓母细胞瘤；在成人中，最常见的是脑膜瘤、胶质母细胞瘤及垂体肿瘤；在老年人中，以脑膜瘤及胶质母细胞瘤最为常见。

注意

脑膜瘤、施旺细胞瘤及垂体肿瘤是中枢神经系统最常见的良性肿瘤，胶质母细胞瘤和星形细胞瘤则是最常见的恶性肿瘤。

分类与分级　在世界卫生组织（WHO）分类中，脑肿瘤主要根据其组

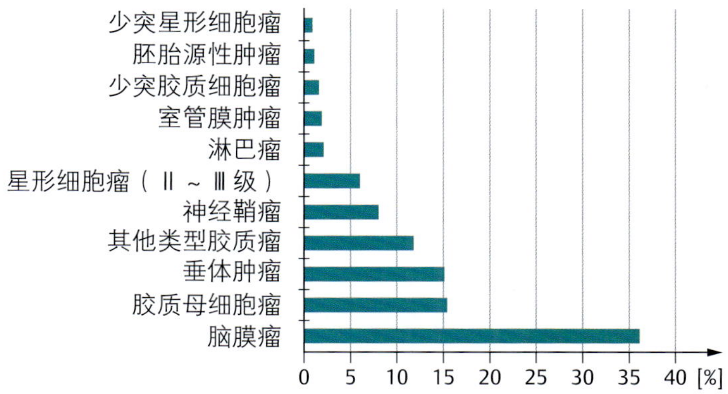

图 6.13 脑与脑膜肿瘤的发病率（数据引自 www.cbtrus.org）

织学类型（见**表 6.10**）和恶性程度进行分类，主要分为四个级别（**表 6.11**）：Ⅰ级、Ⅱ级为良性肿瘤，Ⅲ级、Ⅳ级为恶性肿瘤。

表 6.10 WHO 神经系统肿瘤组织学分类（2007，简化版）

肿瘤类型	举例
神经上皮肿瘤	星形细胞瘤，胶质母细胞瘤 少突胶质细胞瘤 混合型胶质瘤 室管膜瘤 脉络丛乳头状瘤 神经节胶质瘤 松果体细胞瘤 髓母细胞瘤
周围神经肿瘤	施旺细胞瘤（神经鞘瘤） 神经纤维瘤
脑膜源性瘤	脑膜瘤 血管外皮细胞瘤
血液系统肿瘤	原发中枢神经系统淋巴瘤 恶性淋巴瘤
生殖细胞性肿瘤	生殖细胞瘤 畸胎瘤
鞍区肿瘤	垂体腺瘤 颅咽管瘤
转移瘤	肿瘤来源： – 肺癌 – 乳腺癌 – 肾癌 – 结肠癌

病因学 多数脑肿瘤病因未明，仅有一小部分是由暴露于电离辐射引起的或作为遗传综合征中的一部分，如 Li-Fraumeni 综合征（可表现为星形细胞瘤、原始神经外胚叶肿瘤或肉瘤等）、Turcot 综合征（可表现为髓母细胞瘤或胶质母细胞瘤）或斑痣性错构瘤病（见章节 6.1.8）：

- 神经纤维瘤病：1 型（神经纤维瘤或虹膜错构瘤）；2 型（脑膜瘤、双侧前庭神经鞘瘤或肾错构瘤）；
- von Hippel–Lindau 病（小脑血管母细胞瘤）；
- 结节性硬化症（皮质错构瘤或巨细胞型星形细胞瘤）；
- 颜面血管瘤痣，或 Sturge-Weber 综合征。

一般临床特征 脑肿瘤的一般临床特征见**表 6.12**，其进展快慢主要取决于肿瘤类型和增殖速度。恶性肿瘤表现为典型的“渐进性”病程，肿瘤起始阶段即表现典型的临床症状与体征，随后稳定、快速进展。另一方面，良性肿瘤的临床症状与体征则进展缓慢并隐匿，可能持续多年。肿瘤卒中（良性或恶性肿瘤）可突然起病。

表 6.11 WHO 脑肿瘤分级

级别	特点	MRI	举例
I	缓慢生长，非恶性，肿瘤细胞表现近似正常，生存期长	T2WI 为高信号，几乎无占位效应，不增强	毛细胞星形细胞瘤
II	增殖相对缓慢，偶发非典型细胞，可能进展为更高级别肿瘤，或治疗后复发时表现为高级别肿瘤	T2WI 为高信号，占位效应，不增强	星形细胞瘤，少突胶质细胞瘤
III	恶性、间变性肿瘤细胞，复发时表现为高级别肿瘤	T2WI 为高信号，占位效应，不增强，强化形式多样（无强化或明显强化）	间变性星形细胞瘤
IV	恶性、间变性肿瘤细胞，迅速侵袭性生长	T2WI 为高信号，占位效应，明显环形强化	胶质母细胞瘤

引自 Mattle H, Mumenthaler M. Neurologie. Stuttgart: Thieme; 2013.

表 6.12 脑肿瘤的一般临床特征

症状	体征
– **头痛**（弥漫性，可发生在夜间或白天，是约半数脑肿瘤患者的早期症状） – 其他颅内压增高症状（恶心、呕吐） – 癫痫发作（局灶性发作或大发作；约为 1/4 脑肿瘤患者的早期症状） – 精神症状（淡漠、易怒、易疲劳、记忆力及注意力下降）	– 局灶性神经功能缺损（取决于肿瘤部位） – 精神与认知功能缺损（记忆力减退或神经心理功能障碍） – 其他脑神经受累症状 – 多有视盘水肿

诊断评估　神经影像学检查是最基本的检查手段，应同时行增强 MRI 检查（**表 4.2**）。CT 在某些情况中可提供补充信息，如显示钙化或原发病灶，但对某些肿瘤诊断价值有限（尤其是低级别胶质瘤）。某些情况下，为了明确肿瘤血供情况，也可采用血管造影。

单独依靠影像学手段并不能确诊脑肿瘤，绝大多数病例的确诊必须依赖术后病理学检查。因肿瘤位置或其他原因造成肿瘤不能完全切除时，可通过立体定向活检取得肿瘤组织进行病理学检查。精准的病理学诊断对于后续治疗（放疗或化疗）十分重要。另外，部分术前疑为“脑肿瘤”的病例可能通过活检证实并非肿瘤性病变，而是脓肿、脱髓鞘性病变等。在此类病例中，诊断性活检可使患者避免后续过度治疗。

提示

脑脊液检查对于诊断脑肿瘤既无必要，也无帮助。脑脊液细胞学检查只有在某些沿脑膜播散的肿瘤病例（如癌性脑膜炎等）中具有一定协助诊断作用，或脑脊液条带有助于影像学类表现似脑肿瘤的多发性硬化的诊断。

肿瘤标记物检测对诊断与后续治疗十分重要。

附加信息

中枢神经系统占位性病变易被误诊为肿瘤的情况包括：
- 脑缺血、验证或栓塞后的残余病灶；
- 感染（如细菌性脓肿、结核、真菌或寄生虫感染等）；
- 多发性硬化斑块；
- 结节病。

治疗　如患者情况允许，首选完全切除肿瘤。脑肿瘤的手术方式取决于肿瘤体积、位置、组织学分级及与周围正常组织的关系（浸润或占位）等，并不是对所有的脑肿瘤都可以做到完全切除。根据肿瘤病理类型，对部分患者应在术前或术后采取放疗和 / 或化疗等措施。

恶性肿瘤导致的脑水肿主要依靠糖皮质激素（多为地塞米松）来治疗。地塞米松亦可在术前应用，主要目的是减轻因颅内压升高而导致的脑肿胀。对于癫痫，则主要采取抗癫痫治疗措施，如使用左乙拉西坦等。部分病例预防性应用抗癫痫药物亦有效。

提示

癫痫是脑肿瘤的重要临床特征，可在术前或术后发生。

6.4.2　星形细胞瘤和胶质母细胞瘤

注意

星形细胞瘤属于神经上皮肿瘤，是最常见的原发性脑肿瘤。Ⅲ级和Ⅳ级星形细胞瘤被称为间变性星形细胞瘤或胶质母细胞瘤，属于高度恶性肿瘤，是主要的致死性脑肿瘤。Ⅰ级和Ⅱ级星形细胞瘤属于良性肿瘤，生长进展缓慢。毛细胞星形细胞瘤（Ⅰ级）好发于儿童及青少年，是唯一一类完全切除后不会复发的星形细胞瘤。

Ⅳ级星形细胞瘤（胶质母细胞瘤）

原发性和继发性胶质母细胞瘤有明显差异。原发性胶质母细胞瘤发病时（或被首诊时）多已经是Ⅳ级肿瘤，而继发性胶质母细胞瘤多经过较长时间由低级别星形细胞瘤恶性进展而来。过去，胶质母细胞瘤在组织学上被称为“多形性胶质母细胞瘤”，因“multiforme”多无特殊意义，故目前已被删除。

流行病学　胶质母细胞瘤是最常见、恶性程度最高的原发性脑肿瘤，主要向正常脑组织侵袭性生长。胶质母细胞瘤的好发年龄集中在 50~60 岁。

位置和生长　胶质母细胞瘤起源于大脑半球并可以通过胼胝体向对侧半球生长（蝶形胶质瘤）。胶质母细胞瘤增殖迅速，可在较短时间内引起明显临床特征，使其可以在发病后的几周到数月内被发现，进而得到确诊。

临床特征　胶质母细胞瘤患者一般以局灶性神经功能缺损表现起病，有时可伴有癫痫发作，进而在短时间内出现颅内压增高的表现（**表 6.9**）。

诊断评估　可根据影像学表现对胶质母细胞瘤做出明确诊断（**图 6.14，图 6.15**），但这并不能替代组织病理学诊断。增强 MRI 或 CT 主要表现为伴有中央非强化区（即中间的坏死区）的环形强化，

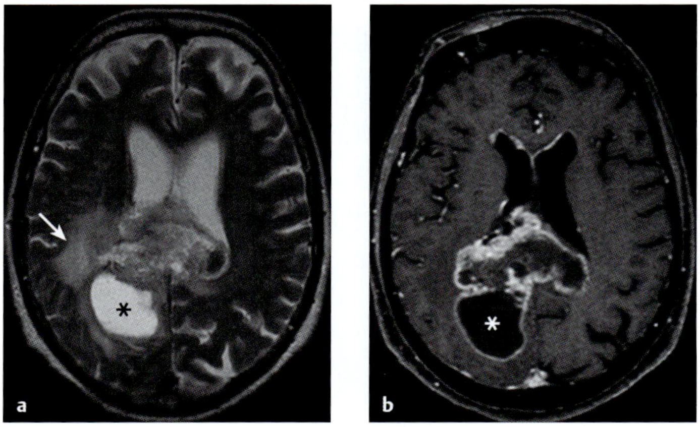

图 6.14　胶质母细胞瘤。T2WI（a）和 T1WI（b）示位于胼胝体及相邻两半球的“蝶形”肿瘤。位于右侧枕叶的囊性改变（*）也是肿瘤，与肿瘤其他部位相似，囊壁呈明显强化（b）。瘤周水肿在右侧半球最为明显（→）（a）

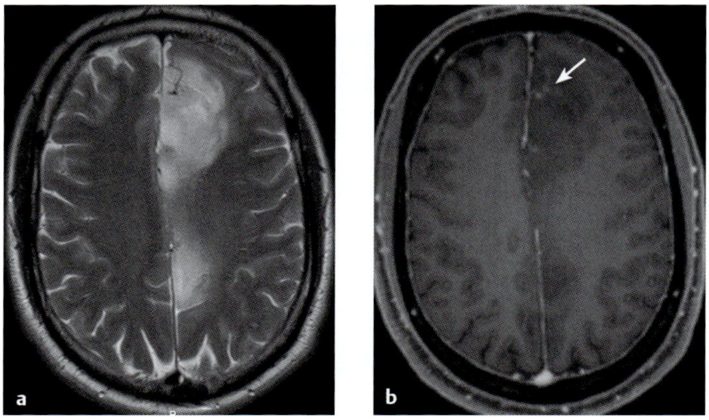

图 6.15　Ⅱ ~ Ⅲ级星形细胞瘤　肿瘤在 T2WI 上呈高信号（a），在增强 T1WI 上呈低信号（b）。位于左额部分的肿瘤明显强化，很可能此部分肿瘤为Ⅲ级

主要原因是肿瘤快速增殖导致其内部组织坏死。影像学表现也可见瘤内出血；瘤周水肿非常明显，导致肿瘤占位效应并使中线移位。

预后　胶质母细胞瘤患者接受手术（部分或完全切除）及后续放 / 化疗后，生存期为数月至数年不等。

Ⅲ级星形细胞瘤（间变星形细胞瘤）

Ⅲ级星形细胞瘤的恶性程度介于Ⅱ级星形细胞瘤与胶质母细胞瘤之间。

附加信息

大脑胶质瘤病主要是指胶质源性肿瘤细胞弥漫性生长，累及 3 个或 3 个以上脑叶，被归入Ⅲ级星形细胞瘤，不适于手术治疗，对放疗亦不敏感。

Ⅱ级星形细胞瘤

流行病学　大脑半球Ⅱ级星形细胞瘤主要累及 30~40 岁的成人。

生长　虽然此类肿瘤也会侵犯周围正常组织并造成占位效应，但明显有别于胶质母细胞瘤，其生长缓慢，往往持续数年。

临床特征 主要表现为局灶性或继发性癫痫，行为或神经心理功能障碍，渐进性局灶性神经功能缺损（如偏瘫等）及颅内压增高等。

治疗与预后 如果癫痫发作是唯一临床特征，在大安全范围内手术切除肿瘤有利于控制癫痫发作。完全切除肿瘤有时可使其数年内不复发。

Ⅰ级星形细胞瘤（毛细胞星形细胞瘤）

流行病学 此类肿瘤好发于儿童和青少年患者。

位置及生长 毛细胞星形细胞瘤主要见于大脑半球，或小脑蚓部并累及脑桥，属于良性肿瘤，生长缓慢。

临床特征 临床特征主要取决于肿瘤部位，小脑症状较常见。

诊断评估 在影像学上，此类肿瘤多表现强化特点（是唯一可强化的良性脑肿瘤）。

治疗和预后 完全切除肿瘤可以治愈。当由于部位等因素不能完全切除肿瘤时，可以选择放 / 化疗。

特殊类型的脑肿瘤

脑干星形细胞瘤 脑干星形细胞瘤多为良性，但不适于手术治疗，不可治愈。放 / 化疗等能够改善患者的症状和体征。

6.4.3 室管膜瘤

流行病学和生长 室管膜瘤是好发于儿童和青少年的良性肿瘤，呈膨胀性或占位性生长，部分伴有钙化和囊变。

位置 室管膜瘤起源于脑室或脊髓中央管内壁的神经上皮，好发于后颅窝，最多见于四脑室和上髓帆（**图 7.8**）。

临床特征 主要表现包括局灶性（多为小脑）神经功能缺损以及由脑脊液循环受阻导致的颅内压升高、梗阻性脑积水。如儿童出现罕见的、持续的头痛，应该考虑后颅窝室管膜瘤或其他类型肿瘤的可能。

治疗与预后 治疗应首选手术结合术后全神经轴放疗。约 70% 的患者经过标准治疗可存活 10 年甚至更长。

6

6.4.4 髓母细胞瘤和原始神经外胚叶肿瘤

流行病学 髓母细胞瘤主要好发于儿童（约占 3/4）。原始神经外胚叶肿瘤是好于儿童时期的一类罕见肿瘤。

位置和生长 这两类肿瘤均为未分化的高度恶性肿瘤（WHO 分级Ⅳ级），增殖迅速并呈现快速进展性病程的临床特征。髓母细胞瘤多起源于第四脑室顶，有时可以侵犯全部脑室系统并累及小脑蚓下部；呈浸润性生长，并可延脑脊液循环播散至脊髓（播散转移）。原始神经外胚叶肿瘤多见于幕上。

临床特征 这两类肿瘤的临床特征类似小脑星形细胞瘤（头痛、恶心、呕吐及躯体型共济失调），可能合并脊髓和圆锥受累的表现。

治疗和预后 髓母细胞瘤首选手术切除并结合术后全神经轴（因脑脊液播散转移病灶）放 / 化疗。即使肿瘤完全切除，髓母细胞瘤患者预后亦不容乐观（仅在约 50% 的患者中可完全切除肿瘤），但完全切除肿瘤者相对未能完全切除者预后更好。髓母细胞瘤复发更常见。原始神经外胚叶肿瘤患者较髓母细胞瘤患者预后更差。

6.4.5 少突胶质细胞瘤

流行病学　少突胶质细胞瘤好发于40~50岁的成人。

位置及生长　少突胶质细胞瘤好发于大脑半球，多位于额叶，分化相对良好，生长缓慢，多伴钙化。

临床特征　临床多表现为癫痫发作，约70%的患者可反复发作。

治疗　少突胶质细胞瘤对放疗不敏感，最佳治疗方案为完全切除。若能够实现完全切除，可不放疗。肿瘤完全切除后数年内仍可复发。

提示

绝大多数视神经和视交叉胶质瘤发生于儿童时期，多是神经纤维瘤病的表现之一。

6.4.6 脑膜瘤

流行病学和病因学　脑膜瘤好发于40~50岁的成人，多数病例为散在发病，但是在某些肿瘤综合征中具有遗传倾向，如神经纤维瘤病Ⅱ型（**表6.4**）。早年的辐射暴露亦是脑膜瘤的诱发因素。

位置和生长　此类中胚层肿瘤起源于蛛网膜，多为良性肿瘤，分化良好，生长缓慢，多为膨胀推挤性生长而不是浸润周围正常组织。组织学病理检查多表现为洋葱皮样改变。特定部位的脑膜瘤会导致典型的神经功能缺损表现（**表6.13**）。

脑膜瘤的形态学分型和分级　依据脑膜瘤的大体结构和显微结构，WHO对其进行了分级：

- WHO Ⅰ级（良性，包括绝大多数脑膜瘤）：脑膜上皮型、过渡型、微囊型、

表6.13　脑膜瘤好发部位与症状

部位	最常见起始症状	病程发展	特点
嗅沟	幻嗅	癫痫发作，头痛，额叶型人格改变，可能累及视神经	
大脑凸面（脑表面）	癫痫发作	偏瘫	
矢状窦旁及大脑镰	下肢瘫痪（有时出现双侧巴氏征阳性）	癫痫发作	罕见截瘫
蝶骨翼	视力视野受损（肿瘤位置居中或邻近视神经），动眼神经麻痹	眼球突出，偏瘫	外侧肿瘤可能导致颞骨增生
鞍结节	视力受损，视盘苍白	渐进性视野缺损	
桥小脑脚	听力下降，眩晕	面神经或三叉神经受累，脑干受压	应与前庭神经鞘瘤鉴别
枕骨大孔	四肢瘫，吞咽困难，构音障碍	后组脑神经受累	
脑室内	间断性头痛和呕吐	渐进性脑积水	好发于三角区
椎管内	渐进性周围性或四肢麻痹	截瘫或四肢瘫	

分泌型、纤维型、砂砾体型及血管瘤型；
- WHO Ⅱ级（间变性，快速增殖，易复发）：脊索型和透明细胞型；
- WHO Ⅲ级（恶性，侵袭性生长）：乳头型和横纹肌型。

临床特征 脑膜瘤患者多表现癫痫发作和局灶性神经功能缺损（图 4.24）。在极少数患者，虽脑膜瘤位于远离导水管的部位（如额叶等），亦可导致脑积水和颅内压增高。神经功能缺损常缓慢进展多年，脑膜瘤多为偶然发现。

诊断评估 脑膜瘤诊断主要依靠 MRI 和 CT 扫描（图 4.24，图 6.16），主要表现为明显均匀强化。

治疗 应严格把握脑膜瘤手术指征。对较年轻患者，应尽量完全切除肿瘤；对老年患者，则没有必要追求完全切除。

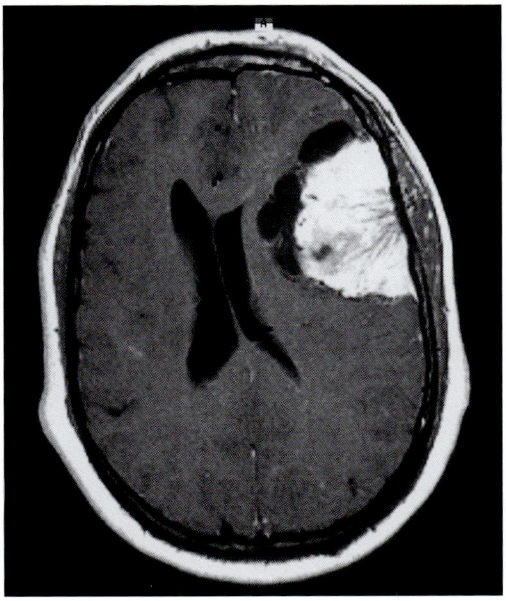

图 6.16 左侧大脑凸面（大脑表面）脑膜瘤（增强 MRI）。肿瘤占位效应明显，挤压脑室变形并导致中线结构向对侧移位。肿瘤与脑组织交界处可见囊性改变。肿瘤供血血管在肿瘤表面进入瘤内形成“流空”征

是否手术取决于肿瘤位置和生长速度。重度钙化的脑膜瘤生长极为缓慢，甚至不生长。术后残留肿瘤可采用放疗来处理。

6.4.7 淋巴瘤

流行病学 典型淋巴瘤好发于 40~60 岁的免疫缺陷（如 HIV 感染）患者，但也可累及有免疫缺陷的老年患者。

位置和生长 淋巴瘤可继发于血液系统淋巴瘤或为原发中枢神经系统淋巴瘤。原发中枢神经系统淋巴瘤主要是非霍奇金淋巴瘤，并且仅限于中枢神经系统，此类肿瘤生长迅速。

临床特征 中枢神经系统淋巴瘤患者多出现颅内压增高、癫痫及局灶性神经功能缺损的相关表现，脑神经及眼也常受累。

诊断评估 CT 和 MRI 扫描示脑室壁附近明显强化的占位性病变时，应考虑中枢神经系统淋巴瘤的可能。

治疗 中枢神经系统淋巴瘤的治疗措施包括应用皮质激素、化疗、免疫治疗（氨甲蝶呤及利妥昔单抗）或放疗等。

注意

免疫缺陷患者发生原发性中枢神经系统淋巴瘤多与 EB 病毒感染有关。

6.4.8 垂体瘤

垂体瘤多起源于垂体前叶细胞，可分泌多种激素，导致内分泌功能亢进或障碍。因此，垂体瘤患者多表现内分泌紊乱和/或垂体邻近组织压迫症状。

功能性垂体腺瘤 这类肿瘤好发于 30~50 岁成人，临床特征取决于其分泌的激素种类和水平：

- 嗜碱细胞腺瘤分泌大量促肾上腺皮质激素，可引起 Cushing 综合征（由垂体腺瘤导致的 Cushing 综合征被称为 Cushing 病）；
- 泌乳素腺瘤可引起女性泌乳及继发性闭经，男性阳痿等；
- 一少部分嗜酸细胞腺瘤可以分泌生长激素，导致肢端肥大症，或肿瘤生长巨大压迫周围正常组织。

注意

虽然嗜碱细胞腺瘤和泌乳素腺瘤很少引起占位效应，但是嗜酸细胞腺瘤或上述内分泌欠活跃细胞腺瘤可生长至较大体积，压迫垂体引起功能障碍，临床特征垂体功能低下症状（多种垂体激素减退，包括甲状腺功能低下及继发性性腺功能减退等）。

无功能性垂体腺瘤　无功能性垂体腺瘤无内分泌功能，多因体积巨大压迫周围组织引起压迫症状后被发现。头痛多为非特异性。这类肿瘤还可以突破鞍膈生长并压迫视交叉，导致视野缺损，多因压迫视交叉内侧纤维导致双侧颞上象限四分之一或双颞侧视野缺损（见章节 12.2.1，**图 12.1**）；若未交叉纤维受到压迫，视力也会受到影响。

治疗与预后　垂体瘤体积在可允许范围内时，应通过经蝶窦入路在显微镜下进行切除；若肿瘤体积巨大，可以采用额下入路切除肿瘤。对残留或复发的肿瘤，可采用放疗来处理。大部分手术切除肿瘤的患者（未完全损伤和损害时间较短）视力、视野可恢复。对泌乳素腺瘤也可以采用药物治疗，通过多巴胺类抑制剂（如卡麦角林）抑制泌乳素分泌。即使首次治疗效果满意，对所有垂体腺瘤患者均也应该终生随访并进行激素替代治疗（包括皮质醇、左旋甲状腺素、抗利尿激素、睾丸酮及雌激素等）。

6.4.9　畸形和错构瘤

这类肿瘤主要包括颅咽管瘤、皮样囊肿、表皮样囊肿及海绵状血管瘤等。

颅咽管瘤

流行病学　颅咽管瘤是儿童和青少年时期最常见的鞍上肿瘤。

位置和生长　颅咽管瘤起源于垂体窝内或上方，可向上长入间脑和第三脑室。其起源于 Rathke 囊内的残余物质，多含有钙化和胆固醇结晶。

临床特征　颅咽管瘤患者多表现垂体功能低下、间脑表现（尿崩症等），和 / 或视力视野受损等。与垂体瘤类似，颅咽管瘤也可以引起四分之一象限盲或偏盲并损害视力。颅咽管瘤还可以导致梗阻性脑积水。

治疗　首选手术切除。

其他错构瘤

海绵状血管瘤（或称为海绵状血管畸形）由界限清楚的团块状毛细血管组成。海绵状血管瘤可多发，或具有家族遗传倾向（定位于 7 号染色体）。患者可表现癫痫发作或出血。

表皮样囊肿好发于颅底，多伴钙化，可引起局灶性神经功能缺损或癫痫发作。发病高峰年龄为 25~45 岁。

6.4.10 神经鞘瘤

生长和位置 神经鞘瘤（施旺细胞瘤）属于良性肿瘤，起源于施旺细胞（图 7.8），最常起源于第Ⅷ对脑神经（听神经），多被称为前庭神经鞘瘤（图 6.17），主要位于桥小脑脚。

临床特征 前庭神经鞘瘤多以第Ⅷ对脑神经功能障碍起病，包括渐进性听力丧失、眩晕及平衡功能障碍；随肿瘤增大，逐渐累及桥小脑脚区其他脑神经，引起面瘫和三叉神经支配区域感觉减退；肿瘤进一步生长可能压迫小脑或脑干，又会引起小脑征（尤其是共济失调）和锥体束征。

诊断评估 神经鞘瘤的诊断主要依靠 MRI 和 CT 扫描，无须术前脑脊液检查，但前庭神经鞘瘤患者术前脑脊液蛋白含量明显升高。神经鞘瘤穿过神经孔（如椎间孔）可表现典型的沙漏征。

治疗 目前，神经鞘瘤的首选治疗方案为完全切除。另外，目前对部分小的前庭神经鞘瘤可通过立体定向放射外科有效、安全地控制。

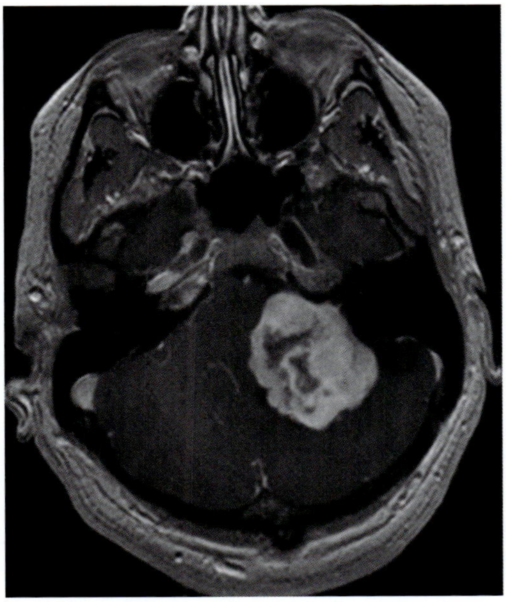

图 6.17 左侧桥小脑脚区大型前庭神经鞘瘤。肿瘤部分突入内听道内，肿瘤体积巨大压迫并推挤脑干。在增强 T1WI 上明显不均匀强化是此类肿瘤的影像学特征

6.4.11 脑转移瘤

流行病学 脑转移瘤约占脑内恶性肿瘤的 15%，男性最常见的来源为肺癌，女性为乳腺癌；在两性中均较为多见的是黑色素瘤和肾癌。

临床特征与诊断 脑转移瘤的表现主要取决于肿瘤的位置。脑转移瘤有时可先于原发肿瘤表现临床症状，在这类患者中，多发脑转移更常见，如多发肺癌脑转移（图 6.18）。

治疗与预后 一般而言，应严格把控脑转移瘤的手术指征，手术治疗只适合孤立性脑转移瘤。只有约 20% 孤立性脑转移瘤患者，在接受手术和放疗 5 年后仍然存活。如果这些患者尚未死于原发肿瘤，脑转移瘤通常可导致广泛脑水肿和癫痫发作，因此应预防性使用糖皮质激素及抗痫药物，而这又可能导致临床症状的暂时改善。

附加信息

癌性脑膜炎通常是由肿瘤细胞转移到蛛网膜下腔或软脑膜引起的，可来源于多种原发肿瘤，如癌性、胶质瘤源性或淋巴瘤源性。主要通过脑脊液检查诊断，预后不良。

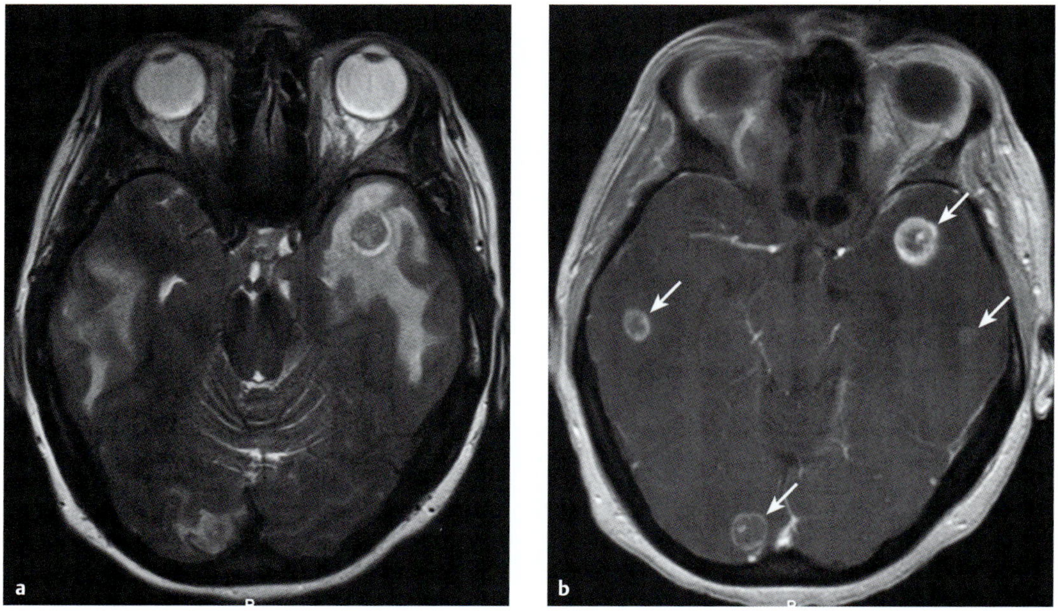

图 6.18 多发肺癌脑转移瘤。a. T2WI 示双侧颞叶和右侧枕叶多发占位性病变并伴有明显水肿。b. T1WI 显示脑内有 4 个明显强化的结节（→）

6

6.5 脑缺血与缺血性卒中

要点

术语“卒中”包括脑循环的缺血性和出血性紊乱所致的急性或亚急性中枢神经系统功能障碍。其中，缺血性卒中占 80%~85%，出血性卒中占 15%~20%。非外伤所致颅内出血将在章节 6.6 进行讨论。

6.5.1 概述

每年，大约每千人中就有 2 个人会遭受缺血性卒中的打击，卒中患病率随年龄增长而显著增高。80 岁之前，与男性相比，女性发生卒中的概率低；80 岁之后，则性别差异不再明显。脑缺血是指大脑某一区域的灌注严重受损。

脑缺血的分类如下：

- 根据病因分类：缺血大多数是由栓子栓塞动脉（动脉粥样硬化性狭窄引起的动脉栓塞，以及心源性栓塞）、大动脉血管病（动脉粥样硬化性血管闭塞）或小血管病（纤维蛋白样坏死阻塞小血管，也称为“脂透明质病”）导致的。静脉血流受阻是一个不常见的病因。
- 根据病程分类：短暂性脑缺血发作（transient ischemic attack，TIA）、进展性卒中、完全性卒中。
- 梗死的血管类型：区域型、分水岭型、边界区型*、腔隙性。
- 受累血管及所导致的血管综合征［如大脑中动脉（middle cerebral artery，

* 译者注：分水岭（watershed）梗死和边界区（border zone）梗死是同一类型两个名词，国内更流行使用“分水岭梗死”这个名词。

MCA）综合征、大脑后动脉综合征、基底动脉综合征］。缺血脑组织的范围决定了后续神经功能障碍表现是短暂的还是永久的。

每个缺血事件后，都需要对可能的病因和危险因素进行彻底评估，这样才能预防缺血事件再发。事件发生后应立即给予合适的治疗（最重要的是稳定和监测血流动力学，必要的溶栓治疗和预防复发）。在专业机构（卒中单元或卒中中心）对卒中进行诊断和治疗，疗效更为显著。

6.5.2 解剖与病理生理

脑组织的动脉血供

脑梗死的部位和范围是由被阻塞的供血血管决定的，因此临床上必须熟知每条血管的供血范围和血管之间的吻合关系。吻合动脉环（Willis 环）位于颅底，沟通颈动脉和椎动脉，以及左、右半球的血供（**图 6.19**）。脑内大动脉供血范围见**图 6.20**。

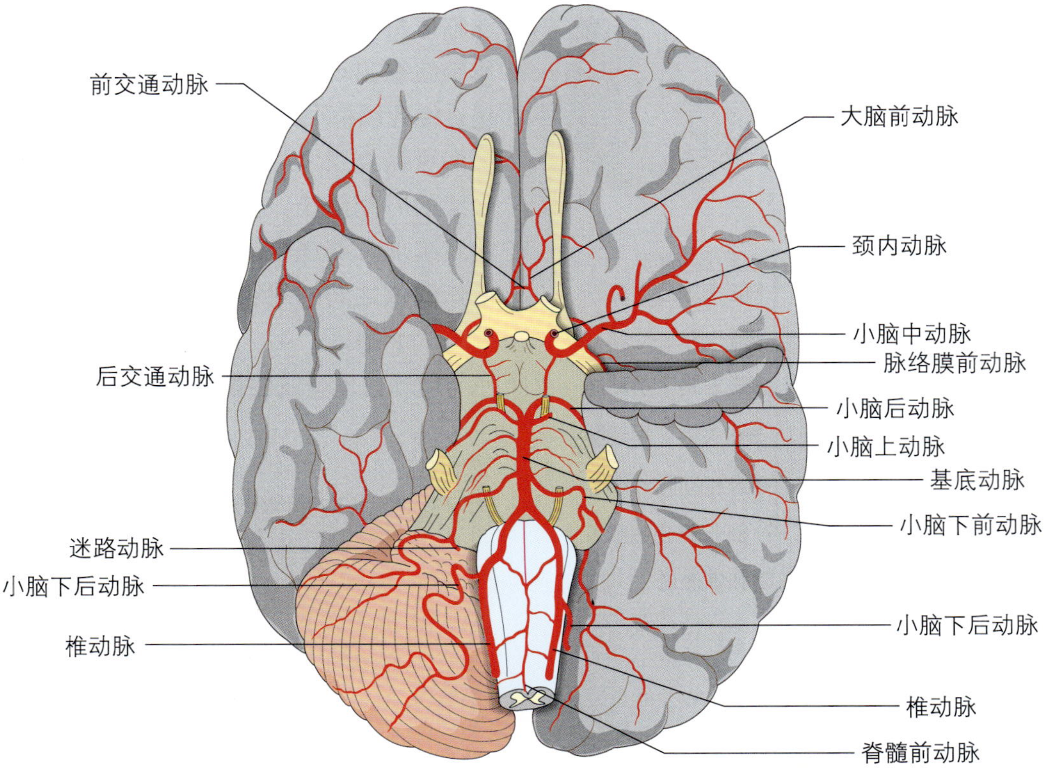

图 6.19 颅内动脉分布（脑底面观）（引自 Bähr M, Frotscher M. Duus' Topical Diagnosis in Neurology. 4th ed. Stuttgart: Thieme; 2005.）

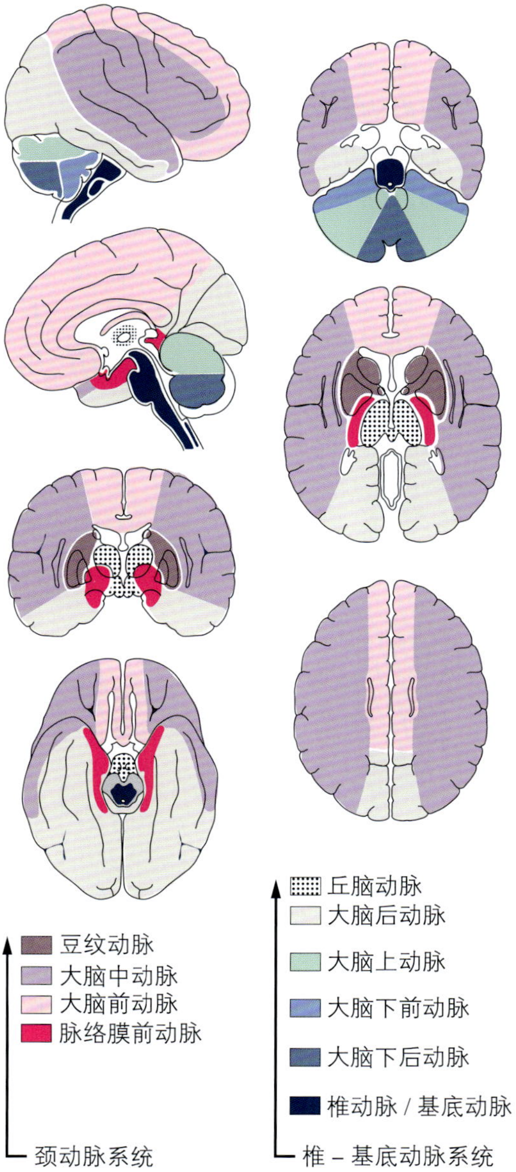

图 6.20　脑内各动脉供血区

脑灌注的调节机制

葡萄糖几乎是脑组织全部专门能量来源。脑组织重量约占体重的 2%，但接受约 15% 的心输出量。只要动脉血压保持在一定范围内，调节机制就能在动脉血压波动的情况下确保脑灌注稳定。因此，只有当动脉血压下降，脑动脉代偿性扩张以维持脑灌注，收缩压低于 70 mmHg（或高血压患者低于基线值的 70%）时，脑动脉的代偿性扩张才会受到明显抑制。过度换气和颅内压增高会减少脑灌注，而低通气（如 CO_2 分压升高）会增加脑灌注。

脑内低灌注的后果

相对缺血和半暗带　脑灌注正常值是在每 100 g 脑组织内每分钟约通过 58 mL 血量。若因脑缺血使灌注量降低到 22 mL/（100 g · min）时，即开始出现临床特征。此阶段为相对缺血期，受累脑组织出现功能性代谢障碍，但尚未超过梗死阈值*；灌注恢复正常后，脑组织即可恢复正常功能。然而，相对缺血持续的时间越长，恢复正常功能的可能性就越低。局部脑灌注位于功能阈值和梗死阈值之间的组织区域称为缺血半暗带（“半影区”）。在半暗带内，脑灌注与动脉血压呈线性相关。

注意

缺血半暗带是最重要的卒中诊断和评估指标，也是选择治疗决策和预后评价的参考：

– 在缺血半暗带内，灌注减少，但是弥散仍是正常的（灌注 – 弥散不匹配）。因此，影像学检查（特别是 MRI）能区分该部分组织与已经梗死的组织。

* 译者注：梗死阈值为 10 mL/（100 g · min）。

– 如果闭塞的血管及时再通，半暗带组织可以在很大程度上存活并恢复功能。因此，半暗带代表有进一步中风的风险，但可以通过血运重建来挽救的组织。半暗带成像是临床决策的重要辅助手段。

图 6.21 显示 1 例急性 MCA 闭塞患者的脑内缺血半暗带。血管造影的正常影像参见前面章节（**图 4.13**）。**图 6.24** 展示了 MCA 闭塞的征象。

完全性缺血会引起受累脑组织的不可逆性的损害。如果整个大脑的血液供应被切断，患者在 10~12 秒内就会失去意识，脑电图（EEG）显示的脑电活动在 30~40 秒内停止（**图 6.22**）。细胞代谢崩溃，钠泵功能停滞，组织间液（钠离子和水）涌入细胞内，由此导致的细胞水肿被称为细胞毒性脑水肿。随后，血脑脊液屏障被破坏，血浆成分包括渗透活性物质进入脑组织，液体从血管内空间流入细胞间和细胞内空间，进而产生血管源性脑水肿。在这个恶性循环中，两种类型的脑水肿均导致脑组织遭受额外压迫，进一步损害脑灌注。

6.5.3 按严重程度对脑缺血进行分类

未经治疗的脑缺血严重程度与其临床经过相关。有标准化的量表及评分用来评估脑缺血的严重程度，最常用的量表是美国国立卫生研究院卒中量表（National Institute of Health stroke scale，NIHSS，**表 6.14**）。

提示

术语“小卒中”常用于定义只有轻度运动和 / 或感觉障碍，NIHSS 评分最多 3 分（任何一项都不能多于 1 分）的卒中。小卒中患者通常是完全清醒和警觉的，神经心理功能完好，预后良好。如果不治疗，NIHSS 评分超过 15 分的患者往往预后不佳，被归为“严重卒中”。

6.5.4 病因，危险因素和一级预防

病 因

缺血性卒中的病因很多（**图 6.23**）。栓塞事件和颅内、外动脉主要动脉粥样硬化性狭窄起重要作用，但是中动脉也可出现高血压引起的动脉粥样硬化性改变或小动脉发生纤维蛋白样坏死（玻璃样变）。根据病因，可将缺血性卒中分为五类：

- 大动脉型：颅内、外大血管粥样硬化斑块局部血栓形成，或者血管狭窄处循环血流动力不足，或者动脉–动脉栓塞。
- 心源性或主动脉型栓子：主要是心房纤颤，也可能是心肌梗死、瓣膜置换、心内膜炎或心肌病的并发症。
- 小血管病：脑小血管病 / 动脉硬化，多由高血压所致，常见于老年患者。
- 其他病因：如血管病、主动脉夹层、动脉炎、凝血功能障碍、反常栓塞和右向左分流。
- 未能确定的病因。

表 6.15 可能有助于系统地寻找卒中病因。

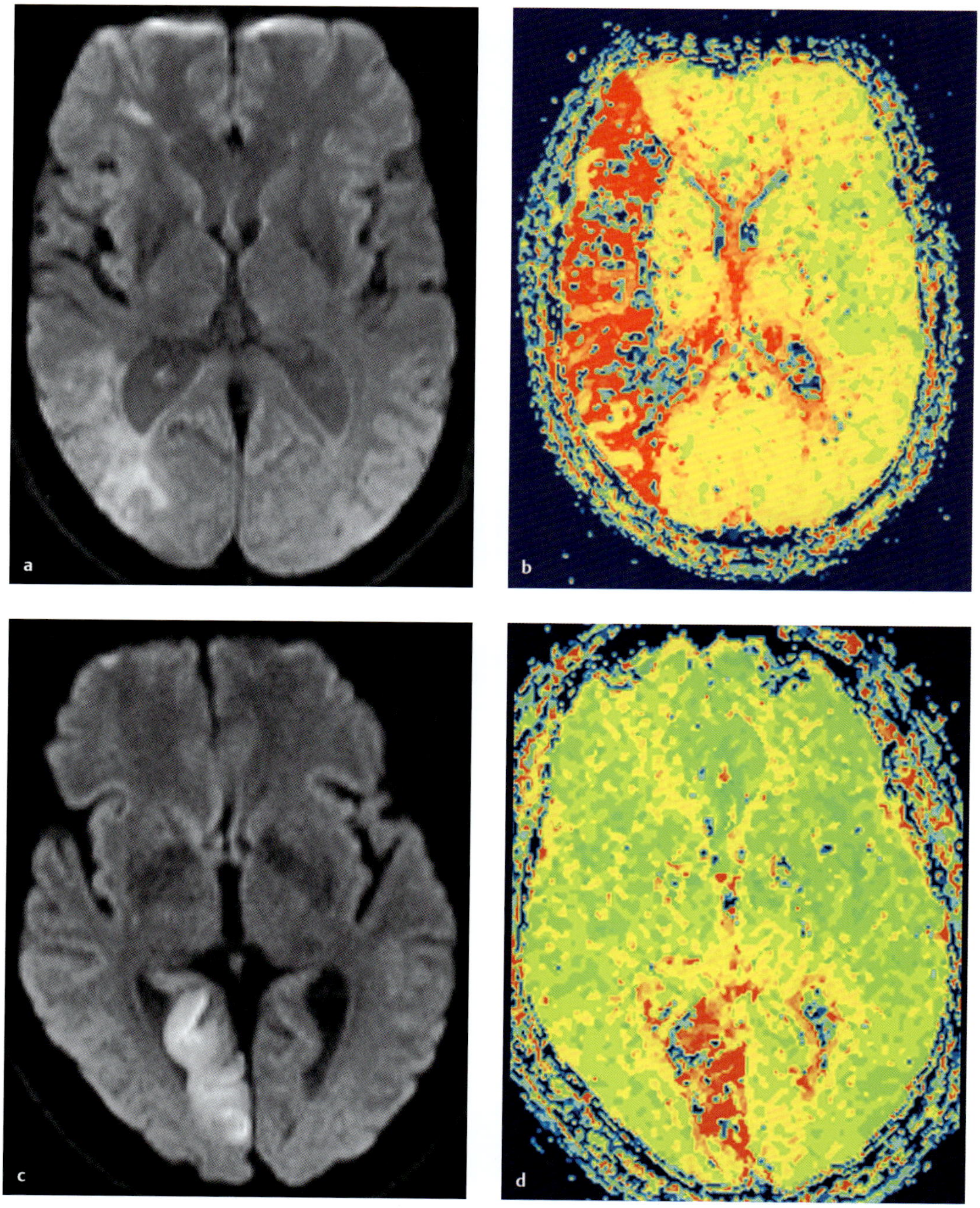

图 6.21　利用弥散加权成像（a）和灌注加权成像（b）技术显示缺血半暗带。患者为 55 岁男性，因右侧大脑中动脉主干阻塞而出现急性左侧偏瘫。作为对比，弥散加权像（c）和灌注加权像（d）展示的是 58 岁男性，出现急性偏盲。a. 弥散加权像显示右侧大脑中动脉后方斑驳状高信号，大部分大脑中动脉供血区的弥散信号正常。b. 灌注加权像基于造影剂摄取峰值的时间，后者在整个右大脑中动脉供血区出现延迟。半暗带是组织中灌注减少但扩散正常的区域。如果阻塞血管能够尽早恢复通畅，灌注不足区域的血供充分恢复，那么半暗带的组织将在很大程度上存活并恢复功能。c. 弥散加权像的对比图。d. 灌注加权像的对比图。本病例中，两个图所示的异常区域几乎是一致的，因此没有半暗带。也就是说，梗死非常完全，血流再通挽救不了梗死区的脑组织

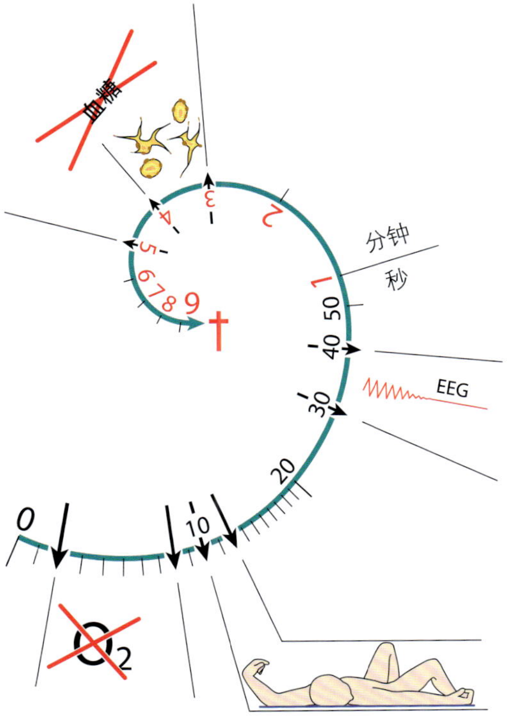

图 6.22　脑缺血随时间推移的脑功能变化。图中展示了突然切断脑组织血供后，组织代谢、意识状态、脑电图、神经细胞形态以及组织内葡萄糖浓度的变化

危险因素

增加卒中风险的因素如下：

- 高龄。
- 有早发动脉粥样硬化相关疾病（<55 岁）的阳性家族史。
- 有心脑血管疾病或外周血管阻塞疾病的病史。
- 动脉高压。
- 久坐。
- 肥胖、向心性肥胖、高脂血症。
- 糖尿病。
- 睡眠呼吸暂停综合征。
- 吸烟。
- 酗酒。
- 使用雌激素（雌二醇，尤其是同时吸烟）。
- 先兆偏头痛。
- 心脏疾病，特别是心房纤颤或心房扑动。
- 脑血管狭窄，特别是颈内动脉狭窄。

注意

最重要的卒中危险因素是心房纤颤和动脉高压。

卒中患者危险因素的一级预防

如果存在相关心血管因素，就要进行预防和治疗，心房纤颤（房颤）导致卒中的风险最高。

心房纤颤

流行病学　心房纤颤（房颤）随着年龄增加患病率增高。在超过 80 岁的人群中，约 8% 的女性和约 10% 的男性会发生房颤，其中超过 10% 的人会出现缺血性卒中。随着其他危险因素的加入，房颤引起的卒中风险也会增加。CHA_2DS_2-VASc 评分基于多种危险因素来评估年度卒中风险，包括年龄、性别、充血性心衰、糖尿病、动脉血管病，以及既往卒中病史、TIA 或体循环栓塞等。对于多数患者而言，预估的年风险在 2%~7%。

病理生理学机制　房颤导致心房内血流紊乱，通常心房也会扩张，这又会导致血液淤积和血栓形成。这种情况最常发生在左心房。松动的血栓或血栓的一部分形成栓子进入体循环，引发栓塞。

临床特征　房颤所致卒中患者的平均年龄高于整体卒中患者年龄。在这些患者中，大动脉型梗死更多见，且常为

表 6.14　NIHSS 美国国立卫生研究院（NIHSS）卒中量表

	临床特征	0	1	2	3	4	分数
1a	意识水平	清醒	嗜睡	昏睡	昏迷	—	
1b	意识水平提问：年龄？月份？	2 个答对	1 个答对	都没答对	—	—	
1c	意识水平指令：①睁闭眼；②非瘫痪侧握拳松开	2 个动作做对	1 个做对	都没做对	—	—	
2	凝视	无	部分	完全	—	—	
3	视野	正常	部分性偏盲	完全性偏盲	双侧偏盲 / 全盲	—	
4	中枢性面瘫	无	轻度	脸的下半部分偏侧完全瘫	脸的偏侧（上半部分和下半部分）完全瘫	—	
5a	左上肢运动功能	上肢平举 90°（下肢上抬 45°），坚持 10 秒无下落	坚持不到 10s 会落下，但不会触及下方物体表面	坚持不到 10s 会落下，且会触及下方物体表面	不能对抗重力	完全不能动	
5b	右上肢运动功能	上肢平举 90°（下肢上抬 45°），坚持 10 秒无下落	坚持不到 10s 会落下，但不会触及下方物体表面	坚持不到 10s 会落下，且会触及下方物体表面	不能对抗重力	完全不能动	
6a	左腿运动功能						
6b	右腿运动功能						
7	肢体共济失调	无	一个肢体有	两个肢体有	—	—	
8	感觉	正常	部分受损	显著受损或缺失	—	—	
9	语言	正常	中度失语，能交流	重度失语，几乎不能交流	完全性失语，无声音的	—	
10	构音障碍	正常	口齿不清，但可理解	讲话难以被理解（或者患者无声音的）	—	—	
11	忽视	正常	视觉、听觉、触觉等的一种感觉形式的忽视	超过一种感觉形式的忽视	—	—	

分数合计为 NIHSS 评分

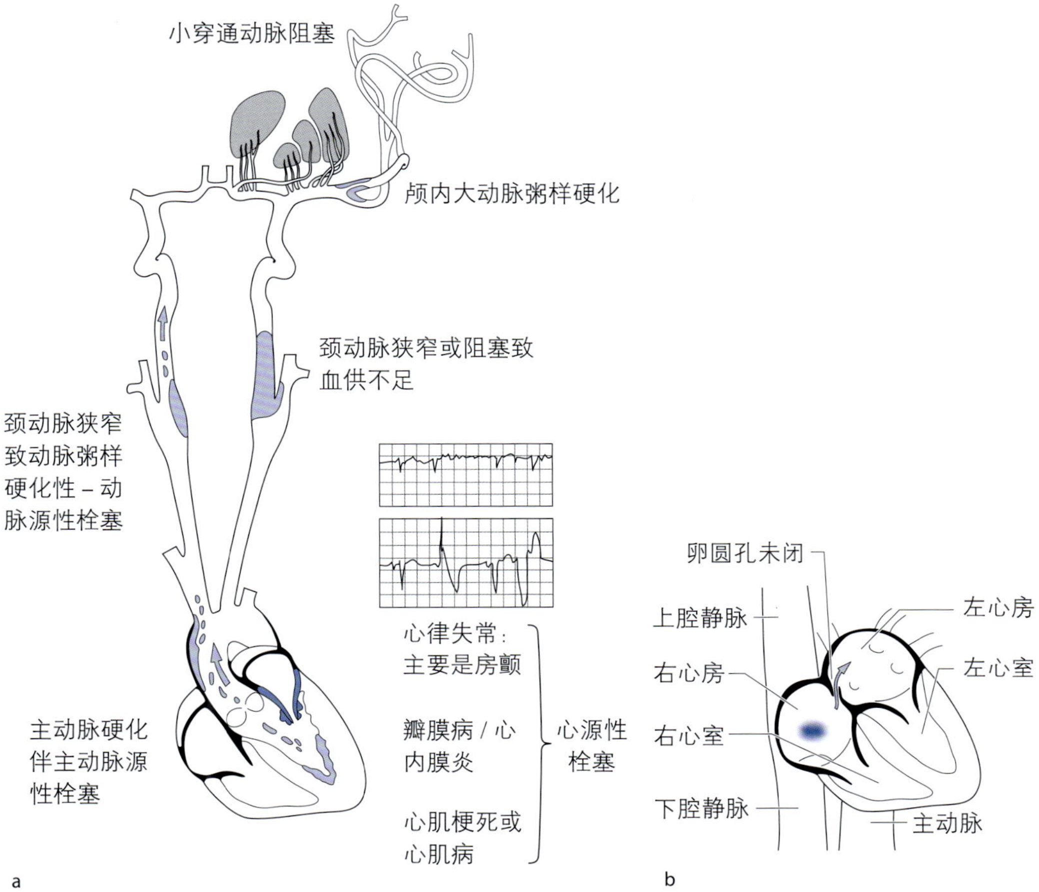

图 6.23　卒中的病因。a. 最重要的卒中病因（引自 Mattle H, Mumenthaler M. Neurologie. Stuttgart: Thieme; 2013.）。b. 卵圆孔未闭产生的反常栓塞

致命性的。因此，源于房颤的卒中高致残率和死亡率很高。

卒中的预防

> **注意**
>
> 抗凝治疗能预防三分之二的房颤引起的卒中。

新的抗凝药物阿哌沙班、依多沙班、利伐沙班（Xa 因子拮抗剂）和达比加群（凝血酶抑制剂）特别适用于房颤患者的抗凝治疗，至少和维生素 K 拮抗剂（香豆素）一样有效。

主动脉夹层

流行病学　主动脉夹层尽管发病率低，但它在青年人群中是导致卒中的第二位常见原因，仅次于动脉粥样硬化。

病理生理学机制　内膜撕裂导致血管壁层分裂。壁面血肿可阻塞血管或引起动脉－动脉栓塞。

临床特征　颈内动脉内膜夹层患者有以下表现：

－颈部、头部或眶部的疼痛（见章节

表 6.15 缺血性卒中的病因学分类

病因	
动脉粥样硬化	– 主要的颅内、外血管，包括主动脉弓：血栓、动脉源性栓塞、血供不足
	– 主动脉
	– 小血管：腔隙性梗死
心源性栓塞	附壁血栓：因心肌梗死、心肌病、心肌动脉瘤
	心脏瓣膜病：包括风湿性心脏瓣膜病、细菌性和非细菌性心内膜炎、人工心脏瓣膜
	心律失常：包括房颤、病态窦房结综合征、各种慢速或快速性心律失常
	心房黏液瘤
	反常栓塞：通过开放的卵圆孔或房间隔缺损
	心房血栓：心房间隔的动脉瘤
静脉或静脉窦血栓	感染性静脉窦血栓
	凝血障碍性疾病（如红细胞增多症、抗凝血因子缺乏症）、妊娠、药物（口服避孕药、糖皮质激素）
	无明确的病因
血液病	易栓症：由蛋白 C、蛋白 S 或抗凝血酶 Ⅲ 缺乏症，抗磷脂抗体综合征，抗心磷脂抗体综合征，阵发性睡眠性血红蛋白尿症等引起
	血红蛋白病：如镰刀型细胞贫血病、地中海贫血
	高黏滞综合征：多由多球蛋白、血小板增多、白细胞增多、巨球蛋白血症、骨髓瘤、真性红细胞增多症、骨髓增生性综合征等导致血液黏滞度增高
血管炎	原发性中枢神经系统血管炎，中枢神经系统肉芽肿性脉管炎
	累及中枢神经系统的系统性坏死性血管炎，如结节性动脉周围炎、Churg–Strauss 综合征、巨细胞动脉炎（风湿性多肌痛、颞动脉炎）、Takayasu 动脉炎、韦格纳肉芽肿病、类淋巴瘤血管炎、超敏性血管炎
	累及中枢神经系统的结缔组织病和胶原蛋白病，如系统性红斑狼疮、硬皮病、风湿性关节炎、白塞病、混合性结缔组织病
	感染性血管炎，可由 HIV、肺结核、莱姆病、神经性梅毒、真菌、单核细胞增多症、巨细胞病毒感染、带状疱疹、乙肝病毒、斑疹立克次体、细菌性心内膜炎等引起
中毒性疾病	非法毒品摄入，如可卡因、安非他命、LSD、海洛因等
	药物，如拟交感神经药、麦角胺、曲坦类、静脉用免疫球蛋白
非动脉粥样硬化性血管病	自发性或由于（如）创伤、马方综合征或纤维肌肉发育不良引起的颅内、外动脉或主动脉的夹层形成
	脑供血动脉在创伤后血栓形成或动脉撕脱
	蛛网膜下腔出血后的血管痉挛
	动静脉畸形
	遗传性血管病，如遗传性毛细血管扩张、烟雾病 *、CADASIL、其他家族性脑血管病、神经纤维瘤病中的纤维肌肉发育不良

（续表）

非动脉粥样硬化性血管病	肺静脉血栓
	椎基底动脉扩张延长症 **
	淀粉样血管病（β- 淀粉样沉积在血管壁）
其他病因	动脉痉挛，如偏头痛、可逆性脑血管收缩综合征
	代谢性疾病，如高胱氨酸尿症、高同型半胱氨酸血症、法布雷病（溶酶体贮积症伴有神经酰胺三己糖苷在血管中的沉积）、MELAS、其他的线粒体脑肌病
	其他栓子来源，如脂肪栓塞、空气栓塞、假性血管综合征伴胆固醇栓塞、癌栓、源于巨大动脉瘤的远隔栓子
	胶原病（如神经纤维瘤病）
	其他肺部疾病
医源性卒中	脑血管造影术，颈动脉、主动脉、心脏的手术
	注射类固醇晶体、脂肪栓塞等
	脂肪类塑身手术（脂肪抽吸或脂肪再填充手术）
其他未确认病因的卒中	

缩写：CADASIL, cerebral autosomal dominant arteriopathy with subcortical infarcts and leukencephalopathy，伴有皮质下梗死和白质脑病的常染色体显性遗传性脑动脉病；HIV, human immunodeficiency virus：人类免疫缺陷病毒；LSD, lysergic acid diethylamide：麦角酰乙二胺；MELAS, mitochondrial encephalomyopathy, lactic acidosis, andstroke-like episodes：线粒体脑肌病伴高乳酸血症和卒中样发作。

* 一种罕见疾病，流行于日本，但在其他地方也可见。病变表现为颈动脉远端内膜纤维化引起脑血管狭窄，远端血管变细，典型的脑血管造影术可见远端血管像一团烟雾状（日语为“moyamoya”）

** 伴有脑血管扩张和扭曲的扩张性大血管病

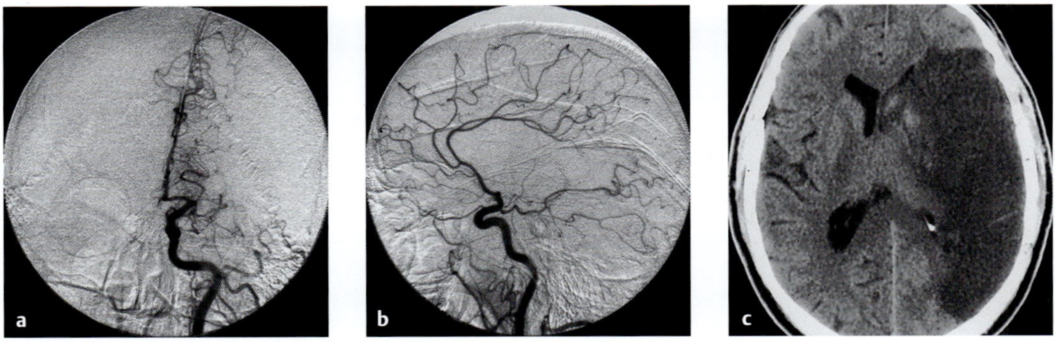

图 6.24 左侧大脑中动脉供血区脑梗死。患者为 60 岁男性，突发右侧偏瘫。**a.** 左侧颈动脉造影（前后位）可见大脑中动脉起始段阻塞。只有大脑前动脉可见。**b.** 侧位像显示可见胼周动脉及其分支、大脑后动脉；而大脑中动脉及其分支未显影（参考**图 4.13** 所示正常颈动脉造影术成像）。**c.** 卒中发生 2 天后的 CT 扫描可见大脑中动脉供血区的大面积梗死，累及皮层和基底节

14.2.4）。
- Horner 综合征（见章节 12.3.5，**图 12.15**）。
- 低位脑神经功能缺损。

椎动脉内膜夹层患者可有以下表现:
- 颈部和枕部疼痛。
- 延髓和小脑梗死。
- 罕见的基底动脉血栓和广泛脑干梗死。

治疗　患者有局灶性体征，如疼痛，可以用肝素或阿司匹林（ASA）治疗，并对疼痛进行针对性治疗。一旦发生卒中，治疗方法与其他原因引起的急性卒中相同（见章节 6.5.9）。

6.5.5　脑缺血随时间推移的动态演变

脑组织低灌注会引起广泛的临床特征。在临床实践中，可依据它们出现的时间线、可逆与否以及可逆程度进行分类（**表 6.16**）。这种分类固然有用，但并不能说明缺血性事件的潜在病因，而且所列出的疾病名称之间存在重叠，并不能完全分开。

6.5.6　梗死类型

根据病变血管的直径，可以把缺血性卒中分为三种基本类型。

区域性梗死

脑动脉的主干或主要分支发生阻塞（脑大动脉型），主要是由于梗死、栓塞或其他原因。梗死包括皮质、皮质下白质，有时会累及基底节和丘脑(**图 6.24**，**图 12.2**）。临床常需要根据神经系统功能缺损的表现来推测被堵塞的责任血管，如大脑中动脉的区域性梗死（**图 6.25**）或大脑后动脉造成的梗死。

分水岭梗死

分水岭梗死（又被称为边界区脑梗死）是由血流动力学改变引起的脑梗死，同样继发于大血管病变，动脉狭窄会使两条或多条动脉交界区的灌注受损（**图 6.26**）。如果灌注压力不足，就会发生梗死。

表 6.16　根据病程对缺血性卒中进行分类

定义	缺损持续时间	备注
TIA	一过性神经功能和 / 或神经心理功能缺损；一过性单眼视觉障碍（一过性黑蒙）。持续 2~15 分钟，罕见持续 24 小时 *	目前 TIA 的定义要求神经影像检查未发现任何肉眼可见的脑组织病灶。无论持续时间长短，任何这样的缺血性发作都是卒中
进展性卒中	因卒中出现的神经功能缺损，打击发生后会在数小时至数天内继续加重	必须寻找进展的原因：进展的原因可能是反复卒中发作，血栓形成或栓塞的进展、梗死的出血性转化、脑水肿、低血压等
完全性卒中	已经发生的神经功能缺损不可逆或仅部分可逆	康复治疗可以改善受损的神经功能，或者至少可以保持残留神经功能的水平

缩写：TIA，transient ischemic attack：短暂性脑缺血发作

* 在早期命名中，术语“可逆性缺血性神经功能缺损”（reversible ischemic neurologic deficit，RIND）被认为短暂性脑缺血发作的持续时间可以更长（达到 7 天）。这个术语如今很少使用了。

腔隙性梗死

腔隙性梗死是由小动脉血管病引起的，原因多为高血压导致的动脉硬化或纤维素样坏死（玻璃样变）。梗死灶（腔隙）直径多小于 1.5 cm，并且常为多发，主要分布于基底节、丘脑、脑干，有时可见于大脑皮质和皮质下白质(图6.27)。临床特征取决于腔隙性梗死的数量和部位。高血压所致的多发皮质下梗死是动脉硬化性皮质下脑病的特征性影像，以

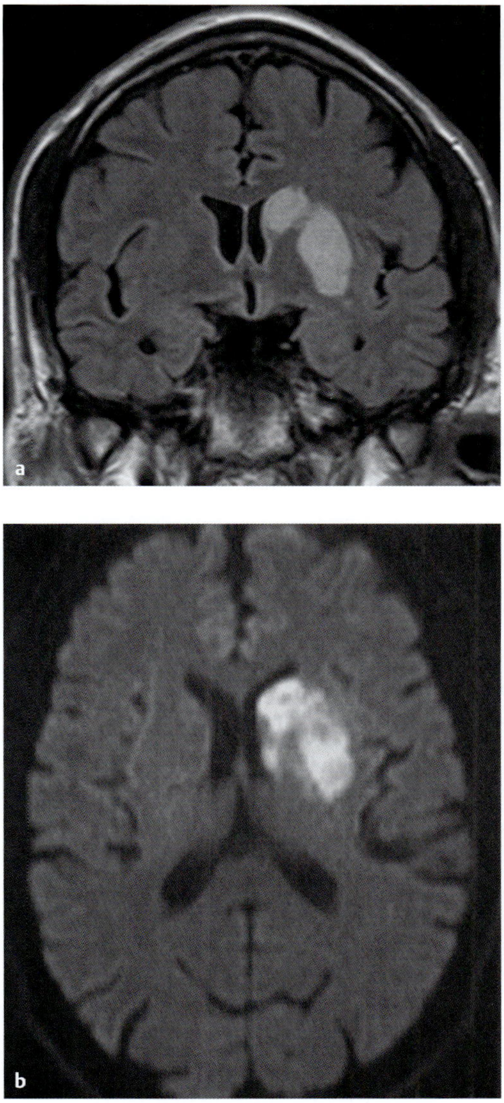

图 6.25　急性动脉供血区梗死。由于大脑中动脉阻塞所致的左侧基底节病灶，受累区域包括左侧纹状体和内囊前部。a. FLAIR 像。b. DWI 像

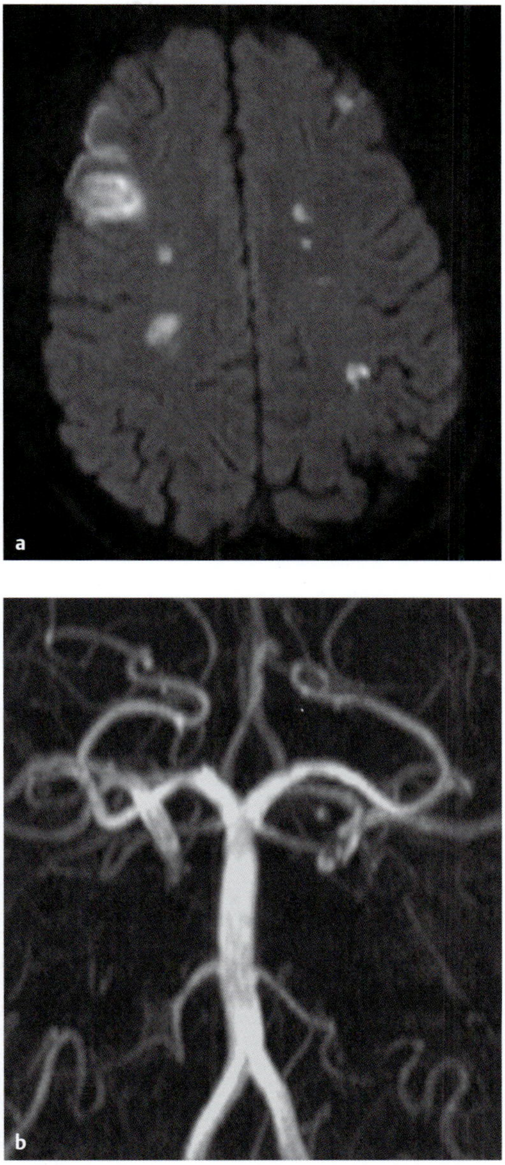

图 6.26　分水岭梗死。a. DWI 显示大脑前动脉和大脑中动脉供血区交界处的分水岭梗死灶。b. 37 岁男性因夹层导致双侧颈内动脉阻塞。在本图正中可见椎动脉和基底动脉，它们都在向对侧前循环供血（引自 Mattle H, Mumenthaler M, Neurologie. Stuttgart: Thieme; 2013.）

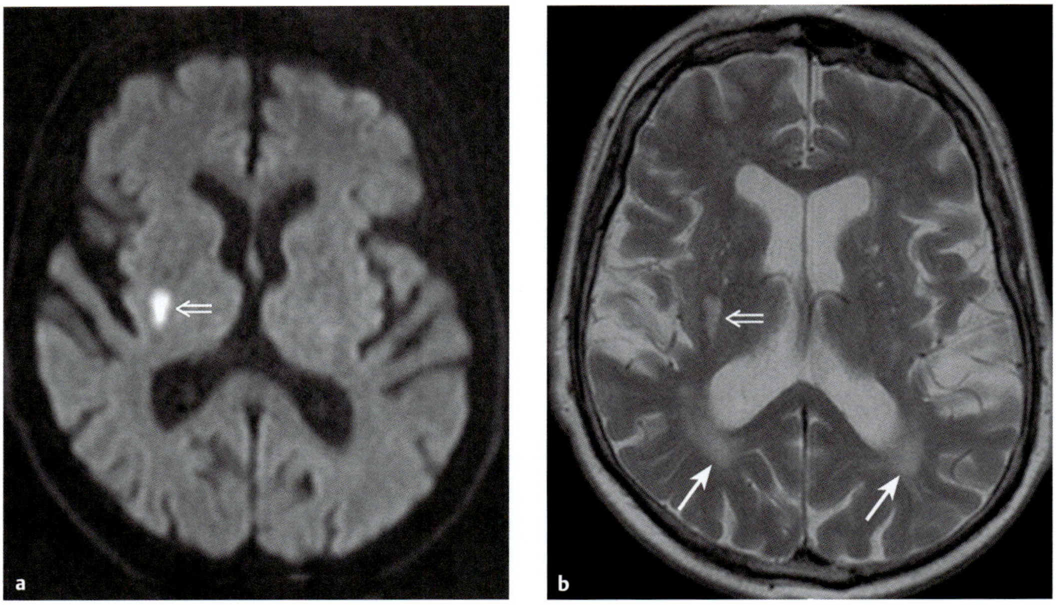

图 6.27　右侧内囊后肢腔隙性梗死。患者为 72 岁男性，有代谢综合征，因脑小血管病导致急性左侧偏身感觉障碍。a. DWI 显示（⇒）的高信号区域即为对应的梗死灶。b. T2WI 显示多个小片状而非类圆形病灶（→），位于枕角，这是脑小血管病的典型影像学表现（血管性白质脑病）

前曾被称为 Binswanger 病，后称为血管性脑白质病，与血管性痴呆（见章节 6.12.5）相关。

注意

当脑部某一特定区域发生持续缺血或血供完全中断，造成脑组织不可逆转的破坏时，就是缺血性脑卒中。由此产生的神经功能缺损通常是突然出现的（“卒中”一词由此而来）。极少数情况下，病程会呈进展性，持续较长时间（“进展性卒中”）。如果不治疗，它们是不可逆的，或者最多只能部分可逆。

6.5.7　临床卒中综合征

卒中所致神经缺损的类型与卒中病灶位置高度相关，因此可以通过缺损的神经功能来推测相应的病灶部位。我们将简要总结主要的脑血管综合征所对应的临床特征和局部脑缺血所产生的典型缺陷。

颈动脉系统

大脑中动脉　约一半的卒中发生于大脑中动脉。阻塞部位（主干与大脑中动脉分支）决定了临床特征。通常表现为病灶对侧的偏侧面瘫、上肢瘫、偏身感觉减退，常伴有同向性半斜视或全斜视，以及在起病早期的患侧水平凝视性麻痹。语言优势侧半球（通常为左侧）的大脑中动脉阻塞常会引发失语症和失用症；而非优势侧半球的大脑中动脉阻塞，常会引起空间认知障碍。大脑中动脉主干阻塞不仅会导致皮质缺血，也会使基底节和内囊受累，引起更严重的对侧偏瘫。大脑中动脉供血区的大面积梗死会引起严重的脑水肿和颅内压增高，称为“恶性大脑中动脉梗死”。卒中发生后，如果偏瘫不能随着时间推移而改善，或只是部分改善，则会出现典型的永久性步态障碍：痉挛伸展的下肢绕行，患侧的手腕和肘部屈曲且手臂不能摆动（偏瘫步态；**图 6.28**）。

临床提示

偏瘫、偏身感觉障碍，以及同向性半斜视（所有这些都出现在病灶对侧），若合并失语，说明病灶位于优势侧半球；若合并偏侧失认和空间认知障碍，则说明病灶位于非优势侧半球。上述全部临床特征提示为典型的大脑中动脉梗死。

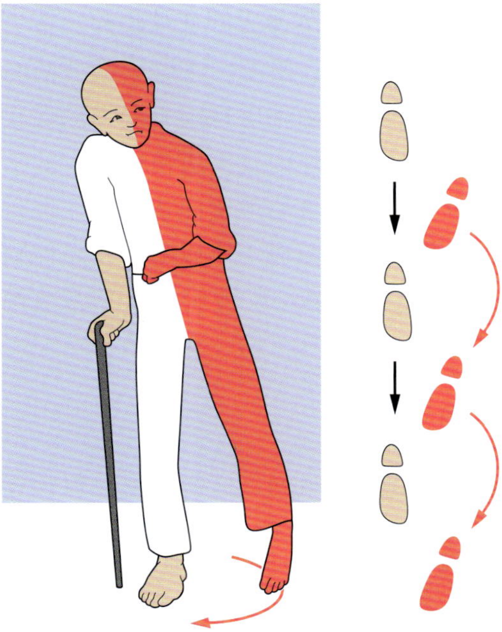

图 6.28　偏瘫患者的典型偏瘫步态。以伸肌张力增高为主的痉挛性下肢瘫，表现为患肢伸直绕行；以屈肌张力增高为主的痉挛性上肢瘫，表现为臂肘部屈曲

脉络膜前动脉　该血管发生卒中的概率低于大脑中动脉。脉络前动脉供血区的缺血会导致同向视野缺损、偏身感觉障碍，以及轻偏瘫（较少见）。临床特征整体类似豆纹动脉（大脑中动脉分支，供应基底节和内囊）阻塞，因而可能会出现锥体外系表现，如偏侧震颤。

大脑前动脉　该动脉供血区的梗死约占全部卒中发生的 5%。主要导致对侧下肢偏瘫，有时合并有对侧肢体共济失调。如果病灶在左侧，会出现失用症。偶会出现淡漠、意志力缺乏（病理性的失去目标动力），以及尿失禁。

临床提示

大脑中动脉和大脑前动脉供血区的交界区的分水岭梗死（**图 6.26**），会引起对侧肢体运动和感觉感觉障碍，主要位于下肢。如果灌注严重不足，则上述表现在站立时更为严重，并且下肢的震颤在站立时也会非常严重。

眼动脉　该动脉供血区的一过性缺血会导致一过性黑蒙（一过性单眼盲），长期持续性缺血会致视网膜梗死。视网膜缺血通常是由胆固醇晶体从颈内动脉破溃斑块上脱落，栓塞眼动脉导致的。视网膜动脉内的栓塞晶体偶尔可以通过检眼镜看到。

颈内动脉　颈内动脉狭窄或闭塞可同时引起眼缺血、单眼视力丧失（如眼动脉闭塞）和大脑中动脉供血区大面积梗死。然而，这种眼 – 脑综合征 * 是罕见的，因为颈内动脉区域缺血通常表现或只有单眼视力丧失，或只有不同程度的严重偏瘫和神经心理缺陷。

椎 – 基底动脉系统

大脑后动脉　约 10% 的缺血性中风涉及该动脉，通常为双侧（栓塞）。近端阻塞会导致大脑脚、丘脑、颞叶内侧基底部和枕叶区域缺血，出现与大脑中动脉梗死类似的临床特征。远端闭塞（超过后交通动脉起源）最突出的临床特征是病灶对侧视野同向性偏盲，可能合并神经心理功能缺陷。

丘脑梗死　丘脑卒中是由供应丘脑的穿通动脉阻塞引起的，通常表现为对侧偏身感觉障碍，以及轻偏瘫和偏侧共济失调。患者的记忆也常受损。

基底动脉　基底动脉主干或分支的阻塞，会引发脑干、小脑和丘脑等一系列功能缺损表现。主干阻塞一般导致四肢瘫，并且常是致命性的。腹侧脑桥梗死临床特征为闭锁综合征（见章节 5.5.5）。

基底动脉尖综合征会有双侧中脑和丘脑梗死，常是由栓子卡在了基底动脉远端靠近双侧大脑后动脉分叉处引起的。典型表现为意识障碍和向上凝视麻痹，常伴单侧或双侧的感觉障碍、共济失调、不同程度的视野缺损，以及多种神经精神功能缺陷或障碍，如遗忘、皮质盲等。

脑干梗死　脑干卒中通常是腔隙性的，见于一条或多条小穿通动脉的供血范围内。这些小穿通动脉从基底动脉干分支出来，在 MRI 影像上可以看到（**图 6.29**）。临床特征取决于受累的神经核团或纤维束。因此，脑干卒中的临床特征与脑干结构受累范围和部位相对应。通常，脑干卒中引起病灶同侧脑神经功能障碍及对侧感觉障碍和（或）偏瘫。

很多脑干血管综合征在临床实践中很少以“纯粹”的形式出现。临床最常见的脑干综合征是小脑下后动脉阻塞所致的 Wallenberg 综合征（**图 6.29**），其他脑干综合征及相应受累部位见**表 6.17**。

小脑动脉供血区

小脑梗死　小脑上动脉、小脑前下动脉或小脑后动脉阻塞会引起眩晕、恶心、不稳定步态、构音障碍和急性头痛发作。神经系统查体可见小脑性共济失调、辨距不良、眼震。有脑干部分同时受累时，也会额外出现脑干受损的症状和体征。梗死灶内及周边快速发生的水肿可引起致死性后颅窝压迫，合并进行性加重的意识障碍（伴或不伴梗阻性脑积水）。典型的小脑梗死 MRI 影像表现见**图 6.30**。

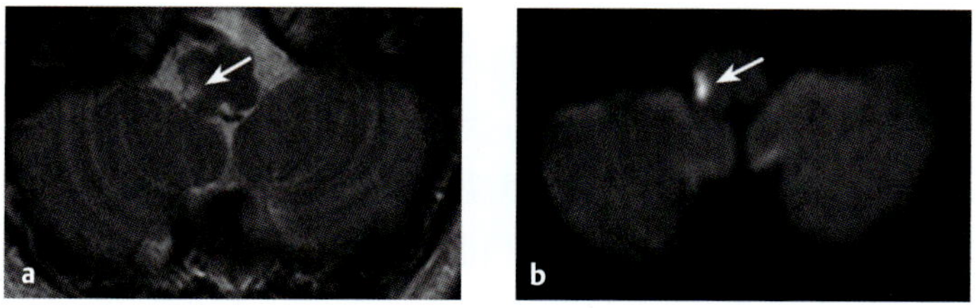

图 6.29　延髓急性腔隙性梗死。患者为 63 岁男性，出现 Wallenberg 综合征表现。a. T2WI 像。b. DWI 显示病灶更为清晰（→）

* 译者注：国内通常将“眼 – 脑综合征”一词用来描述 Lowe 病，或者蛛网膜下腔出血累及视网膜的情况，但是这里的眼 – 脑综合征就是视力和中枢功能同时受损的概括性名词。

表 6.17 脑干综合征

名称	定位	病灶同侧表现	病灶对侧表现	特异性表现
Wallenberg 综合征	延髓背外侧	Horner 征、声带瘫痪、腭部和咽后部麻痹、三叉神经功能障碍、偏身共济失调	分离性感觉障碍（躯干和肢体的痛觉和温度觉消失）	眼震；该综合征是由于小脑下后动脉阻塞所致
Benedikt 综合征	中脑、红核	动眼神经瘫；部分有垂直凝视麻痹	偏侧共济失调（有的病例有）、意向性震颤、偏瘫（常无 Babinski 征）	蹒跚步态
Weber 综合征	中脑	动眼神经瘫	偏瘫	
Millard–Gubler 综合征	脑桥下部	展神经和面神经周围瘫	偏瘫	

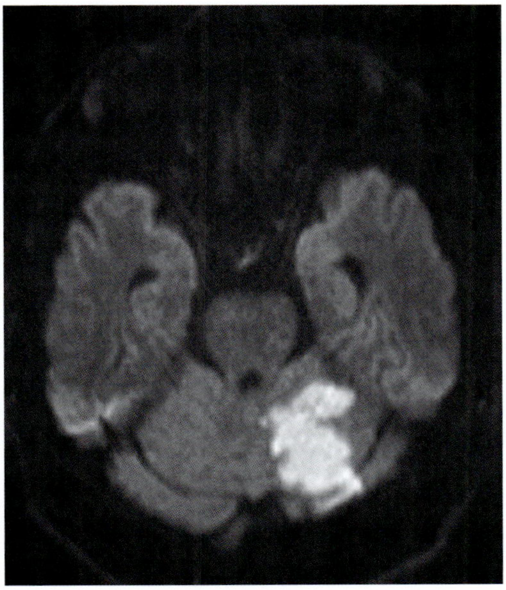

图 6.30 左侧小脑半球新鲜梗死灶。位于小脑上动脉供血区（DWI）内

6.5.8 诊断评估

急性期诊断评估

卒中急性期的诊断评估应集中于如下问题：

- 是缺血性还是出血性卒中？
- 损伤的解剖结构和损伤范围？
- 病因是什么？

为了回答上述问题，需要进行如下工作：

- 精确的病史采集：不仅包括当前的卒中事件发生经过，还包括既往的用药史，特别注意危险因素和系统性疾病。
- 彻底的神经系统体格检查：可以辅助定位诊断。
- 心血管系统的体格检查：测量脉搏、血压，心脏、颈动脉治疗，可能还涉及其他大血管（依据临床特征决定听诊部位），特别要注意杂音以及提示心律失常可能的不规则搏动。

急性期辅助检查

任何急性发作的中枢神经功能缺损的患者都可能发生了脑血管事件，并且可能是缺血性的。无论如何，CT 或 MRI 检查对于鉴别缺血和出血以及排除其他非血管病因是必不可少的。

注意

病史和体格检查结果不足以鉴别卒中事件是缺血性的还是出血性的。因此，CT 或 MRI 检查是必需的。所有卒中患者都应该在到达医院后 25 分钟内进行 CT 或 MRI 检查。

CT　对脑出血患者在急性期行 CT 扫描，可见局部高密度灶。因此，对所有怀疑卒中的患者，都可以在急性期通过 CT 扫描来决定后续治疗，即使缺血病灶要在卒中发生几小时后才能在 CT 影像上显现出来。造影 CT 也可以显示梗死核心区和半暗带区，效果与 MRI 类似。CT 比 MRI 扫描耗时短。

MRI　只要患者开始出现卒中表现，即可在 MRI 影像上见梗死区和周边水肿带，并且其对脑干与小脑梗死的显示比 CT 更清晰。DWI 可以清晰显示梗死区；造影 MRI 与 DWI 一起可显示缺血半暗带（可以挽救的潜在区域；**图 6.21**）。

CT/ MRI 血管成像　这些检查（**图 6.31**）可以展示颅内、外血管的狭窄、阻塞或侧支循环，对于急性期明确责任血管，以及确认是否需要进一步进行血管内治疗是非常有帮助的。

神经血管超声　同样可以发现血管的狭窄、阻塞或侧支循环，多用于门诊患者而非急诊室患者。

心电图　心电图（ECG）检查可能发现心律失常或心肌损害，提示可能的心源性栓塞，或者发现陈旧或急性期心肌梗死的证据。

实验室检查　主要是用于识别危险因素、感染 / 炎症、代谢性疾病，以及凝血功能障碍性疾病。

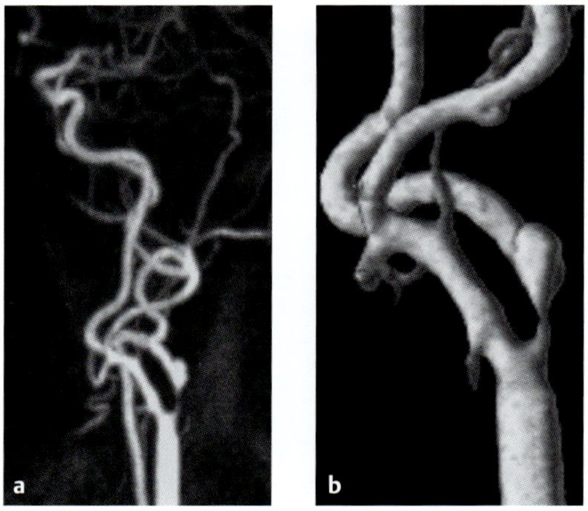

图 6.31　左侧颈内动脉严重狭窄。a. 颈部血管对比增强 MRA，发现在颈总动脉分叉处，颈内动脉侧动脉粥样硬化性狭窄。b. 三维重建后狭窄更明显

- 电解质：钠离子、钾离子和钙离子。
- 血红蛋白，全血计数。
- 红细胞沉降率、C- 反应蛋白（提示可能存在炎症）。
- 血小板计数、凝血酶原时间、D- 二聚体（提示凝血功能障碍）。
- 血糖、糖化血红蛋白、肝功能、血脂（提示危险因素）。
- 尿素、肌酐（提示肾功能不全）。
- 肌酸激酶、肌钙蛋白（提示心脏问题）。
- 梅毒血清学检测。

急性期后的诊断评估

根据临床特征及病情需要，下列检查可在过了急性期后进行：

- CT/ MRI 血管成像（CTA/ MRA，**图 4.8**、**图 4.9** 及**图 6.31**），或者神经血管超声检查（**图 4.32**、**图 4.33**）在急性期如没有进行，可以考虑。
- 心脏超声（经胸或经食道）可显示瓣膜疾病，以及心脏内或主动脉弓来源的

栓子。

- 长时程心电图（24 小时动态心电图）可以发现引发栓塞事件的可能的心律失常。
- 脑血管造影术（**图 4.13~15 及图 6.32**）可显示脑血管狭窄或阻塞，或者那些通过无创的血管造影术无法看到的罕见类型血管病变，也可以用于急性期血管内溶栓治疗。
- 脉搏血氧测定及呼吸测试。

6.5.9 缺血性卒中的治疗

注意

一旦排除了颅内出血，明确了缺血性卒中的诊断，早期治疗的目标就是尽可能减少不可逆损伤的脑组织。相对缺血的脑组织（缺血半暗带）是可以通过血运重建挽救的。溶栓治疗越早进行越好。

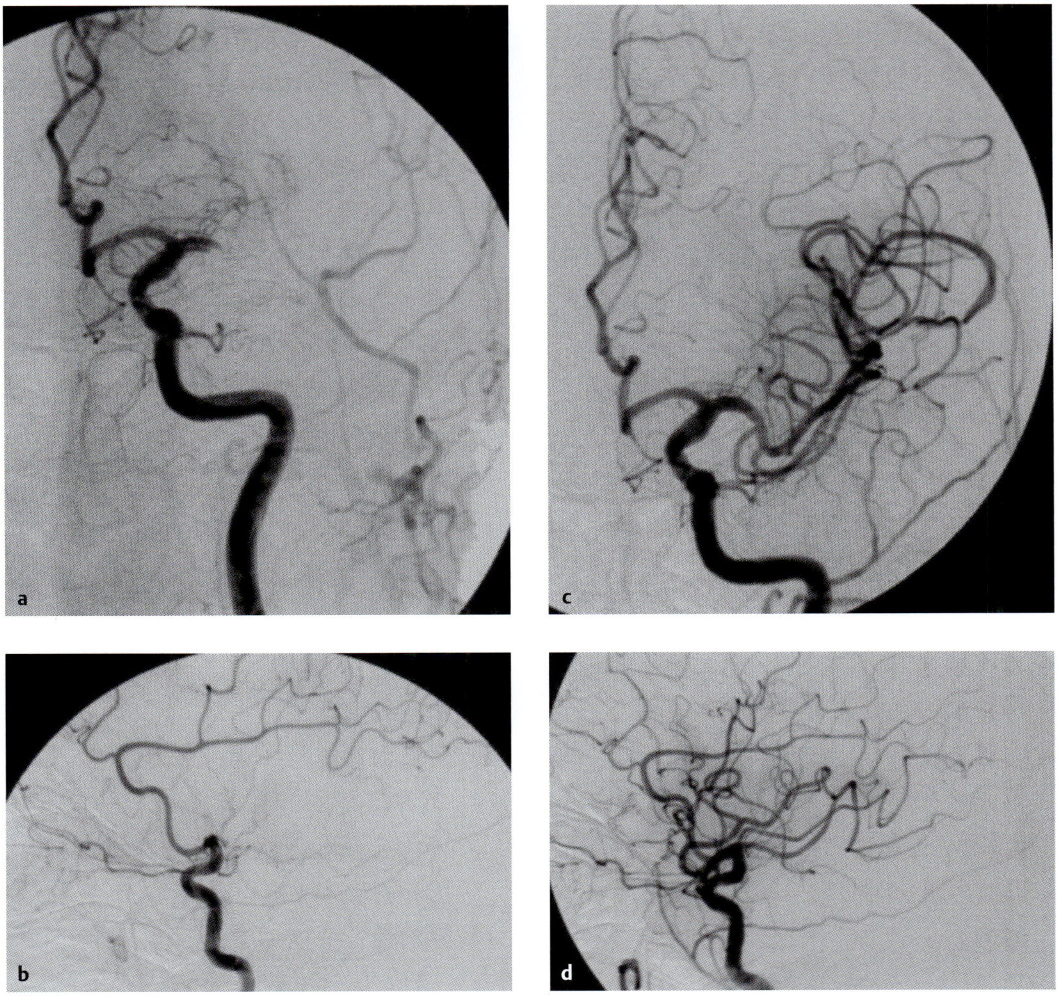

图 6.32 大脑中动脉的近端阻塞，在血管内治疗再通前和再通后。a，b. 血管内再通治疗前。c，d. 血管内再通治疗后

6

临床提示

所有疑似卒中的患者应立即送往有卒中治疗设施的专门急症护理场所（卒中单元或卒中中心）。在卒中单元或卒中中心治疗可显著改善临床疗效。

急性期转运到位需即刻开展的措施

监测　持续监测患者的生命体征和神经功能。

保持足够的灌注压　血压要保持在相对较高的水平（收缩压可达 200~220 mmHg，舒张压可达 110 mmHg；静脉溶栓前收缩压降至 180 mmHg）。

保证氧气供应　必须保证气道通畅。一旦出现低氧血症，必须即刻通吸并对导致缺氧的原因进行治疗。预防肺炎发生，一旦出现肺炎要针对性治疗。

稳定心血管功能　患者必须保证充足的血容量；一旦出现心衰和/或心律失常必须进行治疗。

溶栓治疗的时间窗　溶栓治疗的条件包括：

- 静脉内（系统性）溶栓：使用 rtPA（重组组织型纤溶酶原激活剂）的时间窗是卒中表现出现后的 4.5 小时内（最好是 3 小时内，5 小时是上限），特别是分支血管而不是主干血管的阻塞，临床特征为轻度到中度的卒中。
- 动脉内（血管内）溶栓/再通：时间窗是卒中表现出现后的 6 小时内（**图 6.32**），主要针对临床特征较重的卒中。
- 机械再通：时间窗是卒中表现出现 8 小时内。
- 在严重卒中的情况下，或者如果在治疗之前需要转院，静脉和动脉联合治疗（所谓的桥接治疗）是一种选择。
- 如果溶栓治疗和机械再通治疗是禁忌证或者不可行，阿司匹林是药物治疗首选。

在给予 rtPA 之前，应先除外正在接受抗凝治疗、新近外伤史、活动性出血、新近手术、心内膜炎等。即使 rtPA 是禁忌，仍可以考虑机械再通 *。

治疗脑水肿　参见脑水肿部分。

发热和癫痫发作的治疗　如有病理性的氧耗竭和营养消耗性的代谢性疾病而致发热或癫痫发作，一旦发生必须治疗。

优化血糖管理　预防高血糖或低血糖，一旦出现上述情况立即治疗。

进一步治疗和二级预防

采用各种方法充分进行早期治疗后，进一步的治疗策略要转向预防卒中再发。根据患者的自身情况，这些治疗包括康复和二级预防治疗。

早期康复　被动活动（预防褥疮），预防误吸，物理治疗和作业疗法，以及可能的语言治疗。

预防卒中再发

- 一般药物治疗：
  - 降低血管危险因素：对高血压、糖尿病、高胆固醇血症、睡眠－呼吸暂停综合征等进行优化治疗，戒烟。
  - 治疗心衰和/或心律失常。
- 抗栓治疗：依据卒中的病因，有针对性

---

* 译者注：关于溶栓治疗时间窗，建议读者还是以国内相关指南为准。

地选择以下抗栓治疗方案：

- 抑制血小板聚集：主要使用阿司匹林，也可以选择氯吡格雷或阿司匹林与双嘧达莫合用。治疗可以在卒中发生后立刻开始，也可以在静脉溶栓 24 小时后开始，通常应长期持续给药。
- 完全肝素化：该治疗方法罕见，主要用于夹层或静脉血栓的治疗。
- 口服抗凝剂：主用于心源性或主动脉源性栓塞、静脉血栓、静脉窦血栓或夹层，可在使用阿司匹林后再给予。
- 手术治疗：对颈动脉高度狭窄的患者进行颈动脉内膜剥脱术（对于有症状的患者，任何年龄都可以做该手术；无症状患者则应小于 75 岁）。
- 血管内治疗：任何年龄的有症状患者或年龄小于 75 岁的无症状患者，如为锁骨下、颅内血管狭窄，或者无法施行颈动脉内膜剥脱术，应在高度狭窄部位置入支架。
- 对因卵圆孔未闭而发生反常栓塞的年轻患者，可考虑介入手术封闭卵圆孔。

6.5.10　脑缺血的特殊类型

短暂性脑缺血发作（Transient Ischemic Attacks，TIA）

定义　TIA 是一过性局灶性神经功能缺损或神经心理障碍（如失语），但影像学检查无任何可见异常。TIA 也可表现为单眼短暂性视觉障碍（黑蒙）。TIA 通常持续 2~15 分钟，尽管根据定义也可能持续长达 4 小时。

注意

TIA 绝不是小卒中或者无症状卒中，而是后续卒中大事件的征候或预兆。TIA 患者必须要接受神经系统评估，并立即开始治疗。

约 20% 的卒中发生前有一次或多次 TIA；约三分之二的 TIA 病例在 TIA 发生后的 3~4 天内发生卒中。有血管危险因素的患者，在 TIA 发生后 7 天内，卒中发生风险超过平时的 20%。与卒中患者一样，TIA 患者应尽快接受神经系统诊断评估并进行有针对性的预防性治疗，最好是作为紧急事件进行处理。治疗方法与前面卒中的治疗方法是一致的（见章节 6.5.8、章节 6.5.9）。

临床提示

黑蒙常由颈动脉狭窄所致。对黑蒙患者，应立即评估颈动脉（超声、CTA 或 MRA 都可以）。

静脉血栓和静脉窦血栓

注意

除了前述讨论的常见动脉疾病外，静脉血流受阻也会引起脑缺血。静脉阻塞通常是由引流大脑的大静脉通道的血栓形成（静脉窦血栓形成）和导入静脉窦的静脉内形成血栓（脑静脉血栓形成）导致的。

病因和发生率　大脑静脉和静脉窦的血栓事件好发于年轻女性，约占所有脑缺血类疾病的 1%。

部位　上矢状窦最易受累，其他静脉窦和皮质静脉受累少见。

致病因素　这些血栓形成通常是不易觉察的，也就是说原因不明。它们可能在产后出现。少数病例是由于全身或鼻窦附近的感染（如慢性中耳炎）引起的。其他原因包括高凝状态和全身性疾病（如 behaperet 病）。

致病机制　静脉阻塞后血流淤滞，而后继发动脉血流减慢，从而导致低灌注和梗死。在梗死区可能出现小面积或大面积的血细胞渗出性出血灶（由于血流淤滞所致压力增高，使血细胞通过血管内皮细胞之间的缝隙迁徙入组织间隙），即出血性梗死。

临床特征　常见症状和体征包括头痛、局灶性或全身型癫痫发作、视盘水肿，以及根据血栓发生部位所出现的感觉和运动功能障碍。

诊断评估　神经影像学检查可发现发作侧或双侧出血性梗死灶；MRI 或增强 CT 可见血栓。罕见病例中，血栓只有在脑血管造影术中可见（图 6.33）。诊断方法应选择 MRI。

治疗　抗凝治疗（肝素治疗继之以口服抗凝药），通常需要数月时间。

6.6 非创伤性颅内出血

要点

非创伤性脑出血即自发性脑实质内出血（脑出血）或脑脊液腔隙内出血（蛛网膜下腔出血）。脑出血的急性期症状和体征类似同部位缺血性脑卒中，并且约 10% 的卒中为脑出血。脑出血最常见的形式之一是高血压性脑出血。蛛网膜下腔出血的主要症状是头痛，主要由动脉瘤破裂所致。

颅内出血的一般表现　总的来说，尽管都有突然发生的局灶性神经系统功能缺损而使颅内出血和脑缺血的临床特征类似，但是有些临床症状和体征在出血性卒中时更为常见：

- 急性头痛。
- 呕吐（有时有）。
- 快速或非常快速的进行性加重的神经功能缺损（具体类型由出血部位决定）。
- 进行性加重的意识障碍，可能出现昏迷。

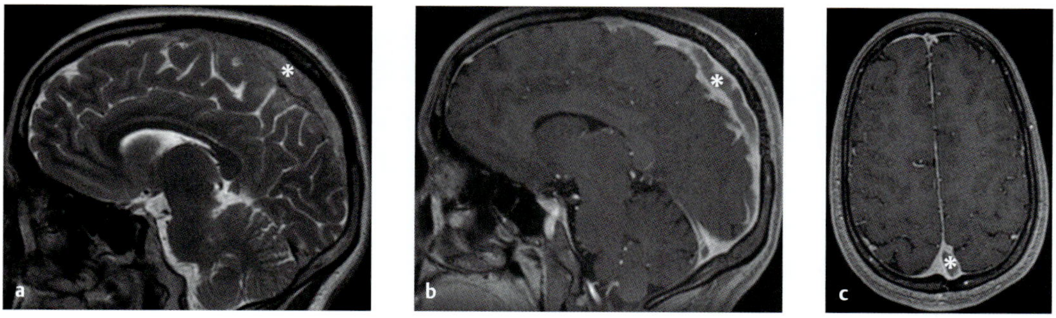

图 6.33　上矢状窦血栓（* 为血栓）。a. T2WI 矢状位像。b. 对比增强 T1WI 矢状位像，显示管腔内的血栓。c. 该血栓的相同序列轴位像

– 有很多患者出现癫痫发作。

如果呈现上述表现，则颅内出血的可能性大。明确诊断必须依赖神经影像学检查。

6.6.1 脑出血

病因和致病机制 多数脑出血的原因是高血压导致的血管病变（主要发生在老年患者，小动脉壁的玻璃样变致假性动脉瘤形成及“破裂出血”）或血管畸形（主要影响年轻患者的动脉瘤、动静脉畸形和血管瘤等；**图 6.34**，**图 6.35**）。此外，脑出血也可能是抗凝治疗（过度治疗）的并发症；小动脉出血，特别是靠近皮质表面，常是由淀粉样血管病导致的（**图 6.35**）；也可能是梗死

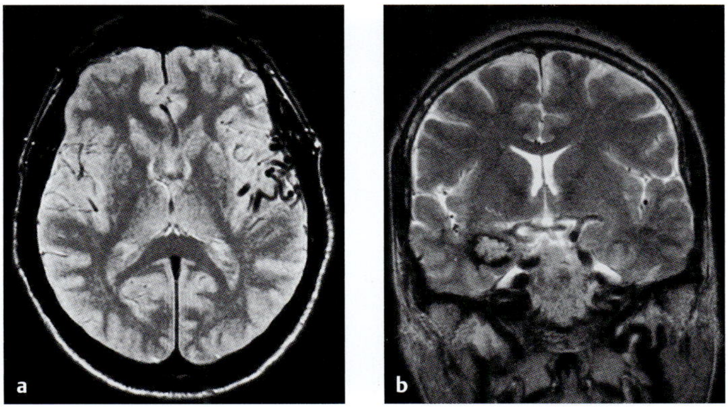

图 6.34 动静脉畸形和海绵状血管瘤。a. 68 岁男性患者，有癫痫发作，MRI 显示其左侧颞叶有 1 个动静脉畸形病灶。b. 另一位患者的右侧海马可见 1 个海绵状血管瘤（T2WI）

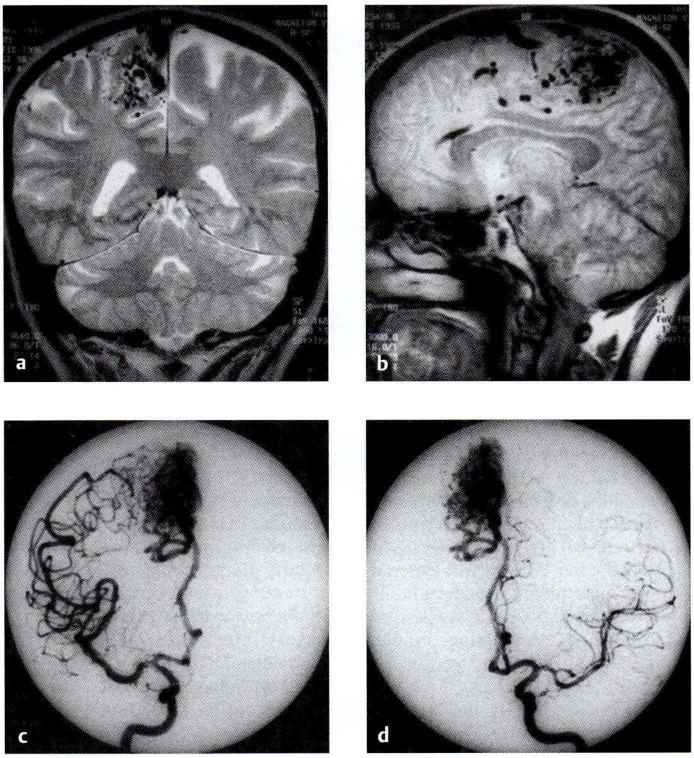

图 6.35 动静脉畸形。a. T2WI 显示流入和流出血管无信号（“血管流空影”）。b. 在矢状位影像也有相似征象。c. 右侧颈内动脉血管造影，可见畸形血管团依赖大脑中动脉和胼周动脉供血。d. 左侧颈动脉血管造影，可见该血管团也接受部分来自左侧胼周动脉的血供

灶内的出血，脑肿瘤实质内出血、转移瘤内出血或海绵状血管瘤的出血。多灶性出血更倾向于考虑淀粉样血管病（**图 6.38**）、出血倾向（抗凝治疗、败血症、白血病等）、静脉或静脉窦血栓、心内膜炎、血管炎、外伤等。

更多脑出血常见病因见**表 6.18**。

脑出血的影响包括：

- 出血部位对脑组织的直接损伤。
- 可能对周围脑组织形成的挤压。
- 颅内压升高。
- 脑水肿导致颅内压进一步增高，可能形

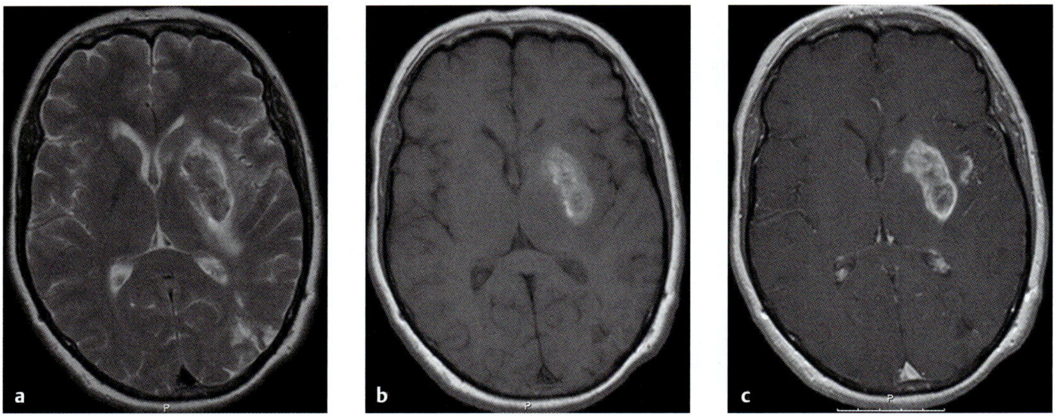

图 6.36 发病数日的基底节脑出血。MRI 呈现典型出血灶表现：病灶处信号混杂，部分高信号，部分低信号。a. T2WI。b. T1WI。c. T1WI 增强序列影像，血肿边缘强化

表 6.18 非创伤性脑出血的主要原因

病因	病例与备注
慢性动脉高压	高血压导致小血管出现纤维素性坏死、假性动脉瘤，以及血管露出。出血发生时，邻近动脉被撕裂，会导致出血进一步扩大。高血压性脑出血的常见受累部位为丘脑、基底节、皮质下白质、脑桥
动脉瘤破裂	常见部位见**图 6.40**。动脉瘤可破裂，血液进入脑实质和蛛网膜下腔
出血进入原发灶	如进入梗死灶或者肿瘤内
血管畸形	如海绵状血管瘤、动静脉畸形
因血管病致血管脆性增加	如颅内动脉炎、淀粉样血管病
出血倾向	如血液系统疾病、败血症、使用抗凝药物
颅内静脉血栓和静脉窦血栓	漏出性出血
药物滥用	罕见，如可卡因
急进性高血压（高血压危象）	罕见

成脑水肿－颅内压增高的恶性循环（见章节 6.3，**表 6.9**）。

临床特征　脑出血的临床特征主要取决于出血的范围和部位，较少取决于脑出血的病因。但是，临床经过会提示某种病因的可能性更大：

– 慢性动脉高压，特别是在老年（典型的是六七十岁）人，动脉破裂出血更为常见。这些出血是由高血压引起的，通常病灶很大。病灶常见部位是基底节（苍白球、壳核）和内囊（**图 6.36**）。相应的临床特征为病灶对侧偏瘫、水平凝视麻痹，以及病程早期患者头部向病灶侧偏转。较少见的出血部位有皮质下白质、脑干、丘脑（**图 6.37**），以及小脑。特别大量的脑出血，特别是靠近颅后窝时，会导致颅内压迅速增高，压迫脑干，进而出现意识障碍，甚至昏迷。
– 患者先前存在的症状和体征急性恶化，可能伴有额外的意识损害，上述情况提示出血进入原发梗死灶或肿瘤。
– 患有肿瘤、血管畸形或其他脑组织结构损伤的患者，突然出现局灶性或全身性癫痫发作，则提示可能发生了脑出血。

诊断评估　特征性的临床特征（见上文）提示脑出血诊断的可能，明确诊

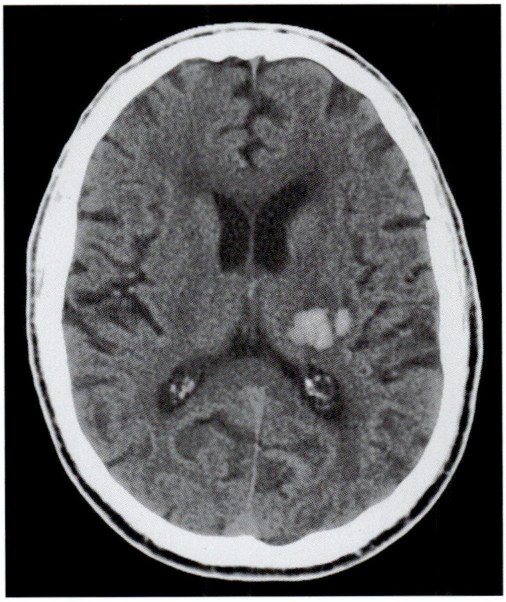

图 6.37　左侧丘脑新发出血灶。CT 显示为一位 76 岁患者出现突然右侧偏身感觉障碍

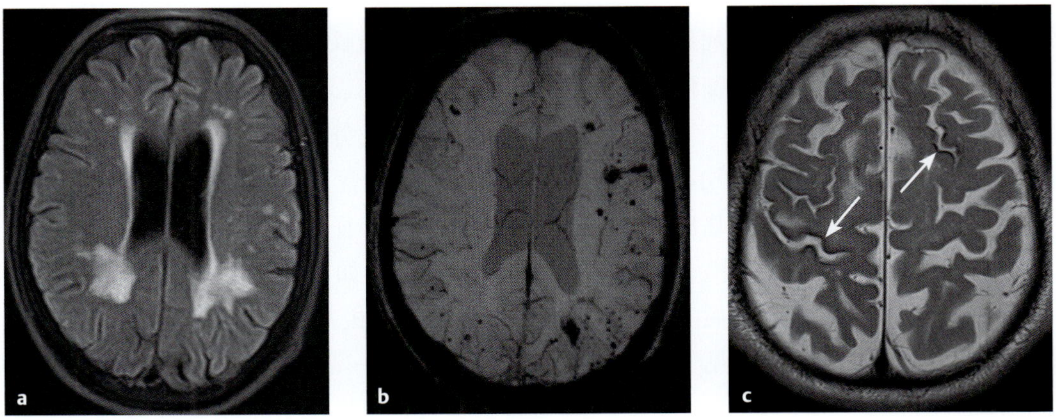

图 6.38　淀粉样血管病的 MRI 表现。一位有认知损害的 74 岁女性患者，FLAIR 像提示白质脑病（a），SWI 提示多发陈旧出血灶（b），可见由于含铁血黄素沉积而显示处的流空信号。在矢状位图像也有相似征象。c. 80 岁男性患者的 T2WI 影像，呈现出白质脑病表现，伴有表面铁沉积（箭头所示），提示淀粉样血管病

断还需要通过 CT 或 MRI 显示出血灶。在 CT 影像上表现为一个高密度团块影。磁敏感加权成像的 T2 序列最合适用于检测脑出血。在急性期行上述检查，出血灶可能会掩盖潜在病因，如血管畸形；此时行血管造影术可以进一步补充明确诊断。必要时需要进行完整的凝血功能检查。

临床提示

陈旧性脑出血，如淀粉样血管病所致的脑出血，在 CT 影像上可能看不到病灶，可能只有 MRI 才能显示（图 6.38）。

治疗　脑出血患者需要密切的临床监测。

临床提示

进展性、复发性脑出血或进展性脑水肿常表现进展性颅内压增高的表现，如呕吐、意识障碍、有瞳孔不等大以及视盘水肿，需要及时发现并及时治疗。

对颅内压增高必须进行恰当的治疗（见章节 6.3.4）。此外，如果出现癫痫发作，稳定生命体征是抗癫痫治疗中必需且必要的。

快速降低收缩压至低于 140 mmHg，可快速改善脑出血急性期临床转归，已被证明可以降低“早期进展”的可能性。早期进展是指在症状出现后 6 小时内出血进一步扩大，这种情况见于约一半的脑出血病例。

应根据患者的神经系统表现、出血部位、年龄和一般情况，仔细考虑血肿清除术或偏侧颅骨切除术的适应证。切除位于大脑半球皮质表面附近的血肿通常是有益的，但对深部血肿（如基底神经节）则没有帮助。小脑出血导致的占位效应会使脑干受压从而致死的风险急剧增加，一般需要急诊手术来挽救患者生命。

预后　虽然约三分之一的脑出血患者会死于脑出血，但其他人后续会或多或少地自然恢复，甚至是完全康复。死亡率随着年龄的增长而上升。

6.6.2　蛛网膜下腔出血

注意

非创伤性蛛网膜下腔出血即蛛网膜下腔的自发性出血（图 6.39），约占所有卒中事件的 7%。

流行病学　蛛网膜下腔出血可发生于任何年龄，发病率高峰年龄约为 50 岁。儿童病例罕见。

病因　蛛网膜下腔出血多是由囊状动脉瘤自发破溃导致的。动脉瘤多位于颅底 Willis 动脉环（图 6.39）的某一条动脉上。常见囊状动脉瘤部位见图 6.40。其他可导致蛛网膜下腔出血的病因包括动静脉畸形、血管病、凝血功能障碍性疾病，以及外伤等。中脑周围的蛛网膜下腔出血通常是静脉源性的。

临床特征　蛛网膜下腔出血的主要症状和体征如下：

- 突然的、极其剧烈的头痛，经常被描述为“我这一辈子经历的最严重的头痛”；头痛之前可能有早发的一过性头痛发作或其他轻微症状（“前驱期头痛”“外渗警告”）。头痛通常是弥散的或者双侧后枕部痛。

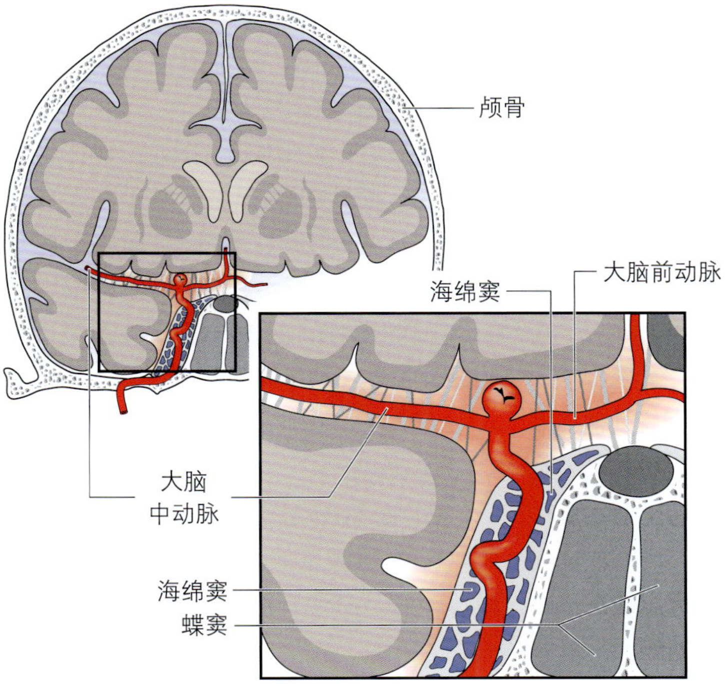

图 6.39　动脉瘤破入蛛网膜下腔。本图所示的动脉瘤在颈内动脉分叉处

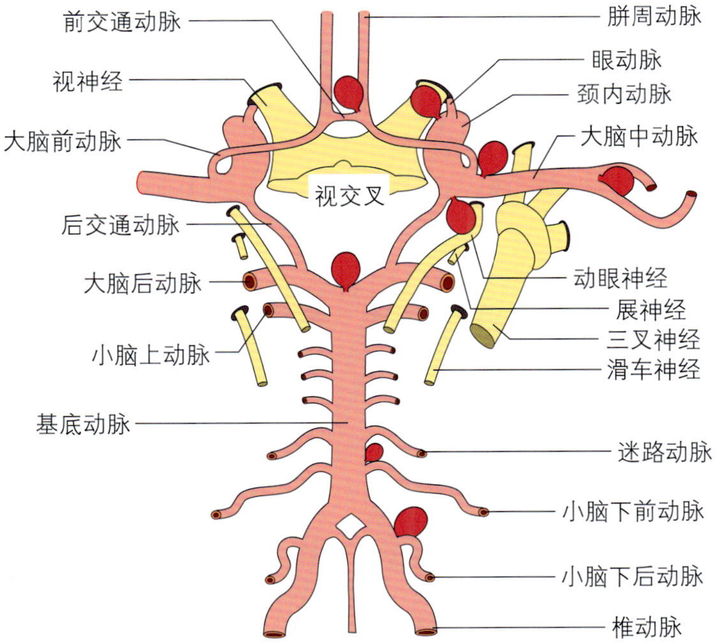

图 6.40　颅内动脉瘤的好发部位。囊性动脉瘤好发于血管分叉处，特别是分叉处的对侧血管（“Y”形的内侧）。这样的动脉瘤破裂，血液可流入蛛网膜下腔，也可流入脑实质内。本图也展示了部分动脉瘤和部分脑神经的解剖位置关系

- 经常首先出现简短的一过性意识障碍，在接下来的数小时或数天内的某个时刻，出现复发的意识障碍甚或是昏迷。
- 经常出现恶心和呕吐。
- 罕见但会出现脑神经瘫（在某个特殊的部位由动脉瘤引起的）或者其他局灶

性神经系统功能缺损，提示出血可能波及脑实质（见后文）。

临床分级 蛛网膜下腔出血的临床分级量表有 Hunt–Hess 分级、Fisher 分级量表或世界神经外科联盟（World Federation of Neurological Surgeons，WFNS）评分，都有助于治疗方案的选择和预后评估。

诊断评估 体格检查所见脑膜刺激征是最为显著的表现，有时还会有其他症状和体征，有助于对病变进行定位，如：

- 动脉瘤位于颈内动脉后段或后交通动脉可致动眼神经瘫。
- 动脉瘤位于前交通动脉可致意志缺乏。
- 动脉瘤位于大脑中动脉可致偏瘫。
- 动脉瘤位于基底动脉可致脑干和小脑症状。

不论疑诊蛛网膜下腔出血的依据是什么，确诊都须立即行神经影像学检查。CT 或 MRI 的 FLAIR 序列、SWI（磁敏感加权成像，susceptibility–weighted imaging）序列常用于发现进入脑脊液循环的血液（**图 6.41**）。这些检查有时可能发现出血来源（动脉瘤或其他病因；**图 6.41**，**图 6.42**）

如果 CT 和 MRI 都未能发现任何出血表现，而此时临床仍然高度怀疑，腰椎穿刺则势在必行：急性蛛网膜下腔出血时脑脊液为血性；如在出血发生数小时甚至更长时间后才行腰穿检查，可见脑脊液黄变（血液的降解产物所致）。

临床提示

CT 或 MRI 检查的结果为阴性并不能除外蛛网膜下腔出血；如果临床仍然疑诊该病，必须进行腰椎穿刺。

一旦通过影像学或腰穿明确诊断蛛网膜下腔出血，则应尽早行脑血管造影术来确定出血来源，通常是动脉瘤。必须注意，只有当患者临床情况稳定到足以接受手术或血管内治疗时，才能进行血管造影。

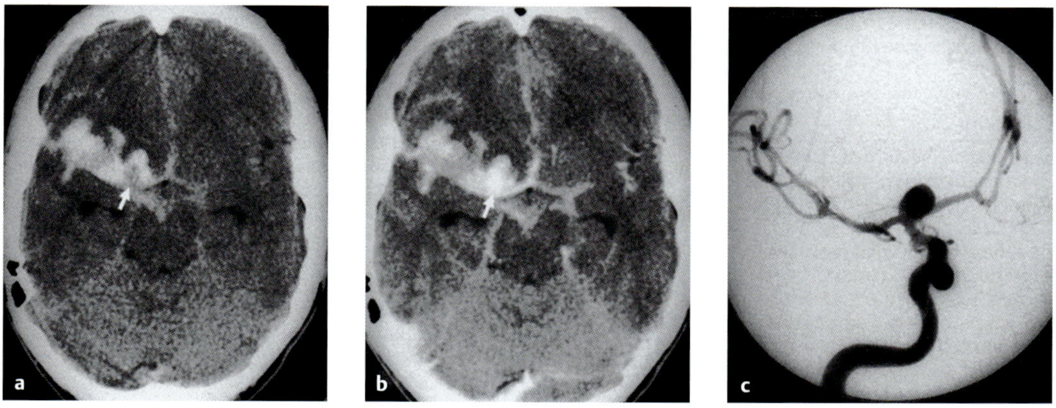

图 6.41 动脉瘤导致的蛛网膜下腔出血。a. CT 平扫显示蛛网膜下腔内的血液，特别是沿大脑中动脉走行的血液分布。动脉瘤（箭头所示）也显影。b. 在血管内注射造影剂后，原来在平扫中呈偏低密度的动脉瘤囊腔呈现为高密度（箭头所示）。c. 颈动脉血管造影显示动脉瘤位于颈内动脉分出大脑前动脉和中动脉的部位

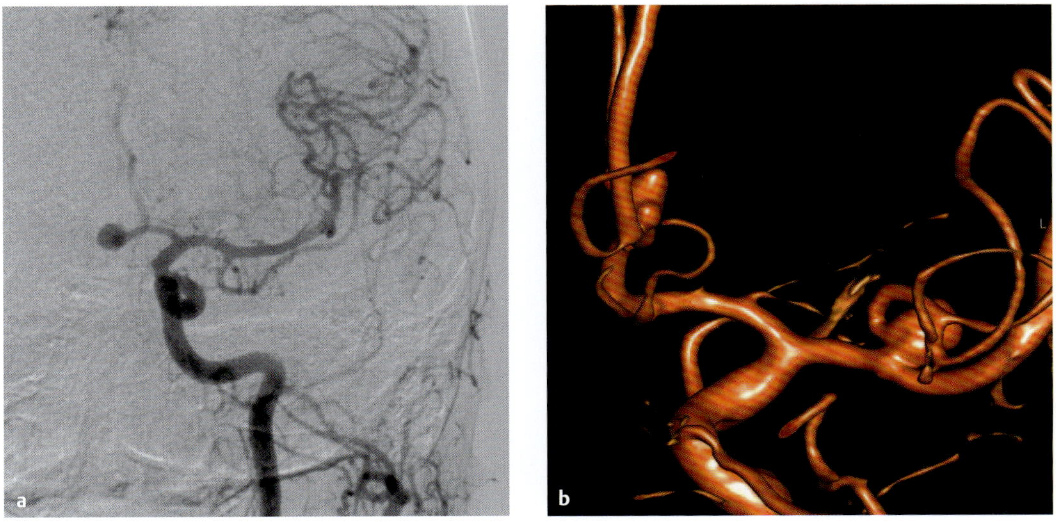

图 6.42　动脉瘤分别位于左侧胼周动脉近端和位于左侧大脑中动脉分叉处

血液流入蛛网膜下腔时，与动脉血管外壁相接触会引发血管痉挛（见“临床过程和预后”），这可以通过经颅血流多普勒超声来发现。

注意

血液流入蛛网膜下腔时，与动脉血管外壁接触会引发血管痉挛。血管痉挛经常出现在蛛网膜下腔出血后的第 3~5 天。经颅血流多普勒超声检查可作为常规检查，用于尽早发现血管痉挛并尽早治疗。

治疗　动脉瘤性蛛网膜下腔出血患者必须立即住院或转到有神经外科和血管内神经放射治疗措施的医院。

注意

治疗的主要目标是尽快（最好在 34 小时内）确认有否颅内动脉瘤存在，以防止可能致命的复发性出血。

目前封闭颅内动脉瘤的方法：

- 血管内弹簧圈：通过血管内导管将铂合金弹簧圈（Guglielmi 可脱性弹簧圈）送到动脉瘤所在部位。弹簧圈可导致血栓形成，从而封阻动脉瘤。目前多数动脉瘤都可以用该方法封闭。
- 手术夹闭：通过开颅手术，直视下直接用金属夹封闭动脉瘤囊。

下面是蛛网膜下腔出血的一般治疗：

- 绝对卧床。
- 稳定心血管系统功能。
- 补充液体和电解质。
- 镇痛和镇静。

钙离子拮抗剂（尼莫地平）用于预防血管痉挛。

临床转归和预后　蛛网膜下腔出血的临床转归通常是戏剧性的。复发性出血有时是初次出血后最棘手的，并且常是致死性的。如果未予恰当的治疗，约 25% 的患者会在发病后 24 小时内死亡，40% 的患者会在发病后的 3 个月内死亡。在未经治疗的患者中，复发性出血的长期风险约为每年 3%。

在成功封闭动脉瘤（弹簧圈栓塞或夹闭）阻止出血再发后，血管痉挛会在首次出血后 3~14 天内发生（通常是 3~5 天内），可能导致痉挛动脉供血区的脑缺血或梗死。血管痉挛可能在出血发生的 3~4 周后缓解。

回吸收障碍性脑积水（见章节 6.1.3、章节 6.12.6）是一种潜在的晚期并发症，可能是由网膜绒毛粘连导致脑脊液流出受阻所致。

未破裂的动脉瘤　随着神经影像检查的普及，无症状（未破裂的）的动脉瘤越来越多地被发现。一个直径 5~7 mm 或更大的未破动脉瘤每年出血风险约为 1%，因而值得治疗。较小的动脉瘤最好不要手术。治疗的适应证还取决于动脉瘤的位置、患者的年龄和其他因素。

6.7 脑与脑膜的感染性疾病

要点

中枢神经系统可以被细菌、病毒、寄生虫，以及其他病原体感染，有的病原体易感染脑膜，有的易感染脑实质。因此，颅内感染有两种主要类型，即脑膜炎和脑炎。从广义上讲，中枢神经系统的传染病又可分为三种基本临床情况：脑膜炎综合征可进一步分为急性和综合征慢性（含亚急性）综合征，以及脑病综合征。这三种综合征以及引起它们的病原体将在本节中进行讨论。此外，脑实质的局灶性感染可形成脑脓肿，这也在本节讨论。

6.7.1 概述

脑膜炎和脑炎可呈现混合形式：脑膜炎感染可以播散至脑（和 / 或脊髓）实质，反之亦然，从而形成脑膜脑（脊髓）炎。后者只用于描述脑膜和脑同时受累的临床特征。

定位及命名

中枢神经系统感染性疾病的部位和命名见图 6.43。

脑膜炎综合征

脑膜炎综合征的一般表现如下：

- 头痛。
- 发热（尽管老年人或免疫缺陷患者常无发热）。
- 因颅内压升高而出现恶心、呕吐。
- 脑膜刺激症状*，症状严重时可能出现自发地颈部过伸，或呈角弓反张状。
- 患者于仰卧位，通过体格检查发现的阳性脑膜刺激征：
  - Lasegue 征：又称为直腿抬高试验，腿伸直并被动抬高 45°（最多），患者感觉抬起的腿后方有刺痛。
  - Brudzinski 征：被动屈颈时患者的双膝不自主地屈曲。
  - Kernig 征：被动抬高患者伸直的腿，

---

* 译者注：原文“Meningismus”在一些中文文献中译为“假性脑膜炎”，指的是全身急性感染初期，患者出现项强、恶心呕吐等，但脑脊液检查仅见压力升高，其余均正常。在本书及最近国外文献中，该词即是脑膜刺激临床症状的总称，主要包括头痛、项强，严重者可有颈部过伸。为了和后面脑膜刺激征的临床体格检查术语相区别，译者将其翻译为“脑膜刺激症状”。

引起对侧平放腿的膝关节不自主地屈曲，以及被动腿后方至腘窝的放射痛。

不同类型脑膜炎的临床特征取决于感染病原体的性质及宿主自身免疫状态。

脑膜炎的分类见**表 6.19**。

脑炎综合征

脑炎区别于脑膜炎最大的特点是有局灶性神经功能或神经心理功能异常，并伴有不同程度的意识障碍。脑炎与脑膜炎类似的是，感染病原体可以是病毒、

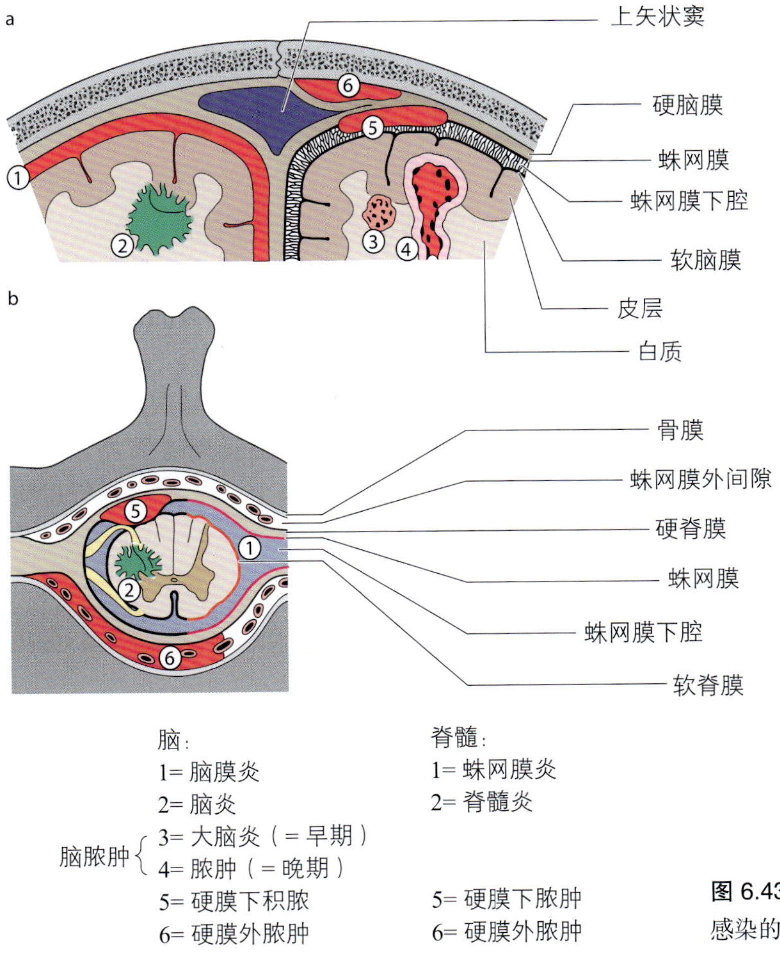

图 6.43 颅内（a）和脊髓（b）感染的部位和命名

表 6.19 脑脊膜炎综合征

综合征	白细胞数	蛋白	葡萄糖	乳酸
急性细菌性脑脊膜炎	100~1 000，主要是多形核细胞	高	低或极低	高
急性病毒性脑脊膜炎	100，单核细胞多于多形核细胞	正常或轻度增高	正常或轻度减低	正常
慢性脑脊膜炎	100，以单核细胞为主	高或极高	低或极低	正常或增高

细菌、真菌、原虫或寄生虫。朊蛋白病是脑炎的一种特殊类型。脑炎也可以是自身免疫性或副肿瘤性的，在这两类脑炎中，主要是边缘系统受累（见章节 6.8.8）。

在感染脑组织发生脑炎的过程中，除脑组织外的神经系统其他结构也可能受累（如周围神经、神经丛、神经根、脊髓，以及脑膜等）。特别是三种重要的螺旋体（梅毒螺旋体、伯氏疏螺旋体、钩端螺旋体）感染，多以脑膜炎或多发性神经根炎、多发性神经炎等起病。

脑炎综合征的一般特征如下：

- 发热。
- 头痛。
- 意识障碍。
- 个性改变和神经心理异常。
- 癫痫发作。
- 局灶性神经功能缺损。

在本节中讨论的感染性疾病见**表 6.20**。

疑诊中枢神经系统感染时应采取的一般措施

病史 需要向患者明确如下问题：

- 是否与动物接触过（如某些病毒、钩端螺旋体、伯氏立克次体等）。
- 昆虫叮咬，包括蜱虫、跳蚤、蚊子等（莱姆疏螺旋体、初夏脑膜脑炎、立克次体感染等）*。
- 野外或不干净水体内游泳（原虫病）。
- 进食或饮用未经高温消毒的奶制品（李斯特菌、布鲁杆菌）。
- 既往病史（免疫缺陷、糖尿病、外科手术、心内膜炎，或近期有肺炎、流行性腮腺炎、麻疹）。患者既往所患疾

表 6.20 主要表现为脑膜炎或脑病综合征的疾病

脑脊膜炎综合征	脑炎综合征
急性脑脊膜炎	**病毒性脑炎**
– 急性细菌性脑脊膜炎	– 单纯疱疹病毒性脑炎
– 急性病毒性脑脊膜炎	– 初夏脑膜脑炎
慢性脑脊膜炎	– HIV 脑炎
– 结核性脑脊膜炎	– 带状疱疹性脑炎
– 真菌、原虫、寄生虫性脑脊膜炎	**真菌、原虫、寄生虫感染性脑炎；螺旋体感染性脑（膜）脑炎**
– 结节病所致脑脊膜炎	– 神经性梅毒
– 癌或肉瘤的脑膜种植所致脑脊膜炎（癌性脑脊膜炎）	– 神经系统莱姆病
– 硬膜外慢性感染	– 钩端螺旋体病
	朊蛋白病性脑炎
	– Creutzfeldt–Jakob 病
	慢病毒感染性脑炎
	非感染性脑炎
	– 自身免疫性脑炎
	– 副肿瘤性脑炎

* 译者注：初夏脑膜脑炎，early summer meningoencephalitis，流行于欧洲大陆，其他地区罕见，详见后文。

病可能导致其对某些病原体易感，从而发生中枢神经系统感染。

体格检查

- 脑膜刺激征（被动屈颈的异常反应，见前述），神经系统查体表现。
- 视诊：皮肤（瘀点，如脑膜炎球菌败血症），口腔和咽喉（咽炎、扁桃体炎、牙齿和牙龈）。
- 触诊：淋巴结、三叉神经出口处（鼻窦炎可能是中枢神经系统感染的来源）。
- 听诊：听诊心脏和肺。

进一步的检查流程　如果临床情况允许，需要做血培养。

- 无颅内压增高或局灶性功能缺损：腰穿采集脑脊液，并开始用抗生素（直接针对最有可能感染的病原体）和糖皮质激素（地塞米松）进行治疗。后期抗生素治疗应根据检查结果随时调整。
- 出现颅内压增高和/或局灶性功能缺损：立刻开始使用抗生素和糖皮质激素（地塞米松），然后再行头部 MRI 检查。待颅内压恢复正常后，再行腰穿检查。

6.7.2　急性细菌性脑膜炎

病原体及感染路径　细菌可通过如下三条路径中的任意一条感染脑膜：

- 血行播散（如从鼻咽部的感染灶进入）。
- 邻近播散（如从中耳或鼻旁窦进入）。
- 直接感染（如通过开放创口或脑脊液漏口直接进入）。

主要的引起急性化脓性脑膜炎的病原体有：

- 在新生儿或婴儿，大肠杆菌、B 族链球菌、单核细胞李斯特菌。
- 在儿童，流感嗜血杆菌（HIB），肺炎球菌和脑膜炎球菌（脑膜炎奈瑟菌）。
- 在成年人，肺炎球菌、脑膜炎球菌，和不太常见的葡萄球菌以及革兰阴性肠杆菌。

临床提示

如疑诊脑膜炎，要明确患者的免疫接种情况，婴儿通常已经接种了流感嗜血杆菌疫苗。美国疾病预防与控制中心（Centers for Disease Control and Prevention，CDC）和德国预防接种委员会（the Standing Committee on Vaccination，STIKO）推荐所有幼童和高风险人群接种肺炎球菌和 C 群脑膜炎球菌疫苗。

临床特征

注意

化脓性脑膜炎通常是急性或急进性的，患者很快就进入极其严重的疾病状态，伴有高热和呕吐。抗生素起始治疗越快越好，有助于获得好的临床转归。

化脓性脑膜炎在病程中的表现除了前面列出的脑膜炎症状和体征，还有如下表现：

- 肌痛、背痛。
- 畏光。
- 癫痫发作（约 40% 的患者会出现。如果感染主要位于脑表面，刺激脑膜下方的脑实质，则容易出现癫痫发作）。
- 脑神经缺陷（见于 10%~20% 的患者。有的患者出现永久性耳聋，特别是肺炎球菌感染后的患者）。
- 严重意识障碍。

- 脑膜炎奈瑟菌感染后，会因内毒素性休克引起皮下出血点和肾上腺皮质出血性坏死（Waterhouse-Friderichsen 综合征，沃 - 弗综合征）。

诊断评估　诊断评估中最重要和最紧迫的是血培养（至少两组来自两个不同静脉的有氧和厌氧培养），以及腰穿后的脑脊液培养。怀疑急性脑膜炎时，应立即行腰穿，除非有颅内压增高的临床证据。

实验室检查：C- 反应蛋白（CRP）和红细胞沉降率（ESR）都升高，白细胞分类计数可见白细胞增高，且以分叶核中性粒细胞增多为主。脑脊液检查可进一步明确脑膜炎诊断，在三分之二的患者中，脑脊液革兰染色可见细菌，脑脊液培养可鉴别出致病菌。

注意

细菌性脑膜炎的脑脊液特征性变化：

- 脑脊液浑浊。
- 粒细胞增多可达每毫升 1 000 到数千个细胞。
- 蛋白浓度增高（>2 000 mg/L）。
- 葡萄糖浓度降低（脑脊液糖含量与血糖水平之比 < 0.5）。
- 高乳酸水平（>3.5 mmol/L）。

治疗　首先需要抗生素治疗，单药或多药联用。根据临床特征，针对最可能感染的病原体，选择最有效的药物（即经验性治疗）。

- 对既往身体健康的儿童和成年人，身患社区获得性脑膜炎，经验性治疗首选第三代头孢菌素（如头孢曲松）和氨苄西林（对李斯特菌同样有效）。
- 如在耐青霉素肺炎球菌常见的部分地区发生感染，或者发生医院内感染，可采用头孢曲松和万古霉素联合治疗。

糖皮质激素（如地塞米松）也需要给予，可以改善临床转归。一旦通过血培养或脑脊液培养明确致病菌及对应有效抗生素，就可以用特异性有效的抗生素替代原来的经验性用药。

注意

对细菌性脑膜炎的抗生素治疗，应在抽取血培养样本和腰穿取脑脊液之后立即使用，甚至要在这些检查还没完善，神经影像学检查还没做的时候就要开始。治疗开始前的时间窗是最重要的预后因素。

病程和预后　细菌性脑膜炎的神经系统损害和并发症可能会严重，包括：

- 回吸收障碍性脑积水。
- 脑梗死和静脉窦血栓。
- 脑水肿。
- 脑脓肿。
- 耳蜗损伤，导致听力丧失。
- 脑神经功能障碍。
- 常见并发症：肺炎、感染性休克、消耗性凝血功能障碍。

预后取决于致病菌。肺炎球菌性脑膜炎的死亡率超过 50%，幸存者常遗留有神经系统缺损表现，包括耳聋。

肺炎球菌脑膜炎

肺炎双球菌（肺炎链球菌）是革兰阳性双球菌，是成年人最常见细菌性脑膜炎致病菌。诊断依据是在血或脑脊液中发现革兰阳性球菌或者肺炎双球菌抗原，或者血或脑脊液培养肺炎双球菌阳性。婴儿和成人都可以接种疫苗，推荐有免疫缺陷或慢性病的人以及 60 岁以上的人接种。

流行性脑脊髓膜炎

脑膜炎球菌（脑膜炎奈瑟菌）是革兰阴性双球菌，是儿童和青少年人群中最常见的细菌性脑膜炎致病菌，在血和脑脊液中检测出脑膜炎球菌抗原。在德国，B 族脑膜炎球菌是脑部感染最常见的致病菌类型（65%~70%）。

注意

脑膜炎球菌感染会因如下情况而复杂棘手：

– 败血症（35%）。

– 沃–弗综合征（15%），也称为肾上腺卒中：暴发性脑膜炎球菌败血症导致肾上腺功能障碍、皮肤瘀点（紫癜）、广泛性皮肤坏死、弥散性血管内凝血。如果不治疗，患者将在数小时内死亡。

患者必须在开始给予抗生素治疗的 24 小时内隔离，对接触者应预防性给予抗生素（如利福平）。推荐所有婴儿都接种 C 群脑膜炎球菌疫苗，针对 A 群和 C 群脑膜炎球菌的疫苗推荐给计划去非洲的旅行者*。目前尚无针对 B 群的疫苗。脑膜炎球菌脑膜炎是需要上报疫情的疾病，所有病例（包括疑似病例）以及死亡病例都应该上报。鼻腔内定植脑膜炎球菌但无任何症状者无须上报。

6.7.3 急性病毒性脑膜炎：无菌性或淋巴细胞性脑膜炎

病原体与感染路径 有若干病毒能引起无菌性或淋巴细胞性脑膜炎，常见的包括肠道病毒（柯萨奇病毒）、腺病毒和 HIV；相对罕见的病毒包括淋巴细胞性脉络丛脑膜炎病毒、巨细胞病毒、Ⅱ型疱疹病毒、腮腺炎病毒、EB 病毒，以及流感病毒。

临床特征 该病在非特异性前驱期出现流感样或胃肠道症状后急性起病（亚急性发病较少见）。主要的临床特征包括头痛、发热、脑膜炎刺激征（通常为轻度的），以及全身症状，如疲劳、肌痛等。

诊断评估 致病病毒的识别需要经过血清学检测。

治疗和转归 只要不累及脑实质（即不涉及脑病），无菌性脑膜炎的自然转归通常是好的。如有针对致病病毒的有效治疗药物，则可以给予抗病毒治疗（抑制病毒药物，如治疗单纯疱疹病毒或水痘–带状疱疹病毒可用阿昔洛韦治疗）。残留神经功能异常如耳聋等罕见。

6.7.4 慢性脑膜炎

与化脓性细菌所致的急性脑膜炎不同，慢性脑膜炎的病程是相对和缓且有戏剧性的，特别是在起病初期：逐渐出现的脑膜症状，常呈波动性，取决于致病病原体，可能在很长一段时间内逐渐恶化。发热和其他临床特征，以及感染相关实验室检查指标（血沉增快，C–反应蛋白升高，有疲劳或肌痛等全身症状）

---

* 译者注：德国疫苗管理局 STIKO 推荐，仅供参考。

常见，但也可能会缺如。可能有不同程度的严重的神经功能缺损。致病病原体谱非常广泛。根据定义，慢性脑膜炎的持续时间超过 4 个月。万幸的是，该病罕见。

结核性脑膜炎

病因和感染途径 结核分枝杆菌通过血性播散到脑膜，病原体直接来自原发感染灶（早期全身型）或来自感染结核的内脏器官（晚发全身型）。原发部位可能并无临床特征。

临床特征和发病机制 脑膜炎症状通常是逐渐表现出来的。发作性发热和全身症状常会出现，但也不是全部病例都会有。与细菌性脑膜炎好发于脑表面不同，结核感染好发于颅底（故称为基底脑膜炎，图 6.44）。常见脑神经功能障碍，特别是眼球运动神经和面神经，而且并发的脑动脉炎可能导致局灶性脑梗死。脑脊液蛋白水平显著增高，这些胶状渗出物充斥于蛛网膜腔，包括基底池，导致脑膜内侧覆盖一层纤维素样物质，从而引发回吸收障碍性脑积水。

诊断评估 最重要的评估是在脑脊液或其他体液（痰、气道分泌物、胃液、尿液等）样本中检测出病原体。过去，在脑脊液中培养出分枝杆菌通常需要数周，现在可以相对快速地通过 PCR（polymerase chain reaction）检出。抗酸染色偶尔能在脑脊液中直接快速检出抗酸杆菌（分枝杆菌）。

注意

结核性脑膜炎的脑脊液特征性变化包括：
- 起初是粒细胞增多，随后是淋巴细胞增多。
- 蛋白浓度增高（1 000~5 000 mg/L），葡萄糖浓度降低，乳酸水平增高。

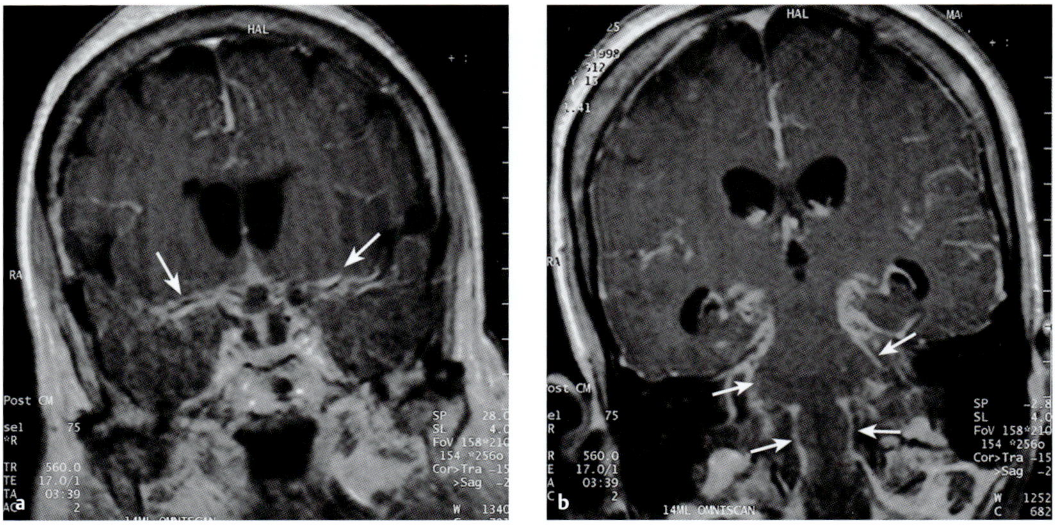

图 6.44 结核性脑膜炎。a. T1WI 示沿大脑中动脉走行的脑膜对比增强（→）。b. 环绕脑干的典型的对比增强信号（→）

神经影像学（CT，MRI）显示病灶呈现多样性（如结核球、梗死灶、脑积水、增厚的颅底脑膜）。

治疗和预后 治疗一般从抗结核药物四联用药开始（异烟肼、利福平、吡嗪酰胺和乙胺丁醇），继而是三联用药，最后改为二联用药持续 12 个月。结核性脑膜炎不治疗是致死性的。

结核病（确诊的或疑似的）都应该作为疫情上报。

其他病因

另有若干病原体亦可引起慢性脑膜炎，但较为少见，并且常伴随各种严重脑病，包括：

- 真菌：包括新型隐球菌、白色念珠菌和曲霉菌，主要但不限于免疫缺陷患者。
- 原虫：弓形虫。
- 寄生虫：囊尾蚴、细粒棘球蚴。

非感染性病因包括结节病，后者与结核性脑膜炎类似，主要累及颅底脑组织（**图 6.45**）；此外，还有转移癌或肉瘤的脑膜播种（癌性或肉瘤性脑膜炎）。

6.7.5 细菌性（脑膜）脑炎：螺旋体感染

神经莱姆病（莱姆病）

病因 疏螺旋体病在北美被称为“莱姆病”（以美国康涅狄格州的莱姆镇命名，那里曾有疫情暴发），由伯氏疏螺旋体引起，后者是一种由蜱虫叮咬传播的螺旋体，疏螺旋体病的致病原主要为阿氏疏螺旋体和加里氏疏螺旋体。

临床特征 疏螺旋体病累及神经系统、关节、心血管系统、肝脏和皮肤，临床特征多样，可分为三个阶段（**表 6.21**）。蜱虫叮咬使病原体进入人体后，部分患者局部皮肤出现慢性游走性红斑。这是一种红色环状皮疹，在蜱虫叮咬部位周围呈离心扩张状，即向外生长时中心区域红色逐渐消失。如果螺旋体扩散至全身，则会出现头痛、发热、关节痛，有时还会出现全身性淋巴结肿大。

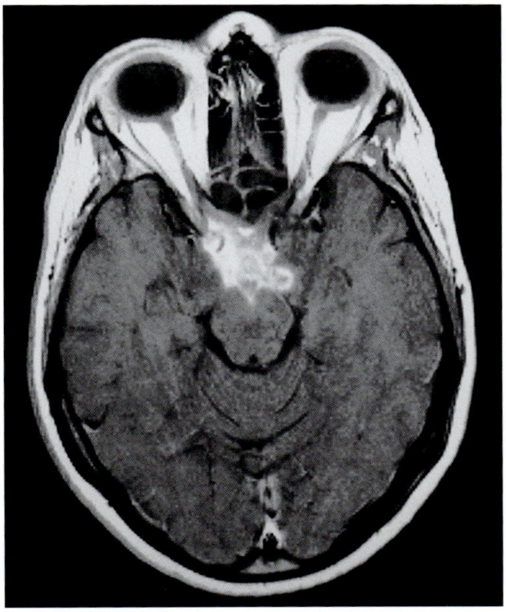

图 6.45 结节病。31 岁结节病女患者，MRI 显示基底部的脑膜浸润，基底部环池明显异常

约 15% 未接受治疗的播散期患者会出现神经系统表现，典型的是淋巴细胞性脑膜炎合并神经根神经炎，导致全身无力、非常难受的感觉异常（似烧灼感），以及在受累神经根分布区的严重疼痛（Bannwarth 综合征 / 淋巴细胞性脑膜神经根炎；**图 6.46**）。脑神经受累也很常见，一旦发生双侧面瘫，要考虑疏螺旋体病的可能。不太常见的临床特征有臂丛神经炎、脑炎，脊髓炎也能在这个阶段或稍后出现。晚期螺旋体病的其他可能并

发症包括颅内血管炎；在中枢神经系统外，则包括心肌炎、慢性萎缩性肢端皮炎、关节痛和肝脏受累。关节痛是莱姆病的典型症状，因此也被称为莱姆病关节炎。

诊断评估　临床疑诊神经型疏螺旋体病时，可通过血清和脑脊液中特异性免疫球蛋白 G（IgG），特别是 IgM 抗体的检测，提供支持证据，但不是确诊依据。

6

注意

至少 10% 无症状人群的伯氏疏螺旋体血清学检查结果是阳性的。因此，血清疏螺旋体抗体阳性并不能将病因未明的神经系统疾病归于伯氏疏螺旋体感染。

神经莱姆病的诊断只能在脑脊液有炎症特征（脑脊液中细胞数和蛋白浓度均升高，脑脊液中疏螺旋体的抗体滴度增高，呈阳性）时做出。如脑脊液检查结果正常，即使血清学检查是阳性的，也应对神经性莱姆病的诊断保持怀疑。

治疗　如果在蜱虫叮咬后怀疑疏螺旋体病（游走性环形红斑、感冒样症状），可口服强力霉素、阿莫西林或头孢呋辛酯。如果是疾病的中后期，则需要给予三代头孢菌素（如头孢曲松或头孢噻肟）静脉滴注。

神经梅毒

病因　梅毒是由性传播的梅毒螺旋体感染导致的。

临床特征　临床特征多样，可分为二期、三期和四期梅毒。

二期（感染后 6 周到 2 年）：血行播散可能导致脑膜刺激表现或伴有脑神经损害的早期梅毒性脑膜炎（基底性脑膜炎）。

三期（经常发生在初次感染后的 1~2 年内，以及螺旋体的二次播散）：梅毒

表 6.21　莱姆疏螺旋体病的三个分期

分期	临床特征
局灶性感染期	慢性游走性红斑：一种红色、环状皮疹，在蜱虫叮咬部位周围呈离心扩张状，即向外生长时中心区域红色逐渐消失
	全身症状（头痛、发热、四肢痛、疲累力竭之感）
播散期	全身症状（发热、头痛、大汗）
	Bannwarth 综合征（= 急性莱姆病，脑膜多发神经根炎，面瘫）
	良性皮肤淋巴组织增生（皮肤淋巴细胞增生，典型表现为耳垂的红色肿胀）
	游走性关节炎和肌痛（一个又一个关节接连受累）
晚期 *	慢性萎缩性肢端皮炎
	慢性、复发性莱姆关节炎
	慢性神经莱姆病：多发性神经病、脑膜炎、脑炎或脑膜脑炎、血管炎
	进一步的炎症表现（如心脏、肝脏、感觉器官等）

* 如果未经治疗；经过抗生素治疗后则罕有发生

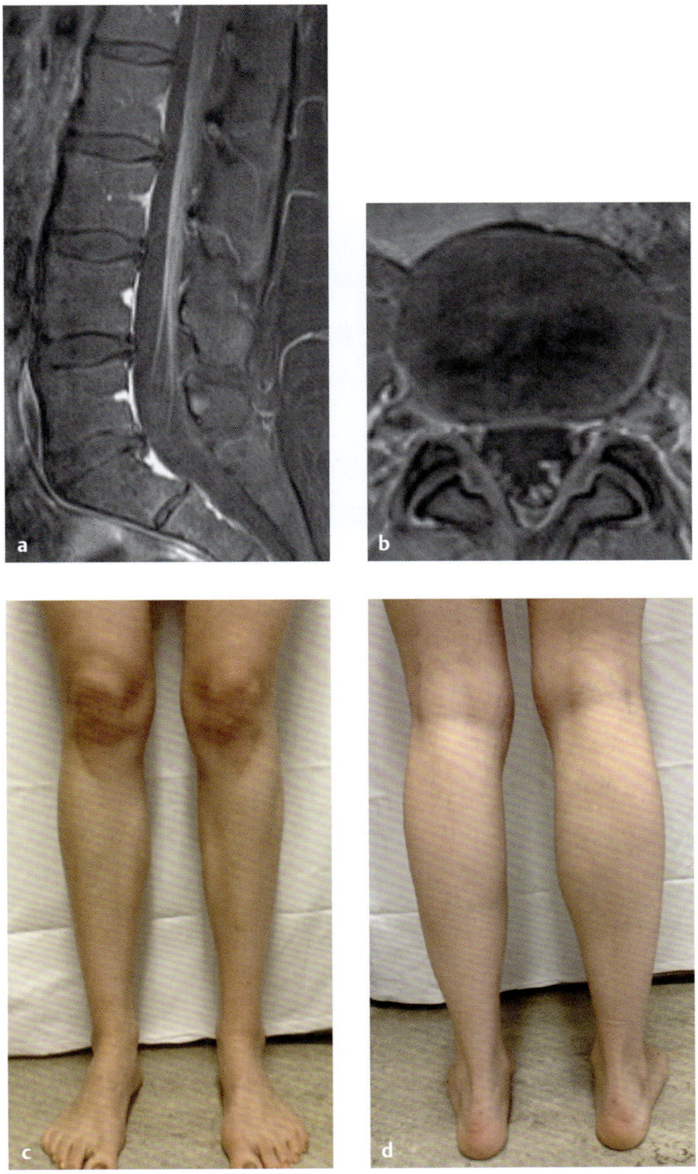

图 6.46　疏螺旋体神经根炎。27 岁女性，主诉左下肢疼痛、无力，主要影响腓骨肌。a，b. T1WI 示左侧腰椎及骶神经根呈炎性对比增强。c，d. 作为晚期并发症，左侧小腿后侧肌群（腓肠肌群）萎缩

性脑脊髓炎（也称为脑膜血管梅毒）主要影响脑和脊髓的间质结构（血管、脑膜）。炎症反应改变了颅底动脉和大脑中动脉的血管壁，导致血管狭窄，从而出现复发性缺血性卒中。

脑膜炎主要位于颅底，导致波动性头痛和脑神经瘫。偶尔，三期梅毒也会出现多发性神经病和多发性神经根病的表现；在三期梅毒中还有少见的梅毒树胶肿，在颅腔内形成巨大的肉芽肿样团块（又称脑梅毒瘤），引发占位效应和颅内压增高。

四期（经过几年潜伏期）：脑和脊髓实质呈现炎症反应，引起脊髓痨和 / 或麻痹性痴呆（慢性脑膜脑炎）。

– 脊髓痨：约 7% 的未经治疗的梅毒感染

者在初次感染后的 8~12 年内可出现脊髓痨。特点首先是脊髓后索和后根的进行性退行性变。临床特征为进展性的严重共济失调、撕裂样痛、膀胱功能障碍、腱反射消失、阿 – 罗瞳孔（见章节 12.3.6）、伤害性痛觉刺激敏感性降低、肌张力减低、关节畸形。
- 进行性痴呆：初次感染后 10~15 年，可因脑膜脑炎形成干酪样肉芽肿。主要临床特征是进行性痴呆，典型特征包括判断力受损、缺乏社会行为的抑制能力，部分患者表现为夸张性躁动（如自大、荒谬、妄想），也可出现淡漠、缺少动力、抑郁，或者出现精神分裂症样表现（幻觉、偏执）。

三期和四期梅毒表现可以同时存在。

诊断评估　神经性梅毒的诊断主要是依赖血清学检测：
- TPHA（T. pallidum hemagglutinin test）：梅毒螺旋体凝集试验，一种筛选检查。
- FTA-ABS（fluorescent treponemal antibody absorption）：荧光螺旋体抗体吸附试验，判断之前是否接触过梅毒螺旋体。
- VDRL（vernereal disease research laboratory）：性病检查试验，用于评估当前疾病的活跃程度（检测对象为抗心磷脂抗体，并不特异性针对梅毒螺旋体）。
- 19-S-IgM-FTA-ABS：用于检测梅毒螺旋体特异性 IgM 抗体，提示感染在活跃期。

神经性梅毒可导致脑脊液呈炎性改变，白细胞数和蛋白水平增高，脑脊液 VDRL 检测阳性，脑脊液梅毒特异性抗体 IgG 的浓度增高。

中枢神经系统 MRI 检查是神经性梅毒诊断的另一个组成部分，用于显示中枢神经系统炎症反应的变化、脑积水和脑梗死灶，并可用于鉴别诊断。

治疗和预后　青霉素 G 可用于所有类型的神经性梅毒的治疗；如果患者对青霉素类药物过敏，可以选用四环素、红霉素或头孢菌素。治疗成功与否取决于治疗的时机，如果脑和脊髓实质受累严重才开始治疗，则疗效并不理想。早期梅毒性脑膜炎的预后良好。在神经性梅毒的后期，合理的治疗策略可以阻止疾病进展，但是遗留残疾也很常见。

钩端螺旋体病

钩端螺旋体病在感染初期常导致急性淋巴细胞性脑膜炎。在进展期，可能出现脑炎（如癫痫发作、谵妄等）或脊髓炎征象。脑血管炎可致脑组织损伤。除神经系统受累外，钩端螺旋体还可累及肝、肾，致出血倾向增加。

6.7.6　病毒性脑炎

单纯疱疹病毒性脑炎

病因　单纯疱疹病毒 1 型导致的单纯疱疹病毒性脑炎是严重的颅内感染。

致病机制　本病的特征是额叶和颞叶近颅底部组织的出血坏死性炎症，合并严重的脑水肿。双侧大脑半球均有炎症病灶，但通常一侧大脑半球重于另一侧。

临床特征　在经过有发热、头痛以及其他系统性症状和体征的非特异性前驱期后，本病显著的临床特征包括：
- 进展性意识障碍。

– 癫痫发作（通常是复杂部分性发作，出现或不出现继发性全身性癫痫，因为感染主要累及颞叶脑组织）。
– 局灶性神经功能或神经心理功能缺损体征，特别是记忆力和定向力受损。

可能出现失语和偏瘫。

诊断评估　脑脊液检查可见细胞数达到每毫升 500 个，以淋巴细胞为主，也可见粒细胞。脑脊液可能为血性或有黄变。在感染的前几天和至少 2 周内，对脑脊液样本进行 PCR 可发现病毒 DNA 阳性，脑脊液中也能检测出单纯疱疹病毒的特异性 IgG 抗体。

注意

单纯疱疹病毒性脑炎的脑脊液特征：
– 初期通常淋巴细胞增多为主。
– 蛋白水平增高，葡萄糖水平正常。

起初 CT 扫描是正常的，在进展的几天内可见颞叶或额叶有高密度区，并且其中可能有出血灶。MRI 可更早显示相应的信号改变（图 6.47）。

脑电图除了有非特异性改变，可显示单侧或双侧颞叶的局灶性特征性病灶。

治疗　可静脉给予阿昔洛韦；糖皮质激素用于治疗脑水肿；抗癫痫药用于预防癫痫发作。

预后　如果未经治疗，单纯疱疹病毒性脑炎的致死率超过三分之二，并且存活患者均有神经系统损伤表现。阿昔洛韦能将病死率降至约 20%，但约一半的存活患者有永久性的神经功能缺损。

注意

下列任何一项表现都提示单纯疱疹病毒性脑炎的可能：
– 进行性加重的意识障碍，失语。
– 癫痫发作（特别是复杂部分性发作类型）。
– 脑脊液炎症性反应特征。
– MRI 显示单侧或双侧额颞叶信号变化。
– 脑电图显示局灶性异常。

只要出现上述情况之一，就必须立即静脉给予阿昔洛韦治疗。

初夏脑膜脑炎*

病因和流行病学　本病是由黄病毒科的虫媒病毒（节肢动物传播的病毒）感染引起的，并通过蜱虫叮咬传播。在流行地区（如奥地利和德国南部），每 100~1 000 名蜱叮咬受害者中就会有 1 人受累。黄病毒科中有若干病毒能感染人类，包括欧洲或西方的蜱传播脑炎病毒、西伯利亚的蜱传播脑炎病毒，以及远东地区的蜱传播脑炎病毒。在美国和俄罗斯，另一种蜱传播黄病毒 Powassan 病毒也可致人发生脑炎。

临床特征和病程　病程分两期：经过 1~4 周的潜伏期，会出现发热、感冒

* 译者注：原文中的“初夏脑膜脑炎（Early Summer Meningoencephalitis）”描述的是主要流行在奥地利和德国南部森林地区的地方性疾病。蜱传播的黄病毒感染性脑炎在我国西北、东北林区和俄罗斯境内也有发生，在我国传染病学教科书上更多称为“森林脑炎”，病程与本书中描述的“初夏脑膜脑炎”极其类似。本着尊重原著，我们仍将其译为“初夏脑膜脑炎”。

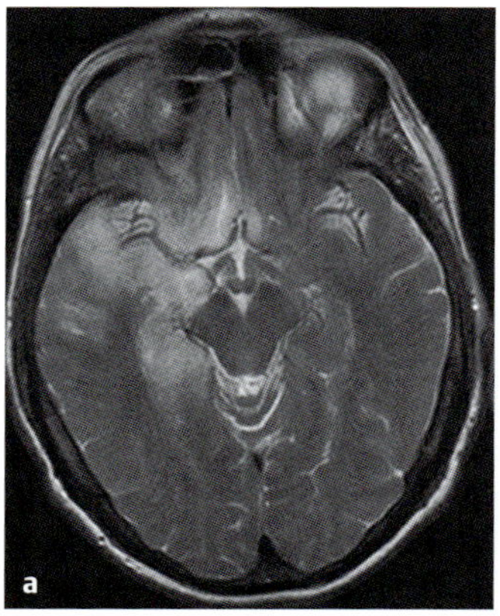

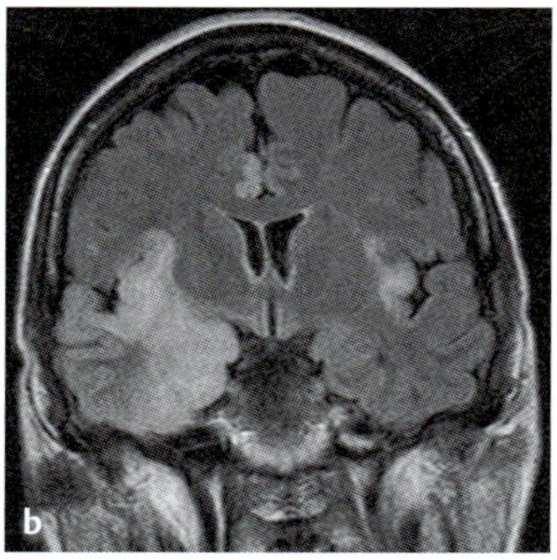

图 6.47 单纯疱疹病毒性脑炎。单纯疱疹病毒性脑炎双侧颞叶受累。a. 轴位 T2WI 示右侧颞叶和双侧额叶基底部分信号异常。b. 冠状位 FLAIR 像示典型的双侧岛叶和扣带回受累

样症状或消化道症状等，属于非特异性前驱期，约 20% 的患者会出现头痛、脑膜刺激征以及脑和脊髓受累所致的局灶性神经系统缺损。后期可能出现周围神经损伤。当患者从急性病程中恢复，可遗留轻瘫，以及相对少见的神经心理功能障碍。

诊断评估 诊断主要依赖病毒特异性 IgM 抗体的检测。

治疗与预后 目前只有对症治疗。本病死亡率约为 1%，儿童的预后明显好于成人。罹患脑膜脑炎的患者治愈后一般有永久性后遗症。

预防 针对初夏脑膜脑炎和其他蜱传性黄病毒脑炎，可以通过减少病原体暴露（在疫区喷洒杀虫剂和穿足够多的衣物）达到有效预防的目的，也可以通过主动免疫（建议日常常规暴露者进行主动免疫，每 3~5 年加强一次）来预防。

HIV 感染性脑炎和中枢神经系统机会性感染

约 50% 的 HIV 患者会在病程的某个时间节点，出现临床特征比较明显的脑或其他神经组织的感染征象。中枢神经系统可以直接被 HIV 感染，也可以在感染 HIV 基础上继发其他机会性病原体感染。在严重病例中，患者可能罹患脑炎、脊髓病、单发或多发神经病和 / 或肌病。脑炎时出现神经心理功能异常，包括谵妄、个性改变以及痴呆。

HIV 感染性脑病 HIV 侵犯中枢神经系统时会出现 HIV 感染性脑病，引起以认知功能障碍为主的多种神经功能缺损（这也是“HIV 相关性痴呆”一词的由来）。脑脊液中呈现高 HIV 病毒滴度，且 MRI 可显示白质脑病。唯一有效的治疗手段时适时进行高效抗反转录病毒治疗（highly active antiretroviral therapy，HAART）。

机会性感染 主要的获得性免疫缺陷综合征（AIDS）典型中枢神经系统感染有弓形虫病、隐球菌病、结核菌病、诺卡菌病（通常表现为脑脓肿；诺卡菌存在于土壤中，是正常的口腔定植菌，且对免疫功能正常者来说无致病性）、巨细胞病毒性脑炎、进行性多灶性白质脑病（progressive multifocal leukencephalopathy，PML，由乳头多瘤空泡病毒感染所致；图 6.48，表 6.22）、

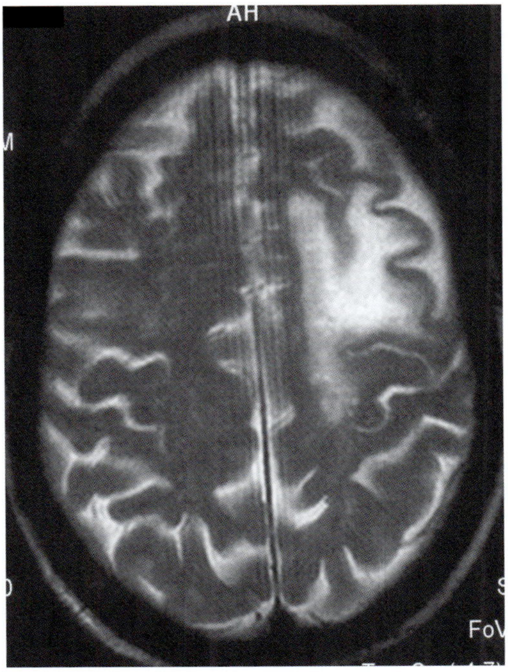

图 6.48 进行性多灶性白质脑病（PML）。免疫抑制患者因 JC 病毒感染而患 PML。左侧前额叶白质受累，白质上的皮质变薄。PML 病灶一般不摄入造影剂（除非存在免疫重建）

EB 病毒相关性淋巴瘤等。HIV 患者易患带状疱疹病毒性脑炎和神经性梅毒。治疗包括在进行抗反转录病毒治疗的同时针对机会致病病原体进行治疗（如果有的话）。

带状疱疹病毒性脑炎

带状疱疹病毒性脑炎与周围神经（含脑神经）的带状疱疹伴发，后者表现为周围神经（含脑神经）的分布区内的节段性水疱样皮疹。脑脊液检查可见淋巴细胞增多，可达每毫升 200 个细胞。该病可在全身带状疱疹感染后以极其严重的形式出现。耳部（累及外耳和内听道）和眼部带状疱疹（累及眼内和眼周的眼神经皮节）可引起严重的神经系统并发症，如带状疱疹后神经痛。

极罕见类型

除了已经讨论过的病毒外，**表 6.22** 还列出了引起脑膜脑炎的其他更罕见的病毒，部分是特定地区特有的病原体。

图 6.48 展示了一个 PML 病例，是一位接受免疫抑制治疗的患者，因感染乳头瘤空泡病毒所致。

6

6.7.7 真菌性脑炎

病因和临床特征 之前提到的能导致脑膜炎的真菌，也能造成脑炎。

临床提示

中性粒细胞减少患者（主要是骨髓移植后的医源性粒细胞减少）特别容易发生真菌感染。

在免疫力正常的人，脑炎病原体包括：

- 新型隐球菌。
- 球霉菌。
- 荚膜组织胞浆菌。
- 皮炎芽生霉菌。

在因疾病或药物所致免疫力低下人群中，可能因如下病原体感染发生脑炎：

- 抗白丝酵母菌（特别是脑膜炎）。
- 曲霉菌（脑曲霉球和出血性卒中）。
- 接合菌纲（如毛霉菌目真菌感染出现脑组织广泛性播散和脓肿形成，在糖尿病患者该种感染更常见）。

诊断评估 真菌的典型脑脊液改变为淋巴细胞增多（每微升有数百细胞数），蛋白和乳酸水平增高，葡萄糖水平降低。脑脊液中的真菌可在光镜下直接看到，或者通过脑脊液真菌培养看到真菌长出，

表 6.22　可引起脑膜脑炎的病毒

病毒	传播途径	季节高发期	易感人群	临床特征	特异性诊断评估方法
艾柯病毒	粪口	夏秋季	患儿及其同住家人	脑膜炎症状、红疹、胃肠道症状	病毒学
柯萨奇病毒 A 型	粪口	夏秋季	患儿及其同住家人	脑膜炎症状、红疹、胃肠道症状	病毒学
柯萨奇病毒 B 型	粪口	夏秋季	患儿及其同住家人	脑膜炎症状、红疹、胸膜炎、心包炎、心肌炎、睾丸炎、胃肠道症状	病毒学
流行性腮腺炎病毒	吸入	寒冬 / 春天	患儿，主要是男孩	脑膜炎症状、腮腺炎、睾丸炎、卵巢炎、胰腺炎	淀粉酶升高，脑脊液中细胞数和葡萄糖升高
腺病毒	吸入		婴儿和儿童	脑膜炎、咽炎、肺炎	
淋巴细胞脉络丛脑膜炎病毒	鼠	寒冬 / 春天	实验室人员	脑膜炎、咽炎、肺炎	
肝炎病毒	粪口途径、性交、血行传播		静脉摄入的药物滥用者、同性恋或双性恋、接受输血者	脑膜炎症状、黄疸、关节炎	肝功能障碍
EB 病毒（传染性单核细胞增多症）	口		青少年	脑膜炎症状、淋巴结节病、咽炎、红疹、脾肿大	异形淋巴细胞、Paul-Bunnell 反应、肝功能障碍
初夏脑膜脑炎病毒	蜱传播、经皮	初夏、立秋	去疫区森林的人	脑膜炎症状、脑炎症状、脊髓炎表现、脑膜神经根炎	血清学
水痘 – 带状疱疹病毒	吸入		儿童和密切接触者	脑膜炎症状、神经根炎、脑炎、脊髓炎表现：疼痛、水疱疹	囊泡液中的抗体检测、PCR
巨细胞病毒（cytomegalovirus，CMV）			HIV 阳性人群	脑炎症状、癫痫、神经根炎	脑脊液或尿液中的 HIV 检测、脑脊液或抗凝血的 PCR、鞘内 CMV 特异性 IgG 合成率、CMV 视网膜炎
单纯疱疹病毒（herpes simplex virus，HSV）–1 型	人传人	全年	所有人	脑炎、局灶性神经功能缺损、癫痫、意识障碍	MRI（**图 6.47**）、病毒检测、EEG 显示周期性尖波、鞘内 HSV 特异性 IgG 合成率

（续表）

病毒	传播途径	季节高发期	易感人群	临床特征	特异性诊断评估方法
单纯疱疹病毒-2 型	人传人	全年	新生儿或儿童、罕见于成年人	新生儿为脑炎、其他人为脑膜炎	
虫媒病毒	蚊媒		美洲的儿童和成年人	脑炎、红疹	病毒学
HIV（human immunodeficiency virus，人类免疫缺陷病毒）	性交、血行传播	全年	HIV 阳性人群的性伴侣、母婴、静脉注射药物滥用者、同性恋	脑炎、AIDS 痴呆、脊髓病、多发性神经病、疾病、机会性感染	血清学
乳多泡病毒（如 JC 病毒）		全年	免疫功能不全者（AIDS、淋巴瘤、那他珠单抗治疗多发性硬化者）	脑炎、脊髓炎、进行性多灶性白质脑病（**图 6.48**）	T2WI 示皮质下高信号，病毒学

或者通过荚膜多糖检测发现。球菌可通过墨汁染色检出。

治疗　需要进行 6 个月的抗真菌药物（如两性霉素 B）治疗；对于特殊病原体，要逐渐降低药量；脓肿需要手术清除。

6.7.8　寄生虫性和原虫性脑炎

寄生虫，特别是弓形虫，以及多种原虫［阿米巴原虫、疟原虫、锥虫、囊虫（**图 6.44**）和棘球绦虫］具有感染脑组织的能力。

中枢神经系统弓形虫感染

弓形虫的传播主要是接触猫的粪便和生肉；一旦获得可以是无症状带菌者，只有在个体内源性免疫抑制的情况下会出现显著的感染表现。感染主要是对胎儿具有一定的危险性。在免疫抑制人群（如艾滋病患者）中，它能导致多灶性坏死性脑炎，从而出现广泛的神经系统受累表现（如肌无力、失语、癫痫）。脑脊液通常表现正常（可有轻度的细胞数增多）。神经系统强化影像学检查（CT、MRI）可出现环形强化的病灶。弓形虫感染的治疗需要抗寄生虫药物的多药联用。复方新诺明可用于危险人群的预防性治疗。

囊尾蚴虫感染

人是猪肉绦虫的最终宿主。囊虫与食物（通常是未煮熟的猪肉）一起经口进入消化道，并通过肠壁吸收进入各个器官，包括中枢神经系统，经过数周或至数年的潜伏期，出现临床症状（囊虫病）。随后出现慢性脑膜脑炎，主要表现为头痛、颅内压增高、局灶性神经功能缺损和癫痫发作。可从脑脊液中检测出相应病原体及抗体。CT 和 MRI 可发现肉芽肿性、囊性和钙化病灶（图 6.49）。多种驱虫药物（如阿苯哒唑）可用于治疗。

包虫病

人是细粒棘球蚴和多房棘球蚴（狗和狐狸为宿主的绦虫）的机会性中间宿主。病原体感染中枢神经系统所致颅内囊肿会引起神经系统异常（局灶性功能缺损、癫痫、颅内压增高表现）。血清学检测可呈阳性表现。CT 可显示病灶（细粒棘球蚴，圆形囊状病灶；多房棘球蚴，浸润性增生）。应用驱虫药治疗。

6.7.9 朊蛋白病所致脑炎：Creutzfeldt–Jakob 病（CJD）

病原体和感染途径　朊蛋白是一种感染性蛋白颗粒，不含编码对应基因的遗传物质（核酸），可以引起宿主基因的原位突变或者将它们自己整合进入细胞并进行复制。复制的蛋白和正常身体内发现的朊蛋白相比，空间构象异常。

发病机制　朊蛋白会在脑内潜伏数年至数十年，被感染的神经元可能会死亡。典型的病理表现为受累组织的空泡征和淀粉样斑块的形成（海绵状脑病，spongiform encephalopathy，SEP）。

流行病学　朊蛋白病的主要类型为 Creutzfeldt–Jakob 病（克－雅病，亚急性海绵状脑病）、Kuru 病、Gerstmann–Straussler–Scheinker 综合征、家族性进展性皮层下胶质增生，以及家族性致死性睡病。Creutzfeldt–Jakob 病是欧洲和北美最常见的朊蛋白病类型，但是患病率低至每年十万分之一。

临床特征　本病以精神失常、失眠、易疲劳起病，很快出现进行性加重的痴呆、锥体束征、小脑受累表现、肌张力障碍、肌束震颤和肌阵挛。

诊断评估　约三分之二的患者脑电图呈现出特征性表现：周期性三相波和四相的 θ 与 δ 波（图 6.50）。T2WI 显示基底节和部分枕叶高信号灶（图 6.51）。脑脊液中可检测出 14–3–3 蛋白。

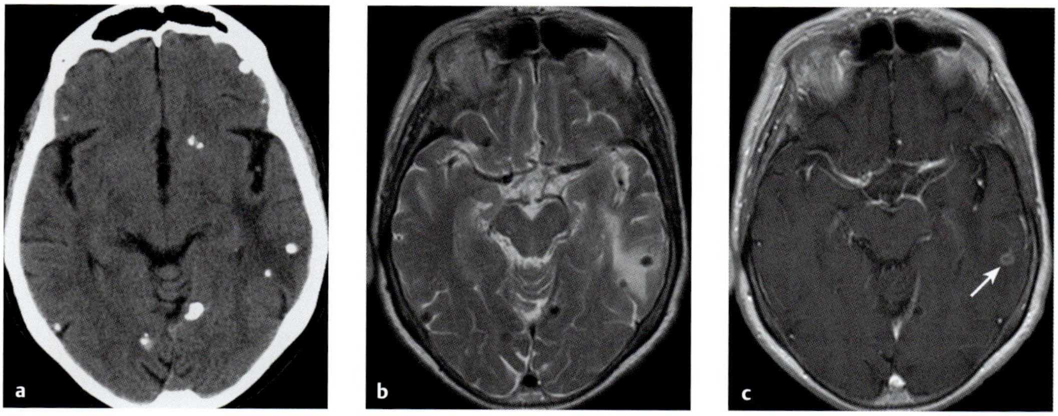

图 6.49　74 岁老年女性，癫痫，猪囊尾蚴感染。a. CT 示多发性钙化灶以及左顶叶低密度灶。b. T2WI 示在左侧顶叶钙化区内多个结节形病灶。c. 肿胀区域内的病变摄入造影剂（箭头），提示存在炎症反应

治疗、病程和预后　目前只有支持对症治疗。疾病进展迅速，并出现去皮质状态，在患病数月后死亡。

附加信息

一种之前未知的 Creutzfeldt–Jakob 病类型在 20 世纪 90 年代末爆发，并引起了广泛关注。这个亚型是通过食用患牛海绵状脑病（疯牛病）的牛的肉引发的。

6.7.10　慢病毒疾病

慢病毒疾病的特征是潜伏期相当长和慢性迁延性进展性病程，几乎无效治疗。

亚急性硬化性全脑炎（Subacute sclerosing panencephalitis，SSPE）　本病常见于在婴儿期患麻疹的儿童。病毒潜伏于中枢神经系统内数年，隐匿起病，病程呈慢性进展性，在发病 2~3 年内死亡。以精神异常（如易激惹、易疲劳、认知能力受损等）起病，不自主运动和噪音诱发的肌阵挛在起病后数周内出现。患儿最终出现全身痉挛和严重的进展性痴呆。脑电图表现为周期性、高波幅慢波。该病是致死性疾病。

风疹病毒性全脑炎和其他类型脑炎　可能与 SSPE 的发病机制相似的疾病包括进行性风疹全脑炎和其他各种类型的脑炎，可在感染性疾病（如麻疹、腮腺炎、水痘、风疹）发生几天或几周后出现。

注意

疫苗接种后脑炎：这种疾病仅是假设，从未被证实，脑炎很少成为麻疹、风疹或天花疫苗接种的并发症。这个风险仅仅是理论上的，但引发的公众焦虑却是真实存在的，并且必须向需要接种疫苗的孩子家长给予恰当的宣教，让其对疫苗接种有正确认识，并缓解其焦虑情绪。比起预防疾病进行的疫苗接种，儿童罹患看似“微不足道”的传染性疾病从而出现严重并发症的风险更高。这正是为什么要求婴幼儿普遍接种疫苗的原因，而且在很多地区都是法律要求的。

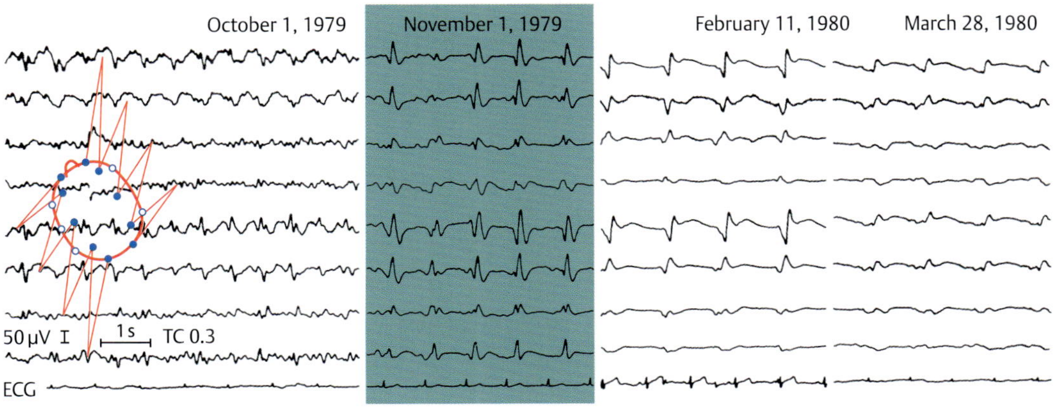

图 6.50　Creutzfeldt–Jakob 病（CJD）脑电图随时间的变化。57 岁女性被临床诊断为 CJD，后经活检确认。前驱期开始后 6 周（1979 年 10 月 1 日），只能看到一点周期性活动的迹象；1 个月后（1979 年 11 月 1 日）发展完全，在随后的几个月里振幅缓慢下降。TC，time constant，时间常数，以秒计

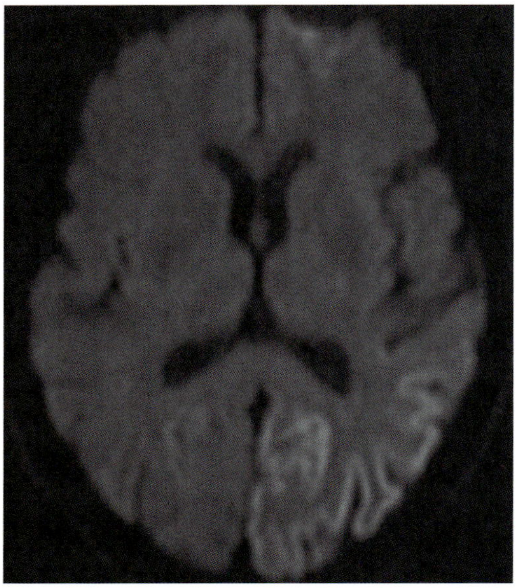

图 6.51　68 岁女性 CJD 患者的 DWI 表现。左侧枕叶高信号影（“花边征”），左侧岛叶亦有，但信号强度弱于枕叶

6.7.11　颅内脓肿

要点

脑脓肿是脑实质的局灶性感染，导致组织破坏和脓液形成，可以是孤立的也可是多发的。一种特殊类型是局灶性脑炎，它是由全身性败血症或者感染性栓子进入中枢神经系统导致的多腔室散在的微小脓肿。

孤立脑脓肿

病原体和感染途径　脑脓肿的致病病原体可以是一种或几种，主要是链球菌和葡萄球菌，其次是假单胞菌、放线菌和真菌。与引起细菌性脑膜炎的微生物一样，上述病原体可以通过局部感染（尤其是乳突炎、鼻窦炎和中耳炎）、远隔区域感染性病灶（通常是肺内感染或感染性心内膜炎）的血行播散，或直接感染（开放性颅脑损伤）扩散累及脑部。免疫抑制治疗患者的患病风险增加。

临床特征　大的脑内脓肿会出现占位效应，并且会引起典型的发热、白细胞增高、快速进行性的颅内压增高等表现。显著的病灶周围水肿会增强占位效应。

注意

脑脓肿的典型表现包括：颅内压增高的症状与体征，如视盘水肿、意识障碍，伴有肌无力或其他局灶性神经系统症状体征，伴有或不伴有癫痫发作；发热、白细胞增高、血沉增快、C-反应蛋白增高等。上述表现可能出现，但也可能缺失。

此外，再硬脑膜和蛛网膜之间可能有硬膜下脓肿（积脓），或硬脑膜和颅骨内壁之间有硬膜外脓肿。上述脓肿多是鼻窦炎或中耳炎的并发症，创伤后少见。发热、头痛和脑膜刺激征伴随神经系统功能缺损，是上述情况的临床特征。硬膜下积脓通常是爆发性的，可危及生命。硬膜外脓肿通常为迁延性的。

诊断评估　诊断基于典型的临床特征和相关病史（如颅脑外伤、心肺疾病、免疫抑制治疗或者免疫系统受累的疾病）。

实验室检查：血清炎性指标（特别是 C 反应蛋白）通常都是升高的。

脑脊液检查：可能会发现炎症改变（粒细胞增多为主，总蛋白升高）。

影像学检查：CT 或 MRI 显示增强的环形病灶（脓肿壁），内有低密度（或低信号）的脓液（图 6.52）。在脓肿形成早期（“脑炎”期），增强是弥散的

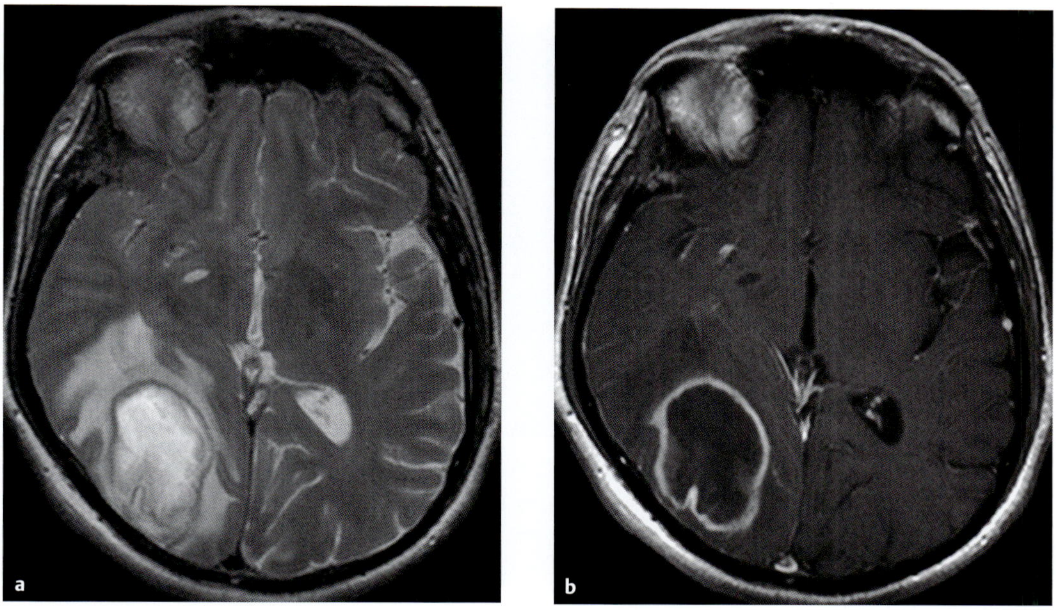

图 6.52 脑脓肿（MRI）。a. T2WI 示右侧顶枕交界区占位及周围水肿征象。b. 增强 T1WI 示病灶周边呈环状增强（引自 Mattle H, Mumenthaler M. Neurologie. Stuttgart: Thieme; 2013.）

而非环形的。

治疗 脓肿清除术（继之以脓液的微生物学检查）是多数患者的首选治疗方式。抗生素治疗应在手术后立即开始（某些情况下甚至应在术前使用），并持续至少 6 周。有效的经验性抗生素联合应用治疗策略包括一种三代头孢菌素（如头孢曲松）、甲硝唑，以及一种针对葡萄球菌的有效药物，如氟氯西林、利福平或者万古霉素。对脑炎和直径小于 3 cm 的脓肿，可单独使用抗生素治疗；如果有明显的脑水肿，则需立即用糖皮质激素治疗。

临床提示

确认脓肿的感染来源，也就是细菌感染的原发灶，非常重要。针对原发灶的治疗也非常重要，决定了治疗是否能够成功。

局灶性脑炎

病理机制 局灶性脑炎是脑实质内多腔的感染灶（图 6.53），多由下列途径引起：

- 转移性局灶性脑炎就是在全身性败血症时细菌播散入脑，原发化脓性感染灶可以在身体的任一部位。
  - 菌栓栓塞性局灶性脑炎是指多个感染性微栓子栓塞脑血管，常见于亚急性细菌性心内膜炎，常见致病菌是草绿色链球菌。

  链球菌和葡萄球菌感染是常见原因。

临床特征 典型表现包括全身性败血症的症状（高热、寒战），伴有局灶性脑损害表现、意识障碍，精神障碍不常见。神经精神系统临床特征的严重程度呈波动性，在发作高峰之间有缓解期。

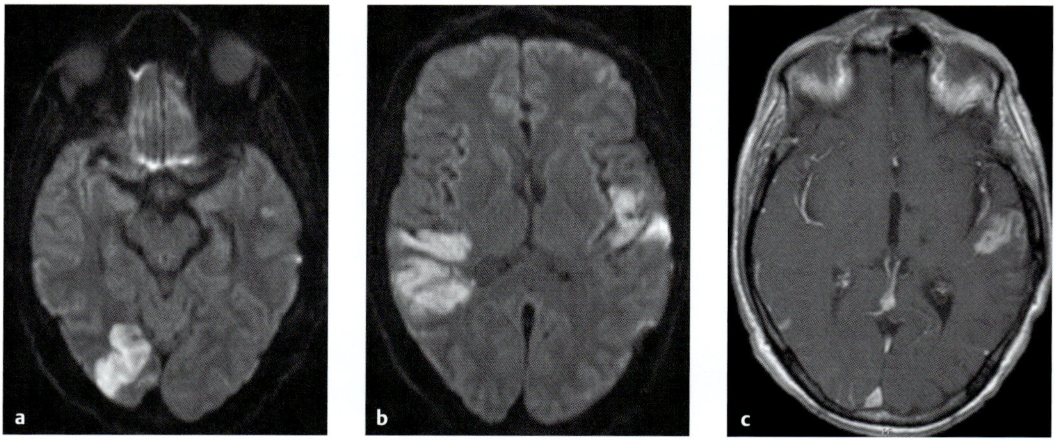

图 6.53 MRI 显示在心内膜炎患者脑内的多发性脑梗死灶。a，b. DWI 示多个新发梗死灶。c. T1WI 示左颞叶病灶增强，而右侧颞顶交界区病灶并未增强，提示两个梗死灶并非同时发生，而是间隔了数天

注意

脓毒性疾病伴有波动性的神经精神异常，应考虑局灶性脑炎。

诊断评估 诊断思路如下：从根据临床特征疑诊，到结合脑脊液的炎症性变化，最终通过 CT 和 / 或 MRI 发现脑内多个局灶性病灶从而确诊。需要寻找心内膜炎的临床证据（包括心音听诊）。血培养可能发现致病菌；用于血培养的血液应在体温上升期或寒战期获取。

治疗 像治疗脑脓肿一样，需要进行抗生素治疗，并且尽量使用致病菌敏感的抗生素（如果能鉴定出致病菌及其相应的敏感药物的话）。感染的心脏瓣膜应考虑手术更换。

6.8 代谢紊乱和全身性疾病的神经系统受累

要点

由于神经系统（中枢和周围）代谢活动活跃，使其易受到各种代谢性疾病的影响，既有先天性（先天性代谢障碍，如狭义的代谢性疾病），也有获得性（如中毒性）疾病。这些疾病的主要临床特征为不同类型的代谢性脑病和代谢性神经病。当神经系统被全身性疾病（如内分泌系统疾病或血管炎）和副肿瘤综合征累及时，也会出现类似表现。

6.8.1 先天性代谢性疾病

注意

代谢性疾病是遗传性酶缺陷所致，常出现于婴幼儿期，但有时会在青少年或成年期出现，可以简单地分为脂质、氨基酸和碳水化合物代谢异常性疾病。Wilson 病是一种铜代谢障碍。

临床特征 以下情况如发生在儿童和青少年期，则提示代谢病的可能：
- 阳性家族史。
- 运动与认知功能发育迟滞。

- 进行性加重的肌肉痉挛。
- 进行性加重的认知功能渐退。
- 视神经受累。
- 癫痫发作。
- 伴有多发性神经病和肌病。

诊断评估 诊断检查包括以下内容：
- 详细记录个人史和家族史。
- 临床神经系统（儿童神经科）查体。
- 血清葡萄糖、氨、乳酸和丙酮酸浓度检测；检测溶酶体酶：芳基硫酸酯酶A、己糖氨酸酶和β-半乳糖苷酶的活性检测。
- 光镜和电镜下对组织进行活检观察，包括常规和特殊染色方法。
- 骨骼肌的影像学检查。
- 脑的影像学检查。
- 如果有提示，进行目的基因的测序检查。

脂质代谢病

脂质沉积病是由于脂质降解过程中某种酶缺陷，导致脂质代谢的中间产物在多个内脏器官（如肝、脾、骨髓等）及神经系统中沉积所致。这些不可降解的代谢产物贮积于大脑皮质及皮质下核团的神经元内所致疾病，即为脂质贮积病；而其贮积于脑白质内导致脑白质和（或）周围神经脱髓鞘，则为白质营养不良症。可致神经系统受累的脂质沉积病见**表 6.23**，**图 6.54** 则展示了 2 例白质营养不良病例的脑部影像学表现。

6

表 6.23 影响神经系统的脂质沉积病和白质营养不良

疾病	临床特征	特殊点和治疗
脂质沉积病		
GM1/GM2 神经节苷脂贮积症	婴儿期为进展型脑病；成人期主要为进展型肌病；可能存在肌阵挛、抽搐、视觉障碍、进展型痉挛和痴呆；肌肉萎缩和进展型肌无力	GM1 神经节苷脂贮积症有半乳糖苷酶缺乏；GM2 神经节苷脂贮积症则为己糖氨酸酶缺乏，包括 Tay-Sachs 病和 Sandhoff 病，特征为樱桃红斑。这些疾病目前尚无法治疗
法布里病（Fabry 病，弥漫性体部血管角皮瘤）	儿童或青少年期起病；四肢烧灼痛，特别是在温暖环境中；无汗，皮肤呈紫红色；肾衰竭；频繁卒中	X 连锁性遗传病，α-半乳糖苷酶缺乏伴三聚己糖酰基鞘脂醇在细胞内蓄积。使用α-半乳糖苷酶（重组型α半乳糖苷酶）进行替代性治疗可减轻肢体痛，减轻肾衰竭症状
戈谢病（Gaucher 病），青少年型和成人型	多种神经系统受损表现，凝视麻痹、球麻痹、肌痉挛、多发性神经病、精神异常、痴呆、肌阵挛、癫痫发作	常染色隐性遗传病；葡糖脑苷脂缺乏、骨髓可见泡沫样细胞。可采用酶替代治疗，或者用麦格司他*抑制葡糖脑苷脂的合成。双磷酸盐用于骨稳定的治疗
尼曼-匹克病	进行性发育迟缓始于生后第一年；青少年型有脑病或肝肿大、进行性痴呆、痉挛和共济失调以及癫痫发作和精神异常	常染色体隐性遗传病；在 18 号染色体上有遗传缺陷；在德系犹太人中更为常见。治疗可用麦格司他减少底物合成

（续表）

疾病	临床特征	特殊点和治疗
雷弗素姆病（Refsum 病；多神经炎型遗传性运动失调）	中年起病；因视网膜色素变性病而致夜盲；听力丧失，多神经病伴反射消失、步态失调、精神异常	缺少植烷酸 α- 脱氢酶，致植烷酸在体内蓄积（肝脏、肾脏、神经系统）。低植烷酸饮食和血浆置换是有效的治疗手段
脑腱黄瘤病（胆甾烷醇贮积病）	青少年期或更晚起病；智力发育障碍；青少年白内障、进行性痉挛和共济失调；多发性黄色瘤，常见于伸肌腱和跟腱；多发性神经病和肌肉萎缩	常染色体隐性遗传病；胆汁酸合成障碍；血液和脑组织内胆甾烷醇蓄积，肌腱多发黄色瘤。使用胆汁酸（鹅去氧胆汁酸）结合他汀类药物治疗可缓解症状
神经元蜡样质脂褐素沉积病（Batten–Kufs 病）	Spielmeyer–Vogt 类型在青少年期或童年早期起病；Kufs 病为成人起病类型。共济失调、肌阵挛、癫痫发作、进行性视力丧失和精神智力衰退	蜡样质在细胞内沉积而致细胞死亡；目前只有对症治疗和姑息治疗
白质营养不良		
异染性脑白质营养不良	晚期婴儿型：1 岁起病，为痉挛性肌无力而后发展为四肢瘫；高级皮层功能缺失，反射消失，球麻痹，视神经萎缩 青少年型：在 2~10 岁之间发病，脑脊液中蛋白升高，CT 显示为白质低密度；T2WI 显示为高信号	常染色体隐性遗传；缺少芳基硫酸酯酶 A，硫酸酯在脑、周围神经和其他组织器官中蓄积；白细胞和尿液中芳基硫酸酯酶 A 浓度低。干细胞移植治疗可以减缓甚或终止疾病进程
球形细胞脑白质营养不良	有婴儿型、青少年型和成人型。痉挛、视神经萎缩、多神经病等	半乳糖脑苷脂酶缺乏。对症和支持治疗；晚期可考虑干细胞移植治疗
肾上腺脑白质营养不良（图 6.54a）	多数患者为男性；在 20 岁以前出现痉挛性步态、视觉损害、精神变化；成年期可出现肾上腺功能不全	X 染色体连锁的木质素辅酶 A 合成酶（过氧化物酶）缺乏。低脂肪酸饮食可延缓或中止疾病进程；肾上腺髓质神经病也会出现类似表现和多神经病

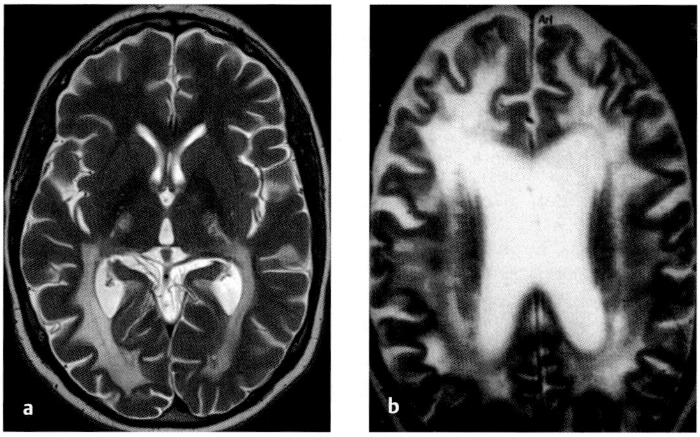

图 6.54 两位先天性代谢综合征患者的 T2WI 影像。**a.** 27 岁男性，肾上腺脑白质营养不良，四肢瘫痪，下肢更严重。白质中有对称的信号异常，特别是在大脑半球的后区。**b.** 43 岁男性，多聚糖体病。白质中也有对称的信号异常，大脑亦有萎缩

* 译者注：麦格司他：Miglustat，又译为美格鲁特，2017 年在我国批准上市。

氨基酸及尿酸代谢病

苯丙酮尿症（一种常染色体隐性遗传的氨基酸代谢障碍）、枫糖尿症、Hartnup 病以及同型胱氨酸尿症是这类疾病中的常见类型（**表 6.24**）。

碳水化合物代谢病

这类疾病涉及单糖（如半乳糖血症）、肝糖原贮积症，以及黏多糖贮积症（**表 6.25**）。肌阵挛性癫痫是黏多糖贮积症的一个特征性表现，后者以全身性癫痫发作、肌阵挛和认知障碍为主要特征。

铜代谢障碍性疾病：Wilson 病

病因和发生机制　肝豆状核变性（Wilson 病）是一种常染色体隐性遗传

表 6.24　氨基酸和尿酸代谢紊乱

疾病	临床特征	备注
苯丙酮尿症	生后 6 个月内发病；若不治疗，会出现智力发育迟滞、癫痫发作、痉挛、震颤和色素减退	常染色体隐性遗传病；苯丙氨酸羟化为酪氨酸的过程受抑制；新生儿筛查项目（Guthrie 检测）。可采用严格的低苯丙氨酸饮食治疗
枫糖尿症	新生儿期发病；警觉性受损、肌张力减低、智力发育迟滞	支链氨基酸降解受抑制；尿液有甜味（像枫糖浆）。低蛋白饮食治疗；如果必要，可透析
Hartnup 病	鳞片样皮炎，伴有发作性共济失调、眼震、步态不稳、进行性痴呆和痉挛	肠黏膜和肾小管重吸收色氨酸障碍，氨基酸尿症。高蛋白饮食可能获益
同型胱氨酸尿症	动、静脉血栓栓塞性疾病，晶状体异位、智力发育不全	蛋氨酸代谢障碍。低蛋氨酸、高胱氨酸饮食；乙酰水杨酸预防血栓形成

表 6.25　碳水化合物代谢紊乱

疾病	临床特征	备注
半乳糖血症	婴儿期发病：发育不良，智力迟钝，黄疸，白内障	因酶功能异常导致半乳糖降解受抑制；磷酸化形式在肝脏、肾脏、晶状体和大脑中沉积。无乳糖、低半乳糖饮食治疗
肝糖贮积症，Ⅰ～Ⅺ型	糖原在肝、肾、肌肉和脑组织中蓄积；临床特征为肝功能障碍，可能有肌病、智力发育异常、癫痫发作	降解糖原的酶类功能受损；酶替代治疗可延缓Ⅱ型糖原累积病（庞贝病，α–葡糖苷酶缺乏症）的进程
黏多糖贮积症	– Pfaundler–Hurler 综合征（Huler 综合征）：婴儿期起病，可有角膜浑浊、关节肿胀、身材矮小、智力发育不全，因脊髓受压可能伴有四肢瘫 – Scheie 综合征：青少年型，进展缓慢 – 进行性肌阵挛型癫痫（Lafora 型）：全身型癫痫发作，肌阵挛、进行性痴呆、精神异常	在 Pfaundler-Hurler 综合征和 Scheie 综合征中，因水解酶缺乏，导致酸性黏多糖在多种组织中蓄积。在进行性肌阵挛型癫痫中，黏多糖以 Lafora 小体的形式蓄积于脑、肌肉和肝脏。在极少数情况下，可以通过艾杜糖醛酸酶（Aldurazyme）替代酶治疗或干细胞移植来减缓疾病进展

病，致病基因位于13号染色体长臂，可致铜代谢障碍。患者的铜转运蛋白铜蓝蛋白的表达水平极低，导致血清游离铜的浓度过高，大量铜从尿液排出，游离铜沉积于肝脏、角膜边缘（形成典型的Kayser–Fleischer环，K–F环）以及脑组织。

临床特征　儿童患者主要以肝病或溶血性贫血为主要临床特征；神经精神系统改变出现较晚，最明显的是肢体粗大的姿势性和意向性震颤（双上肢侧平举会出现有辨识度的“扑翼样震颤”）。构音障碍、肌张力障碍和肌强直常见，精神异常也较为常见（抑郁、个性改变，甚或有精神病发作的表现）。

诊断评估　K–F环是环绕角膜周边的棕色圆环，有助于确诊。MRI显示皮质萎缩、脑室扩大，以及基底节的异常信号。

治疗　本病需要用D–青霉胺（一种螯合剂）或硫酸锌（一种铜摄取抑制剂）进行治疗。建议低铜饮食（如不吃动物内脏、巧克力、坚果和蘑菇等）。需要注意的是，治疗可以导致铜不足，主要表现为贫血、白细胞减少，以及可能的神经肌肉病和全血细胞减少。

其他代谢病

为完整起见，此处补充几种其他代谢病，其中有些疾病病因未明。肌阵挛性癫痫和成人多聚糖体病（糖原累积病Ⅳ型；**图6.54b**）属于糖原累积病，二者都有进行性肌痉挛、共济失调和认知障碍。

Reye综合征可能是多因素的，临床特征为病毒性疾病后几天内患者逐渐出现嗜睡，伴恶心、谵妄和脑水肿。

在多种类型的α–脂蛋白血症中，血清胆固醇和甘油三酯水平异常减低。这些疾病的临床特征有共济失调、眼震、眼球运动障碍、多发性神经病，以及色素性视网膜炎，常伴有棘红细胞增多症（Bassen–Kornzweig病）。

6.8.2　神经系统中毒性疾病和酒精相关性障碍

注意

药物、药物滥用、工业毒素和许多其他物质会对神经系统产生毒性影响。酒精的影响由于其重要的临床意义而单独讨论。

中枢神经系统的中毒性和医源性紊乱可根据临床特征进行分类（**表6.26**）。

神经系统因酒精诱发的紊乱见**表6.27**。

6.8.3　内分泌疾病

注意

内分泌腺功能紊乱常伴有神经系统临床特征，特别是甲状腺、甲状旁腺、胰岛细胞和肾上腺。

甲状腺疾病

甲状腺功能减退（甲减）　甲状腺功能减退引发婴儿的呆小症，主要表现为儿童智力发育障碍和身材矮小；在成人，则会导致共济失调、构音障碍、眼震，以及以感觉受累为主的多发性周围神经病，其所导致的肌无力在诱发腱反射后

表 6.26　中毒或医源性损伤的神经系统表现

神经系统症状和体征	病因
头痛	几乎所有的头痛制剂在过度使用时都会引起；戒断咖啡因、麦角胺或安非他明；口服避孕药和其他激素制剂（假性脑瘤）；硝酸盐、氨茶碱、四环素、拟交感神经药物，静脉注射免疫球蛋白，他莫昔芬、组胺 2 型受体拮抗剂、双嘧达莫、干扰素、环孢素、维生素 A
无菌性脑膜炎	静脉使用免疫球蛋白、非甾体消炎药、新诺明、头孢菌素、硫唑嘌呤、磺胺嘧啶、别嘌呤醇
缺血性卒中	口服避孕药及其他激素制剂、降压药、麦角胺、安非他命、可卡因、拟交感神经制剂，静脉注射免疫球蛋白，动脉内注射氨甲蝶呤，血管造影、动脉内介入手术、心血管手术、放疗、脂肪注射（“塑脂”）、整脊操作、鼻黏膜类固醇浸润
脊髓缺血	经椎间孔硬膜外类固醇浸润，神经根内类固醇浸润
出血（颅内、颅外、脊髓出血）	抗凝血剂、纤溶剂、血小板聚集抑制剂、安非他明、可卡因、拟交感神经药物；血管内手术中的血管穿孔，狭窄治疗后再灌注损伤
癫痫发作	抗生素（青霉素、异烟肼）、全身麻醉剂和局部麻醉剂（如利多卡因）、胰岛素、放射造影剂、苯二氮䓬类药物或其他镇静剂的停药、抗惊厥药的停药、苯妥英过量、抗抑郁药、氨茶碱和茶碱、吩噻嗪、戊唑嗪、三联胺、可卡因、哌嗪、环孢菌素、抗肿瘤药物等
昏迷	胰岛素、巴比妥类药物、苯二氮䓬类药物和其他镇静剂、镇痛药等
神经衰弱症状，急性或慢性脑病	重金属、锂、铝、海洛因分解物、环孢菌素、抗胆碱能药、多巴胺激动剂、苯二氮䓬类等镇静剂、抗组胺药、抗生素、抗惊厥药、皮质类固醇、组胺 2 型受体拮抗剂、双硫仑、氨甲蝶呤、有机溶剂、致幻剂，放疗，脱水、水中毒、透析脑病等
锥体外系运动异常（急性肌张力障碍、运动障碍、静坐不能、药物引起的帕金森综合征、迟缓性运动障碍）	抗精神病药（吩噻嗪类、硫氧杂蒽类、丁苯酮类、二苯䓬类）、含有甲氧氯普胺或吩噻嗪类的止吐药、多巴胺激动剂、左旋多巴、降压药（如利血平、卡托普利）、氟桂嗪、桂嗪嗪、MPTP、锂、丙戊酸盐
小脑性共济失调	苯妥英、卡马西平、巴比妥酸盐、锂、有机溶剂、重金属、丙烯酰胺、5-氟尿嘧啶、阿拉伯糖胞嘧啶、丙卡嗪、六甲基三聚氰胺、长春新碱、环孢素、雪卡毒素中毒
脑桥中央髓鞘溶解综合征	低钠血症过快纠正
镇静药物所致恶性综合征	镇静药物过量食用
恶性高热	琥珀胆碱，氟烷，其他全身麻醉药
多发性神经病	见章节 11.3
视神经病	烟草、乙醇、甲醇、乙胺丁醇、氨己烯酸（视网膜变性）
耳聋	氨基糖苷类、细胞生长抑制剂
神经肌肉接头传递障碍性疾病	青霉胺、肌肉松弛剂、普鲁卡因胺、镁、奎宁、氨基糖苷、干扰素 -α
肌病和横纹肌溶解	乙醇、可卡因、海洛因和其他阿片类药物、戊唑嗪、苯、皮质类固醇、甲状腺素、抗疟药、秋水仙碱、抗脂剂（贝特类和他汀类）、齐多夫定、环孢素、利尿剂（通过低钾血症）、吐根

表 6.27 酒精对神经系统的影响

临床综合征	特征	备注
急性酒精中毒	欣快感，烦躁不安，脱抑制，共济失调，嗜睡，麻木	可能死于呼吸骤停
酒精戒断综合征，震颤性谵妄	出汗，心动过速，失眠，震颤，幻觉，癫痫发作，精神运动性躁动，可能还有谵妄	– 当患者停止酒精摄入时，血液乙醇水平下降，患者经历酒精戒断综合征的阶段，从轻度自主神经症状到谵妄前和谵妄 – 震颤性谵妄是酒精戒断综合征的最严重类型 – 用氯美唑治疗
酒精性痴呆	慢性酒精滥用对肝脏和中枢神经系统的系统性影响†	在 CT 和 MRI 上可见脑萎缩，戒酒可逆转
Wernicke **脑病**	记忆障碍，思维混乱，眼球运动肌肉功能障碍（外展麻痹，眼球震颤，共轭凝视麻痹），共济失调，构音障碍	T2WI 示围绕中脑导水管周围灰质和第三脑室的信号异常；由硫胺素缺乏和营养不良引起；常伴有科萨科夫精神异常
Korsakoff **综合征**	急性遗忘综合征，伴顺行性和逆行性遗忘、虚构、内驱力下降和鲁莽行为	硫胺素缺乏；也见于非酗酒者
Marchiafava–Bignami **综合征**	急性意识混乱，癫痫发作，意识障碍；胼胝体和半卵圆中心脱髓鞘；在急性期存活的患者通常遗留暴虐和精神错乱等表现	主要见于意大利的红酒饮用者
酒精性小脑退变	进行性肢体共济失调主要累及下肢，伴步态障碍	
脑桥中央髓鞘溶解	神志不清，数天后出现吞咽困难、构音障碍、四肢瘫，伴锥体束征象和眼球运动障碍（双侧外展不能或水平共轭凝视麻痹）；意识逐渐受损，后来发展为闭锁综合征	– 见于营养不良的慢性酗酒者 – 亦可见于纠正低钠血症过快的医源性过程 – 亦见于肝脏疾病
酒精性多发性神经病	以多发性感觉性神经病为主，以疼痛受累为主；下肢远端感觉缺失，反射消失	
胎儿酒精综合征	身材矮小，精神运动迟缓，小头畸形，面部畸形（短鼻子，薄嘴唇，小颌）	由母亲酗酒引起

译者注：† 原文中为“chronic alcohol abuse...peripheral nervous system”，按照上下文和对应词条，显然不应该是 peripheral nervous system，建议修订为“central nervous system”，或者考虑一下其他符合作者本义的表述。

弛缓期特征性延长，亦可出现精神异常（淡漠、抑郁、痴呆、谵妄等）。

甲状腺功能亢进（甲亢）　除了特征性全身表现（精神紧张、失眠、震颤、多汗、心动过速、腹泻、怕热等），还会引起多种神经系统功能异常，包括：

- 皮层功能异常：易激惹、精神病性发作、震颤、手足徐动、肌张力痉挛性增高、锥体束征等。
- 眼部表现：瞬目减少（Stellwag 征）、眼外肌麻痹、复视、视神经病变；在 Grave 病中，可见上眼睑挛缩（Graefe 征）、两眼内聚不能（Mobius 征），以及眼球突出。
- 肌肉表现：甲亢性肌病主要表现为近端肌无力、重症肌无力，以及甲亢性周期性麻痹等。
- 部分性或全身性癫痫发作。
- 相对罕见的，多发性周围神经病。

甲状旁腺疾病

甲状旁腺功能减退症（甲旁减）　甲状旁腺素分泌不足会导致低血钙，引起手足搐搦、癫痫发作，以及颅内压增高导致的头痛和视盘水肿，既可能出现运动功能低下，也可能出现运动功能亢进。此外，还能出现神经衰弱的表现或谵妄。

甲状旁腺功能亢进症（甲旁亢）　甲状旁腺素过度分泌的主要临床特征有行为异常（情绪不稳、焦虑、疲劳、意识混乱等）、痴呆样的认知功能减退，以及肌无力、共济失调、构音障碍等，并时有肌痉挛和癫痫发作。

6

胰岛素紊乱所致代谢病

低血糖　高胰岛素血症是低血糖的可能病因之一，由此导致一系列神经系统异常的表现（**表 6.28**）。

高血糖　胰岛素缺乏的糖尿病最常见神经系统异常是多发性周围神经病（见章节 11.3）；此外，糖尿病性小动脉病也会继发神经系统损害（缺血性卒中、外周脊神经或颅神经的单神经病等）。

表 6.28　低血糖的临床特征

临床特征类型	症状和体征
自主神经受累	– 头晕、头痛、出汗、恶心、脸色苍白 – 心悸，心前区压迫感 – 腹痛、饥饿 – 焦虑
脑 / 皮质功能异常的	– 感觉异常、视力模糊、复视、震颤、异常行为 – 癫痫发作：部分发作、复杂部分性发作或全身性发作 – 意识障碍从嗜睡到昏迷 – 局灶性神经系统功能缺损，如偏瘫、偏盲、失语、失用
永久性神经系统功能缺损 （在长时间或反复低血糖后）	– 认知障碍、痴呆 – 局灶性认知障碍，局灶性神经功能缺损 – 因脊髓前角细胞和轴突受损而致肢端肌肉萎缩为主的表现

6.8.4 消化系统疾病

注意

消化系统疾病可能导致神经系统中毒性损伤（如肝功能障碍），神经系统也会因营养缺乏和低维生素血症而发生继发性损害（如胃病和肠道吸收障碍类疾病）。

肝性脑病

肝脏疾病导致中枢神经系统损害的临床特征比较类似，特别是慢性肝病出现门脉高压或已行门体静脉分流术的患者，血氨及其他毒性物质绕过门脉循环进入体循环，入脑后引发肝性脑病。该病多以困倦和淡漠起病，进而出现进行性意识损害和谵妄。与肾功能不全类似的是，会出现扑翼样震颤（见章节 6.8.9）。此外，可能有肌痉挛，伴有腱反射亢进和锥体束征。

其他影响神经系统的消化系统疾病

在乳糜泻（口炎性腹泻）中，肠道吸收功能受损会造成营养不良，进而导致多发性周围神经病和小脑性共济失调（维生素 B_{12} 缺乏症 *）。乳糜泻患者体内的抗醇溶蛋白抗体常与共济失调有关。

克罗恩病可伴有脊髓病和肌无力，而溃疡性结肠炎可能伴有周围神经病变。

消化系统疾病的临床特征再加上肌病的表现，可考虑 MNGIE 综合征，后者是肌肉 – 神经 – 消化道脑病的缩写（见章节 15.5.2）。

6.8.5 血液系统疾病

注意

血液系统疾病可使血液的黏度和凝血功能发生改变，使患者有易栓倾向或出血风险；此外，还会出现物质转运特性（血细胞或血浆蛋白的数量和结构异常）的改变和血液系统恶性肿瘤。上述都会损伤神经系统。

贫血 贫血降低血液携氧能力，并会导致缺氧（缺血）性脑病。未经治疗的恶性贫血导致维生素 B_{12} 缺乏，从而引起脊髓后索变性（见章节 7.6.4）和多发性周围神经病（**表 11.1**）。

真性红细胞增多症 本病可表现为头痛、头晕、感觉异常，以及 TIA、缺血性卒中和锥体外系的临床特征。

白血病 白血病常导致脑血管并发症（出血、梗死、静脉窦血栓等）。约三分之一的白血病患者有脑膜白细胞浸润（白血病性脑膜炎）。白细胞浸润会引起多种中枢和外周神经系统的局灶性损害。

6.8.6 胶原蛋白病和免疫系统疾病

注意

胶原蛋白异常不仅影响皮肤、关节、内脏气管，还会影响神经系统。脑、脊髓的血管及外周神经的神经滋养血管的免疫炎症反应，会导致继发性神经组织损害（缺血和 / 或出血）。血管病变多是自身免疫源性的。

---

* 译者注：维生素 B_{12} 缺乏引起的是感觉性共济失调，此处应为原文笔误。

在此处，我们仅列出主要胶原蛋白病的神经系统临床特征，更多的细节请参见内科学相关书籍。

临床提示

尽管胶原蛋白病和血管炎在此仅作简要介绍，但是临床医生须时刻将这些病铭记于心，以便进行鉴别诊断。

- 结节性多动脉炎：在神经系统，本病主要导致多发性周围神经病和单神经病，局灶性中枢神经系统损伤或者癫痫发作少见。
- Churg–Strauss 综合征：又称变应性肉芽肿性血管炎。主要临床特征与结节性多动脉炎类似，有支气管哮喘和显著的嗜酸性粒细胞增多症；痛性多发性神经炎是主要的神经系统表现。
- 中枢神经系统肉芽肿性脉管炎（granulomatous angiitis of the CNS，GANS）：是一种血管炎性病变，局限于脑血管，引起多发性、多灶性缺血性卒中。
- 颞动脉炎：难治性头痛是本病的主要表现。颞动脉增厚（至少是一侧颞动脉），在疾病晚期，体表不会触摸到颞动脉搏动。在章节 14.2.4 中有关于本病的更广泛的讨论。
- 韦格纳肉芽肿病：是一种全身坏死性血管炎，主要影响肾脏和上呼吸道，但会引起单神经炎（包括颅神经受累）和中枢神经系统的局灶性改变。
- 系统性红斑狼疮：以神经系统受累起病者少见，但是在疾病进展阶段超半数患者会出现神经系统症状体征和/或精神异常。最常见的是头痛、神经精神缺陷和行为异常、神经系统局灶性功能缺损、横贯性脊髓损伤综合征，伴有神经炎和肌病表现。
- 结节病（Boeck 病）：特点是在肺内和其他内脏形成多个肉芽肿。肉芽肿出现在神经系统的不同部位就会引起不同临床特征，可引起慢性脑膜炎（见章节 6.7.4）、脑炎（尿崩症、偏瘫、共济失调）、脑神经麻痹或多发性单神经炎（见章节 13.1）。

诊断评估　疑为胶原蛋白病和免疫系统疾病时，通过典型的临床特征、特异性（自身）抗体的检测，以及进一步的血管造影或组织活检证据来做出最终诊断。

治疗　这些疾病需要数周至数月的免疫抑制治疗（偶尔会需要治疗更长时间）。

6.8.7　副肿瘤综合征

注意

癌症既可以通过肿瘤直接侵犯或转移的方式破坏神经系统，也可以通过体液介导的远隔效应对神经系统造成损害（副肿瘤综合征）。

病因　根据定义，癌症的副肿瘤效应不是直接产生的（如组织压迫或浸润），而是间接产生的，包括通过细胞因子、激素或免疫反应的方式。原则上来说，它们会在任何一种恶性肿瘤的病程中伴发，但在小细胞支气管癌中尤为常见。

临床特征　副肿瘤综合征的临床特征明显时，其原发癌尚可能无症状。它们可能累及中枢神经系统、脊神经根、周围神经或肌肉。

诊断评估　依据临床所见进行诊断，并结合寻找识别责任肿瘤病灶；很多患者是通过检测特异性抗神经元抗体来确诊的。然而，副肿瘤综合征一般仍然作为排除性诊断。

临床提示

一旦发现典型的副肿瘤综合征，一定要怀疑并尽量找到潜在的原发肿瘤——一般通过影像学明确诊断。

部分影响中枢神经系统的副肿瘤综合征及其对应原发肿瘤见**表 6.29**。

6.8.8　边缘叶脑炎

病因和致病机制　本病最初被描述为副肿瘤性脑炎，但是它可以作为自身免疫性脑炎出现于无肿瘤的患者。

临床特征　病如其名，边缘叶脑炎主要是因边缘系统受累而出现相应的临床特征（见章节 5.5.4），通常以外显记忆紊乱起病，进展数周，可伴有部分性或全身性癫痫发作。病情进展可出现个性改变、情绪障碍、意识混乱，有时伴有焦虑或幻觉。

诊断评估　脑脊液表现为炎性改变，MRI 显示大脑颞叶中部信号异常。血清学检测可发现抗神经元内抗原（Hu、Ma、GAD）及抗细胞膜抗原（VGKC、NMDA、AMPA、GABA、甘氨酸受体等）的抗体。组织学检查可见主要发生在边缘叶和岛叶的炎性细胞浸润、神经元丢失和反应性胶质增生。责任肿瘤常是小细胞肺癌，相对少见的是乳腺、卵巢、子宫和睾丸的恶性肿瘤。神经系统表现常早于原发癌表现。

表 6.29　副肿瘤综合征对神经系统的影响

综合征 / 受累部位	临床特征	备注
副肿瘤性脑炎	大脑半球、边缘系统、脑干、小脑和脊髓受累；边缘系统受累最显著；意识混乱、激越、幻觉、焦虑、抑郁、痫性发作及锥体束征	– 好发于小细胞型支气管肺癌，次发于乳腺、卵巢、子宫、睾丸和其他系统恶性肿瘤 – 有些类型最先影响神经系统，比如副肿瘤性脊髓炎、副肿瘤性视网膜病、眼球阵挛 – 肌阵挛和僵人综合征
副肿瘤性小脑退行性变	快速进展型小脑性共济失调（数周），致失能性的躯干和四肢共济失调，构音障碍、眼震，时有其他神经系统缺损性表现	– 副肿瘤综合征的最常见类型 – 好发于小细胞支气管肺癌、卵巢癌、霍奇金淋巴瘤；亦见于肺、乳腺或子宫的恶性肿瘤 – 实际是副肿瘤性脑炎的一个亚型
副肿瘤性多发性神经病	感觉神经受累常见，感觉运动性多发性神经病或单神经病次之	– 主要见于肺癌患者
副肿瘤综合征致神经肌肉接头受累：重症肌无力和 Lambert-Eaton 综合征	重症肌无力综合征主要是眼外肌和球部受累	– 胸腺瘤（重症肌无力） – Lambert–Eaton 综合征主要见于小细胞支气管肺癌
皮肌炎，多发性肌炎	进行性肌无力；皮肌炎亦可见皮肤改变	见于乳腺、肺、胃、卵巢和肠道肿瘤

治疗　免疫调节或免疫抑制治疗。使用激素或丙种球蛋白常可出现临床改善。如果上述治疗方法失败，则可考虑利妥昔单抗、环磷酰胺，或其他免疫抑制剂。如果发现了潜在的原发癌，则必须清除。

6.8.9　肾衰竭和电解质紊乱

电解质紊乱可导致如下临床特征：

- 脑功能紊乱（意识和/或认知障碍，全身性癫痫发作）。
- 神经肌肉接头传递障碍（过度兴奋，如低钙血症所致手足搐搦；兴奋性降低，如钾离子代谢障碍所致的周期性瘫痪；见章节 15.4.2）。

临床提示

在任何病因导致的意识障碍、癫痫发作或瘫痪的鉴别诊断中，都要考虑电解质紊乱的可能。

电解质紊乱，特别是钠离子浓度的变化，可能的原因包括肾衰竭或利尿剂的副作用等。在肾脏疾病中，正常情况下随尿液排出的物质病理性滞留，可产生进一步的毒性作用。

急性肾衰竭

急性肾衰竭可引起尿毒症性脑病，特征是逐渐出现的注意力和短期记忆丧失，随后出现意识障碍和谵妄。精神状态改变一般伴有构音障碍、步态不稳和共济失调。几乎所有患者都有肌阵挛和扑翼样震颤（双臂伸展时，双手手指不规则地来回运动，有时类似的运动也会出现在身体其他部位）。

慢性肾衰竭

慢性肾衰竭可导致多发性周围神经病和不宁腿综合征（见章节 10.2.2）。透析患者可能出现透析失衡综合征（恶心、焦虑、谵妄、惊厥等）；长期透析的患者有罹患透析性脑炎（透析性痴呆）的风险，表现为构音障碍、共济失调和惊厥。

电解质紊乱

注意

钠浓度异常改变了血浆渗透压，是导致神经系统障碍的最常见电解质紊乱类型。钠浓度异常导致神经系统受累可以视为代谢性脑病的一种。

低钠血症和低渗透压　这两种异常均会导致脑水肿，后者表现为头痛、恶心、注意力和定向力受损、癫痫发作，以及意识状态的进行性下降。

高钠血症和高渗透压　二者均可降低脑组织含水量和体积，导致认知障碍和进行性下降的意识障碍。同时，二者均使身体处于高凝状态，从而可能出现静脉窦血栓；另一方面，脑组织因失水而体积缩小，导致桥静脉撕裂，引起硬膜下血肿。

血钠浓度快速升高　如果血清钠水平快速从低钠状态回升至正常，则可能引起脑桥中央溶解症（central pontine myelinolysis，CPM），表现为双侧脑桥基底部（脑桥腹侧）白质对称性脱髓鞘。临床特征为意识障碍、构音障碍、吞咽困难和四肢痉挛瘫，部分病例有眼球运动异常（水平凝视麻痹），严重者可表现为闭锁综合征（见章节 5.5.5）或去脑强直。

其他类型电解质紊乱

注意

钾离子、钙离子和镁离子的紊乱以及低磷血症均会影响肌肉功能，有时是非常剧烈的。

- 低钾血症或高钾血症会引起周围神经源性弛缓性肌无力，以及心肌兴奋性异常。
- 低钙血症和低镁血症会导致手足搐搦。
- 高钙血症和高镁血症会导致代谢性脑病，出现迟缓、混乱、意识障碍。低磷血症可导致周围性轻瘫（肌无力）。

6.9 帕金森病和其他高肌张力 – 低运动机能综合征

要点

基底节疾病的共同特征是运动障碍，表现为运动机能过度或低下，即运动冲动、运动自动性和 / 或肌张力的过度或缺乏（见章节 5.5.2）。

一般来说，这类疾病有如下特点：
- 运动过程或动作姿势本身受到干扰或紊乱（总是）。
- 肌张力异常：增高或减低（通常是）。
- 不自主运动（经常）。
- 伴有神经精神异常的临床特征（有时）。

肌张力增高常与运动减少相关；反之，肌张力降低多与运动过度有关。因此，会形成两大类锥体外系综合征：
- 高肌张力 – 低运动机能锥体外系综合征（首先是帕金森综合征及相关的神经系统变性性疾病，将在本章节中讨论）。
- 低肌张力 – 高运动机能锥体外系综合征（如舞蹈病、手足徐动症、偏身投掷症，以及肌张力障碍等，将在下一章节中讨论）。

6.9.1 概述

注意

在高肌张力 – 低运动机能综合征中，典型的肌张力增高表现为强直。运动减少取决于其严重程度，因此被称为运动机能下降（即运动减少）或运动不能（即完全不能运动）。第三个所谓的主要临床特征是震颤，也非常常见。此临床三联征，称为帕金森综合征（parkinsonian syndrome = parkinsonism），是特发性帕金森病的典型表现。通常，姿势不稳（即易跌倒）是第四个主要临床特征。

但是，帕金森病只是帕金森综合征的众多病因中一个可能的病因，此外，还有很多其他的病因。帕金森综合征提示一种潜在的疾病，并不一定就是帕金森病（症状性帕金森综合征）。此外，几种系统性神经系统变性病也会导致帕金森综合征。这些罕见病是由于不仅在基底节，甚至在中枢神经系统其他脑区发生神经元丢失引起的，因此临床上不仅呈现锥体外系受累的表现，也会有其他脑区受累的相应局灶性神经系统功能缺损的表现。这一类病因中，最重要的疾病是多系统萎缩（multisystem atrophy，MSA）和皮质 – 基底节变性（corticobasal degeneration，CBD），将在本节中讨论。路易体痴呆也归于这一类中，但会在痴呆的相关专题章节中讨论（见章节 6.12）。

6.9.2　帕金森病（特发性帕金森）

定义　帕金森病是由其临床特征（特征性的躯体姿势和步态、运动减少、强直，以及静止性震颤）和脑组织病理表现定义的：在黑质（含色素神经元的中脑脑区）致密部出现含有 α– 突触核蛋白的路易小体以及退行性改变的多巴胺能神经元。

流行病学、病因和发病机制

流行病学与病因　帕金森病的全球患病率约为 0.15%。其患病率呈现年龄特异性增长，即随年龄升高而攀升，在 60 岁以上人群中约为 1%，在 80 岁以上人群中约为 3%。多数病例为特发性，即无任何可确定的原因。

5%~15% 的病例呈现家族聚集现象（称为遗传性帕金森病）；如在青年期就罹患帕金森病，特别需要考虑这个类型。迄今为止，已经确定了 18 个基因位点（PARK1~PARK18）和至少 7 个基因的突变可导致遗传性帕金森综合征。遗传模式可以是外显率可变的常染色显性遗传，也可以是常染色体隐性遗传。一个特殊的类型是在关岛发现的家族性帕金森 – 痴呆复合体。帕金森样表现和痴呆时常会一起出现，并且亦呈现出家族聚集现象。

发病机制　特发性帕金森病的神经病理特征是位于黑质与蓝斑的多巴胺能神经元发生退变。发生退变的神经元内有透明包涵体，称为路易小体。多巴胺能神经元丢失导致抑制性的黑质纹状体多巴胺能通路退变，使纹状体内多巴胺缺乏，导致黑质内谷氨酸能神经元过度激活，因而出现一系列帕金森病的临床特征。

附加信息

在帕金森病的 Braak 体系中，按从脑内低位脑区到高位脑区，将不同脑区神经元内路易小体随时间的进展变化分为六个阶段。第 1 和第 2 阶段，在出现疾病的临床特征前，路易小体只出现在脑干某些部位和嗅觉区。当路易小体开始出现在黑质，则提示进入第 3 和第 4 阶段，这时会开始出现相应的临床特征。最后，当路易小体弥散出现在大脑皮层，则进入第 5 和第 6 阶段。

临床特征

典型的特发性帕金森病和遗传性帕金森综合征的临床特点（图 6.55）总结如下：

- 运动减少，如运动迟缓。
- 肌张力增高（强直）。
- 姿势异常（头部前倾，躯干俯屈，膝关节略屈曲）。
- 姿势反射受损，有时导致跌倒。
- 常有震颤。
- 晚期出现神经精神缺损，以及某些自主神经系统异常，如脂颜以及膀胱功能障碍。

临床提示

疾病首发时，运动症状常是单侧的，或更多是以某一侧为著。这些症状会因情绪应激而加剧。

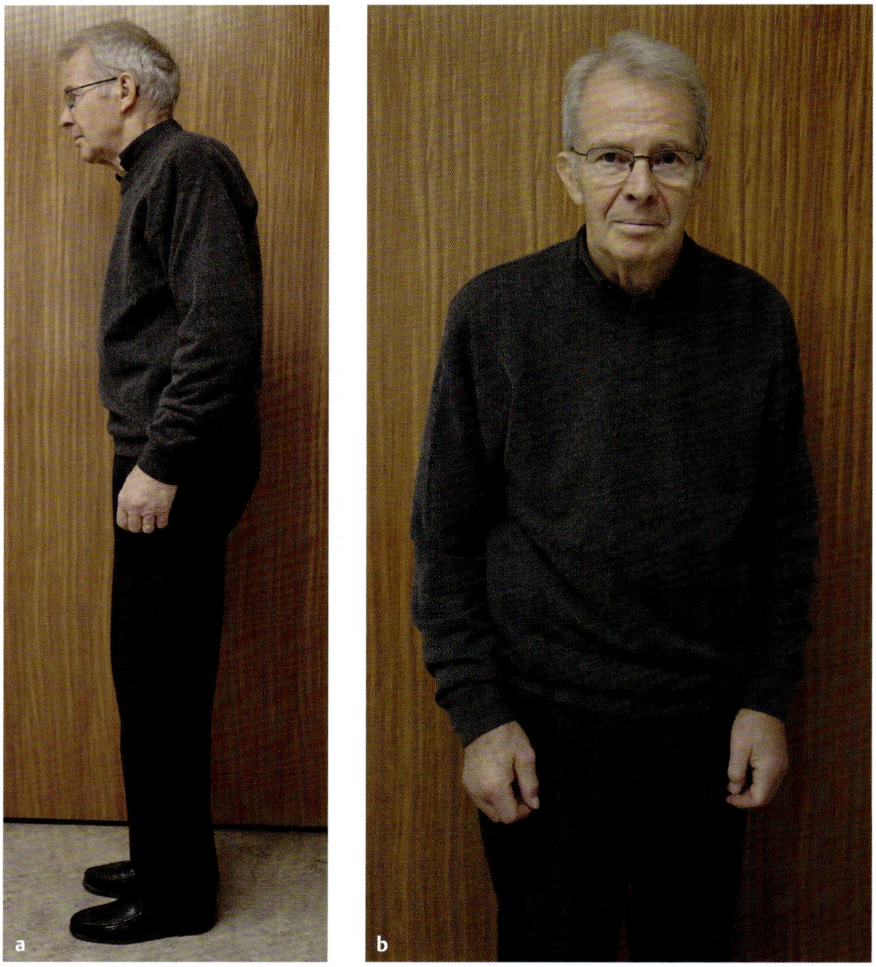

图 6.55　帕金森病。a. 典型站姿：头部前倾，上半身弯曲，肘部、臀部和膝部轻微屈曲。b. 特发性帕金森病的典型特征是面部表情缺乏和不对称（右肘屈曲程度比左肘更明显）

运动减少　运动减少表现为面部表情缺乏（面具脸）、瞬目减少，以及说话不清（发音障碍，即缓慢、单调、无节奏起伏的言语和重复）；自发运动减少，必要的辅助动作（如走路时摆臂动作）减少或缺失；写字时越写越小（“小字征”）；重复或交替运动（如手指敲击）缓慢，且运动幅度越来越小（轮替运动障碍；见图 3.19）；躯干的轴向运动，如站立时转身或床上翻身等动作都很困难。非常严重的运动减少，有时称为运动不能。

步态　帕金森步态是在轻度躯体俯屈位上，头向前伸的小碎步拖拽步态，没有双臂的辅助运动（即双臂自然摆动，图 6.56）。为了在站立位转身，患者需用小碎步进行调整。

肌张力增高　主要表现为在关节大幅被动屈伸过程中，检查者感受到患者肢体的肌强直（图 3.24）。当患者主动

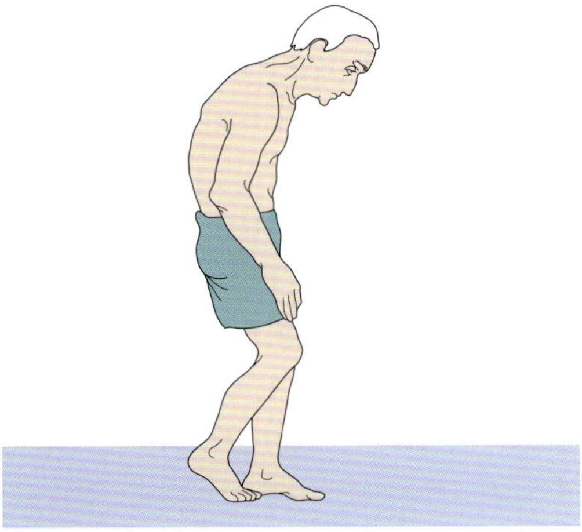

图 6.56 典型的帕金森病行走步态。头部前倾，上半身前倾，肘弯曲，臀部和膝盖微弯曲

收缩身体另一侧肌肉时，肌强直有时更容易被发现。通常，在被动运动过程中，检查者可能会感到肌肉张力有一种小的、短暂的、周期性的反复减少，称为齿轮现象（齿轮样强直），这种现象通常在手腕处最明显（**图 3.25**）。患者的姿势性张力也会增加，如头被动抬起离开床面后，检查者松手后，头仍可以悬停一段时间（Wartenberg 征，经典的法语描述为“通灵枕”，即虚拟枕，virtual pillow）。

临床提示

另一个观察肌强直的方法称为“摆动试验”，即检查者握住受试者前臂并来回摇晃，肌强直会使手腕处的振翅样摆动幅度明显减少。此试验也可以用于肘、膝关节的检查。

震颤　约四分之三的帕金森患者或早或晚都会出现震颤，典型特征是频率约为 5 Hz 的肢端静止性震颤，表现为手指交替旋前旋后的震颤（搓药丸样震颤）。震颤常在休息时出现，自主活动时消失；有时因精神消耗、注意力高度集中或行走而震颤会增多。有些患者除了有静止性震颤外，还会有姿势性震颤和意向性震颤（**图 3.22**）。

跌倒的风险　姿势反射异常和运动迟缓共同导致了身体姿势和空间方向的改变不能通过反射性的快速动作来补偿和纠正，这个问题最显著的临床特征就是前扑或后跌。如果患者在静止站立时被推或被障碍物绊住，他重新获得平衡的动作太小、太慢以致跌倒。

临床提示

患者的姿势反射和跌倒倾向，可以通过拉拽试验和推－释试验来检查。前者是检查者站在受试者身后，将双肩猛然向后拉拽；后者是受试者拉住检查者的手，并正对拉着的手站立，拉着的手瞬间被松开（当然，做这些试验时，检查者一定确保患者不会发生跌倒）。

嗅觉异常　在特发性帕金森病患者中嗅觉异常很常见，但在症状性帕金森患者中则非常罕见。

神经精神改变　帕金森病初发时，患者的认知能力一般来说是正常的或仅轻度受损。但随着疾病进展，会出现神经精神改变、记忆力受损、认知过程变慢（认知迟钝），并且持续加重；思想内容快速改变且难以完成，行为和行动的计划性与执行力受损（称为“执行障碍综合征”）。

精神异常　三分之一到二分之一的患者在疾病全程都可能受抑郁症的影响，

但后者是可治的。孤立性淡漠（无抑郁）也会发生。冲动控制障碍，如强迫购物、赌博或性欲亢进，则常是多巴胺能药物的副作用。在病程中，不论是疾病本身还是补充多巴胺能药物治疗，都可使患者的感知力和思维过程发生异常，也会出现幻觉和明显的精神异常。

自主神经功能异常　这类改变部分是运动迟缓的副产物，部分是由自主神经系统受累，包括皮脂溢（脂颜，皮肤过度出油所致）、多涎、畏寒、直立性低血压倾向、便秘、尿急（可致尿失禁），以及性功能障碍（性欲减退，勃起异常）引起的。失眠和快速动眼睡眠期的行为异常（见章节 10.4）常见于疾病早期；患者的睡眠会被不宁腿综合征（见章节 10.2）或肢体自发痛打乱。

表 6.30 总结了帕金森病的非运动症状。

临床分型和分级　帕金森病患者的临床特征多样。一般而言，可以分为三种类型：

- 少动 – 强直型（无震颤）。
- 震颤为主型（几乎没有运动减少和强直）。
- 混合型或“对等”型（僵硬、运动障碍和震颤这三种主要表现的严重程度大致相同）。

出于需要长期随访或研究目的，个人临床特征可以按半定量量表如 Webster 评分（**表 6.31**）或非常具体的统一帕金森病评定量表（Unified Parkinson's Disease Rating Scale，UPDRS）进行分级，本书不展开讨论。认知功能可通过 MOCA 测试或者 MMSE（**表 3.11**）进行评估。

神经系统查体及其他辅助检查

注意

帕金森病是基于典型的临床症状和神经系统查体获得的特征性体征来诊断的。

表 6.30　帕金森病的非运动表现

自主神经	认知	精神 / 心理
– 多汗 – 多涎 – 皮脂溢 – 顽固性便秘 – 畏寒 – 循环失调，直立性低血压 – 性功能障碍（性欲缺失，性欲异常旺盛，勃起功能障碍） – 快速眼动睡眠行为障碍 – 失眠 – 白天嗜睡，睡眠发作 – 疼痛，感觉异常 – 嗅觉减退，嗅觉缺失症	– 思维迟缓 – 重复刻板行为 – 计划性、制定策略以及执行力受损 – 认知障碍可从轻度到重度，病程晚期呈现额叶痴呆	– 抑郁 – 淡漠 – 幻想、错觉 – 精神错乱（主要见于药物反应） – 冲动控制障碍（强迫购物、赌博，或性欲亢进，主要见于药物反应）

表 6.31　帕金森病症状严重程度简化评价量表

1. 手部运动迟缓，包括书写迟缓	0＝正常 1＝轻度缓慢 2＝中度缓慢，书写功能严重受累 3＝重度缓慢
2. 强直	0＝正常 1＝轻度 2＝中度 3＝重度，药物治疗后仍然存在
3. 姿势	0＝正常 1＝轻度前倾 2＝手臂弯曲 3＝重度前倾；手臂、手、膝盖弯曲
4. 摆臂	0＝双侧摆臂协调 1＝单侧摆臂受损 2＝单侧手臂不动 3＝双侧手臂不动
5. 步态	0＝正常，转身自如 1＝步距短，转身慢 2＝步距显著缩短，双足跟拍打地面 3＝拖曳行走，偶有冻结，非常缓慢地转身
6. 震颤	0＝无 1＝幅度 <2.5 cm 2＝幅度 >10 cm 3＝幅度 >10 cm，呈持续性，无法吃饭、书写等
7. 面部表情	0＝正常 1＝面部表情变少 2＝面部表情显著减少，嘴唇张开，流涎 3＝面具脸，口张开，流涎
8. 皮脂溢	0＝正常 1＝出汗增多 2＝皮肤油腻 3＝脂颜明显
9. 语言 / 说话	0＝正常 1＝语调变少，音量正常 2＝单一语调，早期构音障碍，难以听懂 3＝明显难以听懂
10. 自理能力	0＝没有受累 1＝轻度受累（穿衣） 2＝关键环节需要帮忙，所有活动明显变慢 3＝自己无法穿衣、吃饭和行走

注：根据各项评分计算总分来评估帕金森病的严重程度：轻度，0~10 分；中度，10~20 分；重度，20~30 分。

引自 Webster DD. Critical analysis of the disability in Parkinson disease. Mod Treat 1968;5(2):257–282.

病史　病史的临床记录采集要点包括：

- 患者是否在精细动作上有困难，如写字、穿衣或者吃饭？
- 与之前比，患者是否走路不稳，可能出现步履蹒跚或跌倒？
- 患者注意到身体左右两侧有什么不同吗？
- 患者困扰于疼痛或睡眠不佳吗？
- 患者有嗅觉异常或吞咽困难吗？

神经系统查体　除运动减少、强直、震颤及搓药丸样动作，查体还可见：

- 辐辏反射减弱（双眼会聚变慢）。
- 眉间反射亢进（反复叩击眉间引起的眉间反射不会逐渐消失）。
- 眼球扫视运动。
- 嗅觉受损。

与所有体感模式一样，肌肉本体反射正常。

分级情况参见后续内容和**表 6.31**。

影像学研究　颅脑 CT 和 MRI 通常无异常发现，一般用于除外其他诊断，如症状性帕金森综合征。在注射 18F- 多巴后，正电子发射断层扫描（positron emission tomography，PET）或单光子发射计算机断层扫描（single-photon emission computed tomography，SPECT）可发现纹状体的多巴胺能传入纤维丢失（**图 6.57**）。脑部超声检查可发现黑质早期改变。

注意

特发性帕金森病一直是排除性诊断，即除外各种症状性帕金森病后才能做出此诊断。

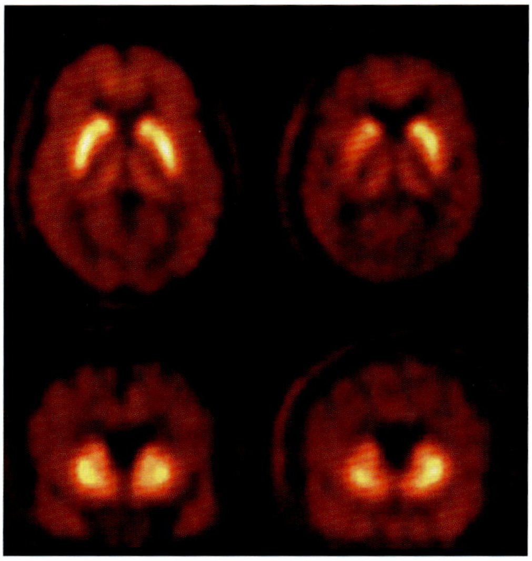

图 6.57　^{18}F-DOPA-PET 扫描，正常人（左侧两图）与特发性帕金森患者（右侧两图），其身体左侧更重；基底节的轴位（上面两图）和冠状位（下面两图）影像，可见右侧壳核（特别是尾侧）的多巴胺脱羧酶的活性降低 20%，尾状核的神经元活动相对正常（瑞士巴塞尔 St. Claraspital 医院的 F. Jüngling 医生提供。PET/CT 操作者：Zentrum NW-Schweiz）

嗅觉检查　嗅觉异常在早期特发性或遗传性帕金森病的诊断中是支持性证据。检查时可使用小份的各种物质（如咖啡等）。

遗传学检查　在有阳性家族史的年轻患者中，基因检测有助于确诊并使预后更准确。

治疗、并发症及预后　有效的治疗可以改善临床症状，并可将症状恶化推迟 3~5 年，但无法影响疾病进程。某些抗帕金森药物的早期神经保护作用尚未得到证实。

药物疗法　药物治疗的目的是补充、替代纹状体缺少的多巴胺。

注意

最重要的抗帕金森病药物仍然是左旋多巴（L-DOPA），后者可以在脑脊液中代谢为多巴胺。在治疗早期，仅需小剂量即可改善临床症状；随后，则需要的剂量增多，并会出现异动症以及“开关”现象等药物不良反应。因此，通常通过先给年轻患者服用左旋多巴替代药物来推迟左旋多巴的治疗。

- 单胺氧化酶（MAO-B）抑制剂由于潜在的神经保护作用而逐渐成为首选药物，包括司来吉兰和雷沙吉兰（一种长效司来吉兰衍生物）。它们抑制多巴胺向高香草酸降解的过程，并因此而改善帕金森病的表现。
- 金刚烷胺，一种 NMDA 受体拮抗剂，有时在病程早期使用，一般认为它能促进神经末梢多巴胺的释放。
- 如果上述药物都不再足够有效，非麦角类多巴胺受体激动剂（如罗匹尼罗、普拉克索或罗替高汀）可用于年轻患者；但是与左旋多巴相比，它们仅在病程早期有效。
- 年长患者从一开始就需使用左旋多巴。与多巴胺本身不同，该药能通过血脑屏障并在脑脊液中转化为多巴胺。
- 左旋多巴常与脱羧酶抑制剂联合使用（如盐酸苄丝肼或卡比多巴），以防止其在外周过早降解。
- 左旋多巴与儿茶酚-氧-甲基转移酶（COMT）抑制剂合用，如恩他卡朋或托卡朋，可进一步提高多巴胺的生物利用度。由于托卡朋偶发肝毒性，故仅用于其他难治性病例。而恩他卡朋常与左旋多巴和脱羧酶抑制剂一起联合用药。
- 抗胆碱能药，如比哌立登，主要用于震颤的治疗。但应注意的是，它们的抗胆碱能作用可能会诱发或加重意识混乱和/或痴呆的表现。

注意

以下要点必须作为抗帕金森病药物，特别是左旋多巴的剂量调整的规则而熟记于心：
- 给予满足需求的最小剂量。
- 药方尽可能简单，以提高患者依从性。

药物副作用和并发症 使用左旋多巴和其他抗帕金森药物进行治疗，可引起如下问题：
- 症状波动效应（开关效应，剂末恶化），可通过应用左旋多巴控释剂来改善；或者使用缓释剂型，但将每日剂量采用单日少量多次给予的方式（或者可用左旋多巴的水溶性制剂）；和/或者加用多巴胺受体激动剂或 COMT 抑制剂。水溶性左旋多巴起效非常迅速，并可以缩短或预防“关”期的症状。脑深部电刺激是另一个治疗选择（见后）。
- 药物可引起异动症（运动障碍），如剂峰异动症或运动增多（常有舞蹈样不自主运动，见章节 6.10），并且上述情况见于约 40% 的左旋多巴治疗 6 个月的患者和约 60% 的治疗 2 年的患者，以及 6 年内几乎所有接受左旋多巴治疗的患者。这些情况通常对患者家属而非患者本人的影响更大，但是对患者有致残性，严重的话只能通过脑深部电刺激来解决，否则无法继续治疗。

- 足部痛性肌张力障碍，可以在夜间使用控释剂型或注射阿扑吗啡来缓解。
- “冻结”是指的动作突然停止*，这与血清左旋多巴水平并不直接相关，各种心理技巧都会有帮助（如通过提供“感觉线索”的补偿治疗：让患者拎着公文包，跨过一个真实或者虚拟的障碍物等）。
- 精神障碍和其他心理问题（如性欲亢进、错觉、幻觉、妄想、强迫性赌博、贪食等）多为药物的不良反应，特别是多巴胺受体激动剂（罗匹尼罗、普拉克索）。减少用量或者加用非典型的抗精神病药物（氯氮平、利培酮）可能会有所改善。
- 少动危象是指长时间的极度僵硬，导致完全活动不能，并伴有高热、多汗等自主神经紊乱，以及吞咽困难等。例如，抗帕金森药物的突然停药、服药或开处方时出现错误、使用抗精神病药物、手术或感染，都可能加剧这种危机。可以用水溶性左旋多巴（鼻胃管给药），金刚烷胺（静脉输注）或阿波啡（皮下注射）治疗。
- 多巴胺能药物都具有某些不良反应，包括恶心（常见于治疗早期，可通过只有拮抗外周多巴胺能效应的药物来缓解，如多潘立酮）、疲劳、直立性低血压。

注意

由左旋多巴引起的运动障碍：

“开”运动障碍（又称剂峰或者平台异动症）：血清中左旋多巴水平增高可引发舞蹈样动作（见章节 6.10）。

“关”运动障碍（又称晨起肌张力障碍）：血清左旋多巴水平降低引起的单侧或双侧足部的痛性肌张力障碍。

脑深部电刺激 是一种神经外科治疗措施，包括立体定向在丘脑（腹中间核）、苍白球或丘脑下核置入刺激电极进行慢性电刺激，可使疾病的表现显著减轻；适应证取决于患者的疾病严重与难治程度。每个刺激电极都有多个金属触点，可以独立控制施加电流的强度、脉宽和频率，以优化临床效果。目前，这种方法已经很大程度上取代了早期的损毁性治疗策略，后者曾被认为是最后的治疗手段，但现在越来越多地用于病程中期患者。**表 6.32** 概述了目前的在三个不同靶脑区置入刺激性电极的预期效果。

表 6.32 目前脑深部电刺激治疗帕金森病的靶脑区，以及每个脑区的预期干预效果

靶脑区	最佳效果	备注
丘脑底核	运动不能减轻，“关”期次数和强度减少	左旋多巴的剂量可以明显减少，运动障碍和震颤也会得到改善
内侧苍白球	“开”期的异动症减少	运动不能和肌强直也会得到改善，但不如丘脑底核干预后的改善程度
丘脑腹中间核	震颤减少	对运动不能和异动症作用微弱

* 译者注：特别是行进过程中。

其他治疗措施 除药物和外科治疗，物理治疗和规律锻炼（运动、健步走、远足）可以改善和保持运动机能，语言治疗也可能获益。对患者和其家属来说，充分的心理支持也是很重要的，在这方面加入患者互助小组也可能会获益。

病程和预后 左旋多巴治疗可以将症状进展推迟 6~7 年。很难预测哪些患者最终会依赖他人帮助或全天候护理，这往往发生在症状首发约 20 年后。

震颤为主的类型预后相对良好。年龄大、男性、临床特征较严重（就运动和非运动表现而言）提示预后相对更差。帕金森病会缩短患者寿命。

注意

帕金森病是一种进展性疾病，其临床特征可通过药物、脑深部电刺激和物理治疗等来改善。

鉴别诊断

震颤、运动减少和肌强直也可见于除了帕金森病以外的其他疾病，包括症状性帕金森综合征。

注意

须与帕金森病鉴别的疾病包括抗精神病药物不良反应和其他系统性神经变性病所引起的运动异常、路易体痴呆、多系统萎缩、进行性核上性麻痹（progressive supranuclear palsy，PSP）、回吸收障碍性脑积水，以及皮层下动脉硬化性脑病等。

神经影像学（通过典型的 MRI 表现）有助于鉴别上述疾病与帕金森病：

- 回吸收障碍性脑积水的脑室扩大（也称“正常颅压脑积水”）。
- “十字面包”征见于多系统萎缩
- 中脑萎缩呈“米老鼠”状和 / 或蜂鸟征，伴额叶萎缩，则多见于 PSP。

帕金森病的鉴别诊断见**表 6.33**。

6.9.3 症状性帕金森综合征

有些临床疾病类似特发性帕金森病，但是其病因或病理生理机制有所不同。CT 或 MRI 会揭示这些临床疾病的潜在病史、病因（特别是某些突发事件，如中毒、药物滥用、创伤、感染等）或基底节与其他脑区（如多发性动脉硬化性改变、脑积水等）的结构异常。与特发性帕金森病相反，症状性帕金森病的另一个特征是它对左旋多巴治疗的相对抵抗，而特发性帕金森病通常对左旋多巴反应良好，至少在开始时是这样。另外，症状性帕金森病的临床特征常是对称性的，而特发性帕金森病一般是非对称性的。

6.9.4 进行性核上性麻痹（Progressive Supranuclear Palsy，PSP）

本病又称 Steele–Richardson–Olszewski 综合征。

病因和病理 编码 tau 蛋白基因（位于 17 号染色体）的多形性导致了磷酸化 tau 蛋白在基底节的异常沉积，而“tau 蛋白病”导致了黑质、苍白球、丘脑下核团、中脑导水管周围及其他脑区核团内的神经细胞退变。

临床特征 PSP 的临床特征包括：

- 运动缺乏。
- 步态异常，在病程早期即出现。
- 以轴性强直为主，常伴有永久性的颈椎

表 6.33 特发性帕金森病的鉴别诊断

帕金森综合征的病因	举例
动脉硬化性帕金森综合征	– 如脑小血管病和皮层下动脉硬化性脑病
药物引起的帕金森综合征	– 镇静剂（最常见的诱因） – 止吐剂（主要是多巴胺激动剂，如甲氧氯普胺） – 锂剂 – 丙戊酸 – 利血平 – 钙离子拮抗剂，如氟桂利嗪
源于感染的帕金森综合征	– 脑炎后帕金森综合征（特别是流行性脑炎感染后） – 脑脊髓梅毒 –AIDS 脑病
正常压力脑积水（又称为回吸收障碍脑积水）	
中毒所致帕金森综合征	– 一氧化碳中毒 – 锰中毒 – 四氢吡啶（1–methyl–4–phenyl–1,2,3,6–tetrahydropyridine, MPTP） – 氰化物 – 甲醇
创伤	– 头部反复钝挫伤（如拳击手） – 中脑创伤 – 慢性硬膜下血肿
代谢性疾病	– 低 / 假性低甲状旁腺素致基底节钙化 – 特发性基底节钙化，Fahr 病
神经退行性疾病（表 1.1）	– 进行性核上性麻痹 – 多系统萎缩 – 皮层基底节变性 – 路易体病 – 阿尔兹海默病合并帕金森表现
以帕金森综合征为主要表现的遗传性疾病	– Wilson 病 – 泛酸激酶相关神经退行性变 – SCA3 脊髓小脑共济失调 – 脆性 X– 震颤 – 共济失调综合征（Fragile–X–tremor–ataxia syndrome, FXTAS） – 亨廷顿舞蹈病 Westphal 型 – 朊蛋白病
其他病因	– 脑肿瘤 – 真性红细胞增多症 – 棘红细胞增多症 – 偏侧帕金森 – 偏侧萎缩综合征

过伸（头上仰）。
- 以向后为主要倾向的频繁跌倒。
- 进行性痴呆。
- 垂直凝视动作受损（特别是向下），伴有眼震。

诊断评估　根据典型临床特征诊断PSP。MRI影像常见中脑萎缩。

治疗和病程　本病多于50~70岁发病，以男性为主。对左旋多巴的治疗反应差，甚至无反应。PSP进展快速，生存期在数年以内。

6.9.5　多系统萎缩（Multisystem Atrophy，MSA）

此术语包括之前作为单独实体描述的一系列罕见病：
- 橄榄桥小脑萎缩（Olivopontocerebellar atrophy，OPCA）：现在为MSA-C型（小脑型）。
- 纹状体黑质变性（Striatonigral degeneration，SND）：现在为MSA-P型（帕金森综合征型）。
- Shy-Drager综合征（Shy-Drager syndrome，SDS）。
- 混合型。

病理　神经病理改变包括在黑质、纹状体、脑桥、下橄榄核以及小脑等处的胶质细胞内可见包涵体（含α-synuclein；Synuclein病），以及黑质的神经细胞退变和胶质增生。

临床特征　不同类型的MSA的主要临床特征程度不同。在病程早期，每种MSA类型都有其独特的表现：
- 帕金森综合征：动作迟缓、运动不能、强直，以及静止性震颤（主要见于早期的MSA-C型和P型）。
- 自主神经功能异常，包括直立性低血压、便失禁、男性勃起功能障碍（主要见于早期的SDS）。
- 共济失调和其他小脑体征（主要见于OPCA，或者成为MSA-C型）。
- 锥体系表现：病理反射和肌痉挛。
- 某些病例可出现痴呆和/或前额叶症状。

诊断评估　各种类型的MSA主要依据临床特征做出诊断。MRI会提示局灶性脑萎缩，如小脑萎缩，或者脑桥联络纤维的丢失（“十字面包”征是位于脑桥的十字形低信号）。

治疗　MSA对治疗反应差，多巴胺受体拮抗剂可能比左旋多巴更有效。本病通常会严重致残，并在发病数年内致死。

6.9.6　皮质基底节变性（Corticobasal Degeneration，CBD）

病理　本病的病理改变主要为黑质和中央前/后回神经细胞变性和胶质增生，大脑脚体积减小。与PSP一样，CBD也是tau蛋白病。

临床特征　CBD的主要临床特征多为对称性分布，包括：
- 手臂精细动作控制受损（多见于病程早期）。
- 进行性肌强直和运动减少。
- 肌无力。
- 中枢性感觉障碍。
- （有的病例有）失用症。
- （有的病例有）肌张力障碍。

治疗和病程　左旋多巴治疗无效。本病严重致残，患者常于发病数年内死亡。

6.9.7 路易体痴呆

本病会在稍后的痴呆章节中讨论（见章节 6.12.3）

6.10 舞蹈症、手足徐动症、投掷症、肌张力障碍：运动过多综合征

要点

与帕金森病不同的是，这类疾病以“过多”“过度”的运动或动作为特征，且常伴有肌张力减低，包括舞蹈症、手足徐动症、偏身投掷症和肌张力障碍，以及它们的各种组合。每一种运动障碍都可能是由各种潜在疾病引起的。因此，运动过多锥体外系综合征是一个由多种临床特征和对应病因组成的多样化症候群。

运动过多锥体外系综合征见**表 6.34**。重要的综合征在后面的内容中有更详细的描述。

6.10.1 亨廷顿舞蹈病

病因　亨廷顿病（舞蹈症为主）是一种常染色体显性遗传病，是位于 4 号染色体上短臂上的基因序列所含不稳定的 CAG 三核苷酸重复序列增多导致的。

病理　本病的神经病理基础主要是壳核和尾状核的小神经节细胞的丧失。

临床特征　本病多于 30~50 岁出现临床特征。舞蹈样不自主运动最先出现，继之为进行性痴呆。患者若从父代获得致病基因，则会出现发病年龄提前的现象。某些病例在病程早期出现强直和锥体束征。

注意

舞蹈症表现为不规则的、急骤的、不自主的动作，肢体远端往往更重。
- 在部分患者中，这些动作幅度较小，因而看起来像是正常的、非病理性的“烦躁不安”；在另一些患者中，动作则幅度大且给本人和周围人造成极大困扰。
- 舞蹈症可以是单侧（“偏侧舞蹈”，**图 6.58**）的，也可是双侧的。
- 肌张力正常或降低。
- 没有肌无力或感觉异常，无锥体束征。
- 肌肉本体反射正常，除非在舞蹈症动作发生的初始阶段诱发本体反射。

临床提示

舞蹈症，与其他运动过多的临床特征（见后）类似，会在做意向性动作、压力应激或注意力集中时加重，在睡眠和全身麻醉时减弱或消失。

治疗、病程和预后　亨廷顿舞蹈病的病程呈慢行进行性，患者一般在起病 10~15 年后去世。除了对症治疗没有其他有效治疗方法，丁苯那嗪、奋乃静、硫必利和其他镇静类药物能不同程度缓解异常动作。患者出现抑郁时可用 SSRI 或舒必利，焦虑、易激惹和失眠可用苯二氮䓬类药物，精神异常可使用镇静类药物，最好是非典型抗精神病类药物，如奥氮平，进行治疗。

6.10.2 小舞蹈病（Sydenham 舞蹈病）

流行病学　在舞蹈症相关疾病中，小舞蹈病是最常见的。学龄期女童是主

表 6.34　运动过度锥体外系综合征的诊断评估

帕金森综合征	病因	备注
舞蹈病：突然的，通常是快速的、短暂的、不规则的肢体远端不自主的运动，肌张力减退		
小舞蹈病	自身免疫病，链球菌感染	通常是链球菌性咽炎的后遗症，最常见于 6~13 岁的女孩
瘫痪型舞蹈病	自身免疫病，链球菌感染	肌张力和肌力下降是主要表现
妊娠期舞蹈病	妊娠 3~5 个月	通常见于头胎孕妇，且之前有过小舞蹈病病史
抗排卵药舞蹈病	抗排卵药	罕见，停药后可逆转
亨廷顿病	常染色体显性遗传	多在 30~50 岁起病，伴有进行性痴呆
良性家族性舞蹈病	常染色体显性遗传	童年期起病，无进展，不伴痴呆
舞蹈症 – 棘红细胞增多症	常染色体隐性遗传	主要是口面部，可有咬舌、肌酸激酶升高、反射减低、棘细胞增多症
卒中后舞蹈病	血管源性（可先于卒中）	突发偏身舞蹈和偏瘫，伴偏身投掷
老年性舞蹈病	血管源性和退行性	偶有老年性发病，常单侧较重，偶有痴呆
手足徐动症：因拮抗肌的对抗阻力增加而使动作加剧，主要表现在肢体远端；似痉挛样，十分怪异		
大理石样状态	新生儿窒息	出生后很快发病，持续进展的失张力性运动增多，常出现认知障碍，有时也出现痉挛
髓鞘脱失状态	新生儿核黄疸	生后即发病，常伴有围生期脑损伤的其他迹象；会进一步发展
偏身手足徐动症	苍白球和纹状体局灶性病变	单侧，在出现原发灶的一段时间后出现舞蹈样表现
投掷症 / 偏身投掷症：单侧、闪电样的、多肢体的高振幅投掷运动	丘脑底核的缺血或肿瘤性占位病灶	突发，且常伴偏瘫
肌张力障碍综合征		
扭转性肌张力障碍：缓慢的肌肉或肌群强直性收缩，持续时间或短或长，通常与拮抗肌的阻力相反	家族型	常见于德系犹太人家族，在 20 岁前发病，伴局灶性肌张力障碍；之后出现躯干和头部缓慢而有力的扭转，以及肢体的扭转和手足徐动
	症状型	如 Wilson 病、亨廷顿病、泛酸激酶相关神经退行性变
左旋多巴敏感的肌张力障碍：通常出现在儿童期，肌张力障碍在一天中有不同的定位和波动；逐年进展	有的病例由家族型酪氨酸羟化酶缺陷所致	左旋多巴反应良好；与青少年帕金森病合并肌张力障碍难以区分

（续表）

帕金森综合征	病因	备注
痉挛性斜颈：颈部和项背部肌群相互拮抗的缓慢收缩，伴有头部的旋转运动	特发性；偶见于颈椎外伤和其他病因	约三分之一自行缓解，约三分之一无改变，约三分之一进展为扭转性肌张力障碍
局灶性肌张力障碍（见章节 6.10.5）		如书写痉挛、面舌肌张力障碍或下颌肌张力障碍等

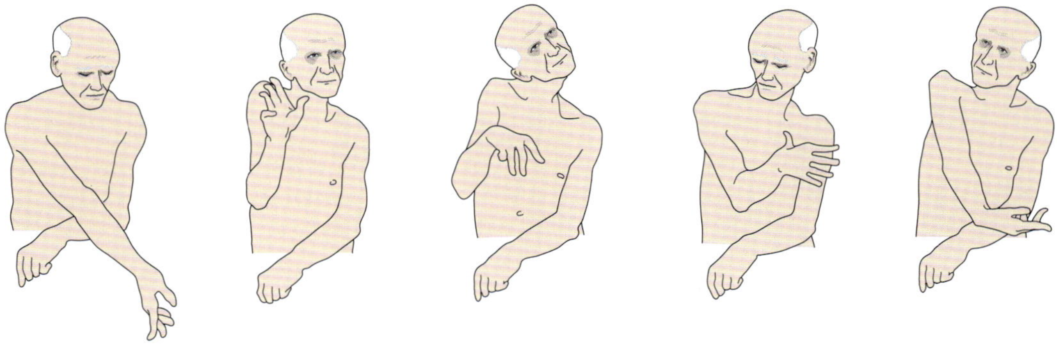

图 6.58　老年性舞蹈病（依据视频截图绘制）

要受累对象。

病因和发病机制　A 组 β- 溶血性链球菌感染后可能会引起本病，感染后自身免疫反应产生的抗体与神经元发生交叉反应而致病。

临床特征　在发生“溶血性链球菌性喉炎”后数天或数周，或者在发生风湿热数周或数月后，患者出现舞蹈样不自主动作（主要是面部、咽喉和双手），伴有易激惹和其他精神行为异常。

治疗、病程和预后　大剂量青霉素治疗至少 10 天，临床症状会在数周或数月后消失。

6.10.3　手足徐动症

病理　手足徐动症的神经病理基础是纹状体、苍白球和丘脑（较少见）的神经元丢失。

病因与分类　先天性或者围生期的基底节获得性损伤（大理石样状态 + 髓鞘脱失状态 + 严重的新生儿黄疸 = 核黄疸）导致双侧手足徐动症，有的病例还伴有其他脑损伤征象。在泛酸激酶相关的神经退行性变中，铁沉积于基底节引发了以舞蹈样手足徐动症和肌张力障碍为主的临床特征。局灶性脑损伤，如脑梗死，也会引起偏侧手足徐动症。

临床特征　手足徐动症一般表现为患侧肢体远端的缓慢、不规则动作，引起关节特别是手关节的过伸，从而形成奇怪的姿势（图 6.59）。指间关节可能因过伸而半脱位（“刺刀”指）。手足徐动症常伴有舞蹈症样表现（“舞蹈样手足徐动症”）。

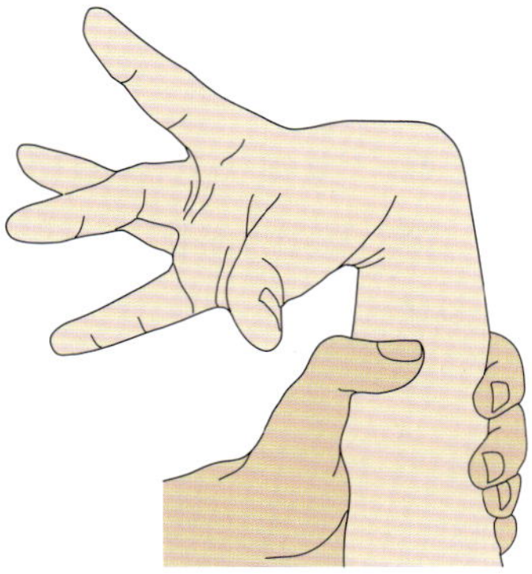

图 6.59 手足徐动症的手部姿势

临床提示

手足徐动症与肌张力障碍很难区分，因此常被归为后者。手足徐动征可以被认为是肌张力障碍的一种形式，在肢体远端最为突出。

6.10.4 投掷症

病理 偏身投掷症的神经病理基础是对侧丘脑底核（Corpus Luysii）和 / 或其与丘脑的纤维连接的病变。

病因 偏身投掷症多见于局灶性脑缺血，少见于脑实质的占位性损伤；此外，也可能由新生儿黄疸或遗传性变性病所致，此时患者会出现典型的双侧肢体表现。

临床特征 偏侧（偏身投掷）或双侧肢体快速的、有推进力的、大幅度且无法停止的甩动。与舞蹈症不同，这些动作主要发生在肢体的近端关节。这样的肢体如果甩向墙壁等类似物体，会造成外伤。

治疗 氟哌啶醇和氯丙嗪可缓解投掷症的症状。立体定向神经外科治疗有时是必要的。

6.10.5 肌张力障碍综合征

病理和病因 肌张力障碍没有特征性的神经病理性异常。至今，只有几种疾病引起的肌张力障碍有已知的病理生理基础（如左旋多巴敏感的肌张力障碍）。同样，症状性肌张力障碍的诱发因素也不甚明了。通常，肌张力障碍的病因尚不清楚。

临床特征 肌张力障碍主要表现为某一骨骼肌或肌群缓慢、持续的收缩，躯干、头和四肢呈现不舒服甚至疼痛的姿势，并长时间保持这种姿势。各种临床疾病所致肌张力障碍可被分为局灶性和全身性，前者为单独的、个别的（小）肌群受累。

治疗 全身性肌张力障碍的治疗中，可单独或联合使用巴氯芬、卡马西平和苯海索，但疗效有限。对于某些类型的肌张力障碍，推荐左旋多巴试验性治疗。肉毒素 A 注射可以成功缓解局灶性肌张力障碍。在某些肌张力障碍病例中，脑深部电刺激可能更有效，首选脑区是苍白球内侧。

全身性肌张力障碍

扭转性肌张力障碍 特点为躯干和头部缓慢而有力的扭转，常伴有手指的徐动。本症发生时肌张力减弱。在某些病例中，运动过度逐渐消失，取而代之的是因肌张力增高至肌强直而出现的肌张力障碍姿势（肌肉收缩抑制类型）。各类原发性扭转痉挛大多是常染色体显性遗传病，外显率低，致病基因位于多条染色体。早发型在德系犹太人（东欧）祖先中特别常见，是由染色体 9p34 位点的遗传缺陷造成的。

左旋多巴敏感型肌张力障碍（Segawa病） 这是一种常染色体隐性遗传病，遗传缺陷位于染色体 14q。多见于年轻女孩，主要表现为由腿部肌张力异常的姿势或动作引起的步态异常，且病情严重程度在一天内波动剧烈，易误诊为精神心理障碍。它对低剂量的左旋多巴反应敏感（剂量为 250 mg/d 或稍多一点）。对肌张力障碍患儿，均应行左旋多巴的试验性治疗，即便其没有家族史*。

局灶性肌张力障碍

局灶性肌张力障碍比全身性肌张力障碍更常见，其动作异常仅限于身体某个部位或者某个肌群。主要类型如下：

痉挛性斜颈 本病中，颈部和肩带单块肌肉的缓慢收缩产生头部向一侧的强直旋转（图 6.60），通常是对侧胸锁乳突肌强烈收缩。只有约三分之一的痉挛性斜颈患者的“扭颈”自发缓解；另外约三分之一的人继续发展，出现张力障碍的其他表现。本病病因未明，可能由多种原因所致。

眼睑痉挛 表现为双侧眼轮匝肌强直性收缩，通常伴有持续的不自主闭眼，在此期间无法主动睁开眼睛。好发于老年人，以女性为主。闭眼动作可以是有力的，伴有明显的眼轮匝肌收缩；也可以是微弱的，外观看上去基本正常。后者又称为眼睑睁开失用症。本病常被误诊为精神心理异常。

头部多组肌群的肌张力障碍 包括多种常见类型的局灶性肌张力障碍：面－颊－舌肌张力障碍、口下颌肌张力障碍和 Brueghel/Meige 综合征。另外一种类型可能相对独立，即口－喉－舌肌张力障碍，常见于服用镇静药的患者。还有一种急性发作型是止吐药的不良反应，如胃复安（甲氧氯普胺）。

孤立肌张力障碍 本名词用于描述任一肌群发生的肌张力障碍。这种类型的肌张力障碍可能是特发性的，也可能

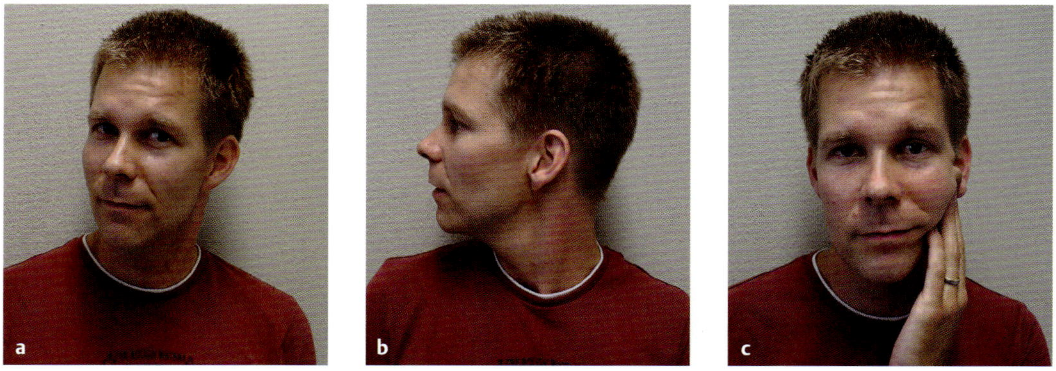

图 6.60 痉挛性斜颈。a. 32 岁男性，头部轻度自发向右转。b. 强力的痉挛性斜颈发作，头部不自主向右旋转。注意其肥厚的左胸锁乳突肌。c. 患者可以通过握住下颌将头转回正中位

* 译者注：本病国内称为“多巴反应性肌张力障碍”，而且本病不止有常染色体隐性遗传类型，也有常染色体显性遗传类型。

与有关肌肉群的职业性过度使用有关。最有名的是书写痉挛、钢琴手肌张力障碍，以及某些特定职业的足部肌张力障碍。痉挛性发声障碍是喉部肌肉组织的局灶性张力障碍。

6.10.6 特发性震颤和其他类型震颤

震颤的分类 根据现象学主要分为：

- 静止性震颤。
- 动作性震颤。

动作性震颤又可再分为如下类型：

- 姿势性震颤。
- 等长性震颤（对抗阻力时肌肉收缩产生的震颤）。
- 运动性震颤（只在运动时产生）。意向性震颤是一种运动性震颤，在肢体越接近目标时越严重。

震颤按照病因分类见**表 6.35**。

原发性震颤 这是最常见的震颤类型，有阳性家族史。染色体 2q22–p25 及 3q 所致遗传缺陷会导致家族性原发性震颤。多起病于 35~45 岁，以姿势性震颤为主，也可见手的运动性震颤。单纯意向性震颤见于约 15% 的患者（**图 3.22**）。也可单独累及头部（点头摇头样震颤，像在表达“是”或“不是”）。有时伴随下颌和 / 或声带的震颤。

临床提示

原发性震颤通常在少量饮酒后会得到改善，因紧张或压力而恶化。

“原发性震颤 +”是该病伴发另一种神经系统疾病（如帕金森病、肌张力障碍、肌阵挛、多发性神经病、不宁腿综合征）。

诊断评估 全面的病史采集和精准的神经科查体常可发现导致震颤病因的线索，很少需要进一步的检查（如神经影像学检查）。对某些病例，电生理检查有助于确诊（如怀疑直立性震颤时）。为排除其他潜在病因，可能需要相应的实验室检查辅助。

治疗 如果震颤严重到干扰患者的日常活动的程度，则可用 β- 受体阻滞剂，如普萘洛尔来治疗，该药对于原发性震颤尤其有效。扑米酮、苯二氮䓬类和氯氮平也是候选药物。如果震颤伴有肌张力障碍，则肉毒素注射可能有效。脑深部电刺激是通过立体定向技术将电极置入丘脑腹中间核进行刺激，效果良好，但仅限于严重的、难治性病例。

鉴别诊断 因疾病导致基底节受累而引起的不自主运动必须和其他运动障碍性疾病相鉴别，见**表 5.3**。

6.11 小脑疾病和其他致共济失调的疾病

要点

小脑病变在临床上表现为不平衡、躯干和 / 或四肢的共济失调、协调性受损以及肌张力减弱（见章节 5.5.6）。

6.11.1 概述

分类 共济失调的不同临床类型可分为如下几种：

- 根据受累神经解剖结构分类：
  - 皮质小脑型共济失调。
  - 橄榄 – 桥 – 小脑共济失调。
  - 脊髓小脑型共济失调。
- 根据病因分类（**表 6.37**，**表 6.38**）：
  - 遗传性（常染色体隐性、常染色体线

性、X- 染色体连锁）或散发性。

· 获得性（即症状性）。

临床特征　共济失调的特征是动作协调性受损以及协同肌和拮抗肌的相互作用异常。因此，典型临床特征是难以控制的自主动作，常有偏离或越过目标的倾向。其他临床特征则视引起共济失调的病因和具体受累的脑区而定。

注意

不仅小脑疾病会引起共济失调，其他影响小脑的传出和传入纤维，或者任何传入的躯体感觉或特殊感觉通路的疾病，也会引起共济失调。潜在病变可能发生在小脑，但也可能在脑干、脊髓、周围神经、感觉皮层或丘脑。

表 6.35　震颤的分类

名称	特征
生理性震颤	见于健康个体：因疼痛、焦虑、感冒、咖啡因摄入等而加剧
甲状腺源性震颤	甲状腺机能亢进也通过儿茶酚胺的介导加剧生理性震颤，表现为手的轻微颤抖
特发性震颤	参见正文。这种遗传性疾病有时被误诊为帕金森病
直立性震颤	与特发性震颤相似，但仅在患者站立时出现，表现为双腿颤抖；主要见于老年人。在强直压力下，其他肌群也有类似影响
帕金森样震颤	参见关于帕金森病的讨论（见章节 6.9.2）。通常由静止性震颤组成，如当手、手指置于硬物表面或手臂固定时，手会出现震颤
心理性震颤	突发性震颤，如急性应激障碍；通常呈现不同强度，一般粗大、易见
Holmes 震颤	单侧，静止时为低频震颤，属姿势性、意向性震颤（当运动接近目标时变得更强）
小脑性震颤	小脑损伤后出现的意向性震颤（接近目标物体时动作变得更剧烈）
肌张力障碍性震颤	肌张力障碍所致震颤和动作异常（见章节 6.10.5†）
扑翼样震颤	姿势性张力突然丧失，主要见于肝性脑病，也见于其他肝脏疾病，如肝豆状核变性
酒精相关性震颤	细微的静止性和意向性震颤，在戒酒期加重，重新饮酒后改善（特发性震颤在饮酒后也多会改善）
药物、激素或毒性物质所致震颤	类似生理性震颤，但是更剧烈

* 译者注：†，原文误为“6.5.10”，译文纠正。

基于临床的共济失调的初步诊断分类将局灶性、非对称性共济失调和对称性共济失调区分开（**表 6.36**）。**表 3.36** 是概述也是鉴别诊断的依据。

诊断评估　疑为共济失调时，发病年龄和家族史都与诊断相关：

- 若在儿童或青少年期起病且有阳性家族史，则考虑常染色体隐性遗传性共济失调的可能性大。最常见类型是 Friedreich 共济失调。
- 如果患者双亲之一也有类似情况，则考虑常染色体显性遗传病的可能性大，如脊髓小脑共济失调。
- 40 岁以后起病的共济失调则首先考虑获得性共济失调，如中毒性（如酒精所致小脑变性）。

患病个体的最终确诊依赖于分子遗传学检测、影像学检测和实验室检查。

治疗　这种被称为“共济失调”的症候群没有特殊的治疗方法，物理治疗可以改善协调性。某些已知病因的共济失调类型可以针对病因进行治疗：如补充维生素 E 治疗维生素 E 缺乏症和 Aβ-脂蛋白血症；雷弗素姆（Refsum）病需低植烷酸饮食，Wilson 病则需低铜饮食结合螯合剂或锌共同治疗。

6.11.2　共济失调类型的类型

要点

小脑疾病，如小脑半球受累的常见病因有血管源性（缺血、出血）或肿瘤源性，多发性硬化也是一个常见病因。在本节，我们还将讨论其他可能主要表现为小脑功能障碍的疾病，包括感染性、类感染性、退行性、中毒性和副肿瘤性疾病，以及小脑与全身系统性疾病的关系。

对每一种共济失调综合征做出详细

表 6.36　对称性和局灶性非对称性共济失调的鉴别诊断

对称性共济失调	非对称性共济失调
- 急性或慢性中毒	- 缺血性卒中
- 电解质紊乱	- 小脑出血
- 急性病毒性小脑炎	- 硬膜下血肿
- Miller-Fisher 综合征	- 脓肿
- 感染后急性播散性脑脊髓炎（acute disseminated encephalomyelitis，ADEM）	- 肿瘤占位（原发性脑肿瘤或转移灶）
- 酒精 - 营养不良性小脑损害	- 脱髓鞘斑块，多发性硬化
- 维生素 B_1 缺乏症	- 动静脉畸形，动静脉瘘
- 维生素 B_{12} 缺乏症	- Arnold–Chiari 或 Dandy–Walker 畸形
- 副肿瘤性小脑损害	- 心理性共济失调
- 抗麸质抗体综合征	
- 甲状腺功能减退	
- Creutzfeldt–Jakob 病	
- 遗传性小脑变性	
- 家族性发作性共济失调	
- 多系统萎缩	
- 神经梅毒	
- 心理性共济失调	

描述将超出本书的范围，因此我们只简要讨论比较重要的那些。Friedreich 共济失调将在后面关于脊髓通路的遗传性疾病的部分（见章节 7.6.2）中进行详细描述。

遗传性小脑共济失调

遗传性小脑共济失调是由基因改变引起的。除少数病例，酶缺陷及其病理生理机制尚未确定，主要类型见**表 6.37**。在脊髓小脑共济失调中，脊髓和小脑均受累，且伴有认知障碍（见章节 7.6.1，章节 7.6.2）。

表 6.37　小脑性共济失调的类型

疾病	临床特征	备注
常染色体隐性遗传性共济失调		
Friedreich 共济失调	– 蹒跚的、广泛的、不稳定的步态，10~30 岁起病 – 随后出现双手笨拙，说话时有爆破音 – 典型的 Friedreich 足（**图 7.15**） – 脊柱侧凸、肌张力减退	9 号染色体上的 GAA 三联重复序列；共济蛋白 frataxin 的合成受损
Refsum 病（多发性神经炎型遗传性共济失调）	– 儿童或成人期出现的步态和肢体的共济失调 – 多发性神经病，伴反射消失和感觉缺失 – 听力减退 – 视网膜色素变性 – 精神异常	缺乏植酸 α– 脱氢酶
A β – 脂蛋白血症（Bassen–Kornzweig 综合征）	– 进行性共济失调、眼震、眼肌麻痹、多发性神经病 – 棘细胞增多，低胆固醇和甘油三酯水平，维生素 E 缺乏	血清脂蛋白、胆固醇及甘油三酯的水平低
毛细血管扩张性共济失调（Louis–Bar 综合征）	– 婴儿期起病的共济失调和手足徐动 – 反复肺部、耳鼻喉的感染 – 眼动缓慢 – 结膜和关节处毛细血管扩张	染色体脆性综合征的一种类型
脊髓小脑共济失调（有不同类型，如己糖氨酸酶、谷氨酸脱氢酶、丙酮酸脱氢酶、鸟氨酸转氨基甲酰基酶或维生素 E 缺乏）	– 10 岁前起病 – 共济失调，伴各种缺陷，如智力发育不全、视觉或听力受损、多发性神经炎、肌阵挛 – 讲话音量大、低沉且粗粝（狮子音） – 如果是遗传病，一般是常染色体隐性遗传	
常染色体显性遗传性小脑共济失调（Autosomal dominant hereditary cerebellar ataxias，ADCA）		
小脑皮质萎缩（Holmes 类型就是 Harding Ⅲ 型）	– 20 岁之后发病 – 小脑症状明显	具有遗传异质性，SCA 5 和 6 型
橄榄桥小脑萎缩（Menzel 型就是 Harding Ⅰ 型）	– 20 岁以后发病 – 小脑及非小脑体征包括：视神经萎缩、基底节功能异常、锥体束征、肌肉萎缩、感觉缺失，有些病例会发生痴呆	具有遗传异质性，SCA1-4 型；SCA3 型即为 Machado-Joseph 病

（续表）

疾病	临床特征	备注
小脑萎缩（Harding Ⅱ型）	– 晚于 20 岁起病，有小脑症状、伴视网膜变性	相当于 SCA7 型
常染色体显性遗传性发作性共济失调		
家族性周期性阵发性共济失调	– 童年期起病的退行性小脑共济失调 – 为发作性	突变基因位于 19 号染色体短臂上 乙酰唑胺治疗有效
散发性、非遗传性共济失调		
以皮质为主的晚期小脑萎缩	– 成人期起病，步态缓慢和躯干共济失调，之后出现手臂共济失调 – 眼震、肌张力减低和锥体束征均罕见	双侧小脑半球对称性浦肯野细胞变性，小脑蚓部更甚；酒精可能是具有潜在遗传易感性的人的诱发因素

缩写：SCA，脊髓小脑共济失调

注意

最常见的遗传性共济失调是 Friedreich 共济失调，一种常染色体遗传病，多在 10~30 岁起病，在 30~40 岁去世。典型临床特征如下：

- 步态不稳，特别是闭眼时；反射消失，锥体束征。
- 吞咽困难、小脑性构音障碍、眼球运动异常（凝视诱发眼震、方波急跳、前庭眼反射的异常抑制，**图 12.6**）。
- 视神经萎缩。
- 本体感觉和振动觉的早期缺失。
- 远端肌肉萎缩，经典的足部急性（高足弓），脊柱后侧凸。
- 心脏表现（传导异常、心肌病），糖尿病。
- 认知紊乱。
- 痴呆。

症状性共济失调和小脑变性

除了遗传性和特发性共济失调和小脑变性外，还有一些类型反映了特定的潜在疾病，包括多种小脑和全身疾病（**表 6.38**），临床特征因病因而异，其他系统和器官也经常受累。

附加信息

间歇性小脑表现主要见于如下疾病：

- 丙酮酸脱氢酶缺乏症
- Hartnup 病
- 家族性周期性阵发性共济失调
- 多发性硬化

小脑性共济失调的鉴别诊断应包括非小脑受累的疾病所致共济失调：

- 对侧额叶病变。
- 任何原因所致偏瘫。
- 感觉传入通路受损（如多发性神经病或脊髓后索损伤）。

表 6.38 症状性共济失调和小脑变性的病因

病因或参与发病的因素	实例和备注
局灶性疾病：占位或缺血灶	畸形、小脑肿瘤、梗死灶、出血灶、炎症、创伤或其他病理改变
感染	通常发生在传染病后，如传染性单核细胞增多症 儿童在感染水痘的数天或数周后出现的急性小脑共济失调，其他病毒感染则少见。患者多是学龄前儿童 步态不稳、共济失调、震颤和眼震是特征性表现，且常在数周后自愈 急性小脑炎与上述相似，儿童和成人均可感染。在老年患者中，这些症状可能持续存在
系统性疾病	如多发性硬化，巨球蛋白血症
中毒	慢性酒精中毒引起的小脑萎缩，其他中毒原因（二苯基苯妥英、锂剂、有机汞、哌嗪、氨甲蝶呤、5- 氟尿嘧啶、DDT）
代谢性或激素相关疾病	家族性 AVED（常染色体隐性遗传，临床类似 Friedreich 共济失调） 维生素 B 缺乏 甲状腺机能减退和黏液水肿 吸收不良综合征，麸质蛋白不耐受（麸质蛋白引起的共济失调，有或无胃肠道表现）
副肿瘤性疾病	亚急性小脑皮质萎缩
其他	– 中暑 – Miller–Fisher 综合征（见章节 11.2.3） – 多发性脑神经及神经根炎（见章节 11.2.3） – Creutzfeldt–Jakob 病（见章节 6.7.9）：共济失调可以是首发症状

缩写：AVED，共济失调伴维生素 E 缺失

– 顶叶感觉皮层受损。

长期卧床状态（“床上共济失调”）和心理机制可能是进一步的原因。

6.12 痴呆

要点

不同于用来表述先天性障碍的词汇“智力障碍”和“智力发育不全”，“痴呆”指智力和认知能力的后天退行性改变，持续至少数月以上，或者呈慢性恶化病程，严重影响患者的日常生活。临床上以个性改变、神经心理异常为主要特征，伴有神经系统（特别是运动）功能损害。反应力变化包括失眠、易激、抑郁都很常见。

在本节中，我们首先对各种痴呆综合征进行全面系统的综述，进而对引起痴呆的主要脑变性疾病进行详细阐述。

6.12.1 痴呆综合征

病因和分类

与各类局灶性脑病变所致的神经心理异常不同的是，痴呆综合征是由脑组织的弥漫性功能缺失导致的。神经影像学通常表现为广泛脑萎缩或多灶性脑部

病变。

原发性脑萎缩 功能性脑组织丧失的原因变为原发性（退行性）脑萎缩，主要影响大脑皮质，呈慢性进展性，并导致不可逆的认知功能损害。在这种情况下，痴呆是直接结果和最明显的病理过程。原发性脑萎缩是狭义痴呆症的特征，包括：

– 阿尔茨海默病。
– 路易体病。
– 局灶性皮质萎缩。

症状性痴呆 原则上来说，任何疾病只要损伤了脑的结构或功能就会引起痴呆综合征。在这种情况下，痴呆通常可能伴随疾病的主要特征，但不是普遍的伴随症状，更不会是唯一表现。重要的是要认识到，近 10% 的痴呆病例是由可以通过适当治疗逆转或至少防止进一步发展的疾病引起的。及时诊断和治疗，对于防止病情进一步恶化至关重要。

皮质和皮质下痴呆 在皮质型痴呆中，痴呆是该疾病的主要表现（如阿尔茨海默病）；相反，运动障碍在皮质下痴呆患者中尤为突出。

病因 **表 6.39** 总结了痴呆的病因，并指出这些病因中哪些是不可逆转的，哪些至少部分是可以治疗的。

注意

所有痴呆患者都需要经过全面彻底的诊断评估，以求能及时发现可治疗的病因。

流行病学

约 1% 的 60~64 岁的人和超过 30% 的 85 岁以上的人被痴呆困扰。最常见病因是阿尔兹海默病，占所有患者的 40%~50%；其次为血管性痴呆（如多发

表 6.39 痴呆的病因

类型	是否可治	疾病
神经系统退行性疾病	部分可治 *	– 阿尔兹海默病 – 帕金森病 – 进行性核上性麻痹 – 进行性肌阵挛型癫痫
	不可逆	– 额颞叶痴呆（Pick 病） – 额叶变性 – 泛酸激酶相关的神经系统退行性变 – 路易体病 – 皮质基底节变性 – 脆性 X 综合征
脑血管病	部分可治 *	– 多发性梗死综合征 – 关键部位梗死或出血 – 皮质下动脉硬化性脑病（曾称为 Binswanger 病）
	不可逆	– 淀粉样血管病 – CADASIL（伴有皮质下梗死和白质脑病的常染色体显性遗传性脑动脉病）

（续表）

类型	是否可治	疾病
感染性痴呆	可治 **	– 梅毒（进展性瘫痪） – 脑脓肿 – Whipple 病（肠源性脂肪代谢障碍）
	部分可治 *	– HIV（人类免疫缺陷病毒），AIDS（获得性免疫缺陷综合征）– 痴呆复合体 – 其他病毒性脑炎或病毒感染后脑病
	不可逆	– 朊蛋白病： · Kuru · Creutzfeldt–Jakob 病 · Gerstmann–Sträussler–Scheinker 综合征 · 家族性致死性失眠 · 家族性进展型皮质下胶质增生
影响脑的代谢性疾病	可治 **	– 肝豆状核变性
	部分可治 *	– 脂质、蛋白、尿素和碳水化合物代谢紊乱
	不可逆	– 白质营养不良 – 多聚糖体病
肿瘤	部分可治	– 原发性脑肿瘤、转移瘤
	不可逆	– 脑肿瘤经过放化疗后的状态
自身免疫性脑病	可治 **	– 桥本脑病
	部分可治 *	– 副肿瘤性脑病 – 边缘叶脑炎 – 原发性中枢神经系统血管炎
癫痫	可治 **	– 癫痫持续状态
	部分可治 *	– 进行性肌阵挛性癫痫 – 频发性痫性发作
精神疾病	可治 **	– 抑郁症 – 精神分裂症 – 癔症
脑积水	可治 **	– 梗阻性脑积水 – 回吸收障碍性脑积水
外伤	部分可治 *	– 闭合性头部外伤伴挫伤或皮质下剪切伤 – 拳击手痴呆（拳击手的慢性外伤性脑病）
	不可逆	– 颅脑开放伤，破坏脑组织
脱髓鞘	部分可治 *	– 多发性硬化

* 部分可治：即可预防，偶尔能治愈，或对症治疗可改善

** 可治：通常能治愈或治疗有效

性脑梗死所致），也是最常见的症状性痴呆，约占所有痴呆患者的15%；第三位的常见病因是酗酒。

临床特征

痴呆综合征的特点有神经心理缺陷、个性改变及行为异常，特别是如下特征：

- 短期和长期记忆受损：
  - 新内容（难以形成记忆内容）。
  - 旧内容（难以回忆）。
- 思考能力受损，特别是关于：
  - 判断力。
  - 解决问题的能力。
  - 理解力。
- 视空间和空间架构能力受损。
- 失语症和失用症。
- 注意力和专注力受损。
- 内驱力、积极性和主动性均变差，易疲劳。
- 情绪不稳定和情绪控制能力受损。
- 情感状态和社交能力受损。
- 某些患者会出现意识混乱和意识水平受损。

诊断评估

痴呆综合征的诊断基于全面彻底的病史采集，系统的体格检查和神经系统专科查体，以及神经心理评估。

筛查　下面为常用的痴呆筛查测试，尽管它们缺乏特异性且提供的信息有限：

- 简易精神状态检查（Mini-Mental State Examination，MMSE；表 3.1）。
- 画钟测试（患者被要求画出钟面并标识出特定的时间）。
- 蒙特利尔认知评估量表（Montreal Cognitive Assessment，MoCA）：此测试同时通过一系列简单的任务来评估各种认知能力，并对这些能力进行评分，全部完成约需要10分钟。参见www.mocatest.org。

影像和电生理检查　对每个病例都应进行神经影像学（通常是MRI）检查，以寻找潜在病因。也应进行PET、SPECT和脑电图检查。

实验室检查　根据特异性的临床特征和怀疑的病因，进行有针对性的实验室检查，包括全血、电解质、肝肾功能、甲状腺激素、维生素 B_{12}、叶酸、TPHA检查、HIV血清学检查，以及脑脊液检查。

综合征水平的鉴别诊断

痴呆综合征与某些其他精神心理障碍很难鉴别，特别是：

- 老年期非病理性认知下降（可根据家属反馈的病史和临床检查而确诊）。
- 内驱力严重降低的抑郁症，也称抑郁性假性痴呆（神经心理和精神状态检查与评估）。
- 单独的神经心理异常，特别是失语症、失用症，和/或失认症（临床检查、神经心理检查）。
- 先天性智力障碍，即智力发育不全（病史）。
- 药物或药物滥用导致的认知障碍（病史、一般体格检查、实验室检查）。
- 癫痫持续状态，伴复杂部分性发作或失神发作（脑电图）。
- 患者自身精神异常所致的认知障碍（神经心理检查和精神科专业检查）。

治疗

病因治疗　如果痴呆综合征有可治

疗的病因，一定给予相应的病因治疗，可能治愈或至少能防止病情进一步恶化；而那些找不到原发病因的痴呆，对治疗的反应很差。目前治疗阿尔兹海默病的药物仅能使患者适度获益，而且不良反应明显。

伴随症状　针对痴呆的各种伴随症状进行对症治疗，包括抑郁、谵妄、失眠和易激等，可使患者及其家庭获益良多。对留存的认知能力进行训练是可取的，以使患者尽可能长时间地维持功能独立。

照护　在疾病中晚期阶段，患者需要专业护理家访，或者在合适的日间诊所护理；只要上述情况能实现，那么应尽可能推迟从家中转移到永久护理机构。患者的家庭支持是非常重要的治疗环节。应使家庭成员尽早获得疾病的全面信息，并在适当情况下为其提供咨询服务，方便他们照护患者。

6.12.2　阿尔兹海默病（老年痴呆的阿尔兹海默型）

注意

阿尔茨海默病是皮质（而非皮质下）痴呆的典型例子，痴呆是最主要的临床特征。它也是老年期最常见的痴呆病因。

同义词

老年痴呆的阿尔兹海默型、阿尔兹海默痴呆。

流行病学　女性患病率高于男性，并且发病率随年龄增长而增高。平均发病年龄为 78 岁。低于 65 岁即患病则被称为“早老性痴呆”。

病因和遗传学

遗传因素显然在发病中是起一定作用的，因为阿尔茨海默病患者的一级亲属比没有家族病史的人更易患病。但是，多数患者并没有类似的家族史，环境因素在其中的作用不容忽视，似乎受教育程度低的人和非脑力劳动者患病可能性更高。高胆固醇血症、糖尿病和其他脑部疾病也会增加患病风险。

基因学　遗传性阿尔兹海默病病例（常见于早发病例）的基因缺陷常包括：

- 21 号染色体长臂，其中含有淀粉样蛋白前体（amyloid precursor protein，APP）的编码基因。
- 14 号染色体：早老素 -1 基因。
- 1 号染色体：早老素 -2 基因。

阿尔兹海默病的家族聚集现象与如下基因缺陷有关：

- 19 号染色体长期：编码载脂蛋白 E 的基因突变（apolipoprotein E-4，ApoE-4）。

21- 三体（唐氏综合征）患者在 30 岁后发生痴呆*。

* 译者注：21- 三体综合征患者出生后即有智力障碍，随着医疗水平提高，目前唐氏患儿生存期明显延长。多数智力发育迟缓，但也能达到一定水平。但是在 30 岁以后，因脑内出现类似 AD 的病理表现，因此会在智力发育迟滞基础上再发生认知功能减退。

发病机制和病理学

注意

阿尔兹海默病的神经病理学病变表现为大脑皮层的神经元丢失，特别是在颞叶基底部（海马）和颞顶交界区。组织学检查发现细胞坏死、神经炎性斑块（又称"老年斑"）和阿尔兹海默神经原纤维缠结，也常出现淀粉样血管变性。

淀粉样变和 tau 蛋白沉积　在阿尔兹海默病，膜蛋白 APP（淀粉样蛋白前体）的退行性变导致神经毒性蛋白 β- 淀粉样蛋白（更准确地说是 Aβ1、42，比生理状态下的退变副产物更长）的生成增多。这种病理性毒性蛋白沉积在血管周围和皮质，形成淀粉样斑块。此外，过度磷酸化的 tau 蛋白也能沉积在阿尔兹海默神经原纤维缠结中。淀粉样蛋白和 tau 蛋白沉积导致多种后果：

- 神经元退行性变，主要发生在颞叶基底部（海马）和颞顶交界区。
- 轴突退行性变和突触丢失。
- 大脑皮层胆碱能系统缺陷。
- 疾病晚期，胶质细胞对斑块的免疫炎性反应，进一步导致神经细胞丢失。

胆碱能系统缺陷　Meynert 基底核向额叶弥散性投射，其神经元的退行性变在阿尔兹海默病中很常见。该现象与阿尔茨海默病患者大脑中乙酰胆碱含量的减少，表明胆碱能系统在疾病的发病机制中起作用。这些发现为胆碱能药物治疗提供了依据（见后）。

临床特征、病程和诊断评估

临床特征和病程　早期非特异性临床特征包括抑郁、失眠、躁动、焦虑和过度兴奋。早期痴呆的征象有记忆障碍、找词困难和空间定向力减退。

临床提示

对于那些有明显记忆缺陷的人，他们完成复杂的日常任务（但不会影响简单的任务）会受影响，被称为"轻度认知障碍"，可视为阿尔茨海默病的早期表现。

1 年内，患者出现逐渐加重的遗忘、疲劳、难以集中注意力和缺乏主动性，但是运动功能，包括直立的身体姿势，在很长一段时间内保持正常，因此看起来还很健康。

也常会有局灶性神经心理障碍，如失语症、失用症、时空定向力受损，以及鼓掌征（见章节 5.5.1）。患者失去抽象思考或掌握复杂情况的能力，思维混乱，缺乏兴趣，语言能力进行性丧失，最终丧失功能独立性，需要照护。

诊断评估　早期识别和及时理解早期出现的精神病理缺陷，对正确诊断至关重要。

通常，进一步的诊断依赖神经影像学的典型表现（MRI：皮层萎缩，特别是颞叶萎缩，以及脑室扩大；**图 6.61**）。神经影像学检查是必需的，有助于除外其他导致痴呆综合征的病因（**表 6.39**）。

出于对患病个体的具体鉴别诊断考虑，可能需要进一步进行检查，包括血液生化、血清学检查、脑脊液检查、脑电图。

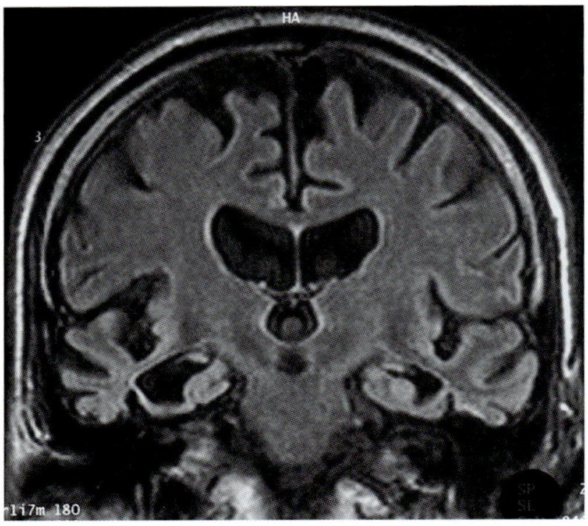

图 6.61 痴呆患者的脑萎缩。64 岁老年男性患者，大脑半球对称性萎缩，主要在额叶。注意颞叶的明显萎缩。侧脑室，特别是颞角明显扩张，第三脑室也是如此。外部脑积水和内部脑积水均存在（“空出”，即脑萎缩的结果）

表 6.40 总结了阿尔兹海默病和其他疾病鉴别诊断的要点。

6.12.3 治疗和预后

治疗 拟胆碱能药物（胆碱酯酶抑制剂：多奈哌齐、加兰他敏、利斯的明）和抗谷氨酸能 NMDA 受体拮抗剂（美金刚）可改善神经心理缺陷表现，但无法阻止痴呆的进程。

目前正在研究乙酰水杨酸可能的有益作用，因为阿尔茨海默病患者常伴有小血管疾病，这也是导致痴呆的一个原因。

使用高剂量维生素 E、银杏叶制剂、钙离子通道拮抗剂、益智药（可能会提高脑功能的药物，如吡拉西坦）等并没有明显获益的证据。

表 6.40 不同类型痴呆的典型特征

	阿尔兹海默病痴呆	路易体痴呆	皮层下动脉硬化性脑病（血管性痴呆）	额颞叶痴呆（Pick 病）
痴呆类型	皮质	皮质和皮质下	皮质下	额叶
主要认知障碍	近事记忆减退，视空间障碍、找词困难；外表看起来“正常”	皮质和皮质下痴呆的表现都具备	缓慢进展、健忘、注意力和内驱力受损	人格改变、内驱力丧失，时有淡漠
神经系统或全身伴随症状	有时嗅觉减退，否则一开始没有特别的身体表现，只有在晚期出现躯体障碍	波动性注意力和觉醒障碍，视幻觉，帕金森综合征	肌张力逐渐增高，运动减少，小碎步且宽基底步态（下肢帕金森综合征表现），头晕，跌倒，有时有 TIA、尿失禁	早期即有尿失禁，部分有帕金森综合征
精神异常	抑郁，晚期有不宁腿，焦虑躁动，多疑偏执，失眠	失眠，视幻觉，谵妄	有时有抑郁，易激惹，懒言	多样：个性改变，异常行为，进展性“懒言”
神经影像	CT、MRI：皮层脑组织萎缩，脑室扩大	SPECT、PET：枕叶多巴胺能系统活性减低	CT、MRI：典型的 SAE 病灶和多发性腔隙性梗死	CT、SPECT、PET：前额叶低代谢和低灌注

缩写：SAE，皮质下动脉硬化性脑病；TIAs，一过性脑缺血发作

对所有患者而言，最重要的治疗是对伴随症状的治疗：

- 抑郁：推荐选择性血清素再摄取抑制剂，即 SSRI。
- 精神异常：推荐氯氮平或奥氮平。
- 失眠、躁动、攻击性行为：推荐低镇静作用的药物，如匹泮哌隆、美哌隆和氯美噻唑。

晚期患者及其家庭，可以从特殊照护门诊或日间照护机构获益。

预后　阿尔兹海默病程呈缓慢进展性。从确诊算起，平均生存年限为 8~9 年。

6.12.4　路易体痴呆

流行病学　血管性痴呆是仅次于阿尔兹海默病的痴呆的第二位病因，常见的神经退行性痴呆病的第二位病因是路易体痴呆。

注意

路易体病和帕金森病在神经病理和临床特征方面有交叉（见章节 6.9），不同之处在于前者在病程早期或更早就以痴呆为主要症状。

病理　在皮层和脑干神经元中出现的路易包涵体（α- 突触核蛋白的沉积）是本病的神经病理学标志物。

临床特征　进行性痴呆（皮质和皮质下混合型，见**表 6.38**）伴其他特征：波动性的注意力和专注力障碍，频繁发作的无个人情绪色彩的视幻觉，以及帕金森综合征（尤其是在早期发病的患者）。患者常发生频繁跌倒、晕厥、短暂意识丧失，以及幻觉经历。

诊断和治疗

- SPECT 和 PET 显示枕叶的低灌注和低代谢。
- 左旋多巴试验性治疗可能会改善帕金森运动症状（但非全部），但会加重幻觉。镇静药物会使所有表现加重。
- 胆碱酯酶抑制剂能改善痴呆和幻觉症状。

6.12.5　额颞叶痴呆（Pick 病）

分类　额颞叶痴呆（Pick 病）是局灶性皮质萎缩最常见的类型。此类型的痴呆性疾病比阿尔兹海默病罕见，以大脑皮质限局性区域的萎缩为主要特征，被归为系统性萎缩。组织病理学检查可发现胶质细胞增生和海绵状改变。

附加信息

除了额颞叶痴呆外，局灶性皮质萎缩也可见于下列疾病：

- 原发性进行性失语，语言障碍可能比全身性痴呆早几年出现。
- 后部皮质萎缩，痴呆可能伴有 Gerstmann 综合征特有的神经心理缺陷（见章节 5.5.1）。

部分学者将额颞叶痴呆归入额叶退行性变。

病因和流行病学　部分病例为常染色体显性遗传特征。多数患者发病年龄低于 65 岁；在这个年龄段，额颞叶痴呆的发生率和阿尔兹海默病是类似的。总的来说，局灶性皮质萎缩约占全部痴呆病例的 5%。

临床特征　患者常表现为额叶的个性改变和社交行为异常（见章节 5.5.1，**表 6.40**），可能有内驱力下降、失语、开始说话困难，并有情感障碍。认知缺陷的类型取决于受累皮质的特定脑区。患者常在病程早期出现尿失禁。

6.12.6　血管性痴呆：SAE- 相关痴呆和多发性梗死性痴呆

6

SAE 是皮层下动脉硬化性脑病（subcortical arteriosclerotic encephalopathy，SAE）的缩写。关于这个话题，可参见章节 6.5.6 对腔隙性脑梗死的讨论。

病因和流行病学　血管性痴呆是痴呆的第二位常见病因。最常见病因是脑小血管病（SAE）导致皮质下多发性腔隙性脑梗死，而因大动脉病或反复发作的栓塞性卒中引起的多发性皮质和皮质下梗死（多发性梗死性痴呆）相对少见。这两种机制也常联合作用。梗死灶的位置和范围决定了痴呆综合征的进展速度和严重程度。

临床特征　血管性痴呆多见于先前存在动脉性高血压和 / 或其他血管危险因素的患者。患者有因 TIA 或小卒中而发生一过性神经功能缺损的病史，痴呆的表现可以突然出现，也可以在某个阶段迅速进展。可伴有神经心理功能缺陷，如失语症，以及显著的情感失控表现，即强哭强笑的特征非常普遍。神经系统查体包括口周反射增强、假性球麻痹（如构音障碍和吞咽困难），小碎步的蹒跚步态*，有的伴有锥体束和锥体外系表现。皮质下血管性痴呆的精神心理异常的表现有淡漠、抑郁、迟钝。患者回忆过去的事情相对容易，但难以记住新的信息。

诊断评估　神经影像学检查可见脑萎缩，以及多见于皮质下白质的多灶性病变，多为陈旧性腔隙性梗死灶（**图 6.62**）。

治疗　治疗目标是降低发生血管病风险（针对患者存在的动脉性高血压、心律失常、糖尿病、高胆固醇血症等进行治疗；使用阿司匹林抗血小板聚集和 / 或其他降低血栓形成风险的药物）。总的来说，治疗和前面提到的缺血性卒中的预防性治疗类似（见章节 6.5.9）。对

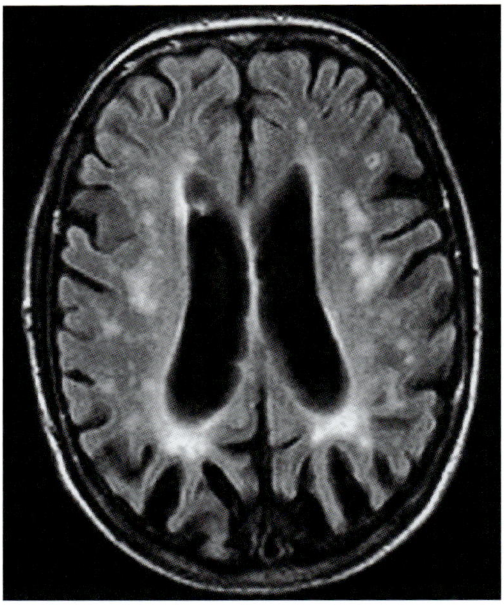

图 6.62　MRI 示血管性脑病。在深部白质、皮质下区和大脑皮层有多发局灶性信号异常。脑室和蛛网膜下腔扩张（“脑积水”）

* 译者注：原文为法语“marche à petits pas”，老年人步态，“小步走”。

症和支持治疗与阿尔兹海默病一致：拟胆碱能药物（多奈哌齐、加兰他敏、利斯的明）和抗谷氨酸能药物美金刚能够缓解认知障碍。

病程和预后　血管性痴呆是进行性疾病，呈阶梯样进展，进展速度因人而异，取决于血管病的类型和受累范围。

6.12.7　回吸收障碍性脑积水所致痴呆

同义词　本病常被称为（特发性或继发性）正常压力性脑积水，但这个名词并不准确。

流行病学　发病高峰在 50~70 岁。

病因　本病可在脑膜炎、动脉瘤性或创伤性蛛网膜下腔出血、静脉窦血栓形成后出现，或是脑脊液蛋白浓度升高所致；或者是自发的，也即没有任何已知的危险因素。公认的病理生理机制是脑脊液通过蛛网膜颗粒和神经根囊回流受阻，导致脑脊液积聚和脑室扩大（参见**图 6.2**）。

临床特征　回吸收障碍性脑积水有经典的临床三联征：进行性加重的步态异常、尿失禁和器质性精神异常综合征。神经系统查体可见下肢轻瘫、共济失调、记忆受损，以及病程晚期出现的痴呆。有些患者还有头痛。

诊断评估　CT 或 MRI 检查可发现典型的侧脑室扩张，蛛网膜下腔受压（**图 6.2c**）。腰穿检查测脑脊液压力是正常的或，最多是轻度增高（因此又被称为“正常压力性脑积水”）

临床提示

通过腰穿排出部分脑脊液可以迅速而短暂地改善患者的步态和记忆，拖拽的小步步态会突然变得流畅。对脑脊液抽出试验反应良好是诊断回吸收障碍性脑积水的依据，并且提示通过脑脊液分流治疗可以使患者获益（见后）。

治疗　如果患者对脑脊液抽头试验反应良好，则通过神经外科植入脑室－腹膜分流器，通常会改善症状性三联征。

第七章

脊髓疾病

跌倒引出了答案

一位74岁的退休患者，否认既往有基础疾病。患者诉在退休前2年开始出现行走费力，感觉双腿发僵，不能完全将脚抬离地面，所以行走时出现拖曳，有时会跌倒。他认为是与年龄相关的正常变化而未就诊。他内心担心可能患有帕金森病，因为他的父亲因为帕金森病于75岁时去世。

在退休前几个月，患者的行走困难迅速加重，光脚走路时感觉不到脚掌接触地面，并且走路有踩棉花感。跌倒更频繁；双脚时有轻伤，有些他都没有注意到。最后，一次跌倒导致了前臂粉碎性骨折，他被送进了医院。

骨科医生行骨折修复手术并请神经科医生会诊，后者对其进行了全面的病史询问和详细的神经系统体格检查。患者诉他近几个月频繁跌倒且有时（在回答特定问题时）会有尿失禁，活动时他的膀胱控制功能更差，“但是，毕竟，我前列腺也有问题。”通过进一步的问诊，得知其有帕金森病家族史。

行神经系统查体时，头部、颅神经、脊柱及上肢未见明显异常，并且没有肌强直或震颤，快速轮替动作灵活，但脐部以下存在触觉和痛觉明显减退，下肢伸肌张力增高，膝腱反射及踝反射活跃伴病理性反射域扩大，双侧Babinski征阳性。

患者的年龄、症状以及家族史使骨科医生想到了帕金森病。虽然患者没有典型的帕金森病三联征（运动迟缓/始动困难、肌强直和震颤），但反复跌倒确实是非典型帕金森综合征的常见表现。然而，神经系统体格检查明确提示神经功能受损在别处。神经科医生诊断为T8水平的不完全性横贯性脊髓损伤综合征。感觉平面（如受损平面以下，躯干部的束带感，是多种或所有感觉受损的表现）的存在、痉挛性截瘫导致步态异常，以及膀胱功能障碍，都是不完全性横贯性脊髓损伤综合征的典型表现。

患者神经功能缺损的慢性病程，使得神经科医师怀疑病因是缓慢生长的良性肿瘤压迫脊髓。MRI检查确实发现了脊髓肿瘤。神经外科医生对其进行了切除。数月后，患者的症状完全消失。

7.1 概述

要点

脊髓病变主要表现为四肢和躯干功能障碍，有时会影响排尿、排便和性功能，症状和体征因受累部位和受累结构的不同而不同——传导束、前角细胞或全截面横贯性脊髓损伤。

7.1.1 解剖结构

脊髓是连接大脑和周围神经系统的中枢神经系统（CNS）组成部分，其前角细胞虽位于中枢神经系统，但在功能属于周围神经系统的一部分。脊髓包括以下结构：

- 在白质中，有从脑到外周以及从外周到脑的传导纤维束。
- 在灰质中，脊髓固有神经元包括：
  - 中间神经元，是传导通路和反射回路的中继神经元；
  - 运动神经元位于前角；
  - 自主神经元位于侧角。

躯体感觉神经元位于脊髓的外侧，脊神经节里。

脊髓、脊柱和神经根的相互位置关系见图 7.1，脊髓内的主要上行和下行传导系统见图 7.2。脊髓的血液供应随后描述。

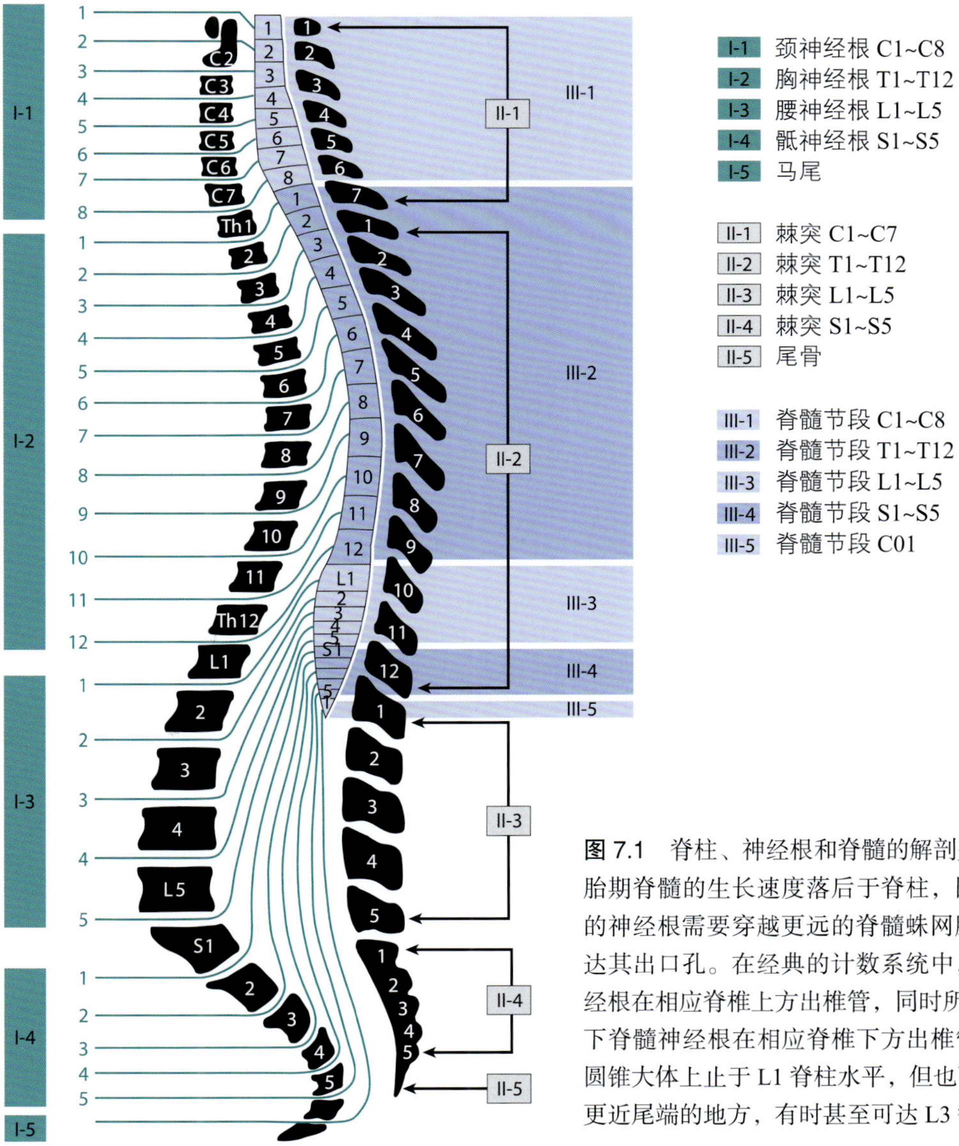

图 7.1 脊柱、神经根和脊髓的解剖关系。胚胎期脊髓的生长速度落后于脊柱，因此尾端的神经根需要穿越更远的脊髓蛛网膜下隙到达其出口孔。在经典的计数系统中，颈髓神经根在相应脊椎上方出椎管，同时所有 T1 以下脊髓神经根在相应脊椎下方出椎管。脊髓圆锥大体上止于 L1 脊柱水平，但也可以止于更近尾端的地方，有时甚至可达 L3 脊椎水平

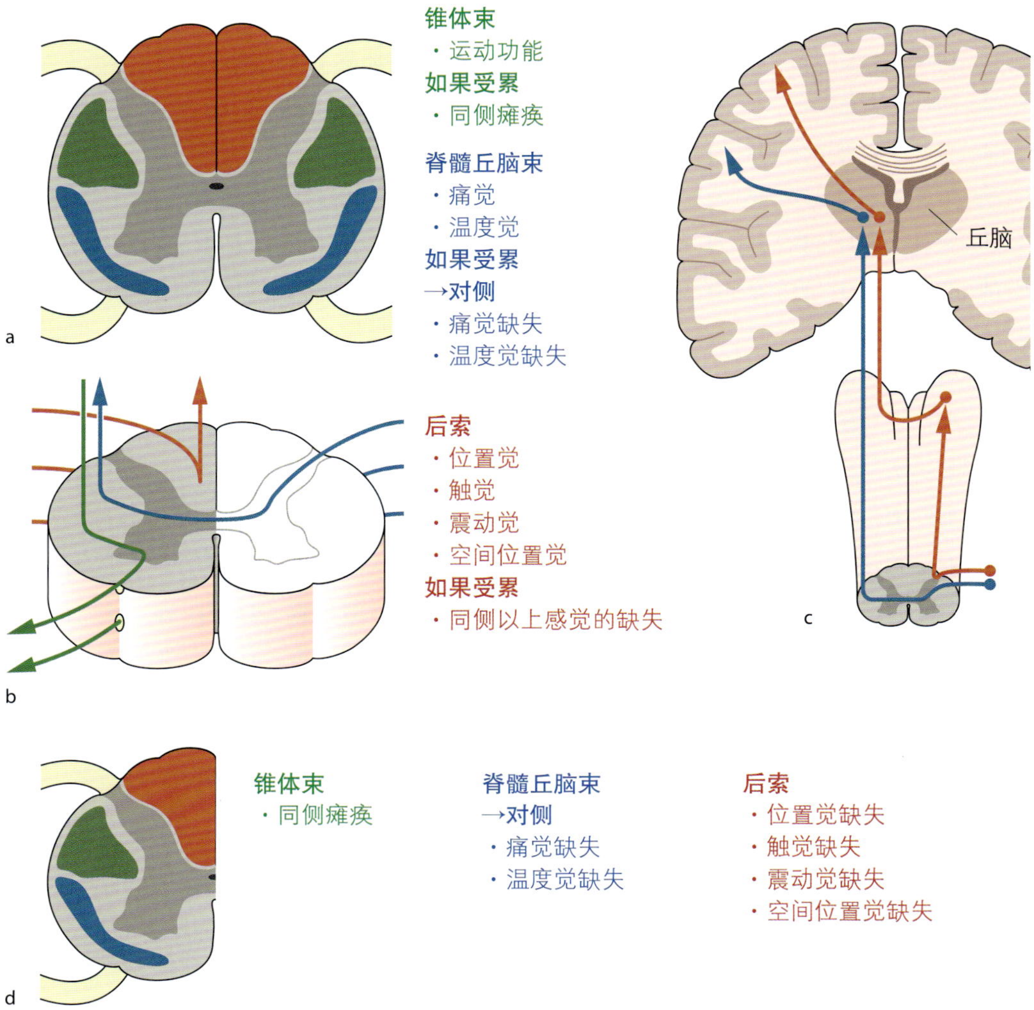

图 7.2 脊髓的主要纤维束以及脊髓半切的后果。a. 临床上重要的结构的横截面，并用颜色标记不同功能。b. 神经纤维的走行和通路叠加在横截面图像上。c. 冠状纵切面显示从后根到皮层的躯体感觉纤维走行和通路。d. 某一平面脊髓右侧半切引起的 Brown-Séquard 综合征，病变以下同侧肌力、触觉、位置觉以及震动觉感觉受损，病变水平双侧痛觉和温度觉受累，病变以下对侧痛觉和温度觉受损

7.1.2 主要的脊髓综合征及其相关解剖结构

要点

脊髓病变的临床特征取决于脊髓的损伤程度和范围。因此，脊髓疾病诊断的第一步是疾病定位，即从患者的神经功能缺陷推断病变的程度和范围。第二步是确定脊髓疾病的性质，通常基于进一步的标准（伴随的非神经系统症状，病程以及辅助检查的结果）。

脊髓横贯性损伤综合征

注意

横贯性脊髓损伤综合征是在某个脊髓节段上，由于整个脊髓横断面损伤而导致的神经功能缺损模式。不完全性横贯性脊髓损伤是脊髓的部分损伤。

多数急性横贯性脊髓损伤综合征由创伤或缺血引起，少数由炎性、感染性（横贯性脊髓炎）或非创伤性压迫（如血肿或肿瘤）引起。

横贯性脊髓损伤综合征的临床特征如下：

- 受损平面以下所有上行感觉传导通路的功能障碍，以及受损脊髓平面后角和后根的功能障碍：存在一个感觉平面，感觉平面以下所有感觉均受损或缺失。
- 双侧锥体束功能障碍：痉挛性截瘫或截瘫，或伴有颈髓病变的痉挛性四肢瘫、四肢瘫［创伤后，“脊髓休克”期（神经功能联系不能），通常是弛缓性瘫痪，之后逐渐变为痉挛性瘫痪］。
- 膀胱功能障碍。
- 脊髓受损平面前角运动神经元功能障碍：可能会出现。脊髓损伤平面对应支配的肌肉出现弛缓性瘫痪，腱反射消失，之后出现肌肉萎缩。

临床提示

部分性或不完全性横贯性脊髓损伤综合征较完全性横贯性脊髓损伤综合征更常见。

想要掌握脊髓综合征的发病机制，我们需要了解锥体束（**图 5.1**）以及感觉传入通路（后索以及脊髓丘脑侧束，**图 5.2**）的解剖路径。**图 7.2** 只显示了临床常用的基本结构。

注意

- 锥体束在下行过程中于延髓交叉，然后行走于脊髓前索和侧索。脊髓平面引起的锥体束损伤可导致同侧瘫痪。
- 脊髓后索的躯体感觉传入纤维在同侧上升，止于延髓的薄束核和楔束核。脊髓后索的病变可以引起同侧精细感觉（触觉、立体觉）、本体感觉和振动觉障碍（**图 7.2**）。
- 外周痛性感觉纤维通过背根进入脊髓，在相同节段的脊髓前联合交叉到对侧，然后在脊髓侧索的脊髓丘脑侧束中上升（**图 7.2**）。脊髓病变会导致对侧的痛温觉受损。

脊髓半切综合征（Brown–Séquard 综合征）

脊髓半切综合征的症状和体征见**表 7.1**（见**图 7.2b**）。以中线为切点的半侧脊髓解剖和功能的分离临床很少见。不完全性单侧损伤是脊髓半切综合征的常见表现，单侧病变累及脊髓前外侧索是最常见的类型。

脊髓中央压迫综合征

注意

脊髓中央压迫综合征反映了脊髓前联合痛性感觉纤维的损伤（脊髓丘脑侧束的二级神经元），在相应脊髓节段表现为分离性感觉障碍。

表 7.1 Brown-Séquard 综合征

受累结构	功能缺损
同侧功能缺损	
锥体束	瘫痪
侧索血管舒缩纤维	初始，皮肤的发热和发红；有时少汗
后索	本体感觉和震动觉的缺失，局部触觉、压力觉及两点辨别觉正常存在
前角和前根	节段性肌肉萎缩及弛缓性瘫痪
后根传入纤维	节段性感觉减退及缺失
对侧功能缺损	
脊髓丘脑侧束	对侧痛觉和温度度觉减退或消失（分离性感觉障碍）

7

脊髓中央压迫综合征是脊髓空洞症的典型表现（图 7.11），但也见于髓内出血或肿瘤。临床特征是：

- 锥体束功能障碍：病变水平以下肢体痉挛性瘫痪；颈部病变对上肢的功能缺损程度重于下肢。
- 脊髓前联合痛温觉传导纤维的阻断：病变水平双侧痛温觉损害，触觉保留（节段性分离性感觉障碍）；如果后角的损伤也同时存在，会导致触觉的节段性损伤。单侧或双侧障碍取决于单侧或双侧后角受累。
- 侧角 / 中间外侧束功能障碍：自主神经及营养障碍（出汗、指甲生长以及骨代谢紊乱，角化过度和水肿；所有的功能障碍在上肢更明显）。
- 可能会累及脊髓丘脑束：病变以下（双侧）痛温觉缺失而触觉保留。
- 可能累及病变水平前角的运动神经元：受累节段的弛缓性瘫痪，反射消失以及肌肉萎缩。
- 如脊髓后角和脊髓小脑束未受累，则触觉、振动觉以及本体感觉通常保持完整。
- 膀胱功能障碍。

双侧脊髓前外侧病变

注意

在这种情况下，脊髓后索保持完整，所有没有触觉、本体感觉或震动觉的功能障碍。

最常见病因为脊髓前动脉供血区的缺血或梗死（见章节 7.4.2）。

- 锥体束功能障碍：取决于受累脊髓节段，痉挛性四肢瘫（四肢瘫）或轻瘫（截瘫），伴腱反射亢进及锥体束征阳性。
- 累及脊髓丘脑束以及通过脊髓前联合的痛温觉纤维：病变以下躯体分离性感觉障碍；更少见的是脊髓丘脑束未受累，表现为节段性分离性感觉障碍。
- 脊髓后索完整：触觉及本体感觉无损伤。
- 膀胱功能障碍。

双侧脊髓后索病变

注意

触觉、本体感觉及振动觉受损，但前索、侧索保持完整，所以没有肌无力和痛温觉障碍。患者有明显的站立姿势和步态共济失调。

脊髓后索病变典型病例为维生素 B_{12} 缺乏所致的脊髓后索变性（见章节 7.6.4）。

- 病变以下本体感觉、振动觉、精细触觉、压觉以及两点辨别觉受损。
- 在黑暗中或闭眼时感觉性共济失调加

重，闭目难立征阳性。
- 有时存在 Lhermitte 征（见章节 8.2）。

长传导束病变

注意

在这种情形下，只有部分上、下行长传导束（或单个）受累。

临床特征多样，包括：
- 单纯痉挛性截瘫（累及锥体束的孤立病变，如痉挛性脊髓麻痹）。
- 触觉及位置觉受损（后索病变）。
- 共济失调（脊髓小脑束和/或后索病变）。
- 以上表现都存在（如脊髓变性中出现的锥体束与后索功能障碍，在 Friedreich 共济失调中出现的锥体束、后索及脊髓小脑束的功能障碍）。

前角病变

注意

单纯脊髓前角运动神经元受损会导致肌无力和肌肉萎缩，不伴有任何感觉异常。

这类疾病主要包括脊肌萎缩症和急性脊髓灰质炎，主要临床特征如下：
- 前角神经元对应肌肉的弛缓性无力和肌肉萎缩（在慢性病程中可见肌束颤动）；
- 反射减弱或消失；
- 无感觉障碍和膀胱功能障碍。

脊髓前角与长传导束同时受累

注意

肌肉萎缩可能合并锥体束功能障碍。

这一病变常见于肌萎缩侧索硬化（ALS，见章节 7.7.3），上运动神经元变性所致的前角运动神经元以及锥体束和皮质核束的同时受累。患者可以表现为无力、肌肉萎缩以及肌束颤动，但同时合并腱反射亢进。

下位胸髓综合征

注意

此综合征累及紧邻腰膨大之上的下位胸髓，即 T11 和/或 T12。

骶髓和（有时）腰髓功能受损，包括：
- 受累腰骶节段支配肌肉的无力。
- 受影响的腰骶部皮肤部分或全部感觉丧失。
- 通常，下肢反射减弱（因病变破坏了反射弧的感觉及运动支）；Babinski 征通常为阴性。
- 膀胱功能障碍。
- 直肠功能障碍，括约肌无力。
- 性功能障碍。

临床提示

下位胸髓综合征通常与马尾综合征（图 7.3）在临床上无明显区别。

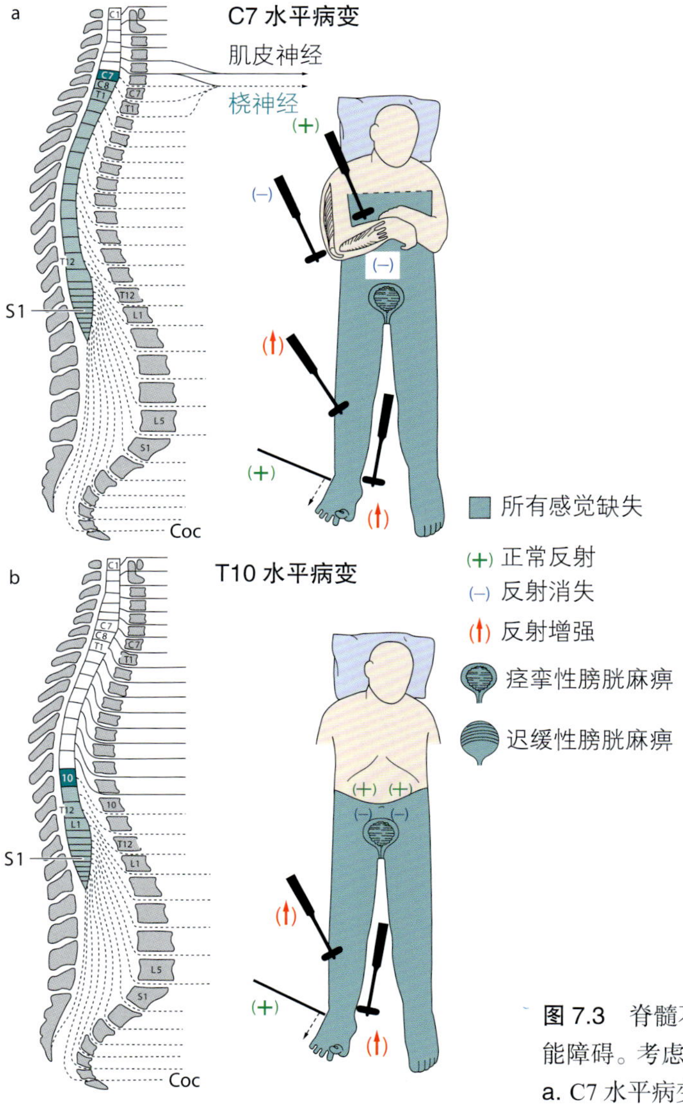

图 7.3 脊髓不同平面横贯性损伤所致的神经功能障碍。考虑到脊髓圆锥的位置，参见**图 7.1**。**a.** C7 水平病变。**b.** T10 水平病变

7

脊髓圆锥综合征

注意

脊髓圆锥是脊髓的下端，平对 L1 腰椎水平（**图 7.3**）。

单纯脊髓圆锥受累可引起：

- 膀胱功能障碍。
- 直肠功能障碍，伴括约肌无力。
- 性功能障碍。
- 骶尾部脊髓节段（鞍区麻痹）皮肤分布区可有分离感觉缺失或感觉完全丧失。
- 通常，运动功能完整且无锥体束征。

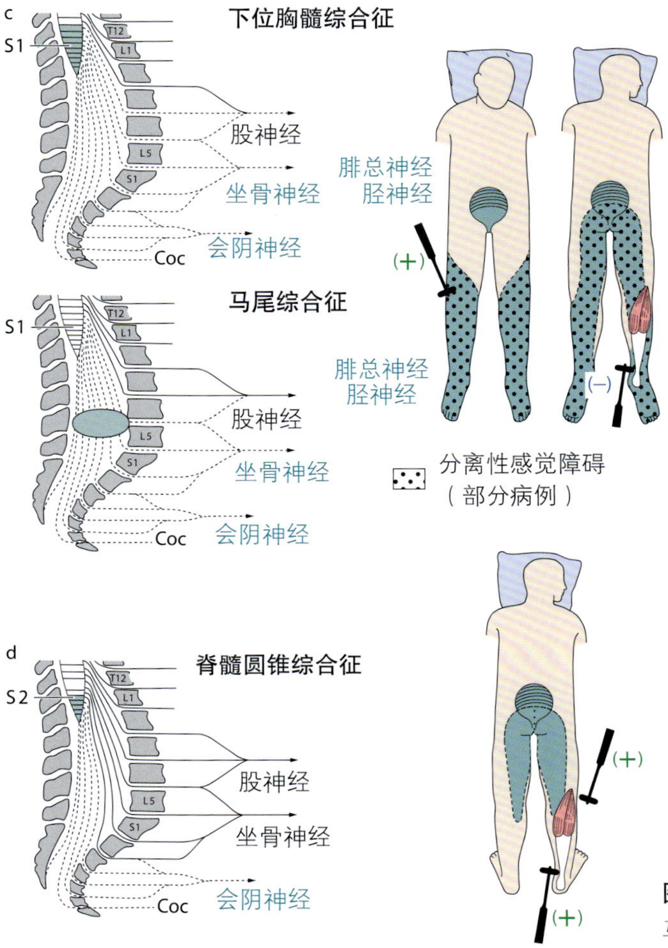

图 7.3（续） c. 下位胸髓综合征和马尾综合征。d. 脊髓圆锥综合征

马尾综合征

注意

马尾综合征（**图 7.3**）是由脊髓圆锥水平以下的椎神经根受压导致的，即受损平面低于 L1 水平。与脊髓圆锥综合征不同，它可引起下肢的多种感觉和运动功能障碍（也可见于神经根综合征，见章节 13.1）。

主要临床特征有：

- 下肢无力以及腱反射消失，不伴锥体束征。
- 腰和 / 或骶部对应多个皮节支配区感觉障碍，通常以鞍区最明显。
- 排尿、排便和性功能受损，伴括约肌无力。

下位胸髓综合征可以与马尾综合征出现同样的症状和体征。

临床提示

急性椎间盘向后内侧脱出可以引起完全性马尾综合征（图 7.4），需要急诊手术治疗。

7.1.3 脊髓病变的进一步诊断评估

脊髓病变的进一步评估包括影像学检查（MRI，有时候需要 CT）以及脑脊液（CSF）和血液的实验室检查，电生理检查也可以帮助确定病因，详见第4章。

7.2 脊髓损伤

要点

脊髓损伤通常是由脊柱骨折和关节脱位导致骨碎片和/或椎间盘移位所致。脊髓也可因椎管内的创伤性出血而受压，或在无骨折的情况下发生直接的创伤性挫伤。脊髓损伤通常是多发性创伤的一部分。

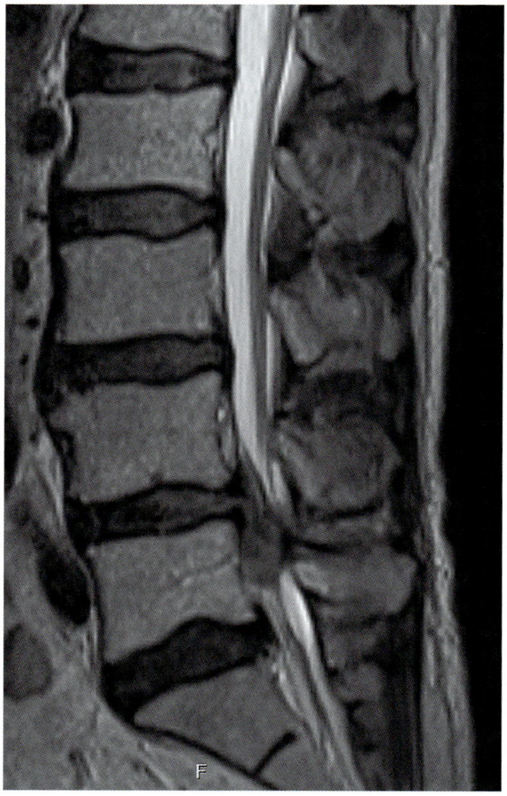

图 7.4 L4–5 椎间盘明显突出，引起急性马尾综合征

脊髓损伤的症状和体征取决于病变受累节段和严重程度，见图 7.3。

与脑损伤类似，脊髓损伤可依据严重程度分为：

脊髓震荡 脊柱钝伤后即刻出现的一种不同程度的脊髓完全性横贯性损伤综合征，通常发生在颈髓或胸髓。神经功能缺损症状在几分钟内消失。

脊髓挫伤 创伤事件造成广泛的脊髓结构损伤和挫伤，常伴有出血。通常出现部分性或完全性横贯性脊髓损伤综合征（取决于病变的范围），包括膀胱功能障碍（见章节 7.1.2），以及初始的弛缓性偏瘫（截瘫）或四肢瘫（脊髓休克期，也称神经功能联系不能）。横贯性损伤综合征如有恢复，通常只是部分功能改善。

有时，高节段的脊髓损伤可仅通过对患者的视诊即可推断（图 7.5）。

注意

脊髓休克是严重脊髓外伤的急性期：病变水平以下运动、感觉及自主神经功能障碍，并且肌张力（包括膀胱）降低（弛缓性的）。

压迫性脊髓损伤 在创伤性脊柱骨折和脱位中，脊髓可因骨折碎片、椎间盘碎片或椎管内出血而受压。压迫可以是部分性或完全性的，取决于严重挫伤

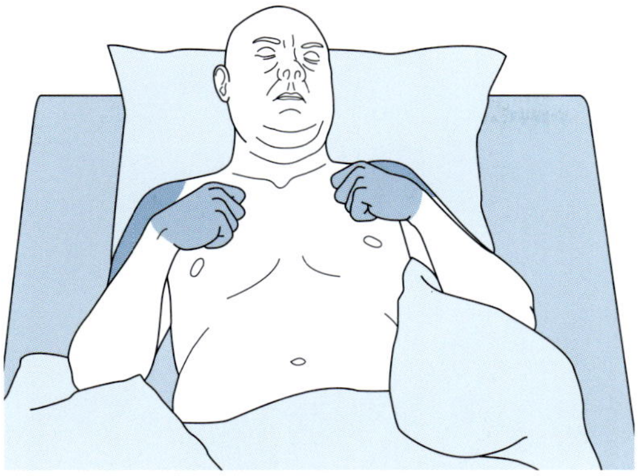

图 7.5　C7 水平创伤性脊髓损伤。起源于 C6 神经根的支配肘屈肌的神经是完整的。C7 支配的肱三头肌以及腕关节和指关节的伸肌无力

后脊髓水肿或血肿的范围。只要急性脊髓受压不足以阻断脊髓血管供血引起脊髓梗死，一旦外源性压迫被移除（手术），创伤性脊髓水肿消退以及出血被吸收，神经功能或可能恢复。

实际操作　急性脊髓外伤的处理，包括以下步骤：

- 保持气道通畅（允许呼吸及防止误吸），稳定及监测循环功能，终止任何持续性出血。
- 将患者安全转移至创伤中心（如用硬颈托、担架或真空床垫等）。
- 进行温和的、非创伤性的神经系统查体，确定受累节段。
- 安排靶向性神经影像学检查，通常在 CT 检查后进行 MRI，进一步确定椎体骨折和移位，以及椎管内结构受损情况，包括脊髓；客观地将影像学结果与临床联合起来，确定脊髓的损伤程度、范围和类型。
- 留置导尿。
- 手术给予脊髓减压，手术指征包括骨性损伤、血肿等。
- 从一开始就预防褥疮，勤翻身。
- 目前不推荐使用大剂量类固醇激素（过去常用），因为最近的研究表明发生并发症的风险大于可能的获益。

应尽快将患者转送到擅长脊髓损伤康复治疗的医院，接受适当的理疗、运动疗法和心理支持治疗。

7.3　慢性进行性压迫性脊髓病

要点

脊髓受压可能是急性或缓慢进展性的。急性压迫性脊髓病常由创伤（见上）或出血（如硬膜外血肿）所致。慢性进行性压迫性脊髓病常由肿瘤所致。

少见病因有脓肿、肉芽肿、脊柱畸形（脊柱后凸、强直性脊柱炎）、椎管退变性狭窄（尤其是在颈部）以及明显的椎间盘突出。

临床特征　慢性进行性压迫性脊髓病的典型临床特征包括：

- 下肢肌张力进行性增高或易疲劳；
- 不同程度进展的步态异常；
- 膀胱功能障碍；
- 单侧或双侧下肢感觉障碍；
- 胸部或腹部的束带感；
- 背痛。

诊断评价　神经影像学检查常可以提供脊髓受压的确切证据，MRI 通常优于 CT。

常规治疗　治疗是由压迫病变的性质决定的，通常与相应的脑部病变治疗方法类似。

7.3.1 脊髓肿瘤

要点

对于任何进展性脊髓功能障碍患者，在鉴别诊断中必须考虑肿瘤的可能。

椎管内的肿瘤可来源于：

- 脊髓组织本身（固有的脊髓肿瘤）。
- 脊膜（脑膜瘤）。
- 脊髓神经根的施万细胞（神经鞘瘤）。

肿瘤（特别是转移瘤）也可以从椎体和椎旁侵入椎管。

固有脊髓肿瘤生长于髓内。尽管软脊膜肿瘤位于硬膜内，但通常是髓外肿瘤（图4.17）。由椎管周围结构长入椎管的肿瘤是髓外和硬膜外肿瘤。部分高侵袭性肿瘤出现于髓外，可浸润脊髓实质，从而成为部分髓内肿瘤。

简要介绍较常见的脊髓肿瘤。

髓外肿瘤

转移瘤　脊髓转移瘤常来源于肺癌和乳腺癌，其次是前列腺癌。

转移瘤通常从椎体生长进入椎管。首发症状通常是疼痛，可能局限于肿瘤部位，或者放射至神经根支配区；之后很快出现肢体瘫痪，然后是膀胱功能障碍。临床查体可发现相应的神经功能缺损（锥体束征、可能的感觉平面、神经根节段性缺损），常有一个或多个棘突局限性叩击痛。

神经影像学检查对确诊至关重要（图7.6）。

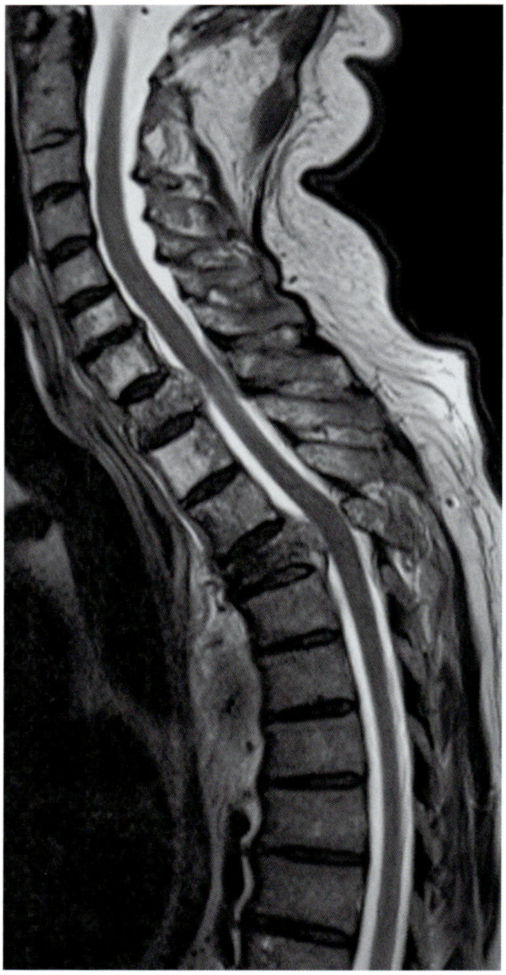

图7.6　转移性腺癌。肿瘤破坏T1和T4椎体，并突出至相应节段的椎管内，压迫脊髓

脊膜瘤　脊膜瘤起源于脊髓蛛网膜，约占所有椎管内肿瘤块的三分之一。常见于胸髓和腰髓，通常在数年内引起缓慢进展的步态异常和痉挛性偏瘫。

MRI显示脊膜瘤的边界清晰，起源于硬膜的病灶均匀强化（图7.7）。

神经鞘瘤　神经鞘瘤（也称施万细胞瘤）与脊膜瘤发病率相近，也常见于胸髓和腰髓。它们起源于脊髓神经根髓鞘的施万细胞。常出现根性疼痛和根性神经功能缺损的表现。有一种神经鞘瘤起源于神经根，横穿椎间孔，因此它既有椎管内部分，也有椎管外部分，称为哑铃状或沙漏状肿瘤（图7.8）。

脑脊膜癌病和白血病脑脊膜炎　除疼痛（最常见的症状）和多发根性症状缺损外，还可有明显的脊髓受压表现。

髓内肿瘤

髓内肿瘤较少见，症状和体征取决于其部位。最常见的两种类型是星形细胞瘤和室管膜瘤。影像学检查对于确诊非常必要（图 7.9）。

7.3.2　颈椎病导致的脊髓病变

> **注意**
>
> 颈椎病多由椎管和脊髓侧角的退变性狭窄所致，导致脊髓受压。患者多为老年人，表现为数月至数年的缓慢进行性加重的四肢症状。

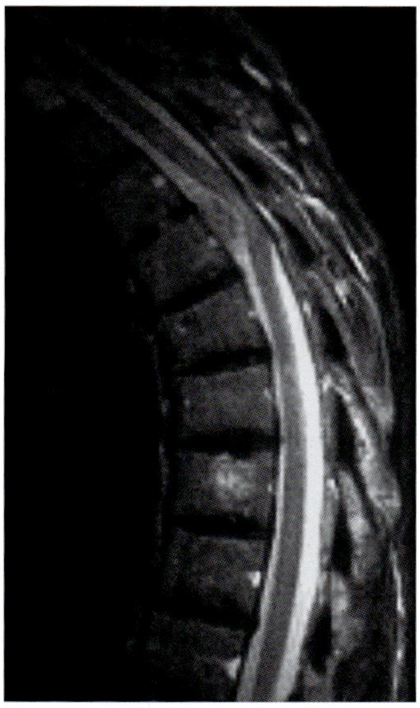

图 7.7　T4 硬脊膜腹侧脑脊膜瘤，脊髓受压在 MRI 的 T2 加权像上清晰可见。T7 椎体的高信号显示一个偶然发现的、无症状的血管瘤

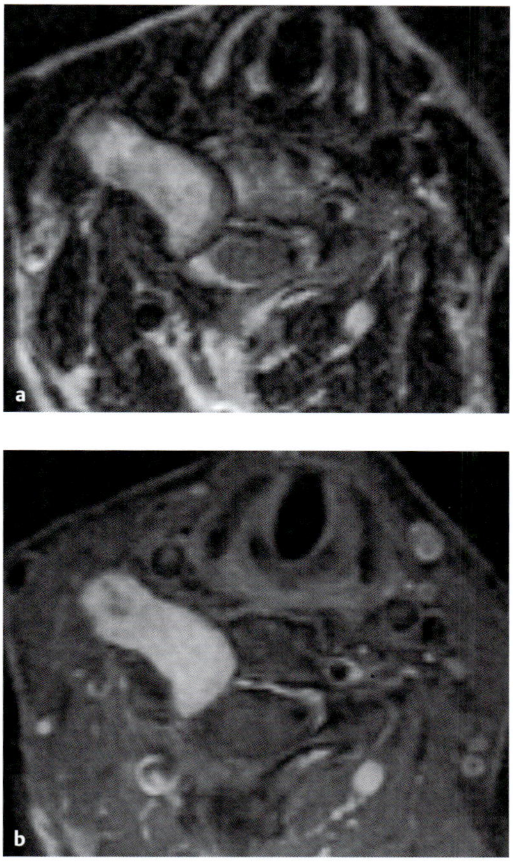

图 7.8　右侧 C5 神经根神经鞘瘤跨过椎间孔，椎管内小部分和椎管外大部分。a. 肿瘤在 T2 加权像上特征为混杂信号。b. 神经鞘瘤在造影剂强化的 T1 加权像上为高信号

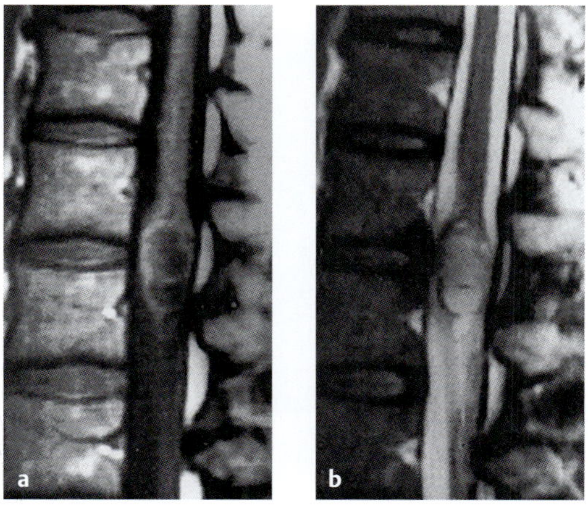

图 7.9　在脊髓圆锥的髓内室管膜瘤，T1 加权像（a）和 T2 加权像所见（b）

患有脊柱炎性疾病的患者，如类风湿关节炎，患颈椎病的风险增加。

临床特征　最初的表现通常是由于椎间孔狭窄所致的（多）神经根受损；随着中央椎管变得越来越狭窄，逐渐出现明显的脊髓压迫症状。患者通常最早主诉手指的痛觉和触觉异常（查体发现实体觉缺失），手部肌肉可能萎缩。最终可出现但较罕见的临床特有表现——白质长传导纤维受累引发的痉挛性截瘫、腱反射活跃及锥体束征。

诊断评价　神经影像学对疾病的诊断非常必要。MRI 是最优选择（**图 7.10**），因为它不仅可以显示脊髓受压，还可显示髓内异常信号。

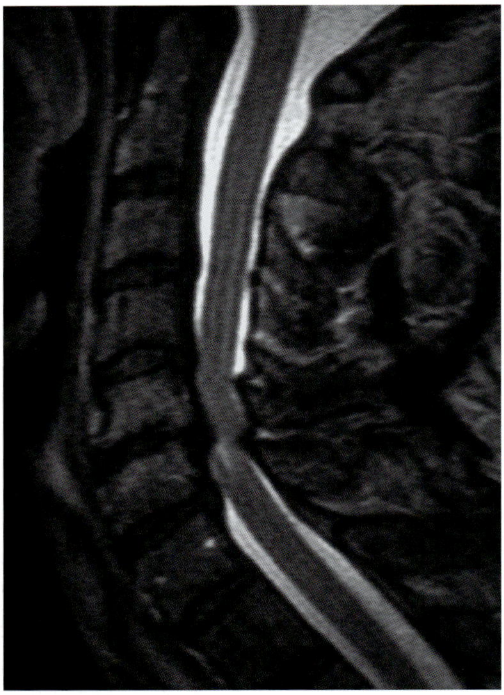

图 7.10　脊髓型颈椎病。MRI T2 加权像显示由于脊柱退变所致的 C4/C5 和 C5/C6 椎管前后向狭窄。C5/C6 下的脊髓异常信号，提示脊髓受压导致的病变

治疗　椎管减压术，常联合脊柱稳定（融合）术，终止神经功能缺损的进展。

7.3.3　脊髓空洞症和延髓空洞症

要点

脊髓空洞症是神经管闭合不全的一种，常合并其他先天性缺陷，如 Arnold-Chiari 畸形或脊柱裂，特点是在脊髓内形成一个空洞。

发病机制　脊髓空洞症的定义是脊髓内形成病理性管状或裂状充液腔（瘘管），通常沿室管膜排列并延伸多个脊髓节段。空洞可能会延伸到延髓或甚至中脑（延髓空洞症，中脑空洞症）。仅有脊髓中央管的增宽称为脊髓积水。

临床特征　脊髓空洞症的症状和体征取决于脊髓内空洞的位置和受累及的脊髓节段；发病年龄通常为 20~30 岁。典型临床特征见**表 7.2**。

诊断评价　脊髓空洞症可以根据其典型的症状和体征来诊断，并可据此推断髓内病变的位置和范围。特征性表现为分离性感觉障碍联合营养障碍。诊断必须通过影像学检查来确诊，特别是 MRI（**图 7.11**）。

病程与治疗　脊髓空洞症通常是缓慢进展性的。手术治疗偶尔有效，手术方案选择包括 Puusepp 术（打开瘘管的后方，使其与蛛网膜下腔相通），空洞 - 蛛网膜下腔分流术，或同时在颅颈交界处行 Arnold-Chiari 畸形修复术（**图 6.3b**）。

表 7.2 脊髓空洞症的常见症状和体征

症状 / 体征	定位意义	注意
痉挛性截瘫 / 四肢瘫	空洞压迫锥体束	可能是单侧或不对称的
肌肉萎缩	前角神经节细胞的丢失	节段性，通常位单侧
感觉水平	空洞压迫感觉上行传导通路	鉴别诊断：髓外病变压迫脊髓
特定水平下单侧或双侧分离性感觉障碍	单侧或双侧脊髓丘脑束受累	特异性高
所有感觉的节段性缺损	空洞累及后根入口	通常是单侧或不对称的；易受烧伤或其他毁损型损伤
疼痛	累及感觉传入纤维或脊髓上行传导通路	
节段性分离性感觉缺损	空洞累及脊髓前连合，从而阻断了脊髓丘脑束的交叉纤维	节段性、双侧、很少单侧
自主神经功能紊乱	累及上胸段脊髓侧角的中间束	出汗异常、水肿、溶骨性骨损伤、关节病
营养障碍	同上	严重的脊柱关节病、断指
脊柱后侧凸	继发于椎旁肌无力	通常较晚发现，先天性的罕见
相关异常情况	产前发育的部分异常	颅底扁平症、Arnold-Chiari 畸形、脊柱裂、脑积水

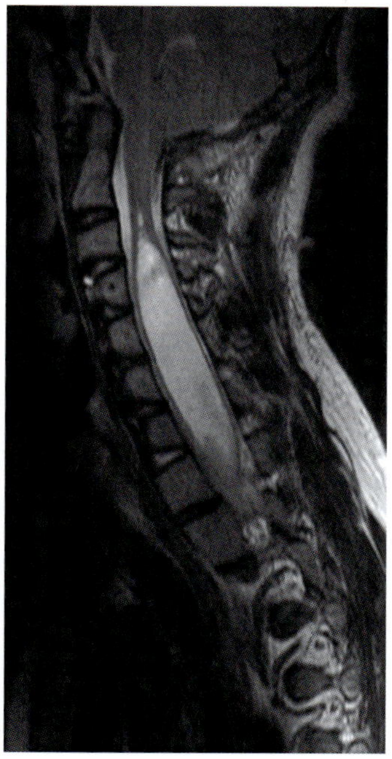

图 7.11 脊髓空洞症。MRI T2 加权像显示髓内有一个腔隙，从 C2/C3 水平至少到 T1/T2 水平。由于患者存在脊柱侧凸，图像的下 1/3 无法显示椎管（包括髓内腔隙）

7.4 脊髓缺血和出血性疾病

要点

和大脑一样，脊髓血管病主要有两种形式：出血性和缺血性。缺血性疾病是由动脉血供阻塞（如血栓或栓塞）或静脉回流障碍所致。

7.4.1 脊髓的血供

脊髓血供主要来自三条动脉：

- 非成对的脊髓前动脉，沿着脊髓前正中裂下行，供应脊髓前 2/3 的部分。
- 成对的脊髓后外侧动脉。

这些脊髓供血动脉中的每一条都是由一系列单独的节段组成的，这些节段沿纵轴相互连接，并接受不同来源的动脉血液。在颈段，脊髓前动脉主要接受来自椎动脉以及肋颈干和甲状颈干的血液；向下的动脉血供由起源于主动脉的节段性动脉（脊髓支和根动脉，每个动脉都有前后分支）。在胚胎期，每个脊髓段都有一条根动脉；出生后，仅保留6~8根类似的动脉，其中最大的一条称为大根动脉或Adamkiewicz动脉，通常从T10~L2的某个水平进入椎管，常见于左侧。

脊髓血管的解剖见**图7.12**，脊髓横截面的髓内血供见**图7.13**。

脊髓的静脉回流是通过根静脉汇入腔静脉。

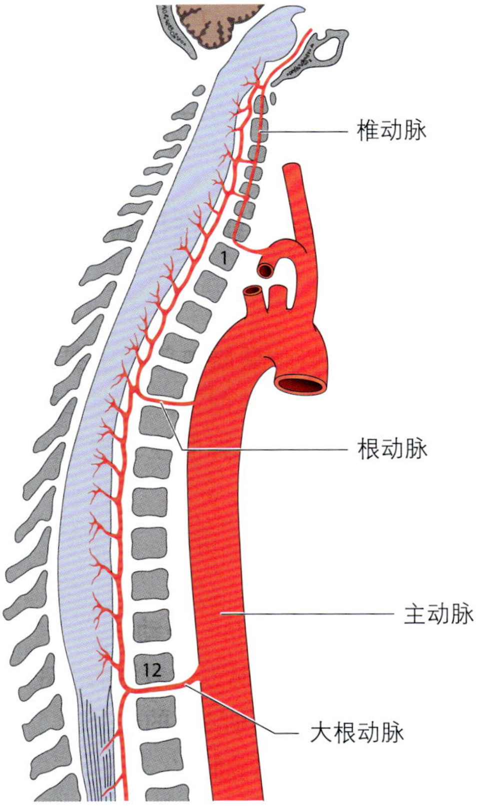

图7.12　脊髓的血供（纵向）

注意

脊髓的动脉供血来源于少量的神经根动脉，由相互吻合的血管网从垂直和腹背侧方向连接起来。

7.4.2　动脉低灌注

注意

脊髓动脉低灌注导致急性（突发）或阶梯性症状，在数小时或数天内进展，可以影响整个脊髓横截面，或者只影响一部分。

全（动脉性）脊髓软化

脊髓某一特定水平的整个横断面梗死可能是由于局部脊髓动脉或根动脉的阻塞导致的，也可以是髓外血管病变导致的，如主动脉瘤。临床常表现为急性横贯性脊髓损伤综合征（完全性或不完全性，见章节7.1.2）。部分患者的症状在几天内或逐步进展，呈亚急性病程。患者通常表现为截瘫，尤其是缺血性病变比较广泛时。

脊髓前动脉综合征

脊髓前动脉血栓性或栓塞性病变可引起一个或多个节段的脊髓前外侧梗死。临床特征见章节7.1.2。脊髓前动脉远端的阻塞，如支沟连合动脉（**图7.13**），可能引起部分性Brown-Séquard综合征（**表7.1**），但触觉保留。

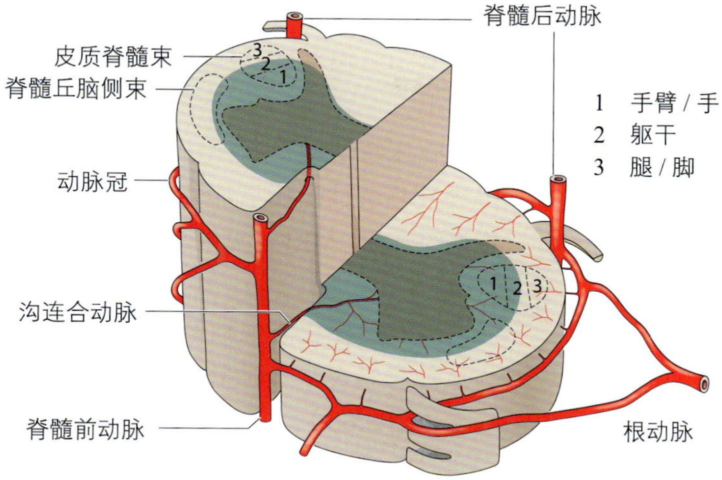

图 7.13 脊髓的血供（横截面）。脊髓前动脉阻塞引起蓝色阴影区发生梗死

脊髓中央动脉梗死

脊髓梗死，无论累及整个还是部分脊髓横截面，通常在垂直水平不限于单个节段而是累及多个节段，伴前角运动神经元的丢失。这会引起病变受累水平弛缓性瘫痪和腱反射消失。几周后，无力的肌肉会萎缩。因此，临床上表现为脊髓受累水平横截面的“周围性”麻痹。

其他

- 间歇性脊髓缺血罕见，可以引起脊髓间歇性跛行，伴波动性痉挛性下肢瘫。
- 慢性进行性血管性脊髓病可引起慢性进行性痉挛性瘫痪，伴前角受累导致的肌肉萎缩。

7.4.3 静脉回流障碍

注意

静脉回流障碍很少引起脊髓缺血性病变，所导致的脊髓缺血性病变常为脊髓动静脉瘘或动静脉畸形。

脊髓动静脉畸形常见于脊髓胸腰段，而动静脉瘘常见于脊髓下腰段（**图 4.16**）。这两种血管异常均在男性中多见。

发病年龄通常为 10~40 岁，起初常表现为（束带样）疼痛。与脊髓相关的神经功能缺损症状在早期是间歇性的并且（部分）可逆，之后表现为慢性进展性病程，症状持续不缓解。例如，硬脊膜的动静脉瘘可以引起慢性进展性痉挛性瘫痪。这些血管畸形有时也可以与脊髓蛛网膜下腔出血同时存在。

MRI 是观察脊髓血管畸形和远端充血静脉最重要的诊断方法。脊髓血管造影可以提供更详细的解剖细节。

7.4.4 脊髓内或毗邻区出血

注意

髓内、硬膜下以及（更常见）硬膜外出血，可见于接受抗凝治疗患者的自发性出血、血管畸形破裂或肿瘤。

脊髓内或毗邻部位出血的典型早期表现为剧烈疼痛（可能为放射性疼痛），随后依据出血的水平和范围出现完全性或不完全性横贯性脊髓损伤综合征。这种出血常需要通过 MRI 或 CT 尽早诊断，有时会需要手术减压或神经放射介入治疗。

7.5 脊髓感染性和炎性疾病

要点

和大脑一样，脊髓和脊髓神经根可以被细菌、病毒及其他病原菌感染。大脑和髓内组织的联合感染常见由螺旋体（疏螺旋体、钩端螺旋体、密疏螺旋体，见章节 6.7.5）以及其他多种病毒引起，可导致脑炎、脑膜炎、脊髓炎及神经根炎，并出现相应的临床特征（见章节 13.1）。另外一面，急性脊髓前角灰质炎仅累及脊髓的前角运动神经元。

7.5.1 脊髓炎

注意

任何感染性或炎性脊髓病变，不论病因是什么，均称为脊髓炎。脊髓炎的病因包括直接感染，感染后的继发性自身免疫过程以及中枢神经系统的慢性自身免疫性炎性疾病，如多发性硬化和视神经脊髓炎。

急性脊髓炎

病因 急性脊髓炎的主要病因为病毒（如麻疹病毒、腮腺炎病毒、带状疱疹病毒、单纯疱疹病毒、艾滋病病毒、黄曲霉病毒等）、立克次体和钩端螺旋体感染。疫苗接种后和感染后脊髓炎也有报道。肉芽肿性疾病中也可有脊髓炎发生。

临床特征和诊断评估 临床特征从进展性痉挛性瘫痪至部分性脊髓横贯性损伤综合征。MRI 可显示急性脊髓炎（图 7.14）。

多发性硬化或视神经脊髓炎可表现为急性脊髓炎，有时呈现出明显的脊髓病变（图 8.6b）。

治疗和预后 脊髓炎的治疗主要针对病因（如使用抗生素或抗病毒药物）。对因脊髓炎而卧床的患者，应给予针对深静脉血栓形成和血栓栓塞的预防性治疗以及理疗。

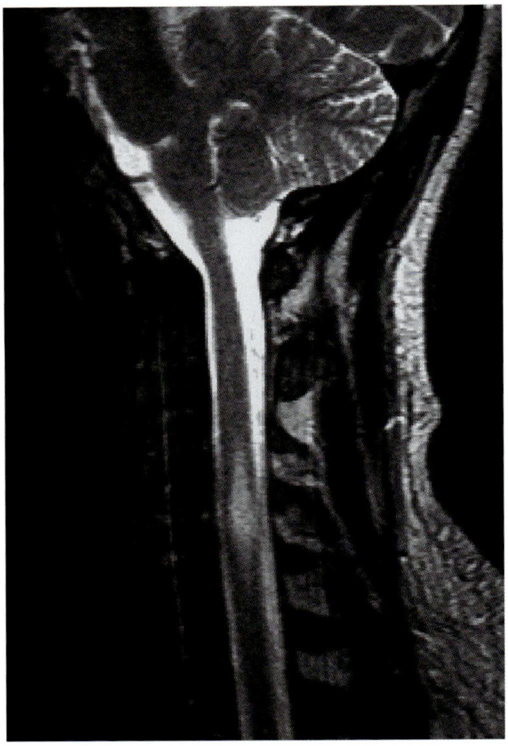

图 7.14 脊髓炎（MRI T2WI），可见 C3~C5 的纺锤形异常信号，并有脊髓肿胀（比正常颈膨大更宽）

横贯性脊髓炎

横贯性脊髓炎多是由类感染的免疫反应所致，影响整个脊髓横截面，引起完全性横贯性脊髓损伤综合征。

病因和临床特征　横贯性脊髓炎有多种病因，通常不能确定病因（特发性横贯性脊髓炎）。与急性脊髓炎不同，多数横贯性脊髓炎被认为是由免疫反应导致（如接触病原体后的类感染反应）的。患者常在神经系统症状出现之前 1~3 周常有非特异性流感样症状。临床特征为急性或亚急性的脊髓功能缺损，在几天内达到高峰。急性期伴发热、腰背痛及肌痛。

诊断评估　脑脊液呈现炎性改变（淋巴细胞增多、免疫球蛋白 IgG 升高、总蛋白浓度升高），但脑脊液特异的寡克隆带较多发性硬化少见（图 8.7）。必须完善神经影像学检查（通常 MRI），以除外肿瘤或缺血性事件。

治疗和预后　如病因学确定，即针对病因学进行治疗。另外，可以给予对症处理（如用止痛药、强的松）。仅约 1/3 的横贯性脊髓损伤综合征患者可完全恢复。高位横贯性脊髓炎也可以引起呼吸肌麻痹和死亡。

急性脊髓前角灰质炎

病因与流行病学　这一疾病由脊髓灰质炎病毒所致，几乎仅累及脊髓前角的运动神经元。通过预防性接种，公共卫生系统发达国家的相关发病率几乎为零。在卫生条件差的情况下，可通过粪－口途径传播。

临床特征　在 3~20 天的潜伏期后，出现非特异性前驱表现，包括发热、流感样症状，部分患者会出现脑膜刺激征。前驱症状可能恢复，或在几天后出现麻痹期（同样伴发发热）：在几小时或几天中，出现各种肌肉或肌肉群的弛缓性瘫痪。肌无力是不对称的，通常累及近端，并且范围和程度不同。没有感觉障碍，受累肌肉可能会有酸痛。

诊断评估　诊断依据是典型的病程和体格检查，再加上炎性脑脊液淋巴细胞增多：起初，每微升有几百个细胞，常主要为多核粒细胞；之后，逐渐过渡到以淋巴细胞为主。在患者的粪便中可确定病原体（脊髓灰质炎病毒）。

治疗　没有特异的病因治疗。治疗重点是呼吸衰竭（如果有）的处理。

预后　脑干受累和呼吸肌麻痹者预后不良。在剩余的患者中，瘫痪可能在几周或几个月内部分或全部缓解，通常会残留部分肌无力。

脊髓灰质炎后综合征　这个术语常用来指代两种不同的症候群。

- 部分作者将其用于脊髓灰质炎患者急性期后几年出现的综合征，特征是易疲劳、呼吸困难、疼痛和温度调节异常（脊髓灰质炎病毒抗体滴度为阴性）。
- 另外一些作者用它来描述急性期后的几十年中，后遗的肌无力症状进行性加重的情况。将此综合征归因于早期发生的小儿麻痹症之前，必须除外其他可能引起无力的病因，如继发于脊柱退变性疾病的脊髓或脊神经根受压。

7.5.2　脊髓脓肿

部位　脊髓脓肿最常见于硬膜外，较少出现在硬膜下，髓内脓肿罕见。

病因　最常见的病原体为金黄色葡

萄球菌，通过血液从原发感染部位到达椎管（血源性播散）。

诊断评估　患者常有感染的全身表现（如发热、血沉增快、白细胞增多，有时寒战）、疼痛以及与脊神经根或脊髓相关的神经功能缺损，取决于具体的解剖部位。

治疗　脊髓脓肿常需要即刻的手术，之后是足疗程的大剂量抗生素治疗。

7.6　脊髓长束受累疾病

要点

此处所描述的疾病是那些仅限于白质的疾病，累及其一个或多个长传导束。这些疾病中有许多是遗传性疾病（如脊髓小脑共济失调），部分是代谢性（如维生素 B_{12} 缺乏）、内分泌性、感染性疾病或副肿瘤疾病。

7.6.1　概述

遗传性疾病

注意

遗传性疾病可以影响上行或下行传导通路，或二者均受累，因此可以表现为痉挛、感觉障碍和/或共济失调。

遗传性小脑萎缩和遗传性脊髓小脑性萎缩的发病机制已得到深入研究（**表 6.37**）。例如，之前被称为橄榄桥小脑萎缩的疾病，目前被称为 SCA1 和 SCA2，发现在 6p22–p23 上有一段 CAG 三核苷酸重复序列的拷贝数变异。Friedreich 共济失调是最常见的遗传性共济失调，后面将作为脊髓小脑变性病的代表性类型进行更详细的描述。

除了脊髓小脑性共济失调，还有其他疾病会引起脊髓中特定纤维束的变性。对这些疾病的病因学目前仅有部分了解，如家族性痉挛性截瘫中锥体束的变性，对这一疾病会在之后进行更详细的描述。

肾上腺脑白质营养不良（**表 6.23**）和其他某些先天性代谢紊乱，会影响脊髓内的传导束。

非遗传性疾病　脊髓传导束也可因维生素 B_{12} 缺乏或中毒、自身免疫（如副肿瘤）或代谢性疾病而发生不同程度的急性损害，临床特征与遗传性紊乱类似。由维生素 B_{12} 缺乏引起的后索脊髓变性病是这类疾病中的重要代表，随后有详细描述。

7.6.2　Friedreich 共济失调

注意

这种常染色体隐性遗传性疾病是最常见的遗传性共济失调，由 9 号染色体上的一个缺陷（三核苷酸 GAA 序列重复拷贝数变异）引起。

发病机制　主要病理发现包括齿状核细胞丢失和脊髓小脑束、锥体束和后索的联合变性。

临床特征和诊断评估　这种疾病多起病于 20 岁左右，最初表现为后索变性，然后出现痉挛和小脑症状。

病程早期的典型临床特征：

- 进行性（脊髓）共济失调，步态不稳，特别是闭眼行走时。
- 腱反射减弱或消失。

- 本体感觉障碍。

在疾病晚期，可出现小脑性构音障碍。

诊断主要依据典型症状和体征，包括：

- 由于病理性肌张力增高导致典型的足部畸形（**图 7.15**）。
- 心脏电生理传导异常。
- 常有脊柱后侧凸。
- 有时有视神经萎缩和眼震。
- 锥体束征，远端肌肉萎缩。
- 进行性加重的认知障碍（痴呆）。

病程　Friedreich 共济失调是慢性进展性疾病，发病后数年后致残，有时病程十分漫长。

治疗　目前没有有效治疗。

7.6.3　家族性痉挛性截瘫

同义词　遗传性痉挛性截瘫，痉挛性截瘫。

病因　本病具有遗传异质性，有 X 连锁遗传、常染色体显性遗传及最常见的常染色体隐性遗传等方式。

发病机制　病理生理特征是锥体束变性。由于初级运动皮层神经元弥漫性丢失，变性在尾侧（近大脑外侧沟方向）更严重。这种情况是由单纯一级（上）运动神经元疾病引起的，与由单纯二级（下）运动神经元所致的脊肌萎缩症不同（见章节 7.7.2）。

临床特征和病程　脊髓痉挛性截瘫的临床特点是痉挛性瘫痪，常于儿时起病，多年内缓慢进展，伴随腱反射亢进、锥体束征以及逐渐加重的步态障碍（由内收肌痉挛导致的“剪刀步态”）。

治疗　目前只有对症治疗，包括理疗。

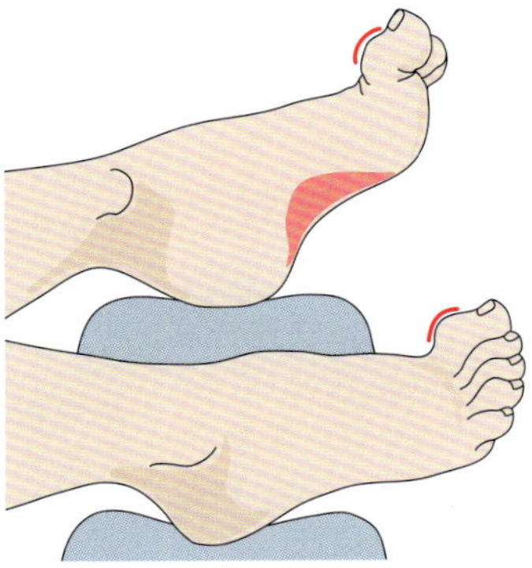

图 7.15　Friedreich 共济失调典型的足畸形（Friedreich 足）

7.6.4　后索脊髓变性病

同义词　后索脊髓病*。

病因和发病机制　后索脊髓变性病是由维生素 B_{12} 缺乏所致。维生素 B_{12} 缺乏可能由饮食摄入不足或消化系统的结构、功能异常（如萎缩性胃炎或胃切除术后）导致其吸收障碍。病理表现包括后索、后根和锥体束的脱髓鞘；在疾病后期，脊髓的其他纤维束和大脑白质也会受累。

临床特征　本病通常有但不是总伴胞核深染的巨红细胞性贫血。患者的皮肤呈浅黄色。神经系统查体可见共济失调步态、本体感觉障碍以及罕见的其他感觉障碍。这些异常表现为亚急性（数周）或急性（数天）病程。脊髓后根受累致深反射减弱，锥体束征常见。可能会出现认识和感觉障碍，可发展为痴呆。

诊断评估　诊断依据是典型临床特征和维生素 B_{12} 缺乏症的证据。

---

* 译者注：国内多称为亚急性联合变性，简称“亚联”。

治疗和病程　应尽早肌注维生素 B_{12}。神经功能缺损至少可以部分恢复，但不能完全恢复。

7.7　脊髓前角疾病

要点

脊髓前角包含运动神经元，其轴突从脊髓腹侧根传出，通过周围神经支配骨骼肌。锥体系和锥体外系运动传导通路止于脊髓前角，同时也介导了本体感觉反射（腱反射）。脊髓前角疾病表现为弛缓性瘫痪、腱反射减弱或消失、进行性肌萎缩及肌束震颤。

7.7.1　概述

尽管最常见的急性脊髓前角疾病是急性脊髓前角灰质炎（见章节 7.5.1），多数此类疾病是遗传性的，病程呈慢性进展性。**表 7.3** 总结了慢性脊髓前角细胞丢失的典型临床特征。

影响脊髓前角最著名的是肌萎缩侧索硬化。在本病中，脊髓前角细胞和发出皮质脊髓束与皮质核束的一级运动神

7

表 7.3　脊髓前角神经节细胞受累的慢性疾病

疾病	受累结构	症状和体征	注意	病因
婴儿型 SMA（Werdnig–Hoffmann）	脊髓的前角神经节细胞（以及球运动神经元）	肌肉萎缩及无力、肌张力降低、舌肌震颤	影响婴儿和幼儿；迅速死亡	常染色体隐性遗传；5q13.2 上 SMN-1 基因的突变
假性脊髓性肌萎缩（Kugelberg–Welander）	脊髓的前角神经节细胞	肌肉萎缩和肌束震颤、进行性步态障碍、无延髓受累	儿童和青少年，近端，常起始于下肢，慢性进展	常染色体显性遗传；14q32.31 上 DYNC1H1 基因杂合突变
成人型 SMA（Aran–Duchenne）	脊髓的前角神经节细胞	肌肉萎缩、肌无力以及肌束震颤	年轻人；远端（手）起病	通常散发，不明病因；有时由于梅毒
肩胛带肌近端的 SMA（Vulpian–Bernhardt）	脊髓的前角神经节细胞	肩胛带肌萎缩、无力及肌束震颤	成年；慢性进展	不明；有时由于梅毒
ALS（有时包括真性球麻痹）	脊髓的前角神经节细胞，也许累及颅神经运动核，锥体束及皮质球束	肌萎缩及无力、肌束震颤、伴吞咽费力及言语含糊的球麻痹、肌痉挛、锥体束征	成人，快速进展以及致死性的；青少年（家族性）病例少见，病程相对良性	常为散发性，家族性罕见

缩写：ALS：肌萎缩侧索硬化；SMA：脊肌萎缩症。
注：几种罕见的前角神经节细胞功能缺损作为更广泛病变的一部分，包括但不仅限于 Creutzfeldt–Jakob 病、直立性低血压、糖尿病肌萎缩、胰岛素分泌瘤引起的反复低血糖、癌性脊髓病以及有机汞中毒

经元同时发生变性，因此也有痉挛性瘫痪的表现——腱反射活跃和锥体束征。

注意

一级运动神经元的胞体位于运动皮质，其轴突形成锥体束下行，达到脊髓前角。

二级运动神经元的胞体位于脊髓前角，所发出的轴突沿神经根和周围神经支配骨骼肌。

- 只有一级运动神经元（锥体束）受累：家族性痉挛性截瘫。
- 只有二级运动神经元受累：脊肌萎缩症（spinal muscular atrophy，SMA）。
- 一级和二级神经元均受累：肌萎缩侧索硬化（amyotrophic lateral sclerosis，ALS）。

7.7.2 脊肌萎缩症

注意

本病是由 5 号染色体的基因缺陷导致的单纯二级（下）运动神经元变性，包括脊髓前角和脑神经核团的运动神经元。典型的前角变性临床综合征表现为：

- 弛缓性肌无力；
- 腱反射减弱或消失；
- 进行性肌萎缩；
- 肌束震颤。

SMA 的所有类型的遗传基因都与染色体 5q11.2–13.3 有关。

根据发病年龄和运动障碍形式，SMA 主要可分为以下几类：

Werdnig–Hoffmann 病（婴儿型） 患有这种疾病的新生儿和婴儿表现为从骨盆带肌开始的快速进行性肌无力，只能存活数年。

Kugelberg–Welander 病（假性肌病性脊肌萎缩） 起病时间为 2~10 岁。与婴儿型相同，骨盆带肌首先严重受累，但是肌无力和萎缩进展要慢一些，并且整体预后相对乐观。疾病最初的体征为进行性股四头肌无力，膝腱反射消失，有些病例会出现腓骨肌假性肥大。

广泛型 30 岁左右起病的类型趋向于广泛型，尽管早期表现可能有主要累及远端型（Aran–Duchenne）或近端型（Vulpian–Bernhardt）。Aran–Duchenne 型常表现为手的固有肌萎缩，Vulpian–Bernhardt 型则表现为肩胛肱骨肌萎缩。后者目前被认为是家族性 ALS 的亚型（见后）。它不仅影响四肢肌肉，同时也累及躯干和呼吸肌（图 7.16）。

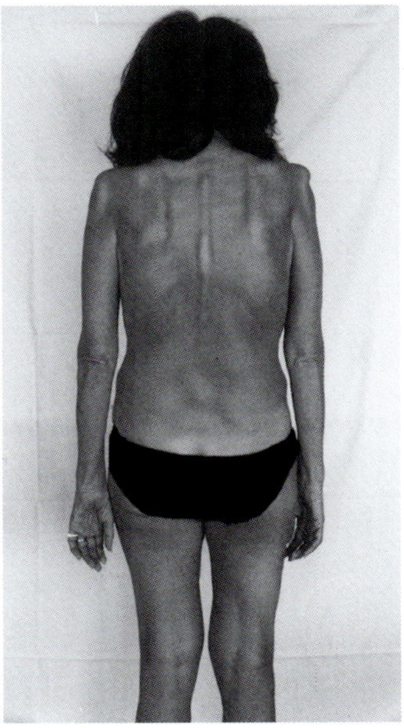

图 7.16 一位 46 岁脊肌萎缩症的女性患者，肩带、手臂、手以及椎旁肌明显萎缩

7

7.7.3 肌萎缩侧索硬化（ALS）

注意

ALS 表现为脊髓前角细胞、皮质脊髓束（锥体束）和皮质核束的联合变性。前角细胞的丢失可以引起肌肉萎缩、无力以及束颤，同时上运动神经传导束的受累可引起腱反射活跃和锥体束征。

同义词 萎缩性侧索硬化、运动神经元病。在北美，因 Lou Gehrig* 患该病去世，故以他名字命名为 Lou Gehrig 病。

流行病学与病因 约 3/4 的患者为男性，年龄多为 40~65 岁。超过 90% 的病例是散发的，罕见的家族性病例考虑为缺少 Cu/Zn 抗氧化酶基因导致的。

发病机制 本病神经病理性特点为脊髓前角细胞的缺失，伴锥体束和皮质核束的变性，以及中央前回 Betz 锥体细胞的变性。

临床特征 典型表现为：

- 肢体及躯干肌群（包括呼吸肌）和/或球肌（舌肌、咽部肌肉）的肌无力、肌萎缩，在数月内缓慢进展。
- 肌束震颤。
- 腱反射活跃。
- （有些患者）可有锥体束征。
- 感觉完整。
- 常有肌肉痉挛和疼痛。

病程 早期表现主要为远端肌肉的局限、非对称性的萎缩，手部固有肌群最明显。可能会伴有疼痛或肌束震颤，这一现象在长期随访中常见。随着疾病进展，肌萎缩向近端发展（**图 7.17**），肢体痉挛也逐渐明显。痉挛在早期为轻度，在之后的病程中可能持续存在。腱反射多是活跃的，常伴有肌萎缩和肌无力，但锥体束征不是必须出现的。约 20% 的患者会累及延髓肌，表现为肌萎缩、无力，舌肌震颤（**图 7.18**）、构音障碍，吞咽困难（真性球麻痹）。皮质核束受累可导致鼻睑反射、口周和咬肌反射活跃，并且常会出现不自主的哭笑。疾病进一步进展会导致额叶痴呆。

少数 ALS 患者的病程会与上述经典过程有所不同。例如，首先出现数月的痉挛性瘫痪，或者慢性进展性 SMA 在发病数年后出现锥体束征。

临床评估 ALS 多可以通过典型临床特征被发现。辅助检查对于鉴别诊断很重要。

- 肌电图（EMG）：肌电图可以发现瘫痪肌肉，以及那些看似正常的肌肉的病理性自发电位。
- 运动诱发电位（MEP，见章节 4.3.3）被用于确定上运动神经元功能障碍。
- 肺功能检查可发现换气量不足，伴低肺活量。
- 实验室检查：肌酸激酶水平轻度升高。进一步有价值的实验室检查包括维生素 B_{12} 和维生素 D、免疫电泳、甲状腺素以及甲状旁腺激素。
- 腰穿检查除外其他疾病。ALS 患者脑脊液正常。
- 影像学检查：头部和脊柱 MRI 可以除外颈髓压迫。

根据主要临床特征、神经生理学和神经病理学标准，ALS 的 El 分类标准将

---

* 译者注：著名棒球运动员。

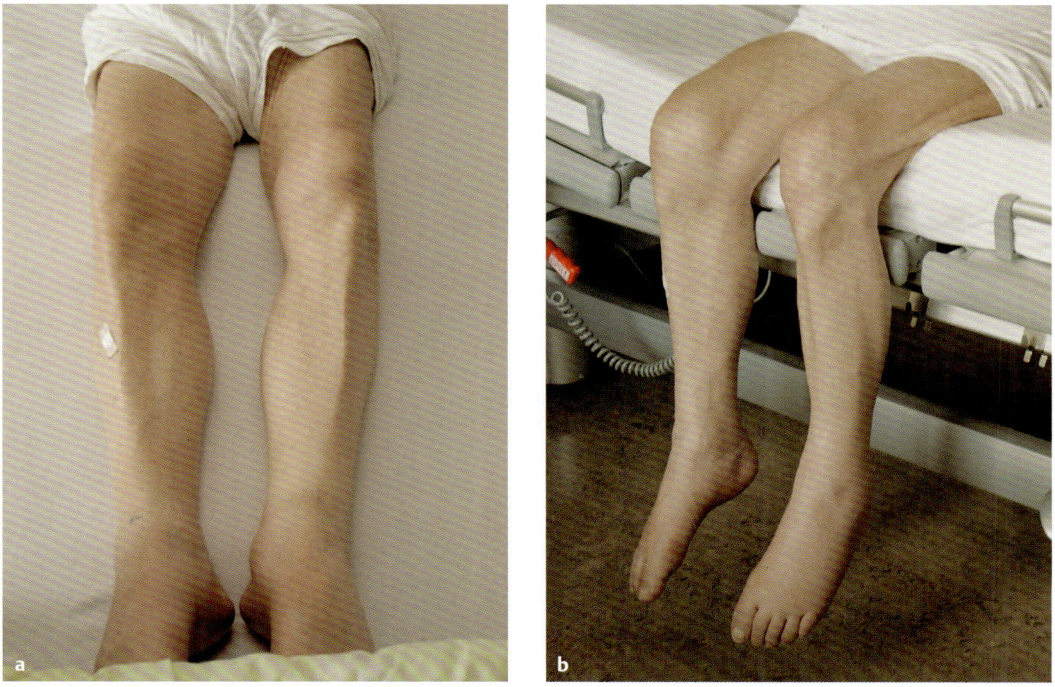

图 7.17　ALS 患者的肌肉萎缩和背屈肌无力。a. 一名 72 岁男性双侧大腿和小腿肌肉萎缩，左侧更明显。b. 当患者坐着的时候，由于足趾背屈肌无力出现足下垂

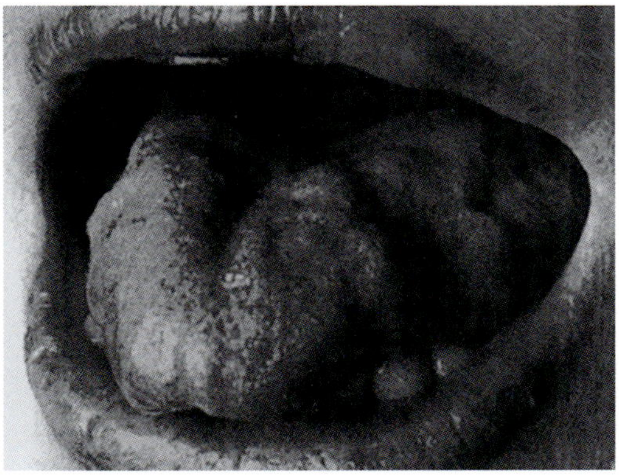

图 7.18　一位 ALS 的 65 岁女性患者，因真性球麻痹导致的舌肌萎缩

ALS 分为确诊、很可能、可能以及可疑四类。

治疗及预后　ALS 为慢性进展性病程，患者多于 1~2 年内死亡，少数患者的生存期较长。ALS 的治疗包括多种对症治疗。

- 利鲁唑为钠离子通道阻滞剂并有抗谷氨酸能作用，可以明显减缓 ALS 的进展。
- 足够的营养对于阻止体重下降与脱水很重要。对吞咽困难的患者，应行胃造口术以进行营养补充。在疾病早期应针对这一措施进行讨论并实施。
- 当换气不足引起高碳酸血症与白天嗜睡时，面罩通气可以改善患者的生存质量。延髓麻痹时，气管切开可以保证充分通气，延长患者的生存期，并且应该在患者发生呼吸衰竭前与患者及其家属商量。如果给予气管切开术，患者可能可以存活至肌无力进展至完全瘫痪的闭锁的状态。患者及其家属应该知悉这种可能性，并有心理预期，护理记录也应对此有清楚记录。

- 构音障碍患者可应用电子交流辅助仪帮助交流。
- 在整个病程中，对患者及其家人的心理关怀非常重要。最好在整个疾病过程中由同一人进行心理干预和指导。

附加信息

肌束震颤是 ALS 的典型特征，但只有在伴有其他症状（如无力、萎缩）时才能被认为是疾病的一种体征。肌束震颤亦可见于其他神经系统性疾病患者，甚至健康人。

第八章

多发性硬化和其他中枢神经系统免疫性疾病

浮沉起落

1970年春天，一位当时30岁的患者发现其左侧踇趾刺痛。3天后，这种异常感觉逐渐进展至整个左腿，并且右腿也受累，随后又出现了整个躯干的麻木感。她开始出现步态不稳，在短期内变得十分虚弱，并且出现尿急、憋尿困难的症状。在随后的几周内，上述症状均自发好转，患者未予重视。6个月后，该患者出现了右眼视物模糊，但又在10天内自行好转，因此患者并未就诊。

8

1973年，她出现了明显的行走困难；此症状几乎刚好转时，又出现了视物成双、头晕，这些症状又在1个月之内好转。此时，患者到医院就诊。根据本次的症状、既往的发病过程、临床和实验室检查结果（尤其是视觉诱发电位及脑脊液结果），医生诊断为多发性硬化。

在接下来的数年内，她又出现了多次症状发作，包括上下肢感觉异常、步态不稳以及视物成双（1次）；同时，她经常感觉异常疲惫。她因抑郁曾于精神专科就诊2次。通常她的症状会在数周内，或者最长在数月内好转，有时自发缓解，有时是在促肾上腺皮质激素或糖皮质激素的治疗下缓解。

在20世纪80年代末，她的步态不稳逐渐恶化，并且不再像从前一样在发作间期症状改善或消失。再次出现抑郁状态使她放弃了老师的工作。1987年，她还可以独立行走500米；1995年之后，她需要借助拐杖行走。她因泌尿系感染伴发热住院2次。每次发热时，她的步态不稳都明显加重，以致不能起床和走路。两三年以后，在没有别人的帮助下她已经不能独自外出，必须依赖轮椅活动。到了2015年，患者已经75岁了，她可以坐在轮椅上帮助丈夫做饭，也可以艰难地从床上自行挪到轮椅上，但是在穿脱衣服、上厕所等时需要他人的帮助。

上述病例是一位年轻起病的女性患者，展现了多发性硬化（MS）的典型临床特征和特点。起初通常表现为短暂的脑神经功能障碍，以运动、感觉障碍或两种障碍共存的形式和反复“复发–缓解”为特点，伴随异常疲劳和抑郁状态。久之，“典型”的复发越来越少，取而代之的是缓慢进展的神经系统缺损表现——通常为逐渐加重的步态损害。在初次发病以后，只有约一半的患者可以行走25~30年。如果患者在首次出现症状时年龄较大，前驱反复发作的时间会更短。对MS患者来说，目前最重要的辅助检查方法是颅脑MRI。免疫调节治疗可以减少发作频率，减轻每次发作的严重程度。从长远来看，经过免疫调节治疗的患者，永久致残的程度较轻，并且可以有相对更好的生活质量。

8.1 基本原理

要点

多发性硬化是最常见的免疫介导的中枢神经系统疾病。其他中枢神经系统免疫性疾病非常少见，如视神经脊髓炎（NMO）和急性播散性脑脊髓炎（ADEM），后者主要为儿童发病，常由病毒感染诱发。

系统性免疫性疾病也可以累及中枢神经系统并表现相应的神经系统症状和体征。需与 MS 鉴别的重要疾病包括血管性脑白质病变（见章节 6.5.6，章节 6.12.5）和脑白质营养不良（**表 6.23**）。

8.2 多发性硬化

要点

MS 主要为年轻成人发病（女性多于男性），是一种能引起中枢神经系统（大脑和脊髓）轴索和神经元丢失的慢性疾病。不治疗的话，通常会导致严重的残疾。在相应的自身免疫过程中，自身反应性淋巴细胞发挥了重要作用。通常表现为在数小时或数天内起病的间断性的神经功能障碍，然后逐渐消退：这是 MS 典型的复发 - 缓解过程。随着疾病进展，发作后常会遗留永久性的功能缺陷，并且会随着时间推移逐渐加重。复发的 MS 通常会转化为继发进展型 MS，即伴或不伴阶段性加重的、持续进展的 MS。原发进展型——通常出现痉挛状态和瘫痪——比较少见。由于中枢神经系统受累区域不同及疾病的动态变化进展，MS 的症状和体征多变。

“播散性脑脊髓炎”是 MS 的另一个说法。在法国，由于是 Charcot 命名的，因此它被称为“sclérose enplaques”（多发性硬化症）。

流行病学 在温带地区，MS 的新发病率为每年 4~6/100 000 人，患病率约为 120/100 000 人。距离赤道越远的地方，MS 的发病率越高，尤其是在北欧、俄罗斯、美国北部、加拿大、新西兰和澳大利亚南部。女性发病率约为男性的 2 倍。MS 患者的亲属的发病率会增高，兄弟姐妹的患病率约为 3%，而同卵双胞胎的患病率约为 30%。初次发病通常在 20~30 岁，少数患者会在儿童或老年时期发病。原发进展型 MS 发病较晚，通常在 40 多岁起病。

注意

在发达国家，MS 是最常见的青年起病并且导致永久性残疾的中枢神经系统疾病。对老年人来说，最常见的永久性致残的疾病是缺血性卒中。

病理 在中枢神经系统中表现为播散性病灶，这与髓鞘、轴索和神经元的丢失有关。在陈旧病灶的局部区域，可以看到反应性胶质细胞增生。因此，“硬化”出现在“多发性”区域，形成了这个疾病的英文名字（multiple sclerosis）。

病因和发病机制 MS 的病因尚不清楚，遗传因素、环境影响及免疫系统异常都发挥了一定作用。目前尚不清楚 MS 究竟是一系列有复杂病理生理机制的异质性疾病，还是一种单一性疾病，复杂的病理生理机制使其具有异质性的表现。

有很多假说认为病毒感染是MS的病因，通过直接感染神经元或者抗原诱发的免疫反应失控导致疾病的发生。目前比较明确的是，在任何情况下，自身免疫反应中的自身反应性T淋巴细胞和单核细胞，在炎性反应和髓鞘脱失的发生中发挥了重要作用。

小鼠的实验性变应性脑脊髓炎（Experimental allergic encephalomyelitis, EAE）是MS的动物模型。在EAE模型中观察到，炎性反应产生的氮氧化物作为毒性自由基，诱导细胞凋亡并且导致神经元、轴索和胶质细胞的破坏。多次长时间的炎性发作之后，越来越多的神经元、髓鞘和胶质细胞丢失。身体内部的修复速度已经跟不上了破坏速度。

在MS的早期阶段，大脑白质出现局灶性炎性反应和髓鞘脱失，灰质区域较少。在疾病的最初几年内，这些炎症细胞的自身免疫机制发挥了最重要的作用。这些免疫机制越活跃，就会有越多的轴索和神经元丢失，也就会有越多的硬化的胶质瘢痕来代替。随着疾病的进展，胶质瘢痕的累积增多会导致大脑和脊髓的进行性萎缩，同时会有更多的脑灰质受累（**图 8.4**）。

疾病进程　MS的常见发病过程可以分为4种类型（**图 8.1**）：

- 复发（或者叫“复发－缓解”）型：特点是出现短暂的神经系统缺损的症状并可完全缓解或接近完全缓解，遗留或重或轻的残留症状，但在发作间期疾病没有任何进展。
- 继发进展型：疾病早期为阶段性进展，随后出现持续性进展（可能会被进一步的阶段性发作打断）。

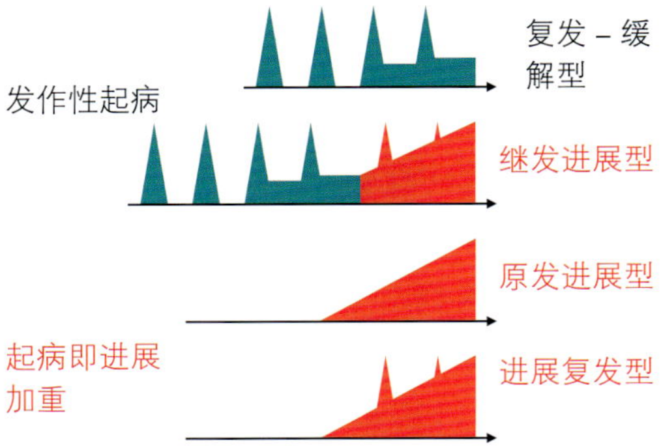

图 8.1　MS的常见发病过程可以分为4种类型（引自 Mattle H, Mumenthaler M. Neurologie. Stuttgart: Thieme; 2013.）

- 原发进展型：自开始发病就出现持续进展，多见于伴有痉挛性截瘫的老年MS患者。
- 进展复发型：自疾病发展之初开始持续稳定的进展，间断出现阶段性急性进展。

注意

在MS发病的最初数年，自身免疫性炎性过程是引起临床症状和复发的最主要的因素；在疾病的最后几年或几十年，则以伴有轴索和神经元丢失的变性过程为主（**图 8.2**）。

临床特征和神经系统发现　MS的常见临床特征见**表 8.1**。每位患者神经系统功能缺陷的表现取决于脱髓鞘的病灶部位和数量。

球后视神经炎：通常是单侧的。在发病几天后，患者会出现色觉受损（红色饱和度缺损），随后出现视敏度下降。眶周疼痛是常见的，并且患者在活动眼球时可能会出现闪光感。这些症状在1~2

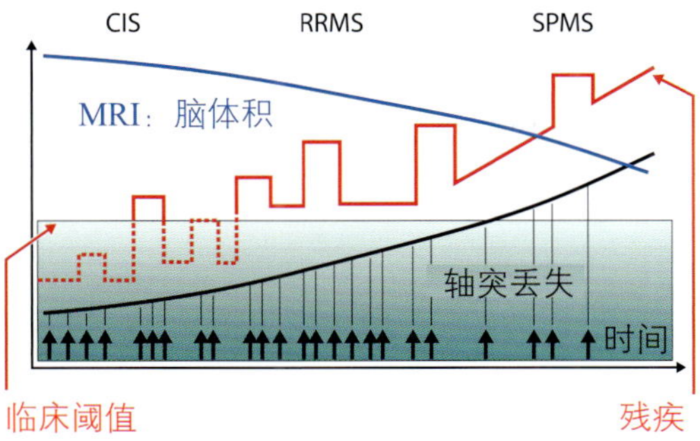

图 8.2 随着多发性硬化的进展，脑萎缩加剧，致残可能性增高。CIS，临床孤立综合征；RRMS，复发缓解型多发性硬化；SPMS，继发性进展型多发性硬化（引自 Mattle H, Mumenthaler M. Neurologie. Stuttgart: Thieme; 2013.）

表 8.1 多发性硬化的临床特征

症状和体征	特点
发作性起病	– 具有时间多发性 – 每次发作后，要么完全缓解，要么遗留残留症状
中枢神经系统的不同部位均可受累	– 同一次发作可涉及多个中枢神经系统部位 – 多次发作通常涉及多个部位 – 在少见的情况下，连续发作可能有类似的临床特征（特别是脊髓病变）
进展性神经功能障碍	– 在复发缓解型中，残留的神经缺陷逐渐累积 – 在原发进展型中，病情稳定进展而没有发作性加重（特别是迟发型 MS 中）

周后开始好转，通常可以完全恢复。在症状出现 3~4 周后，由于神经纤维变性，则可见颞侧视盘苍白（图 8.3）。无论同时还是快速进展，球后视神经炎较少累及双眼。对于单一患者而言，如果球后视神经炎是一个孤立事件而没有其他神经系统损害的表现，未来出现其他 MS 的临床体征的概率约为 50%；如果存在脑脊液异常（见下文）或颅脑 MRI 异常发现，其（进展的）可能性会更大（图 8.6）。

眼球活动障碍：复视，尤其是外展神经麻痹所致的复视是常见的早期症状。随后，典型的临床特征是眼震（通常为分离性眼震）和核间性眼肌麻痹（见章节 12.3.3），这些通常都不是主观感受，而是专科查体所见。核间性眼肌麻痹在年轻的 MS 患者中是一个相对特异性的体征。

Lhermitte 征（阳性颈反射征）：颈部主动或被动活动时会出现“触电感”或刺痛感，并沿着脊柱放射和 / 或进入四肢。

感觉异常：通常为 MS 的最初表现，见于约一半的 MS 患者。在疾病的发展过程中，几乎所有患者均会出现足部振动觉损害。疼痛很常见，偶尔还会出现分离性感觉障碍。

注意

球后视神经炎、眼球活动障碍、Lhermitte 征和感觉障碍都是 MS 常见的早期表现。

锥体束征和肌固有反射活跃也可能出现在疾病的早期阶段。腹壁反射消失。之后，几乎所有的患者都会进展为痉挛性截瘫或四肢瘫。

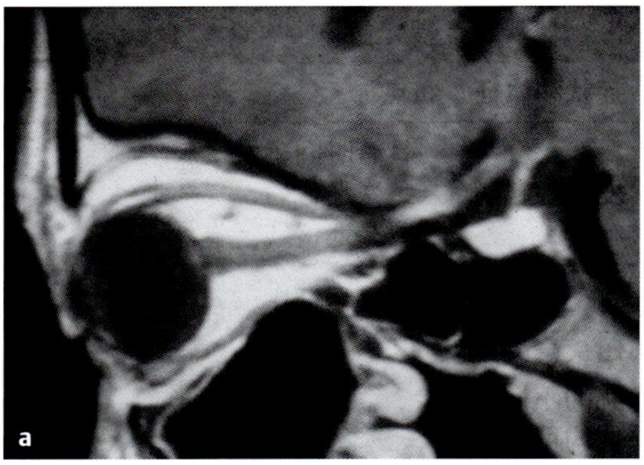

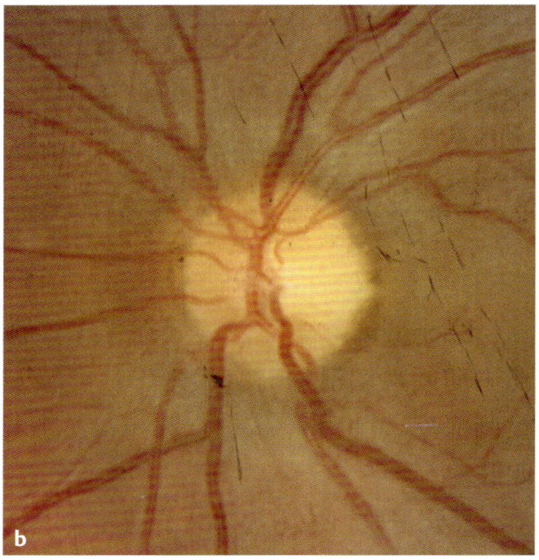

图 8.3 球后视神经炎。**a.** MRI 示眶尖后方一小段发炎的视神经对比增强（亮）。**b.** 左球后视神经炎发作后的眼底检查，可见视盘颞侧到边缘变苍白

小脑症状主要见于进展型 MS 患者，包括协调能力受损、共济失调步态以及经常出现的意向性震颤（**图 3.22**）。

步态异常在病程早期就非常严重。典型表现是痉挛性四肢瘫伴共济失调，形成一种痉挛 – 共济失调样的、不平衡、不协调的僵硬步态（**图 3.2**）。

膀胱功能障碍见于约 3/4 的患者（通常与痉挛状态相关），有时可作为 MS 的早期临床特征。急迫性尿失禁是非常典型的，也就是说，突然几乎无法控制地需要排尿，可能会出现尿失禁。除非他们被直接询问，否则患者通常不会主动提及膀胱功能障碍。排便障碍比较少见。

各种类型的猝发性症状也并不罕见。癫痫发作在某种程度上比健康个体更常见，但比有脑血管疾病的患者要少。约 1.5% 的 MS 患者患有三叉神经痛，并且可能从一侧转换到另一侧。MS 患者还会出现急性眩晕、阵发性肌张力障碍、构音障碍、共济失调等。所谓强直性脑干癫痫的特征通常包括阵发性的伴有疼痛的身体一侧肌肉的强直性僵硬、下肢过伸和上肢屈曲（Wernicke–Mann 姿势），并且在此过程中患者完全清醒。强直性脑干癫痫常在转换姿势时诱发，持续不足 1 分钟，随后是半小时或更长时间的不应期，在此期间不会再次发生癫痫。卡马西平或其他抗癫痫药物对强直性脑干癫痫发作和其他 MS 相关的发作性症状有效。

精神障碍在疾病早期并不严重，尽管有时异常的严重疲劳感是主要表现。然而，随后很多人会出现神经官能症的表现，包括精神反应性和抑郁性障碍，这些都是由于渐进性脑萎缩引起的（**图 8.4**）。精神错乱非常少见。

MS 典型的临床特征见**图 8.5**。

多发性硬化的初始表现：临床孤立综合征 感觉异常、视神经炎引起的视觉障碍、眼动功能障碍引起的复视以及肌无力，是 MS 非常常见的初始表现。这些最初发生在多发性硬化确诊之前的表现（即在表现“多发性”之前），现在被称为临床孤立综合征（CIS; **图 8.2**）。

并非所有CIS的患者均进展为MS。30%~40%的CIS的患者在2年内进展为MS。在MRI影像上病灶多于1个的CIS患者中，约80%会在10年内进展为MS；如果在MRI上仅见1个病灶，则只有约10%的患者会在10年内进展为MS。脑脊液中寡克隆区带（见后文）与进展为MS的高风险相关。根据MS的定义，一旦出现第二种与已出现的神经系统损害的症状不同的症状，CIS就会转化为MS。

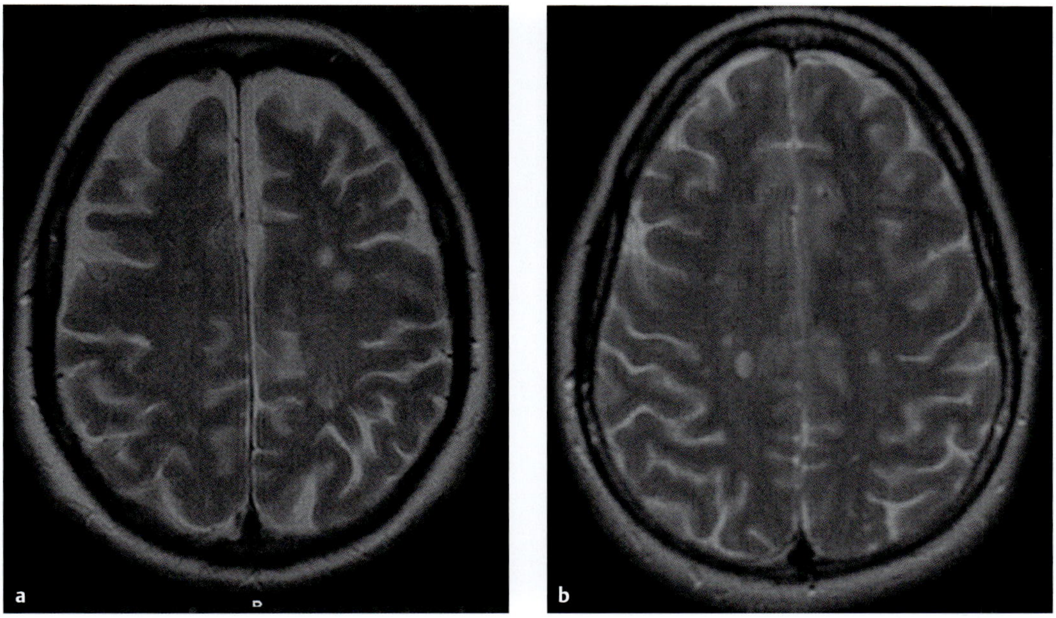

图 8.4　多发性硬化的脑萎缩。随着时间的推移，神经元和轴突的逐渐丧失导致了MRI影像可见的大脑萎缩。在这两张来自两位不同患者的轴位T2WI中，由于a患者的脑萎缩，a的蛛网膜下腔比b的要宽

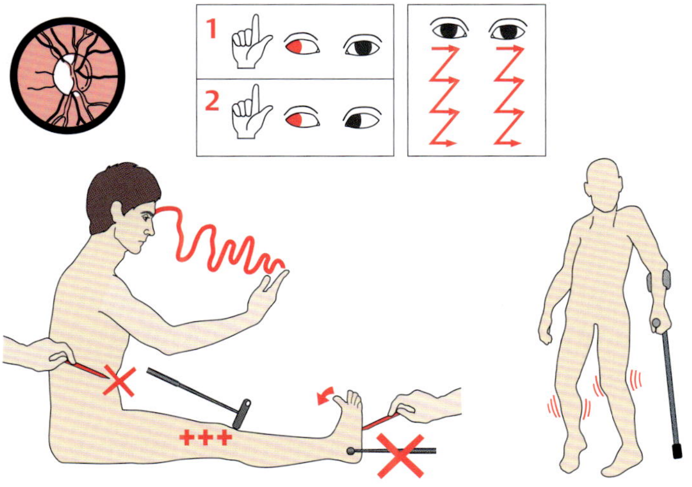

图 8.5　多发性硬化的常见体征。视盘萎缩，核间性眼肌麻痹伴眼震，意向性震颤，腹壁反射消失，固有反射活跃，巴宾斯基征阳性及共济失调

如果症状最初出现时，在 MRI 影像上出现不能解释当前神经系统功能缺损的强化病灶，以及进一步的非强化病灶，提示存在不同时期的脱髓鞘病灶。疾病在空间和时间上呈现多发性，符合复发性多发性硬化症的定义。

瘤样多发性硬化和 Baló 同心圆硬化　极少数情况下，单个 MS 病灶可能非常大，并与周围水肿一起形成肿块效应，因此被称为瘤样改变。典型的瘤样斑块由一个同心周围顺序排列的脱髓鞘层组成，1928 年由 Baló 将其描述为标志性的“同心圆硬化”。临床特征取决于病灶的位置。该病的治疗方法与复发－缓解型 MS 相一致（见后文）。

MS 的严重程度　许多量表被用来评估 MS 的严重程度，最常用的是扩展致残量表（**表 8.2**）。

诊断评估　MS 的诊断主要依靠病史、典型的临床特征（见前）和辅助检查（见后）。确定患者是否为多发性硬化的复发（也称为发作）时，需要应用以下复发的定义。

注意

在多发性硬化复发时，会有新的神经系统症状和神经功能障碍出现，或原有的症状和功能障碍表现重新出现，必须满足以下标准：

- 至少持续 24 小时。
- 距离末次复发间隔最少 30 天。
- 该发作不是假性复发，也就是说，在感染背景下或其他原因导致体温升高时的症状的可逆性恶化（Uhthoff 现象）。

以下辅助检查对诊断有帮助：

- 神经影像学检查，尤其是 MRI，典型表现为脑室周围区域、胼胝体，以及大脑、小脑和脊髓出现白质异常信号。活动性 MS 病灶为对比剂增强表现（**图 8.6**）。

表 8.2　多发性硬化扩展致残量表评分（简化版）

得分	症状和体征
0	神经系统专科查体表现正常
1	无残疾，只有最低限度的阳性体征
2	最低限度的残疾
3	中度残疾，行走不受限
4	行走能力受限，可行走≥ 500 米
5	可行走≥ 200 米，日常活动受限
6	辅助下可行走至少 100 米
7	即使在辅助下亦无法行走超过 5 米，只能依靠轮椅，可独立驱动轮椅
8	活动基本限于床或轮椅上，移动时需要外界帮助
9	卧床，需外界辅助
10	死于多发性硬化

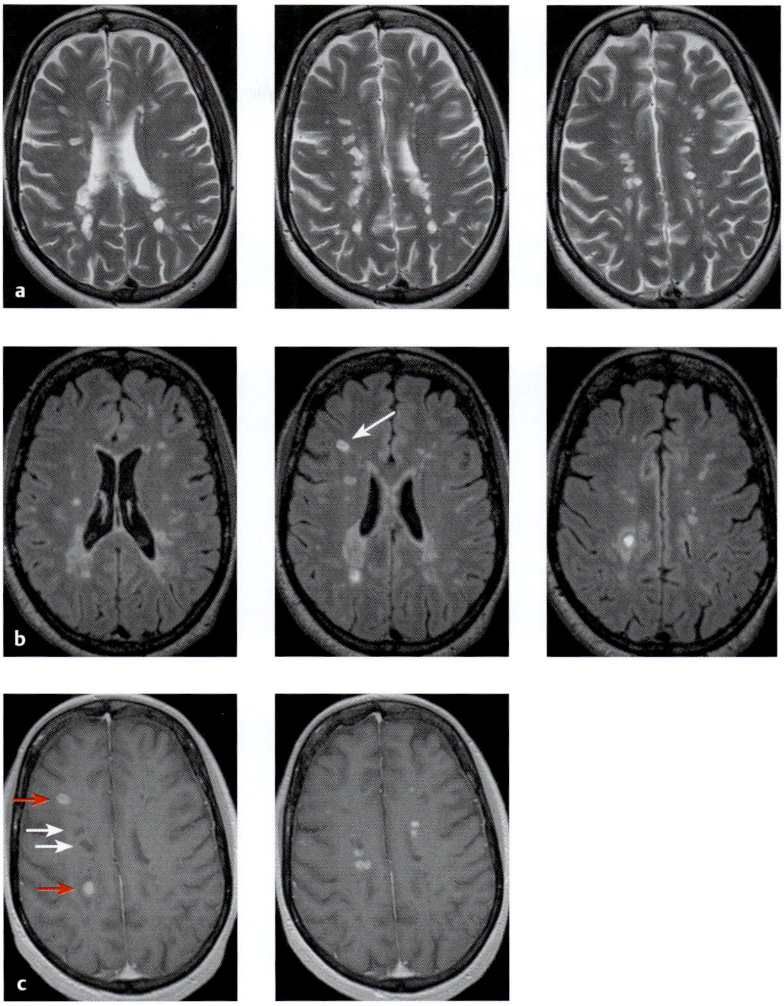

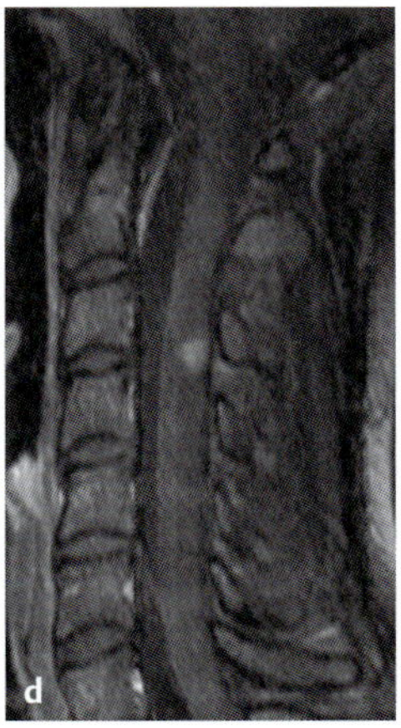

图 8.6　46 岁女性多发性硬化患者的 MRI 影像。a. T2WI 示多发病变，主要在侧脑室和胼胝体周围。b. FLAIR 影像示皮质下病变，也是 MS 的典型表现（箭头）。c. 与 a 同一平面的 T1WI 示存在不同时期的病变。低信号、无对比增强的病变（白色箭头）是陈旧病变，而对比增强病灶（红色箭头）是新发炎性病变。d. 颈髓 T1WI 同样显示典型的对比度增强的病变

- 脑脊液检查显示总蛋白浓度轻度升高，淋巴细胞和浆细胞轻度增高，并且 90% 以上的患者中出现脑脊液特异性寡克隆条带（通过等电聚焦电泳方法检测，**图 8.7**）。此外，许多 MS 患者的麻疹、风疹和 / 或水痘带状疱疹病毒抗体合成指数（脑脊液除以血清浓度）升高（即所谓的 MRZ 反应）。
- 电生理检查：典型的视觉诱发电位提示潜伏期延迟（**图 4.26**），是视觉通路轴突脱髓鞘的结果。
- 实验室检查：主要用于类似疾病的鉴别诊断。

8

注意

目前，MS 的诊断采用 McDonald 标准，即如果通过病史、体格检查和辅助检查能证明中枢神经系统受累存在空间和时间上的多发性，则 MS 可以确诊。

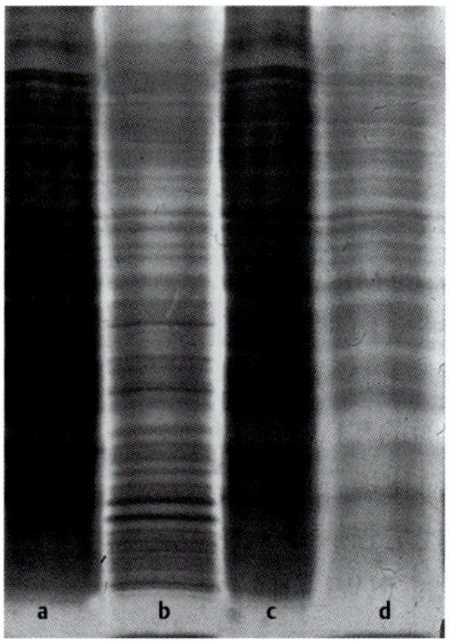

图 8.7 多发性硬化患者血清（a）和脑脊液（b）中的寡克隆区带；与正常对照受试者的血清（c）和脑脊液（d）进行比较

鉴别诊断 一般来说，当患者出现典型的多发性硬化的孤立神经系统功能障碍时，鉴别诊断必须包括可能导致该功能障碍的所有其他情况。即使是涉及中枢神经系统多个区域的复发性神经系统功能障碍症状（MS 的典型临床特征），也不能单独以此作为确定诊断的依据。

注意

MS 的重要鉴别诊断包括自身免疫性疾病（主要是系统性红斑狼疮、韦格纳肉芽肿病、各种类型的血管炎）、白质营养不良、线粒体病、感染（如疏螺旋体病）、神经结节病和血管性白质脑病（腔隙性梗死，见章节 6.5.6、章节 6.12.5）。

血管白质脑病是一种微血管疾病，主要影响有高血压或（较不常见）糖尿病的老年人。对此类患者，一个重要的鉴别诊断依据是该类疾病会同时有其他器官损害（如心脏 – 冠心病、肢体 – 周围动脉闭塞性疾病）；另一个鉴别诊断要点是脊髓病变，这在 MS 患者的 MRI 上很常见，但在血管性白质脑病患者的 MRI 上很少见。MS 的重要鉴别诊断见**表 8.3**。

治疗 对急性发作（复发）的个体，可采用大剂量类固醇治疗，如甲泼尼松龙 500 mg/d 静脉注射，持续 5 天；随后口服强的松，最初每天 100 mg，然后逐渐减少剂量，持续 2 周（如 100 mg/d 连续服用 3 天，然后减至 50 mg/d 连续服用 3 天，然后 25 mg/d 连续服用 3 天，最后 12.5 mg/d 连续服用 3 天）。

表 8.3　多发性硬化的鉴别诊断（不包括血管性白质脑病）

临床特征	其他可能诊断	备注
Lhermitte 征	– 颅脑损伤或放疗后 – 胸髓、颈髓背侧或脊髓与延髓交界处的病变 – 维生素 B_{12} 缺乏	病史和体格检查
间断视力丧失	– 一过性黑蒙，如颈动脉闭塞 – 视盘水肿中的视力下降 – 青光眼	– 年龄，动脉硬化的危险因素 – 发作的持续时间 – 颅内高压的症状 – 颈部（血管）杂音
视盘苍白	– 肿瘤压迫视神经 – 青光眼	– 慢性进行性视力障碍 – CT/MRI 表现
眼外肌麻痹	– 糖尿病性单神经炎 – 颅底肿物压迫一条或多条脑神经，如颅底或海绵窦区的占位性病变	– 糖尿病 – 疼痛 – CT/MRI 上显示的肿瘤或动脉瘤
眼震	累及小脑的病变	其他小脑体征，如共济失调
进行性痉挛性截瘫	– 脊髓压迫 – 动静脉瘘 – 脊髓痉挛性截瘫 – 矢状窦旁肿物	– 慢性进行性，有感觉平面 – 复发病程 – 无复发或缓解；单纯运动损伤 – 可能存在头痛
间断下肢轻瘫	– 脊髓血管病（如动静脉畸形） – 良性脊髓肿瘤（如长期类固醇治疗后的脂肪瘤）	– 进展非常快或迅速恶化 – 寻找感觉平面

一旦确诊多发性硬化症，或即使在 CIS 阶段，应该给予患者免疫调节或免疫抑制治疗（**表 8.4**）。治疗开始越早，患者的预后越好，遗留残疾的可能性越低（**表 8.2**，**图 8.8**）。

注射用干扰素 –β–1a 和醋酸格拉替雷具有良好的有效性和长期安全性。新型口服药也同样有效，多数药物的耐受性良好，但其长期安全性没有像注射药物那样得到充分证明。这些药物通过各种机制抑制穿过血脑屏障或在中枢神经系统激活的活化 T/B 淋巴细胞，以此来阻止炎性反应，减少对神经组织的破坏。如果疾病较活跃或注射 / 口服药物不能完全抑制复发，可静脉用药治疗。静脉用药通常更有效，但也可能有更严重的副作用，如进行性多灶性脑白质病（见章节 6.7.6；**图 6.48**）。阿仑珠单抗可用于治疗极度活跃的多发性硬化症，能够抑制 B 和 T 淋巴细胞，并在某种意义上重新编码人体的免疫记忆。

抗多发性硬化症药物在疾病的复发 – 缓解阶段最有效，在一定程度上对仍有重叠发作的继发性进展型 MS 患者也有治疗作用；仍然没有药物可以治疗原发进展型 MS。在孤立综合征的患者中，注射和口服药物（就目前的研究而言）降低了二次发作的风险，从而降低了进展为复发 – 缓解型 MS 的风险，可能也降低了残疾的远期风险。一般来说，抗 MS

表 8.4　治疗多发性硬化的免疫调节和免疫抑制药物

	药物	剂量	副作用
注射药物	干扰素 -β1b（倍泰龙）	250 μg，皮下注射，1 次 /2d	流感样症状，注射不良反应（主要是注射部位发红、肿胀和 / 或瘙痒），肝酶升高
	干扰素 -β1a（Avonex）	30 μg，肌肉注射，1 次 /w	流感样症状，注射不良反应，肝酶升高
	干扰素 -β1a（Rebif）	44 μg，皮下注射，3 次 /w	流感样症状，注射不良反应，肝酶升高
	醋酸格拉替雷（Copaxone）	20 mg，皮下注射，1 次 /d	注射不良反应，注射后即刻发生全身反应
口服药物	芬戈莫德（Gilenya，捷灵亚）	0.5 mg/d，口服	心律失常，用力呼气量减少，黄斑水肿
	特立氟胺（奥巴捷）	14 mg/d，口服	腹泻，恶心，脱发
	富马酸二甲酯（Tecfidera）	2 × 240 mg/d，口服	胃肠道症状，腹泻，皮肤潮红
静脉用药	阿仑单抗（Lemtrada）	第一年 12 mg，静注，1 次 /d，连续 5 天；第二年连续用 3 天	输液反应、继发性自身免疫性疾病（甲状腺炎、自身免疫性血小板减少症、肺出血肾炎综合征）
	那他珠单抗（Tysabri）	300 mg 静注，1 次 /28 d	变态反应，进行性多灶性白质脑病
	米托蒽醌（Ralenova）	12 mg/m²（体表面积），静注，每 3 个月一次；最大累积剂量是 140 mg/m²（体表面积）	恶心，呕吐，脱发，白血病，心脏毒性

药物可以延缓疾病进展，但不能治愈。

一般治疗措施仍然非常重要，包括对患者宣教和心理支持、对症治疗（解痉药物，泌尿系感染的治疗，发作性现象以及疼痛等的治疗）、物理治疗和康复治疗。

预后　不利的预后因素包括高龄发病，但仅限于疾病出现原发进展或继发进展时。其他不利的预后因素包括小脑和脑干体征以及病程早期的频繁复发。MS 患者发病 5 年后的疾病状态（特别是小脑和锥体束体征）与后续 5~10 年的病情密切相关。在所有未治疗的患者中，约一半在发病 20~25 年后只能行走 100 米或更短的距离。然而，MS 的疾病过程多变，约三分之一的患者在第一次发病后不遗留相关症状，还有一小部分人在 25 年后仍然没有后遗症状。在目前的治疗方式下，多发性硬化患者的预期寿命已达到或接近正常水平，当前治疗手段可终止疾病的进展或至少明显减缓进展。

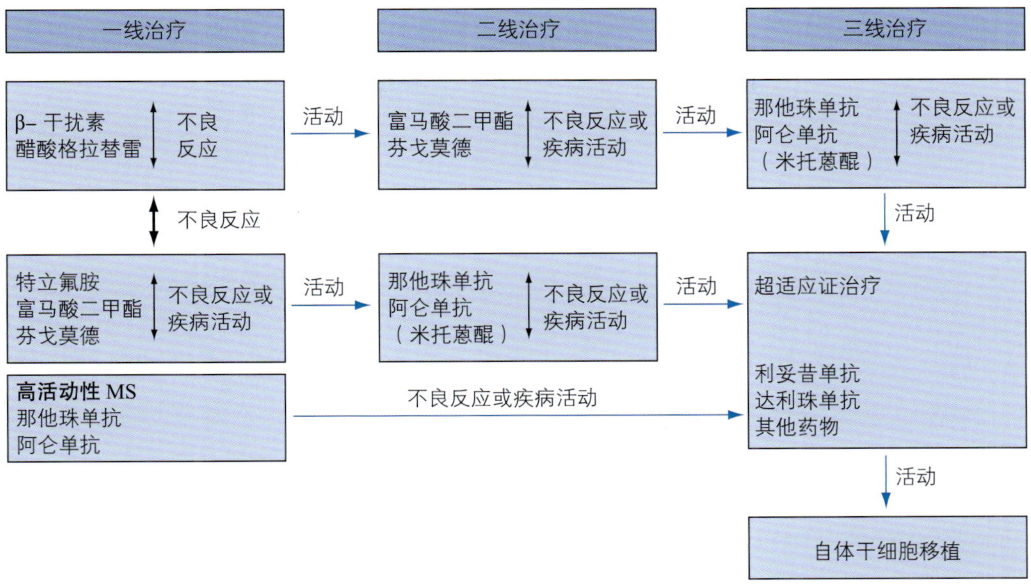

图 8.8　复发缓解型多发性硬化的治疗原则。一线治疗采用注射药物（如 β– 干扰素）或口服药物（如特立氟胺）。静脉注射药物（如那他珠单抗）用于治疗高活动性 MS。药物和给药途径的选择基于不良反应，并观察对疾病活动性的影响

注意

半数左右的多发性硬化症患者在发病 20~25 年后会出现疾病相关的行走功能障碍。这一现象强调了早期免疫调节治疗的重要性。

8.3　中枢神经系统的其他免疫性疾病

要点

除了 MS 以外，中枢神经系统还会发生其他免疫性疾病，包括视神经炎合并急性脊髓炎的 NMO，以及以迅速进展的神经系统缺陷为特点的 ADEM。此外，各种类型的自身免疫性血管炎如白塞病、结节病等也会影响中枢神经系统。

8.3.1　视神经脊髓炎（NMO）

发病原理　NMO（曾称为 Devic 病）是一种严重的中枢神经系统脱髓鞘疾病，以视神经炎和急性脊髓炎为特点，女性多见，比 MS 罕见，通常发病年龄也更晚。NMO 的自身免疫过程主要由疾病特异性免疫球蛋白 G（IgG）抗体（NMO–IgG）靶向水通道蛋白 –4 所致，中枢神经系统坏死性炎症是其病理标志。

临床特征　主要临床特征是脊髓炎、单侧或双侧视神经炎或两者兼有同时或迅速出现。该病神经功能缺陷是非常严重的。病情严重时，患者常会出现失明、无法行走、尿失禁。其病程以复发 – 缓解过程为主，也可以是单相的。在疾病的后期，有时会出现大脑和小脑均受累表现。

诊断　脊柱 MRI 可显示位于中央的脊髓纵向病变（至少超过 3 个相邻椎体节段；图 8.9）。颅脑 MRI 通常显示单侧或双侧视神经炎，但大脑半球无受累表现。脑脊液分析显示脑脊液细胞数增多（白细胞 >50 个 /mL 或中性粒细胞 ≥ 5 个 /mL），但无寡克隆条带。对诊断最有用的检验结果是血清检测 NMO-IgG 抗体。

当满足以下三条标准时，可确诊 NMO：

- 视神经炎。
- 急性脊髓炎。
- 以下 3 项中至少满足 2 项：
  · 脊柱 MRI 上所示纵向病灶超过 3 个椎体节段；
  · 颅脑 MRI 未见 MS 典型病灶；
  · 血清 NMO-IgG 阳性。

鉴别诊断取决于疾病的主要表现，并与单侧或双侧视觉障碍（见章节 12.2.2）和急性脊髓炎（见章节 7.5.1）的表现相对应。

治疗　发作期使用皮质类固醇治疗，如应用甲泼尼松 1 000 mg/d 静脉注射，每天 1 次，持续 5 天，然后长期口服泼尼松。免疫抑制剂应首选硫唑嘌呤［2.5~3.0 mg/（kg · d）］和利妥昔单抗（2 × 1 000 mg，间隔 2 周，每 6 个月给药 1 次）。

预后　当该疾病是单相病程而不是复发 - 缓解的病程时，预后相对较好，但除非给予强化治疗，否则预后仍不容乐观。NMO-IgG 抗体与高复发风险相关。

8

8.3.2　急性播散性脑脊髓炎

发病机理与临床特征　急性播散性脑脊髓炎（ADEM）是一种急性、单相病程、自身免疫性炎症性脱髓鞘疾病，通常发生在感染之后。儿童比成人更易

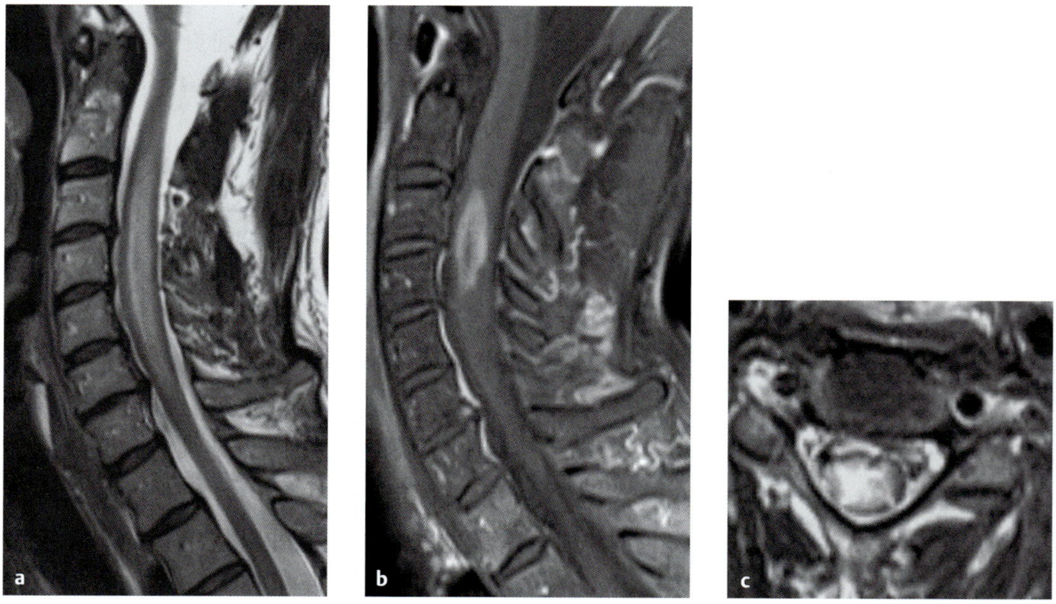

图 8.9　58 岁男性视神经脊髓炎和临床部分脊髓横断综合征患者的颈髓 MRI 影像。a. T2WI 示 C2~C7 的异常信号。b. 增强时 T1WI 示炎性病变中心对造影剂高摄取。c. 轴位 T2WI 示病变同时影响脊髓灰质和白质

患病。本病会出现快速进展的神经系统缺陷，临床特征严重；情况严重时，可导致出血性脑脊髓炎和死亡。

诊断和治疗　ADEM 患者的 MRI 表现为广泛性、多灶性皮质下异常信号，这些病灶均为同一时期出现，但无特异性。脑脊液检查显示细胞数增多，可能出现寡克隆区带阳性（但非必需）。目前该病没有特异性诊断方法。类固醇、免疫抑制剂、和血浆置换可用于治疗。

预后　如果存活，患者的脑损伤或神经功能缺损症状会或多或少地恢复。90% 以上的儿童患者会完全康复。

8.3.3　白塞病

该病是一种影响动脉和静脉的系统性血管炎，典型临床三联征为生殖器溃疡、口腔溃疡和虹膜炎。发病原因尚不清楚，多数患者携带 HLA-B51；除此之外，推测还可能存在外源性沉淀因素。这种疾病可以影响中枢神经系统和眼——可通过炎症直接影响，也可以通过血管功能紊乱间接影响，如脑静脉或静脉窦血栓形成。

该病主要采用免疫抑制药物（类固醇、硫唑嘌呤、环孢素 A 或环磷酰胺）进行对症治疗。

8.3.4　亚急性脊髓视神经病

1970 年，日本学者描述了一种亚急性脊髓 - 视神经病，发生于服用含羟喹啉的药物后。在日本，15%~40% 的多发性硬化症患者有复发 - 缓解的脊髓 - 视神经炎性表现，这与多发性硬化症在许多方面不同。后者通常出现在欧洲、北美和澳大利亚，与 NMO 有许多相同的特征。

8.3.5　其他自身免疫性疾病

还有其他几种自身免疫性疾病可累及中枢和 / 或周围神经系统，包括结节病和胶原病（见章节 6.8.6）、巨细胞动脉炎、系统性红斑狼疮、抗中性粒细胞胞浆抗体相关血管炎（韦格纳肉芽肿病、Churg-Strauss 综合征）、结节性动脉周炎和中枢神经系统肉芽肿性血管炎。

第九章

癫痫及其鉴别诊断

“断片儿”

一位76岁患者的妻子在短暂的外出购物回家后，发现患者神志不清，方向感缺失。他的裤子是湿的，地上有一个破碎的咖啡杯。她立即打电话给家庭医生。患者在半小时内恢复了正常意识。当医生赶到的时候，他已经完全清醒了，但完全不记得发生了什么，并说自己完全“昏迷”了。医生对他进行了系统检查，并告诉他和他的妻子，如果再发生类似的情况，立即打电话给他。几周后，在和妻子外出散步时，他突然摔倒了，他的眼睛看向一边，几秒钟后，他的右嘴角开始抽搐，接着是右上肢，最后是整个身体。血沫从他嘴里喷了出来。一两分钟后，他一动不动地躺在地上，并失去了意识。他的妻子叫了一辆救护车。在刚被送到医院时患者就苏醒了，但仍然神志不清；半小时后，他完全清醒了。

因为他再次不记得这件事，急诊医护人员从患者的妻子那里获得了详尽的病史。除了有高血压外，他过去一直很健康。然而，大约6个月前，他出现了短暂的“言语障碍”，同时有右侧口角下垂，右上肢无力。这些症状都在数天内恢复了。

显然，患者在几周内出现了两次癫痫发作。第一次是伴有定向障碍的“认知障碍”类型的发作。在第二次癫痫发作时，如他妻子所观察到的，患者发生从右嘴角到右上肢再到全身的抽搐，表明癫痫活动是由局灶性发作继发全面性发作，致痫灶极有可能在左侧大脑半球。在本例中，局灶起病和患者的高龄等因素表明，该患者可能是症状性癫痫发作。最终证实，脑电图（EEG）检查显示患者左额叶出现周期性尖慢波，颅脑MRI示在该区域有陈旧的缺血性病灶，这个病灶可能与6个月前的短暂性失语和面臂瘫有关。

医生给患者开具拉莫三嗪防止癫痫发作，在之后的2年里，他一直没有再发作过。随后逐渐减少拉莫三嗪的用量。患者现在81岁了，没有再出现癫痫发作。

中风是老年人症状性癫痫最常见的病因。这种类型的癫痫通常是良性的，抗惊厥治疗通常只需要在一定的时间内使用。

9

9.1 基本原理

要点

癫痫发作是由大脑神经元短时间内同步放电引起的，包括突然出现的运动、躯体感觉、特殊感觉、自主神经和/或行为的异常；这些障碍形式在每次发作时以特有的方式再现，但不同患者之间有所不同。极少数情况下，癫痫活动持续超过20分钟，可能达数小时，甚至更长时间而无间断（癫痫持续状态）。癫痫发作可能影响大脑的特定区域（部分或局灶性癫痫发作）或同时影响双侧大脑半球（全身性癫痫发作）。有些（但不是所有）癫痫发作会出现意识障碍。

在鉴别诊断中，必须仔细区分癫痫发作与其他涉及神经功能缺损和意识障碍的发作性事件。

流行病学　约 1% 的人有癫痫发作，父母患有遗传性癫痫的孩子约有 4% 的可能性患癫痫。

病理生理学　癫痫发作是由于大脑神经元的不协调活动所致，这在电生理上表现为脑电图（EEG）的波形异常（如果表面脑电图正常，则可通过深部电极脑电图发现异常；见章节 4.3.2）。其根本原因是兴奋性和抑制性电流的不平衡：兴奋性神经递质如谷氨酸和天冬氨酸活性增加，或抑制性神经递质如 γ－氨基丁酸活性下降。大脑网络结构的改变是主要原因：它们促进了不协调的神经元活动的产生和间歇性传播。大脑特定区域的神经元不协调放电会伴随局部血流量增加。

病因　在结构性癫痫中，癫痫发作是由大脑的结构性病变（所谓的致痫性结构改变，如瘢痕、肿瘤、先天性畸形）引起的；代谢性癫痫是由代谢紊乱（如低血糖）或毒性作用（如酒精）导致的。这两种类型都是症状性癫痫。相反，遗传性癫痫是指在没有结构性病变的情况下，具有癫痫发作的遗传倾向。不明原因的癫痫被认为是症状性癫痫的起源，尽管其病因（还）不明。分子遗传技术使我们有可能发现某些类型的局灶性癫痫与特定基因突变的联系。和所有分类一样，这种三重分类方法也有其局限性，总会有分类不明确或不确定的情况，例如，大脑中一些基因改变所导致的结构性变化会引起癫痫；此外，通常癫痫的发生过程中有不止一种病因起作用。因此，与其他正常人相比，大脑疾病更有可能在有癫痫遗传倾向的人身上促进癫痫发作。

临床特征　癫痫发作的总体特征如下：

- 癫痫发作具有突发性。
- 癫痫发作的频率不同（一般为每年几次到每天几次）。
- 刻板性：每次癫痫发作的发生过程通常相似，具有相同的、“预定的”表现顺序，每次持续时间也相似。
- 癫痫发作过程通常表现为运动现象（特别是重复的、阵挛性抽搐或肌张力改变），有时还表现为躯体感觉、特殊感觉和/或自主神经的异常。
- 根据不同的发作类型，可能出现意识损害或意识丧失，或者在癫痫发作期间可能不出现意识障碍。
- 癫痫发作前可能有各种先兆症状（如恶心、发热感或不真实感）。
- 部分患者在特定的刺激和诱发因素（睡眠剥夺、戒酒、药物、光刺激、过度换气、发热）下，会出现癫痫发作。

9.1.1 癫痫的分类

癫痫可根据以下几个标准进行分类（**表 9.1**，**表 9.2**），包括：

- 依据病因学分类，如：
  - “原发性/特发性”= 遗传性；
  - 症状性 = 结构性或代谢性；
  - 不明原因 = 原因不明的。
- 依据起病年龄分类，如：

表 9.1 癫痫的分类

曾用术语	现行术语
特发性的	– 遗传性 根据目前的观点，癫痫是一个或多个已知的或可能的基因变异的直接结果。癫痫发作是遗传性疾病的主要表现
症状性的	– 结构性或代谢性 患者患有一种完全不同的病症或疾病，经研究证明，这种疾病与癫痫发病风险显著升高有关，或者在大脑中有明显可识别的、已知可致癫痫发作的结构性变化
隐源性的	– 不明原因的 “病因不明”是一种中性称呼，指的是到目前为止还无法确定患者癫痫的潜在病因的性质

引自 Diener HC, Weimar C, Berlit P, et al. Leitlinien für Diagnostik und Therapie in der Neurologie. Stuttgart: Thieme; 2012.

- 儿童或青少年癫痫；
- 成人癫痫；
- 晚期癫痫（30 岁及以上，总是有器质性疾病的病因）。

– 癫痫发作最频繁时的状态，如：
- 睡眠性癫痫；
- 觉醒性癫痫。

– EEG 定位相关的不同放电部位，如：
- 全身性癫痫；
- 局灶（部分）性癫痫。

– 最后是依据每次癫痫发作的临床特征。国际抗癫痫联盟最近制定并修订了癫痫发作不同临床类型的命名方法，见**表 9.2**。因为较老的系统仍在广泛使用，为了完整起见，该表包括较老的和较新的两种命名法。**表 9.1**（癫痫的分类）也包括两种分类方法的术语。

9.1.2 疑似癫痫发作的临床处理

病史采集和体格检查　详细的病史对于癫痫的诊断及其与其他非癫痫性疾病的鉴别至关重要（见后）。由于患者通常会因癫痫发作而不能回忆该过程，如果可以的话，还应该从目击者那里获得对癫痫发作过程的描述。**表 9.3** 总结了需要问的问题。癫痫发作的视频录像也是病史中非常有用的一部分，对鉴别诊断也非常重要。患者的家人可以用智能手机轻松记录发作期的视频。癫痫发作时眼睛的位置尤其具有差异性（**图 9.1**）。在进行体检时，医生应特别注意以下几点：

– 任何证明癫痫发作的体征。

– 任何可能引起癫痫发作的神经系统或系统性疾病的征象（**表 9.4**）。

一般诊断　如果临床结果表明出现了癫痫发作，应进行一系列实验室检验和辅助检查。这些都是对每个疑似癫痫病例的初步评估的一部分，主要用于发现或排除抽搐症状发作的原因（**表 9.5**）。

一般治疗　如果在临床特征和进一步检查的基础上做出明确的癫痫诊断，就必须给出合适的治疗方案。症状性癫痫应给予对因治疗；此外，癫痫发作

表 9.2 国际抗癫痫联盟提出的癫痫发作类型分类

曾用术语	现行术语
部位相关的（局灶性，部分性）癫痫发作	*局灶性癫痫*
– 单纯局灶性（单纯部分性） · 局灶运动性发作 · 先兆 · 自主神经 – 复杂局灶性（复杂部分性）发作，精神运动性发作 – 继发全面性发作	与癫痫发作损伤相关的局灶性癫痫的特征： – 不伴意识或注意力的损害 ·有明显的运动或自主神经损害（见章节 9.3.1，**表 9.9**） · 只有本体感觉、特殊感觉或精神异常（**表 9.9**） – 伴有意识或注意力损害：认知障碍型 – 进展为双侧抽搐发作（有强直、阵挛或强直 – 阵挛部分）
全面性发作	*全面性发作*
– 强直 – 阵挛（大发作） – 失神发作 – 肌阵挛 – 阵挛 – 强直 – 失张力（无动性）	– 强直 – 阵挛（以任何组合形式） – 失神发作 · 眼睑肌阵挛伴失神发作 · 典型 · 不典型 · 伴特殊姿势 · 肌阵挛性失神发作 – 肌阵挛 · 肌阵挛 · 肌阵挛 – 失张力 · 肌阵挛 – 强直 – 阵挛 – 强直 – 失张力
未分类的癫痫发作	*起源不明的癫痫发作*
—	癫痫样痉挛

引自 Diener HC, Weimar C, Berlit P, et al. Leitlinien für Diagnostik und Therapie in der Neurologie. Stuttgart: Thieme; 2012.

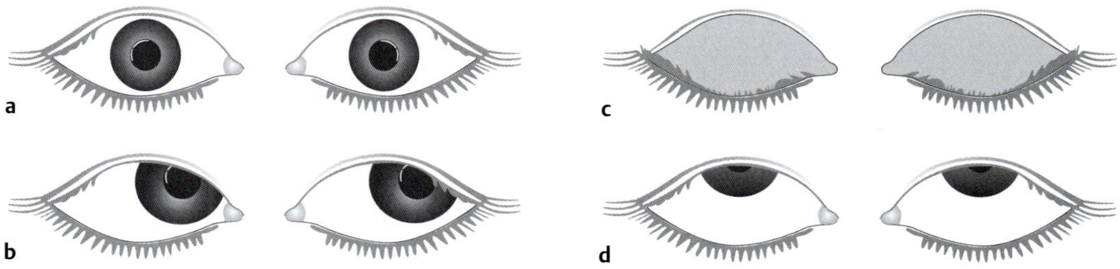

图 9.1 癫痫发作和癫痫样发作时的眼位。a. 颞叶癫痫。b. 颞叶外侧癫痫。c. 心因性非癫痫发作。d. 晕厥（引自 Diener HC, Weimar C, Berlit P, et al. Leitlinien für Diagnostik und Therapie in der Neurologie. Stuttgart: Thieme; 2012.）

表 9.3 病史采集

疑似癫痫发作后要询问的问题	
关于这次发作	– 先兆症状? – 能否回忆? – 意识丧失? – 癫痫发作时眼睛睁着还是闭着? – 醒来的方式（快速还是缓慢）? – 发作后疲劳? – 是否受伤? – 舌咬伤? – 是否伴有尿失禁或大便失禁? – 可能的诱发因素?
既往史	癫痫的家族史?
	过去有可能导致大脑损伤的事件吗? – 围生期损伤（左利手、斜视、精神运动障碍）? – 脑膜炎、脑炎? – 头部外伤?
	之前有过意识障碍吗? – 童年高热惊厥? – 意识丧失? – 尿床（可能是由于夜间严重癫痫大发作）? – 朦胧状态? （重点询问部分复杂性癫痫和类似发作的情况）
	如果过去有过癫痫发作: – 第一次是什么时候? – 上一次是什么时候? – 频率? – 每次癫痫发作的特征? – 做过脑电图检查吗? 如果有，结果如何? – 服用了哪些抗癫痫药物? 用什么剂量? 是否按指示定期服用? 对癫痫发作有足够的效果吗? 有不良反应吗?

表 9.4 体格检查

对怀疑癫痫发作后的患者进行体格检查	
癫痫发作的证据	– 舌咬伤 – 小、大便失禁 – 结膜充血 – 外伤 – 骨折 – 肩膀脱臼
由潜在疾病引起癫痫发作的证据	– 体格检查发现神经功能缺损，有颅内高压征象（特别是视盘水肿），提示大脑有潜在的器质性疾病 – 精神状态异常（表明中毒或药物的作用） – 有引起癫痫发作潜在病因的系统性基础疾病（如代谢或内分泌疾病、心血管疾病可能引起前期的卒中发作）

表 9.5　实验室检查和辅助检查

对怀疑癫痫发作后的患者进行实验室检查和辅助检查		
癫痫发作的证据	实验室检查	肌酸激酶升高 血清催乳素水平升高（癫痫发作后几分钟）
由潜在疾病引起癫痫发作的证据	脑电图	如常规脑电图正常，特殊刺激性动作诱发的脑电图（如睡眠剥夺、过度换气）可能会有提示意义；此外，还可行长时程脑电图、视频脑电图、远程视频脑电图等检查
	颅脑影像学（检测或排除结构性病变）	– MRI：根据癫痫发作的类型，可以使用相应特殊的 MRI 序列 – CT：用于检测颅骨骨折或存在 MRI 禁忌证时
	腰椎穿刺 进一步实验室检查	如果怀疑有脑或脑膜炎症，根据临床怀疑和具体问到的病史情况，进行常规和特殊的检查

可以用一种或多种药物（抗癫痫药物，antiepileptic drugs，AEDs）进行对症治疗。并不是每一次癫痫发作都需要治疗，对于许多第一次癫痫发作的患者来说，只要没有严重的危险并且得到患者的同意后，最好的方法是观察，看看是否会再次出现同样的症状。是否使用药物治疗应因人而异，要适当考虑患者的性格、生活状况、职业、是否开车等。

注意

通常认为以下情况是癫痫用药指征：
- 两次或两次以上无诱因的癫痫发作。
- 已知存在颅内病变(致痫性结构病变、脑炎、脑出血、肿瘤等）的情况下发生一次或多次无诱因的癫痫发作。
- 脑电图上的典型痫性放电。
- 出现癫痫持续状态。

癫痫的一般治疗原则如下：
- 严格的患者教育。
- 避免诱发因素（有规律的睡眠习惯，不酗酒，不服用非法药物，谨慎使用处方药，避免使用闪光灯）。
- 原发疾病的治疗（如切除脑膜瘤）。
- 如需药物治疗，针对特定发作类型选择合适的药物（表 9.6）。
- 药物剂量应逐渐增加，直到癫痫得到控制或出现无法耐受的副作用。治疗过程中应警惕因剂量不足而导致的治疗失败。每位患者发生不良反应的阈值差异很大，必须超过或接近这个阈值，才能认为该药物无效。
- 对可能出现的不良反应进行严密随访，尤其在治疗初期应密切观察。
- 检查患者的依从性，如药物看起来无效时应检测血药浓度。
- 如果一种药物已给予最大剂量并且患者依从性良好，但确实对该患者无效，在切换另一种抗癫痫药物时应采用缓慢、重叠的方式进行。
- 只有在单一疗法治疗失败时才进行联合治疗。
- 当出现以下情况时应检测血药浓度：

表 9.6　不同癫痫类型分类的抗癫痫药物及其适应证

	Focal seizures	Generalized seizures			Special epilepsy syndromes of childhood		
	局灶性癫痫伴或不伴继发性全面性癫痫	原发性全面性强直－阵挛癫痫	失神发作	肌阵挛癫痫	West 综合征（点头子痫）	Lennox–Gastaut 综合征（肌阵挛性起立不能小发作）	Rolandic 癫痫（儿童和青少年的良性癫痫，脑电图有中央棘波）
一线用药	卡马西平	拉莫三嗪	丙戊酸钠	拉莫三嗪	丙戊酸钠	丙戊酸钠	卡马西平
	拉莫三嗪	左乙拉西坦		丙戊酸钠	氨己烯酸		舒噻胺
	奥卡西平	托吡酯					
	托吡酯	丙戊酸钠					
	丙戊酸钠						
二线用药	氯硝西泮	苯巴比妥	乙琥胺	氯硝西泮	ACTH	ACTH	丙戊酸钠
	加巴喷丁	去氧苯巴比妥	氯硝西泮	乙琥胺	氯硝西泮	卡马西平	苯妥英
	苯巴比妥		拉莫三嗪	左乙拉西坦		氯巴占	
	苯妥英		托吡酯	去氧苯巴比妥		非尔氨酯	
	去氧苯巴比妥					苯妥英	
	噻加宾						
三线用药	拉莫三嗪＋丙戊酸钠	丙戊酸钠＋氯硝西泮	丙戊酸钠＋乙琥胺	丙戊酸钠＋氯硝西泮	拉莫三嗪＋左乙拉西坦	丙戊酸钠＋拉莫三嗪	—
	拉莫三嗪＋左乙拉西坦	丙戊酸钠＋托吡酯	拉莫三嗪＋托吡酯				

缩写：ACTH，adrenocorticotropic hormone，促肾上腺皮质激素

· 怀疑患者依从性差；
· 怀疑药物不良反应；
· 怀疑药物的相互作用，特别是涉及肝酶诱导的药物；
· 已经很高的用药剂量，还需进一步增加药物剂量；
· 涉及法律的问题，尤其是驾驶许可相关的问题。

– 停用抗癫痫药的原则：患者应至少 2 年无癫痫发作；脑电图应无典型的痫性放电；一般来说，在几个月内逐渐减停（尽管还没有证明这种方式的必要性）；必须明确告知患者和家属可能在减量期或减量后复发癫痫发作。

– 如果局灶性癫痫发作的患者在使用两种抗癫痫药后仍有癫痫发作，应尽早考

虑手术。

- 对难治性局灶性或全身性癫痫患者，通过电刺激迷走神经的方法可降低癫痫发作频率。

表 9.6 概述了目前可用的主要抗癫痫药和每种抗癫痫药物的适应证。成人癫痫患者实用治疗流程如**图** 9.2 所示。

临床提示

当患者是育龄妇女时，要注意某些抗癫痫药（如丙戊酸盐）可能会致畸，应告知服用抗癫痫药的妇女需要同时采取有效的避孕措施。此外，还应注意某些抗癫痫药 可能与激素类避孕药物有相互作用。

9.2　全面性发作

要点

原发性全面性癫痫发作同时发生在双侧大脑半球；也就是说，它们从一侧大脑半球迅速扩散到另一侧大脑半球，以至于颅外记录的脑电图显示，从癫痫发作开始，就有广泛的双侧癫痫样放电。局灶性癫痫也可继发全面发作（见章节9.3）。全面性癫痫发作通常伴有明显的意识障碍，通常也会出现肌肉张力变化，表现为身体两侧重复的不自主运动（肌阵挛或阵挛，**表** 9.1）。在全身肌阵挛（即四肢同时出现肌阵挛）癫痫中，可能不出现意识障碍，如额叶癫痫。

下面的内容简要介绍了最常见的临床发作类型。

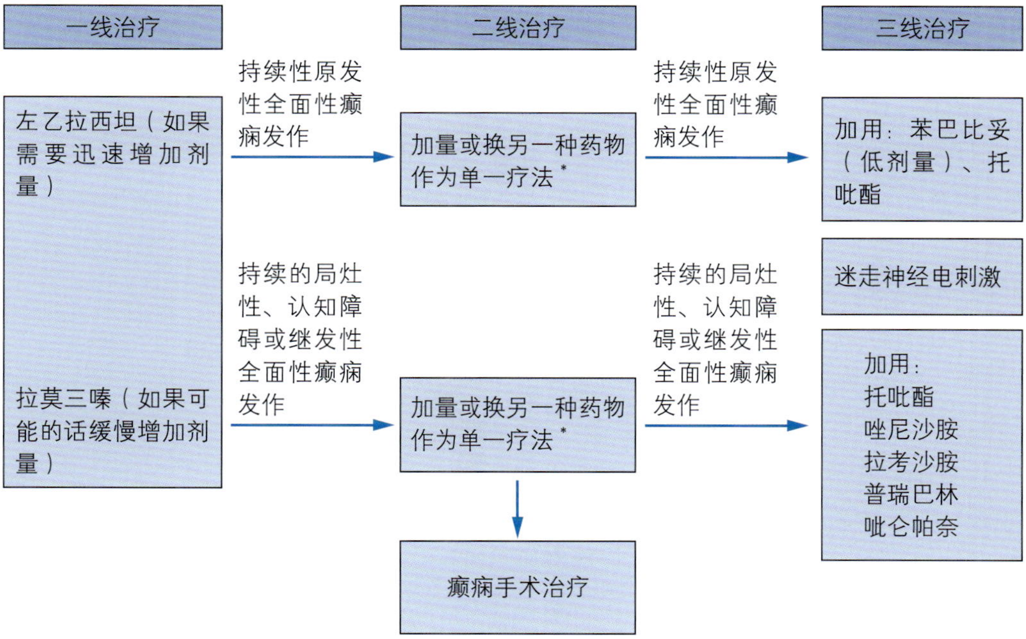

图 9.2　成人癫痫患者的实用治疗流程。* 选择的药物见于**表** 9.6

9.2.1 强直阵挛发作（早期称为“癫痫大发作”）

发病机制和病因　全面性癫痫可能是由遗传（特发性）因素引起的，也可能由结构异常（脑组织局部病变，局灶性癫痫继发全面性发作）或代谢障碍所致。少数患者的病因通常可以通过病史、体格检查、影像学检查、实验室检查结果和脑电图（EEG）检查结果来确定，但多数情况下难以找到确切的病因。事实上，现在认为所有的癫痫发作都是局灶性起源；所谓原发性全面性癫痫是指从一侧大脑半球迅速扩散到另一侧大脑半球的癫痫发作，颅外脑电图显示从癫痫发作开始就有广泛的双侧癫痫样放电。

临床提示

尽管如此，在临床上区分原发性和继发性全面性癫痫发作是很重要的，因为一些对继发性全面性癫痫发作非常有效的药物可能会使原发性全面性癫痫发作的症状加重（如苯妥英或加巴喷丁）。

临床特征　全面性癫痫发作是一种视觉冲击比较明显的运动障碍性疾病，临床最常见且通常非为专业人士所熟悉。癫痫发作通常在发作先兆（见章节 9.1）和喊叫后出现，随后出现意识丧失，通常还会伴有摔倒。同时，还会出现强直性痉挛，表现为四肢伸直、躯干和头部过伸。患者通常睁着眼，直直地盯着前方；10~20 秒后，患者的全身肌肉会出现有节律的阵挛性抽搐。这个过程会伴面部发紫、口吐白沫，可能还会出现舌咬伤和小便失禁。抽搐持续约 1 分钟（在目击者看来可能会更长），随后进入深度无意识的阶段，再经过几分钟过渡到意识混乱和嗜睡状态（后期朦胧状态），最后恢复正常意识。在全面性癫痫发作的后期，还可出现明显的心血管系统抑制现象，在某些情况下会出现心搏骤停。

患者可能记得发作先兆，但对癫痫发作期间完全不能回忆。癫痫发作后，患者会感到疲劳和肌肉疼痛，有时可见舌侧咬伤和巩膜下出血（**图 9.3**）。全面性癫痫发作的其他伴随症状包括尿失禁和大便失禁，以及与跌倒相关的损伤，如肩脱位、脊柱或其他骨折。

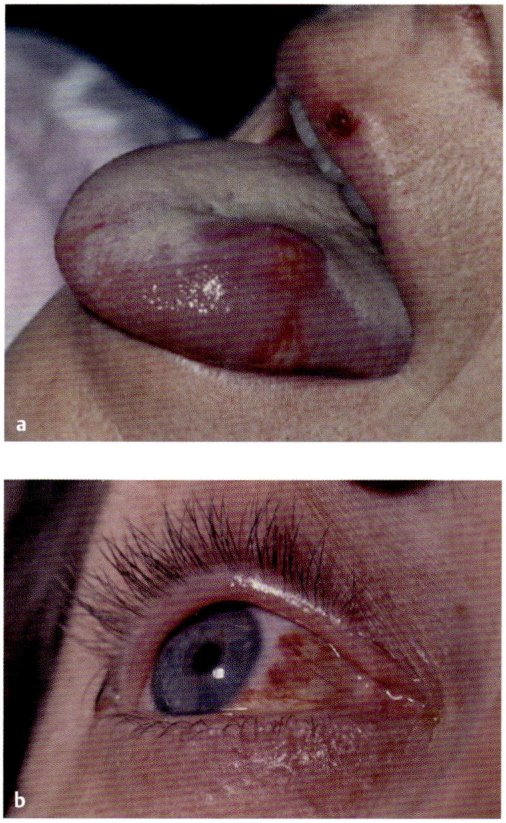

图 9.3　全面性强直阵挛癫痫后的临床特征。a. 舌咬伤。b. 巩膜下出血

诊断评估 脑电图（即使是间期记录，即在发作之间的时间内记录）可能表现为所有导联的同步、全面的棘慢波的典型模式（**图 9.4**）。

治疗 针对全面性癫痫发作的首选药物是拉莫三嗪、左乙拉西坦、托吡酯和丙戊酸盐（**表 9.6**）。

9.2.2 失神发作（早期称为“癫痫小发作”）

失神发作通常见于儿童和青少年，属于原发性全面性癫痫发作，出现简短的意识障碍，但没有意识丧失。

病因 像许多其他种类的儿童癫痫一样，失神发作是由遗传因素引起的。

临床特征 该种类型的发作中，运动异常并不常见，即使有的话也非常轻微（如眨眼、自动动作、失张力、短暂的阵挛）。在最单纯的失神发作类型中，尤其是学龄儿童的小癫痫，其发作过程似乎不过是短暂的白日梦：孩子眼神呆滞，同时有向上注视、眨眼，可能有伸舌、努嘴或拉扯衣物等动作。这种类型的活动被称为小自动症。整个过程持续不超过几秒钟。失神发作通常每天发生数次。进行体格检查时可通过让患者过度换气来诱发失神发作。

诊断评估 脑电图显示为双侧对称同步 3Hz 的棘慢复合波节律性爆发，可为过度换气诱发（**图 9.5**）。

治疗 治疗失神发作的首选药物是丙戊酸盐和拉莫三嗪，乙琥胺是第二选择。

预后 约 1/4 的患病儿童在青春期后不再发作，其余约 3/4 的患者会出现癫痫持续发作。这些持续性失神发作的患者中有一半左右会继续发展为严重癫痫发作。

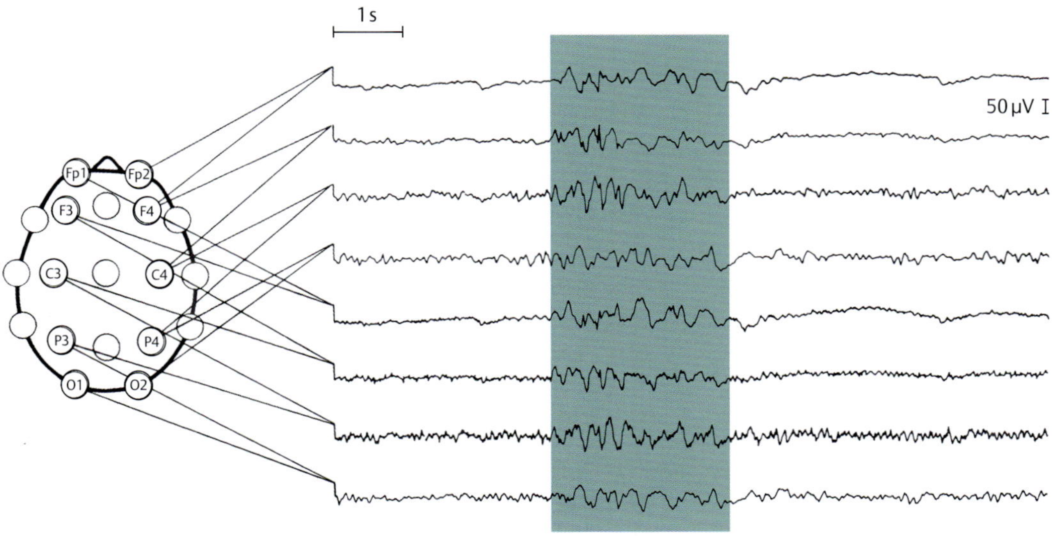

图 9.4 原发性全面性癫痫患者的间歇期脑电图。在所有导联中，会突然同时爆发阵发性、全面性、部分非典型的棘波和慢波

9.2.3 儿童癫痫的非典型失神发作和其他类型的癫痫

其他类型的儿童癫痫见表 9.7。

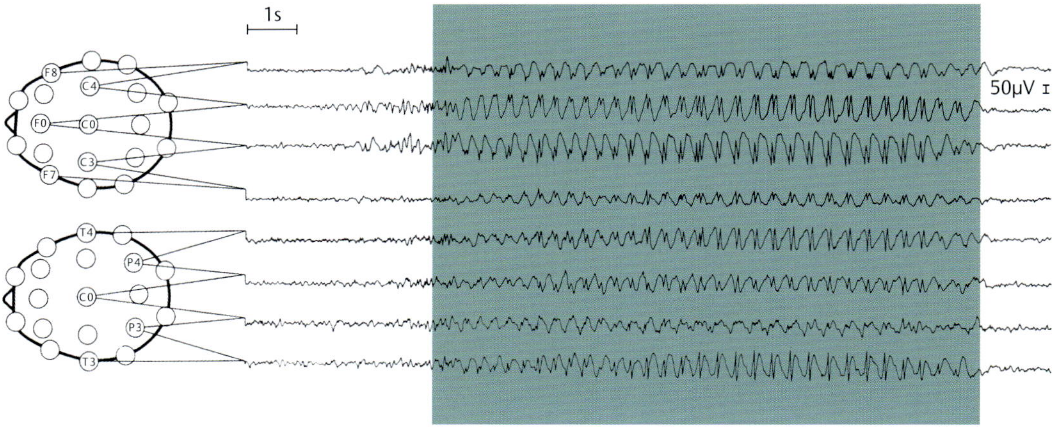

图 9.5 失神发作患者的脑电图，显示过度通气诱发的 34 Hz 的全面性棘慢波

表 9.7 主要或仅影响儿童的癫痫类型

癫痫类型	好发年龄	特点	备注与描述
West 综合征（婴儿痉挛症，点头子痫）	0~1 岁	摇摆和点头的动作，躯干抽搐，手臂前伸	多见于脑损伤和精神发育迟滞的儿童。典型脑电图表现为高度节律失常（不规则的高 δ 波，夹杂不同步的短棘波）
高热惊厥	0~5 岁	发热时的全面性发作	后来发展为真正的癫痫并不罕见
肌阵挛性起立不能小发作（Lennox-Gastaut 综合征）	0~8 岁	肌肉张力的变化（从点头到瘫倒和跌倒），非常短暂的意识丧失	见于男孩，常伴有强直性癫痫发作
典型失神发作	0~13 岁	短时间的意识丧失，很少出现跌倒；偶尔有轻微的运动现象（如抓衣服），双眼放空。一天内可发作多次，可因换气过度诱发	有时与癫痫大发作（混合性癫痫）有关；脑电图典型表现为 3Hz 的棘 – 慢波模式（图 9.5）
肌阵挛性癫痫	10~20 岁	不规律的摇摆抽搐，多于觉醒后出现，没有意识丧失	随后常出现癫痫大发作
儿童和青少年良性局灶性癫痫	0~20 岁	通常在睡眠时出现局部抽搐；患者清醒时癫痫发作不伴意识丧失；约三分之一的人还有全面性癫痫	有多个亚型；典型的脑电图为双侧中央颞部棘波；预后好，可自行缓解

9.3　局灶性（部分性）癫痫

要点

局灶性癫痫由大脑的局灶性病变所致，影像学检查可能能检测到，也可能检测不到。癫痫发作的具体表现与病变部位相对应。与原发性全面性癫痫发作不同（原发性全面性癫痫发作通常出现意识障碍），局灶性癫痫发作可在患者保持完全清醒的情况下发生（早期术语为“单纯部分性癫痫发作”）。然而，局灶性癫痫也可能涉及意识障碍（早期术语为“复杂部分性癫痫发作”，当前术语为“认知障碍性癫痫发作”）。在癫痫病灶处产生的不协调的神经活动可能扩散到更广泛的大脑区域，从而诱发继发性全面性强直阵挛性癫痫。在这类患者中，初始局灶期可能非常短暂，在临床并不总能被识别。

图 9.6 展示了不同脑区病变引起的局灶性癫痫的临床特征。局灶性发作的主要类型将在本节的其余部分详细描述。

9.3.1　不伴意识改变的局灶性癫痫发作

没有任何意识改变的局灶性癫痫发作（即单纯部分性癫痫发作）可以是纯运动性、感觉运动混合性或纯感觉性（本体感觉或特殊感觉）发作。该类型的癫痫发作只有在继发为全面性发作后才会出现意识障碍。

不伴意识改变的局灶性癫痫有多种类型：

- 可能会有身体一侧的局灶性抽搐，或身体某一特定区域突然出现感觉障碍。局限于一个非常小的区域（如一只手）并持续很长时间（数小时或更长时间）的局灶性抽搐称为部分性癫痫持续状态（Kozhevnikov 型综合征）。
- 在 Jackson 癫痫发作中，运动（或感觉）现象迅速扩散到整个同侧半身体（“Jackson 式行进”）。
- 如果致痫灶在中央前回或辅助运动区，则发作将为反向型：患者的头和眼睛强直地转向病灶对侧，而另一侧的手臂则被动抬高。
- 如果致痫灶在视觉或听觉皮层或相邻区域，发作可能始于听觉或视觉现象，甚至是风景图像，发作中也可能包括这些内容。

诊断评估　通过临床特征和脑电图检查结果可明确癫痫发作的病灶性质或其病灶来源（继发性全面性癫痫发作的情况下）。脑电图检查可以显示在致痫灶的局部性癫痫活动（**图 9.7**）。

治疗　治疗局灶性癫痫的首选药物是拉莫三嗪和左乙拉西坦。如果需要迅速增加剂量，则首选后者。

9.3.2　伴意识改变的局灶性癫痫发作（早期术语，“复杂部分性癫痫发作”；当前术语，“认知障碍性癫痫发作”）

典型的此类发作见于颞叶癫痫（但不是唯一的）。由于这些癫痫包括意识改变，通常还有自动症，在早期的文献中也被称为“精神运动性癫痫”。

病因　伴有意识改变的局灶性癫痫最常见的原因是围生期缺氧或炎性损伤（颞内侧硬化或海马硬化）。其他原因包括先天性发育异常（如海绵状瘤和神经母细胞迁移障碍）。

临床特征　局灶性认知障碍性癫痫表现为伴有注意力改变或意识受损的感觉、行为和自主神经异常，如**表 9.8** 所示。

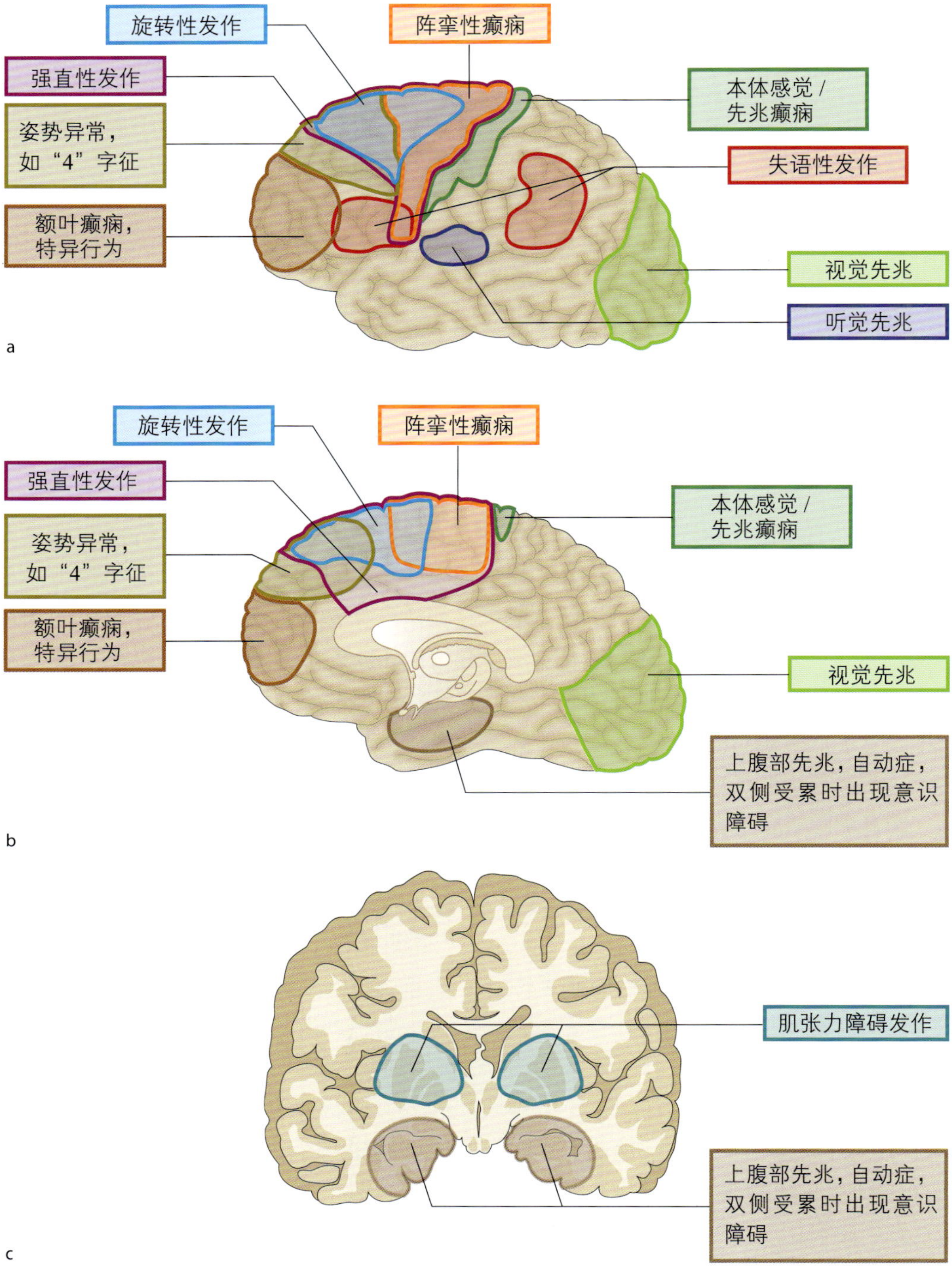

图 9.6 局灶性癫痫发作的分布。a. 左半球侧面图。b. 右半球的内侧视图。c. 双侧半球的冠状位视图

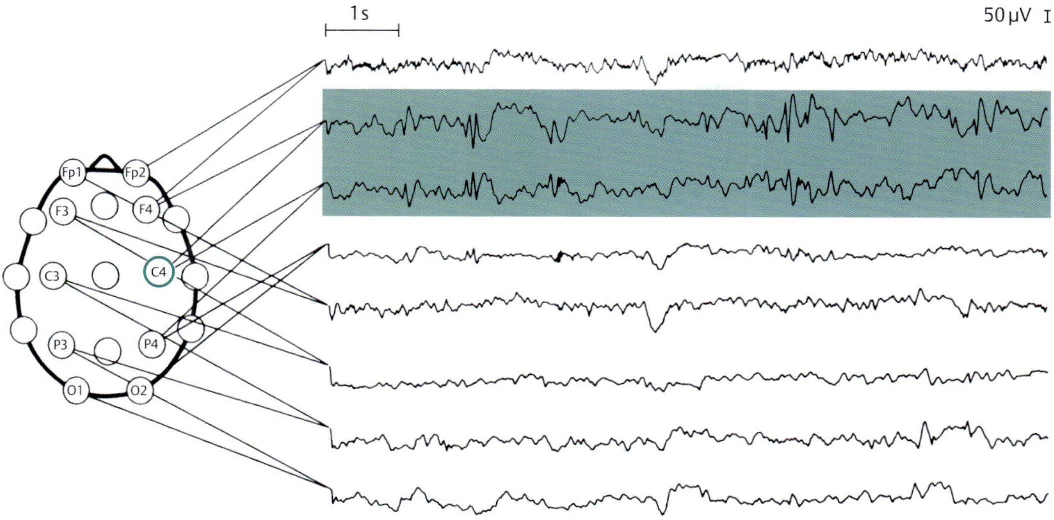

图 9.7 局灶性癫痫发作时的脑电图。右图中央导联可见癫痫样信号，有棘波、尖波和慢波。导联 C4 处的位相倒置（即峰电位出现表面最大负性电位的位置）

9

表 9.8 伴或不伴意识障碍和 / 或注意力改变的局灶性癫痫的临床特征

分类	临床特征	备注
感觉异常	头晕，本体感觉现象（麻木，刺痛），视觉现象（闪光，亮点或形状，变形*），听觉现象（噪音，音调改变，异常声音），异常味觉，难闻的味道	钩回症状（主要是嗅觉或味觉）
自主神经异常	瞳孔扩大，气短，心悸，出汗，面色潮红，鸡皮疙瘩，恶心，流涎，口干，饥饿，尿急，腹部不适感觉	通常有从胃到喉的上升感（患者通常用手向上来向医生演示）
行为和精神运动表现	创伤性经历、不真实或陌生的感觉、强迫思考、似曾相识感（事实上是不正确的感觉，认为之前经历过当前的经历）和似不相识感（本来很熟悉的事物，突然之间不认识了）、情感障碍（毫无根据的焦虑或愤怒）、结构性幻觉、对时间的感知改变	—
朦胧状态	自动的、半自主但不适当的行为，如挑选衣服，无意义地移动物体等等（朦胧发作）；持久的、半自主的复杂行为，甚至可能涉及长途旅行（朦胧状态，神游症）	不能回忆这些状态
颞叶晕厥‡	昏倒，通常紧接上述现象之一，只有短暂的无意识	不会突然摔倒
精神运动持续状态性癫痫	以上现象持续时间很长或反复发生，其间不完全恢复	少见

* 视物变形是对环境的一种扭曲的视觉感知，包括视物显小症（东西看起来小）、视物显大症（东西看起来大）、畸形视症（东西看起来变形）和视物显远症（东西看起来很远）

‡ 译者注：这个术语在国内罕见，在目前的神经病学领域也颇具争议。患者脑电图可见颞叶的痫性放电，但患者临床只表现为短暂意识丧失。该病名称最早于 1960 年提出，目前多指由颞叶癫痫所致心搏骤停，进而导致的晕厥，是严重的颞叶癫痫并发症

具体患者的临床特征，取决于致痫灶的准确位置和癫痫活动的扩散模式。致痫灶在钩回的患者会有幻嗅和幻味，或者如平时所说的称为钩回发作，这通常是由颞叶占位性病变引起的。

典型病例

一位患者突然出现一种奇怪的与周围环境的距离感：一切似乎都变得很遥远，不真实，就像做梦一样。同时，他的胃里有一种奇怪的感觉，从胃上升到喉。他偶尔还会心悸或气短，经常感到焦虑，这种焦虑可能是潜在的，也可能是非常强烈的。有些时候，他的意识受到了更严重的影响：他茫然地盯着前方，做出咀嚼和吞咽的动作，发出呕吐的声音，无法回答问题。他撕扯着自己的衣服，漫无目的地做着动作，有时还会摔倒。每次发作通常持续 1 分钟或几分钟，有时也会持续更长时间。

诊断评估　这种类型的癫痫通常可以根据其典型的临床发作过程来判断。脑电图显示颞叶的慢波或棘波，但是在发作间期脑电图通常是正常的。

治疗　治疗伴意识障碍的局灶性癫痫的首选药物是卡马西平、奥卡西平、拉莫三嗪、左乙拉西坦、托吡酯和丙戊酸盐。

9.4　癫痫持续状态

要点

“癫痫持续状态”指的是持续的、不间断的癫痫发作或多次连续发作，其间没有完全恢复。全面性癫痫持续状态的患者在癫痫发作期间无意识恢复，因为有呼吸并发症（误吸）和后续缺氧性脑病的危险，是一种危及生命的急症。

目前癫痫持续状态的定义如下：

- 全面性强直－阵挛性发作持续 5 分钟以上。
- 局灶性癫痫或失神发作持续至少 20 分钟。

在失神发作状态下，患者不是失去意识而是意识混乱，并且有不适当的行为。根据脑电图可以做出诊断。

在临床上，低血糖可表现为癫痫持续状态。

伴有意识和注意力改变的局灶性癫痫持续状态，即认知障碍性（复杂部分性）癫痫持续状态，可能被误诊为是急性精神病发作。

治疗　对继发性全面性癫痫持续状态，应先用维生素 B 和葡萄糖静脉注射治疗，然后应用大剂量苯二氮䓬类药物（如劳拉西泮、氯硝西泮或地西泮静脉注射），随后静脉应用苯妥英、丙戊酸盐或左乙拉西坦。如果癫痫活动在 30 分钟内没有停止，必须行插管和辅助通气，并用巴比妥类药物如硫喷妥钠或丙泊酚进行全身麻醉（**表 9.9**）。氯硝西泮 2~4 mg 静脉注射，对部分性癫痫持续状态和精神运动状态有效。

9.5　非痫性发作性神经系统功能紊乱

要点

由于癫痫发作的临床特征多样，鉴别诊断必然包括各种各样的情况。任何

表 9.9　全面性癫痫持续状态的治疗规则

治疗步骤	药物 / 治疗方式	剂量、给药途径、步骤
第 1 步	硫胺素（维生素 B1）	100 mg，静脉注射
	葡萄糖	40% 60 mL，静脉注射
第 2 步	首先使用苯二氮䓬类药物治疗:	
	– 劳拉西泮（Tavor）	2~4 mg，静脉注射
	– 地西泮（Valium，安定）	10~20 mg，静脉注射
	– 氯硝西泮（Rivotril）	1~2 mg，静脉注射
第 3 步	如癫痫持续发作，3~5 分钟内重复注射苯二氮䓬类药物	
第 4 步	苯妥英（苯妥英钠，苯胺脲）	750 mg，15~30 分钟内快速输注；然后 250~750 mg，24 小时内输注；300~400 mg/d，维持治疗
	丙戊酸钠	900 mg/30 min 快速输注 然后在接下来的 12 小时内注射 1 500 mg 然后以 1 200~1 500 mg/d 维持治疗
	左乙拉西坦（开浦兰）	快速输注 1 500~3 000 mg
第 5 步	如果给予苯妥英或丙戊酸盐后癫痫持续 30 分钟:	
	气管插管和辅助通气	（如果尚未给予该治疗）
	硫喷妥钠（Trapanal）[a]	100~200 mg，静脉注射 然后 50 mg 静脉滴注，同时脑电图监测，直至爆发 – 抑制节律[b]出现 然后 3~5 mg/（kg · h）（约 300 mg/h）至少 12 小时 在 12 小时或更长时间后尝试降低剂量
	丙泊酚（Disoprivan）[a]	1~2 mg/kg 静脉滴注，然后 2~10 mg/（kg · h）

[a] 在硫喷妥钠或丙泊酚治疗期间，应继续给予苯妥英、丙戊酸盐或左乙拉西坦。

[b] 爆发 – 抑制节律：脑电图显示在平坦的低波幅之间出现高波幅的波形

发作性意识丧失、运动功能障碍或跌倒，都可能是由癫痫发作或其他非痫性病因引起的。

非癫痫性发作性神经系统功能紊乱可分为以下几类：

– 非痫性心因性发作。
– 有短暂意识障碍和跌倒的偶发性障碍。
– 没有意识障碍的间歇性跌倒。
– 不伴跌倒的偶发性意识障碍。
– 间断性运动障碍。
– 间断性记忆下降和思维混乱。

9.5.1　非痫性心因性发作

10%~20% 的难治性癫痫发作的成人患者有分离性障碍，或用另一个术语表示——假性癫痫发作，通常发生在有人在场观察的情况下，具有指示性、诉求性特点。心因性癫痫发作的现象学与通常类型的癫痫发作的表现有明显的不同。

注意

与真正的癫痫病发作不同，非痫性心因性发作并没有刻板性，其症状和体征不是按特定的顺序出现的，而是没有任何明确的模式。肢体痉挛交替出现且不对称，患者通常张口、闭眼（**图 9.1**）且抗拒被动睁眼。

患者的不自主运动趋向震颤样（“正弦”），而不是有一个快速阶段和一个缓慢阶段的癫痫样过程。患者近端肌群活动增多，但没有特定的皮质代表区异常。脑电图正常。非痫性心因性发作是一种主观痛苦但没有器官损害的精神疾病，需要以行为导向的心理治疗。

9.5.2 有短暂意识障碍和跌倒的偶发性障碍

表 9.10 提供了对这些障碍的简要概述，包括伴有意识障碍的癫痫类型。

表 9.10 引起短暂意识丧失和跌倒的各种病因的临床特征

	“导致虚弱”	病因	诱发因素	前驱症状
晕厥	*体位性低血压（血管舒缩性晕厥）*		– 长时间站立 – 从卧位迅速转为站立位	– 打哈欠 – 耳鸣 – 黑蒙 – 感觉热 – 上腹部饱胀感
	– 慢性交感神经损害	– 多系统萎缩 – 脊髓痨		
	– 药物	– β– 受体阻滞药、利尿剂、降压药 – 左旋多巴		
	– 青少年 – POTS	– 可能是由于贫血 – 身体状态差 – 交感神经紊乱		
	反射性循环性晕厥（迷走神经抑制）			
	– 血管迷走神经性晕厥	– 过度换气 – 热、恐惧等	– 情绪紧张 – 疼痛	与体位性低血压相似（见上）
	– 吞咽性晕厥	– 舌咽神经痛	– 发作性 – 冷饮、咀嚼	
	– 颈动脉窦综合征	– 老年男性	– 颈动脉窦压迫	
	– 排尿性晕厥	– 男性 – 饮酒	– 站着小便	
	– 伸展性 / 蹲位晕厥	– 儿童 – 可能是故意行为	– 过伸 – 蹲位和加压	
	加压性晕厥（静脉回流不足）			
	– 咳嗽性 / 大笑性晕厥	– 肺气肿患者	– 咳嗽或大笑（Valsalva 动作）	—
	原发性心血管性晕厥			

（续表）

	“导致虚弱”	病因	诱发因素	前驱症状
晕厥	– 脑血管晕厥	– 锁骨下动脉窃血综合征	强体力活动（上肢）	– 恐惧 / 焦虑 – 通常毫无预兆
	– 心源性晕厥	– 先天性心脏畸形 – 心脏衰竭 – 心律失常[a]（阿 – 斯综合征）	– 可能会被情绪异常诱发 – 与姿势无关	
	呼吸影响癫痫发作			
	– 发绀会影响癫痫发作 – “苍白”影像癫痫发作	– 新生儿 – 学龄期儿童	– 愤怒 / 恼怒 – 恐惧 – 疼痛	—
跌倒发作	真正的反射性“前庭性”晕厥或跌倒（Tumarkin 综合征）	– 梅尼埃病 – 阵发性位置性眩晕	– 向前低头 – 伸长颈部 – 躺下	– 眩晕 – 恶心（偶尔）
	椎基底动脉间断缺血	– 老年患者 – 血管病危险因素 – 椎动脉和基底动脉狭窄和闭塞	– 头部转动（偶尔）	– 恶心 / 头晕 – 视觉障碍等
	女性晕厥跌倒	– 中年女性	– 只发生在走路时	– 无前驱症状
	猝倒	– 孤立的 – 在发作性睡病患者中	– 情绪紧张 – 大笑 – 恐惧	– 无前驱症状
癫痫	“颞叶晕厥”	– 精神运动性癫痫发作	– 情绪紧张（偶尔）	– 精神运动性先兆
	全面性癫痫发作	– 可能 1 天发作数次 – 任何年龄	– 睡眠剥夺 – 酒精	– 精神运动性先兆
	跌倒发作（肌阵挛 – 站立不能性癫痫）	– Lennox–Gastaut 综合征（儿童）	—	—
急性意识模糊	–TGA – 其他急性记忆下降	– 老年人 – 颞叶或额叶癫痫 – 创伤性脑损伤 – 合法或非法药物	—	—
心因性	– 不可抑制的跌倒（伴有假性意识障碍）	– 神经官能症 – 心理因素	– 其他人在场	—
	– 假性癫痫发作	– 可能发生在癫痫患者身上 – “补偿性神经官能症”		

缩写：POTS，体位性直立性心动过速综合征；TGA，短暂性全面遗忘

[a] 缓慢性心律失常（如Ⅲ° 房室传导阻滞），快速心律失常，特殊类型包括病态窦房结综合征（窦房结综合征）

晕厥

晕厥的定义是指伴有跌倒的一过性意识丧失，是由脑干网状结构的功能一过性丧失造成的，原因通常是短暂缺血和组织缺氧。晕厥可以与癫痫的运动现象有关，但通常不太明显，并且持续时间也比癫痫短。患者的眼睑呈闭合或半闭合状态，并且双眼上翻（**图 9.1**）。晕厥可由体位性、血管舒缩性或心源性病因引起。

体位性晕厥

体位性晕厥发生在患者从躺着或坐着的姿势站起来时，此时静脉血聚集在下半身而出现血压下降（低血压）。正常情况下，自主神经系统会对血压下降做出相应的反应，来保持血压稳定。然而，当循环调节障碍时，大脑灌注不足可引起晕厥。直立性晕厥的病因还包括青春期特发性血管舒缩异常、窦性心动过速引起的体位性低血压和体位性心动过速综合征。此外，体位性晕厥是许多神经系统和系统性疾病的伴发症状，包括多系统萎缩、自主神经性多神经病、低血容量和低钠血症等。

循环反射性晕厥

这是最常见的一种晕厥，也称为血管迷走神经性晕厥或神经心源性晕厥，是由反射性血管扩张和心动过缓引起的，见于紧张情绪（如看到血、焦虑）、环境过热、长时间站立或身体疼痛等情况。

> **注意**
>
> 反射性循环性晕厥通常会出现某些前驱症状，如晕眩、眼前发黑、面色苍白、突然大汗等，随后跌倒在地。

多数患者立即恢复清醒和定向力。

反射性循环性晕厥的亚型包括排尿性晕厥、吞咽性晕厥和伸展性晕厥（主要见于较年轻的患者，从蹲姿起身太快时发生）。颈动脉窦性晕厥比之前认为的要少见。

加压性晕厥

例如，由长时间咳嗽或大笑引起的加压性晕厥，是由于胸腔内的压力升高，经脊髓静脉系统传导至椎管内和脑室内，导致颅压升高；如果颅压超过动脉压，大脑循环就会停顿。如果这种情况持续几秒钟，患者就会失去意识、昏倒、肢体无力，从而停止咳嗽或大笑；然后血液循环迅速恢复，从而意识恢复。

心源性晕厥

心源性晕厥在老年患者中尤其常见。原因包括心律失常（Ⅲ° 房室传导阻滞、病态窦房综合征、心动过速）和其他类型的心脏病（如主动脉瓣狭窄、心房黏液瘤和伴有肺心病的慢性肺动脉高压）。肺栓塞也可引起晕厥。

“抽搐晕厥”

长时间的晕厥发作有时伴有短暂的阵挛性肌肉抽搐，可能会使晕厥发作与癫痫发作更难区分。

9.5.3　没有意识障碍的间歇性跌倒

所谓的跌倒发作是指患者没有缓冲地突然摔倒。在事件发生的过程中，患者意识是清楚的；然而事实上，部分患者可能在没有注意的情况下失去意识，但时间过短，导致其他人无法观察到。一些跌倒发作是由失张力性癫痫引起的，另一些是由基底动脉缺血引起的。隐源性跌倒发作曾在老年妇女中被描述过（“更年期性跌倒晕厥”）。颅底凹陷和颅颈连接处的其他结构异常也可引起跌倒发作。急性内耳功能紊乱也可引起前庭源性跌倒，如急性阵发性位置性眩晕和梅尼埃病。

9.5.4　不伴跌倒的偶发性意识障碍

某些代谢紊乱（如低血糖）和电解质紊乱（特别是低钠血症）以及内分泌疾病（甲状腺功能减退、甲状旁腺功能减退）可造成意识的间歇性损害。意识丧失也可能是手足抽搐后的表现，如在过度换气时出现意识丧失，进一步的临床特征包括 Chvostek 征（面神经叩击征）阳性、手指和口周感觉异常和强直性肌肉收缩（爪形手）。

9.5.5　不伴意识受损的间断性运动障碍

以下类型的异常运动必须与局灶性运动性癫痫进行鉴别：

- 局灶性重复性痉挛：例如，在面肌痉挛中，所有受面神经支配的肌肉以不规则的间隔时间同步收缩。抽搐和眼睑痉挛通常是单侧的。腭震颤由下橄榄核或中央被盖束的病变所致。肌阵挛通常无固定的定位。
- 发作性全身性运动功能障碍：例如，见于（通常是家族性的）发作性共济失调、阵发性舞蹈手足徐动症和运动困难、过度惊吓反应征（“惊吓症”）以及多发性硬化的所谓脑干强直发作（见章节 8.2）。

9.5.6　间断性记忆下降和思维混乱

即时和近期的任何记忆损害都会引起思维混乱，患者的行为和反应变得不恰当，其行为丧失逻辑性和正确性。

短暂性全面遗忘（Transient global amnesia，TGA）通常见于老年人。在几个小时的时间里，他们无法储存新的记忆；他们一遍又一遍地问同样的问题，但仍然有正常的运动功能和反应。TGA 会留下一段记忆空白。它是由于双侧海马或边缘系统的暂时性功能障碍造成的，原因目前尚不清楚。

急性思维混乱发作也可由颞叶或额叶癫痫发作、颞叶中部缺血、某些处方药（如苯二氮䓬类）或毒品的使用以及创伤性脑损伤引起。

第十章

睡眠和睡眠障碍

鼾者难眠

患者是一位50岁的主厨兼餐馆老板，在瑞士首都老城区的商场经营着一家颇受欢迎的餐馆，经常从清晨工作到深夜。在过去的几年里，繁重的工作和身边不断的诱惑导致他的饮酒量逐渐增加。他虽然已经很胖了，但体重仍在增长。他的员工很尊重他，喜欢他愉快、热情的态度。近几个月来，他们发现他变得容易烦躁和不耐烦，工作也做得越来越慢、越来越不专心，经常会出现饭菜烤焦或者汤里放过多的盐的情况。某天下午，工作人员甚至发现他在厨房的椅子上打盹儿。这种情况开始越来越频繁地发生。

患者自己很担心，就咨询了他的家庭医生，把餐馆里发生的尴尬事情告诉了他。当被问及睡眠习惯时，他说，最近几个月，他经常从睡梦中惊醒，发现自己浑身是汗，有一种从噩梦中醒来的感觉，但不记得做了什么梦。现在他每天早上起来都有头痛、口干，整天都觉得筋疲力尽。

睡眠会受到许多不同的干扰，入睡困难和夜间易醒是很常见的，睡眠行为异常和白天的困倦也经常会发生。全面采集病史不仅包括询问患者，还应询问其家庭成员，通常会揭示潜在的病因。然而，有时诊断只能通过进一步的评估来确定，包括多导睡眠监测（PSG，一种“睡眠检查”）、夜间血氧测定，以及用红外摄像机记录视频对患者进行睡眠观察。

他白天睡眠增多，有明显的严重睡眠障碍。家庭医生问了他的妻子一些问题，了解具体情况。她说，她的丈夫一直打鼾，在近2年，鼾声越来越大。最近，他经常在睡觉时出现暂时的呼吸停止，这使她非常担心。呼吸停顿通常持续几秒钟，然后是一声长叹，好像他在大口喘气。有几次，他呼吸停止的时间很长，她因为担心他会死而慌忙把他摇醒。

结合患者的症状和他妻子提供的明确病史，最终该患者诊断为睡眠呼吸暂停综合征。他的夜间血氧饱和度测定显示血氧下降多达每小时25次，有时甚至低于80%。医生建议他立即开始减肥并彻底戒酒，因为超重和酒精都会加重该病的发生。医生还告诉他不要平躺着睡觉。由于白天嗜睡，患者使用了双相气道正压（BIPAP）装置。起初他对它的耐受性很差，但后来他的症状明显改善，他便开始坚持使用。在BIPAP治疗成功的第一个晚上之后，他白天不再犯困。在接下来的3个月里，他减掉了8千克的体重。

要点

个体的睡眠时间需求是由基因决定的：每晚 4~11 小时不等，平均 7~8 小时。人体的“生物钟”有一个内在的“一天”，持续时间略长于 24 小时，需要外部刺激不断重置，来适应环境的昼夜循环。这一敏感过程可能会受到各种外源性因素和疾病的破坏，由此产生的睡眠障碍可根据其主要临床特征进行分类：睡眠时间和睡眠－觉醒周期异常、失眠、嗜睡、日间过度嗜睡和睡眠行为异常（异态睡眠）。

10.1 睡眠时间缩短与睡眠－觉醒周期异常

注意

患者表现为睡得太少、入睡太晚，或者醒得过早，通常是身体或心理的问题或生物钟（节律）的不正常影响入睡和/或保持睡眠的能力。

如果患者夜间睡得太少，最常见的原因很简单，就是患者的社会环境因素妨碍了充足的睡眠，病理性原因包括身体状况（如疼痛）、内科疾病、心理社会问题以及内源性的抑郁状态。这通常会导致入睡困难或难以保持睡眠状态，或两者兼而有之。

如果患者很晚才入睡，而且早上往往睡很长时间，那就是生物钟设置不正确，这被称为睡眠时相延迟综合征，在青少年中很常见。

10.2 失眠

要点

失眠症目前被定义为：患者发现自己睡眠不足，缺乏正常的睡眠恢复作用。失眠可能是一种原发性疾病，也可能是许多不同的环境情况和身心疾病的结果。不宁腿综合征（RLS）的患者会主诉四肢感觉异常，有不正常的活动冲动，通常会伴有入睡困难。

10.2.1 概述

失眠可分为入睡困难、睡眠维持障碍（在专业文献中常被称为“睡眠连续性障碍”）和早醒。即使在客观评估睡眠质量和持续时间似乎是充足的，但患者也可能主观上感觉睡眠不足。夜间睡眠不足会导致白天嗜睡、疲惫和抑郁。对失眠的评估应包括寻找导致失眠的外在因素（噪音、倒班工作、时差反应等）、身体和精神疾病以及影响睡眠的物质，如酒精、咖啡因、类固醇和兴奋剂（合法的和非法的）。

治疗 如果发现潜在的疾病，那么对失眠的治疗就要从对原发病的治疗开始。行为改变，如正确的睡眠卫生，消除外源性干扰，按时上床睡觉，使用放松技巧等，也是治疗的主要内容。也可以使用镇静剂，药物的选择取决于失眠的原因。苯二氮䓬类药物只能用于治疗急性失眠，而且使用时间不能超过数周，如因为考试临近而无法入睡的学生可以使用。

10.2.2 不宁腿综合征（Restless Legs Syndrome，RLS）

约 20% 的失眠患者有不宁腿综合征，主诉通常是入睡困难。

注意

RLS 患者会有一种移动双腿的冲动，这种冲动在晚上，尤其是当他们以放松的姿势坐着或躺着时最严重，这种冲动会随着精神或身体活动而改善。多数患者在坐着或躺着时确实会动一下腿。为了缓解症状，他们有时需要站起来四处走动。

流行病学 RLS 的患病率随年龄增长而增加；总体患病率为 5%~10%。女性患者约为男性患者的 2 倍。

病因和发病机制 原发性 RLS 通常是特发性的，也就是说找不到具体的原因。约三分之一的患者，特别是那些在年轻时发病的患者，有常染色体显性遗传的家族性疾病的特点。目前，已经在不同的基因位点上发现了该病的致病突变。

继发性 RLS 可能是由缺铁、肾功能不全、甲状腺功能减退、脊髓损伤、多发性神经病、怀孕或使用药物（合法或非法）引起的，后者包括抗精神病药物、止吐药物（多潘立酮除外）、三环抗抑郁药、选择性 5- 羟色胺再摄取抑制剂和摇头丸等。

RLS 的发病机制尚不完全清楚，似乎与多巴胺能和内源性阿片系统以及身体的铁代谢异常有关。

定义、临床特征和诊断评估 RLS 的诊断标准如下：

- 肢体有活动的冲动和不正常的感觉（如灼烧或刺痛感），症状主要位于（但不限于）下肢。
- 休息时（躺下、坐着）症状加重。
- 精神或运动活动（注意力集中、走动）时症状改善。
- 在晚上或夜间症状最重。

确诊标准：包括阳性家族史、夜间腿部的周期性活动（特别是在浅睡眠阶段），以及对多巴胺能药物治疗的反应。RLS 患者由于睡眠不足，可能会导致白天的疲劳感和易怒。特发性 RLS 患者的神经系统检查是正常的。

RLS 的诊断通常只基于临床特征。左旋多巴可用于确定其对多巴胺能治疗的反应性。其他的诊断评估主要是为了排除 RLS 的可能病因，包括：

- 实验室检查，如排除缺铁、肾功能不全或甲状腺功能减退。
- 肌电图和电神经学检查，用于发现或排除多神经病变。
- 多导睡眠图，可用于儿童 RLS 患者中，或者可以用于发现睡眠中有呼吸问题的患者。

鉴别诊断包括多神经病变、睡前肌阵挛、静坐不能以及所谓的腿痛动趾综合征。

治疗 治疗通常包括非药物措施，如心理治疗（分散注意力）、轻度运动，不喝咖啡和酒精，保持睡眠卫生等。如果 RLS 继发于其他疾病，就应该对原发疾病进行治疗，如补充铁或停止服用引起问题的药物。只有约三分之一的患者需要药物来治疗该综合征，首选药物是多巴胺激动剂，如罗匹尼罗、普拉克索和罗替戈汀，早期可以与多潘立酮联合使用以防止恶心（如有必要）。有时这些治疗会使病情恶化而不是改善（“症状增强”）。在这种情况下，可以使用抗惊厥药，如加巴喷丁、普瑞巴林或阿片类药物，如可待因或曲马多。无论有无脱羧酶抑制剂的左旋多巴，都比多巴胺激动剂更容易导致症状加重，因此很少用于治疗 RLS。

10.3　嗜睡症和白天过度嗜睡

要点

在导致白天过度嗜睡的疾病中，睡眠呼吸暂停综合征是最常见的，而发作性睡病－猝倒综合征可能是最令人印象深刻的。睡眠过多的一个经常被忽视的原因是抑郁或焦虑。如果睡眠过多患者被发现认知功能受损，那么潜在的痴呆可能是导致这两个问题的原因。

10.3.1　睡眠呼吸暂停综合征

临床特征　当患者于仰卧位睡眠时，鼾声很大，呼吸暂停每小时发生 10 次以上，每次至少持续 10 秒，有时长得惊人（1 分钟甚至更长）。尽管他们的床伴通常会发现患者睡眠呼吸暂停，但患者并不总是能意识到他们有睡眠问题。他们早起后会觉得休息不足，白天又经常睡着。这往往发生在白天补觉时，但也可能发生在患者工作时，造成频繁的尴尬和压力。这种不自觉的白天打盹儿通常对患者的身体恢复没有好处。患者经常会有晨起头痛，看起来心情低落，并且会有性欲减退；随着时间的推移，会出现身心异常。

男性患病率高于女性。多数患者肥胖，许多患者有高血压病。

诊断进展　初期评估可以应用各种商用的呼吸记录仪（如爱普灵）进行睡眠呼吸记录，如用简单的音频设备记录患者睡眠时的打鼾、呼吸和呼吸暂停情况，用智能手机进行筛查测试。单独进行睡眠时经皮血氧测量不够敏感，因为氧饱和度不会在每次呼吸暂停期间都下降。

视频多导睡眠图（图 10.1）、脑电图、心电图和呼吸记录相结合，可以在睡眠实验室中对睡眠和个体生理变量，以及睡眠期间的行为异常、活动和躯体姿势进行深度分析。多导睡眠图可用于区分睡眠呼吸暂停综合征与其他睡眠障碍，如异态睡眠或癫痫发作。

治疗　应根据患者个体的致病因素给予针对性治疗。对部分患者来说，某些简单的措施，如在睡觉时避免仰卧位（将患者的后背垫上）就能有效解决这个问题。另一个治疗方法是在夜间给予正压面罩通气，通常可显著改善患者的症状，方式包括持续气道正压、双水平气道正压通气（BIPAP）和自动调节压力通气（自动气道正压通气）。

肥胖－低通气综合征　患有肥胖－低通气综合征的患者还会出现白天嗜睡。该综合征的特征是肥胖（BMI>30 kg/m^2）、睡眠中缺氧、白天高碳酸血症，可与睡眠呼吸暂停综合征一起出现。

肥胖－低通气综合征在英语国家曾被称为匹克－威克综合征，它是以狄更斯小说《匹克威克外传》中的一个人物命名（不是塞缪尔·匹克威克本人，而是“胖男孩”乔）。

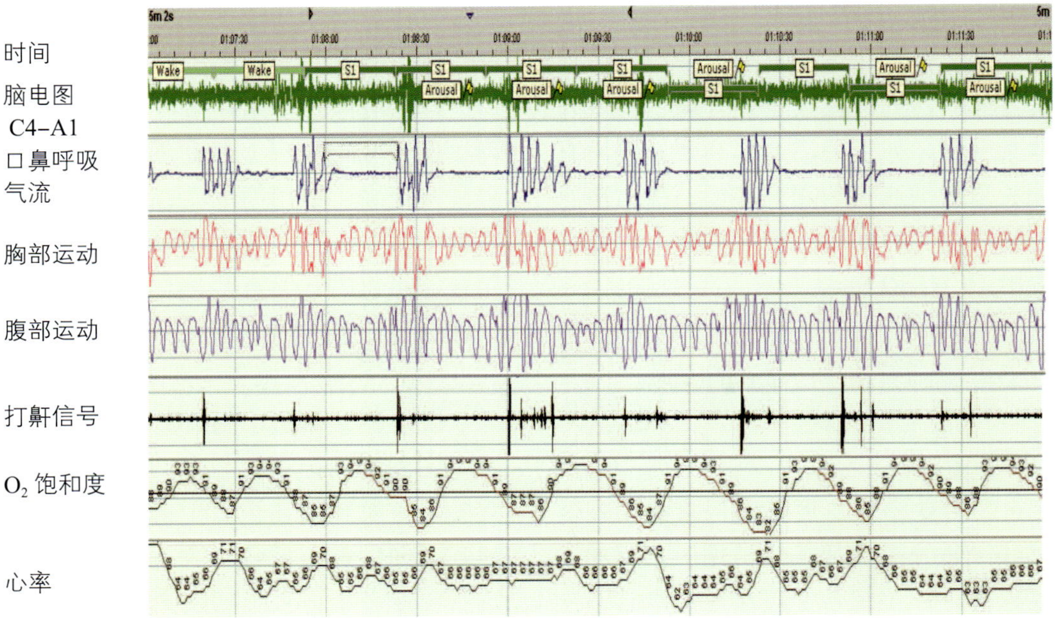

图 10.1 阻塞性睡眠呼吸暂停综合征：多导睡眠图

10.3.2 发作性睡病 – 猝倒综合征

流行病学　据估计，发作性睡病猝倒综合征的总体患病率约为 0.6%。

发病机制　发作性睡病猝倒综合征是由下丘脑中的下视丘分泌素相关细胞的丢失引起的，被认为免疫机制异常导致的，具有遗传易感性。

临床特征　典型表现为白天过度嗜睡与快速眼动睡眠中的各种现象结合在一起，并伴有矛盾性失眠。

在白天，患者会出现以下问题：

- 白天过度嗜睡导致难以抗拒的睡眠发作。患者白天会不由自主地入睡并在短时间内再次醒来，感觉休息好了。
- 白天不能小睡的患者会出现朦胧状态和自动行为。
- 突然的情绪激动——大笑、惊吓或其他情绪异常——导致肌张力的突然丧失（情感性失张力）并出现摔倒，称为猝倒发作。猝睡症发作的最初表现通常是无法解释的失张力性跌倒。肌张力丧失可能是全身性的，也可能是少数肌群短暂的、局灶性的张力丧失。

在夜间，患者会出现以下问题：

- 临睡幻觉，即在患者入睡时出现的幻觉（少数患者在醒来时出现的幻觉）。
- 梦魇，就是在睡眠时做的紧张、可怕、压抑的梦。
- 睡眠瘫痪，即醒来后短时间内无法动弹，可能只表现在部分躯体（如不能睁眼）。

在单症状型嗜睡患者中，约占 10%，唯一的异常是白天过度嗜睡伴有不可抗拒的睡眠发作。另一方面，猝倒也可能是发作性睡病 – 猝倒综合征的主要表现；在这种情况下，患者不会以白天嗜睡作为主诉，只有在被直接询问时，他们才会说他们有这种表现。

诊断评估　单症状型嗜睡只能在

辅助检查的帮助下诊断，特别是多次睡眠潜伏期试验和多导睡眠监测。脑电图异常有特征性：睡眠潜伏期非常短（官方阈值为 8 分钟，但实际潜伏期通常小于 5 分钟），入睡后仅几分钟就进入早期快动眼睡眠阶段（SOREM= 睡眠发生期快速动眼睡眠），并且快动眼睡眠与非快动眼睡眠和清醒频繁交替出现（**图 10.2**）。此外，95% 以上的发作性睡病患者有组织相容性抗原 HLA DQB1 × 0602。患有发作性睡病和猝倒症的患者脑脊液中下丘脑分泌素（食欲素）浓度较低。

鉴别诊断 **表 10.1** 列出了发作性睡病 – 猝倒综合征和睡眠呼吸暂停综合征的鉴别要点。

治疗 发作性睡病的治疗可以采用非药物措施，如睡眠卫生管理和应对策略。白天嗜睡可以用莫达非尼（Vigil）等药物缓解。猝倒发作可以用多种药物治疗，包括羟丁酸钠和某些抗抑郁药。

10.3.3 Kleine–Levin–Critchley 综合征

该综合征的特征是白天连续数小时的周期性睡眠，并伴有感知觉和行为障碍（暴食、性功能障碍，有时表现为其他自主神经功能障碍和异常的情绪行为），几乎只影响青少年男性。

10.3.4 其他引起白天疲劳和嗜睡的原因

患有暂时性睡眠不足者通常可以通过延长睡眠时间来纠正这个问题，否则，睡眠不足会导致白天疲劳、注意力不集中和嗜睡。外部环境，无论是与工作相关的还是与社会相关的，都可以是无法充足睡眠的常见原因。这种情况需要得到认识和纠正，因为长期睡眠不足会导

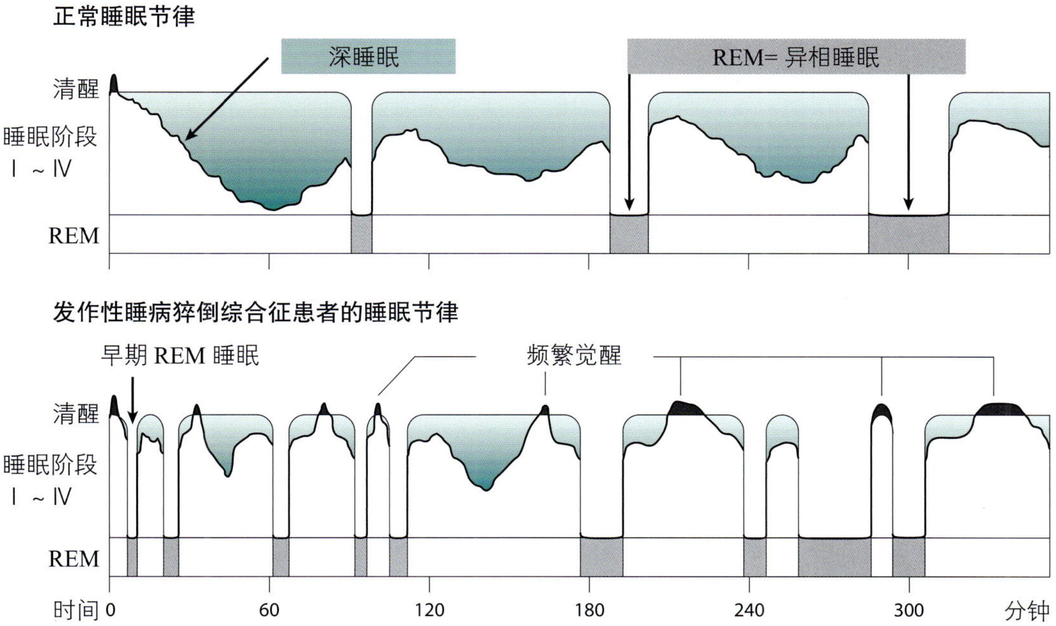

图 10.2 发作性睡病 – 猝倒综合征患者的睡眠节律（下）与正常睡眠节律（上）

表 10.1 发作性睡病－猝倒综合征与睡眠呼吸暂停的主要鉴别特征

方面		发作性睡病－猝倒综合征	睡眠呼吸暂停综合征
病史		– 通常在 10~30 岁发病	– 通常在中年或老年发病
白天睡眠		– 难以抗拒的，甚至在活动的情况下 – 患者事后感觉休息好了 – 也有觉醒不全状态和伴有自动症的朦胧状态	– 主要是在促进睡眠的情况下 – 患者感觉没有得到休息
夜间睡眠		– 经常被清醒期打断 – 梦魇 – 有时有睡眠瘫痪 – 患者通常在早晨感到休息得很好 – 没有头痛 – 通常有快速眼动睡眠期行为异常 – 通常难以保持睡眠	– 大声打鼾 – 呼吸暂停持续 10 秒以上（主要特点） – 血液中氧饱和度降低 – 有时有睡眠时心绞痛发作 – 患者在早上通常感觉没有休息好 – 头痛
其他特点		– 猝睡状态，如情感基调的丧失 – 临睡幻觉 – 没有认知功能下降	– 没有猝倒 – 偶有临睡幻觉和自动行为 – 某些病例可有（可逆性的）痴呆
临床特点	EEG/PSG	– 明显的嗜睡迹象 – 睡眠潜伏期短 – 早期进入快速眼动睡眠阶段 – 非快速眼动睡眠与清醒频繁交替	– 常有嗜睡迹象
	其他	– HLA–DQB1 × 0602 基因的组合 – 在发作性睡病伴猝倒中：CSF 下视丘分泌素（=“食欲素”）水平低	– 没有特殊的 HLA 类型

致新陈代谢改变、体重增加等。

白天的疲劳和嗜睡通常是由非器质性的、精神的或情绪的原因引起的。抑郁症和焦虑症患者的疲劳和嗜睡，通常与主观睡眠不足、感觉休息不好、疲劳和缺乏动力有关，即使患者在每个 24 小时内都睡得足够多。

10.4 睡眠中异常运动（异态睡眠）

要点

睡眠中出现异常运动也称为异态睡眠，相对常见。它涉及范围广泛，包括从生理现象（如单肢抽搐）到复杂的行为和严重的疾病（**表 10.2**）。

胳膊或腿的突然抽搐（“睡眠抽搐”）即睡前肌阵挛，是一种常见的无害现象。

当有以下情况出现时，应怀疑为夜间癫痫发作：在睡眠中出现有节律的、阵挛性的运动，而患者不能被唤醒；在睡觉时咬伤舌（可能表现为枕头上有血迹）；患者出现尿床但以前却没有这个问题；或者患者在早上感到四肢疼痛和/或头痛。

睡眠中的周期性肢体运动，包括足、足趾（类似巴宾斯基征），甚至是双腿

表 10.2 异态睡眠

睡眠阶段	异态睡眠
清醒，入睡	– 不宁腿综合征
入睡和早期睡眠阶段（阶段 I 和阶段 II）	– 睡前肌阵挛，感觉性发作（EHS） – 临睡幻觉 – 周期性腿部运动 – 磨牙症（磨牙） – 睡前摇头（有节奏的头部运动） – 梦呓（说梦话）
主要在前半夜时（深度睡眠和清醒；清醒障碍和觉醒障碍）	– 梦游 – 夜惊 – 惺忪怔忡
主要在后半夜时（快速动眼睡眠）	– 梦魇 – RBD – 丛集性头痛和睡眠性头痛 – 痛性勃起
接近清晨（既不是快动眼睡眠，也不是非快动眼睡眠）	– 心血管症状 – 气喘
觉醒阶段	– 觉醒期的癫痫 – 睡前幻觉（REM 睡眠） – 睡眠惯性 – 睡眠瘫痪（REM 睡眠，也发生在入睡阶段） – 夜间阵发性肌张力障碍
整个夜间	– 精神运动性癫痫，额叶癫痫 – 尿床（遗尿） – 小腿抽筋

的重复抽搐，之前被称为夜间肌阵挛。约 80% 的 RLS 患者都有此类动作，在帕金森病和发作性睡病患者中也很常见。健康老年人也会出现这种现象。

睡前摇头是入睡前和睡眠中有节律的头部运动，通常见于精神发育迟滞的儿童，在成人中比较少见。睡前摇头需要与夜间癫痫发作相鉴别。

尿床（遗尿）通常是由于儿童和青少年夜尿控制的发展延迟从而出现自发排尿，很少是由需要治疗的器质性疾病引起的。

尿床有时与梦游同时出现（梦游症）。

梦游、夜惊症和惺忪怔忡都发生在患者从深度睡眠中醒来时，被认为是由于大脑处于游离状态，在这种状态下，运动中枢已经处于清醒和活跃状态，而负责记忆和控制的脑区仍处于睡眠状态。发生梦游时，患者是自己起床的；在惺忪怔忡中，患者则会短暂地坐起来，并看起来很困惑。夜惊症是指持续约 10 分钟的哭泣和尖叫等强烈恐惧的表达，主要见于儿童。夜惊发生时，患者的眼是睁开的，但对外界刺激没有正常反应。

觉醒期的这些异常如果非常严重，可以用苯二氮䓬类药物（如氯硝西泮）减轻症状。

快动眼睡眠期行为障碍（RBD）患者的肌张力是保留的（即缺乏快动眼睡眠期的正常张力），通常发生在后半夜。多数患者为老年男性。特征是复杂的行为，通常具有攻击性或自残性，如四肢剧烈抖动，就像在做梦一样。该病需要视频多导睡眠监测进行诊断。RBD 通常是帕金森病、多系统萎缩或其他神经系统变性病的早期表现，在少数病例中发现了抗神经元抗体。致死性家族性失眠症是一种罕见的朊蛋白病（见章节 6.7.9），患者有进行性自主神经功能障碍，许多病例还有共济失调、构音障碍、肌阵挛和锥体束体征。

临床提示

睡眠异常运动（异态睡眠）的鉴别诊断应始终包括作为颞叶或额叶癫痫表现的夜间朦胧状态和自动症，特别是在白天出现类似表现或患者存在颞叶或额叶脑损伤时。

第十一章

多发性神经根病和多发性神经病

无力，风流的代价

一名23岁的男子度假回来几天后，出现了类似流感的轻微症状，包括喉痛和低烧。在症状完全消失的几天后，他感到足趾有轻微的刺痛感，并且有轻度的双下肢无力。第二天，他的双下肢无力非常明显，只能通过用上肢下推椅子扶手才能让自己站起来，同时也有行走困难。起初，他认为这种无力与感冒有关；过了一会儿，他注意到双上肢也出现了无力并因此惊慌，来到附近一家医院就诊。

接诊医生对他进行了彻底的检查，发现主要是四肢近端无力，腱反射减弱。除了足和小腿的振动感觉受损外，无其他感觉异常，无排尿困难。

吉兰－巴雷综合征（GBS）的特征主要是四肢近端弛缓性无力（轻瘫），仅有轻度感觉障碍和排尿正常。这种疾病通常与先前的上呼吸道或胃肠道感染有关，自身免疫反应在其发病机制中发挥作用。多数情况下，GBS的原因仍不清楚（特发性GBS）。采用免疫球蛋白或血浆置换术进行治疗，可减轻疾病的严重程度并加速肢体无力的恢复。

此患者在出现神经功能障碍之前曾患过轻度感冒，由于他一直很健康，医生推测他患有特发性GBS。尽管如此，为了进一步排除和明确诊断，对其进行了HIV检测。

入院3天后，HIV检测呈阳性，医生对此感到惊讶，因为从病史或体格检查的结果均不支持考虑HIV感染。经反复询问，该患者表示，他既往曾进行过多次无保护的性交。

HIV感染很少表现为急性多发性神经根炎，如本例患者一样。因此，该患者为症状性GBS而非特发性GBS。像特发性GBS一样，这种疾病可采用免疫球蛋白治疗，同时给予抗反转录病毒药物。与艾滋病毒相关的GBS和其他形式的GBS一样，患者预后良好。

2周后该患者转入康复医院，此时他的肌力已经明显恢复，又经过短暂的康复治疗后，完全恢复了正常。随后，他接受了抗反转录病毒治疗，没有出现新的问题。

11.1　概述

要点

在本章中，我们将描述多条神经根或周围神经的病变同时受累（分别为多发性神经根病和多发性神经病）所形成的特征性综合征。如果神经根和周围神经同时受累，则称为多发性神经根神经病。

分类　对这些非常不同的综合征可以用不同的方式进行分类，最常见的分类标准如下：

– 病程：多发性神经根病可能是急性起

病，完全或部分缓解，也可能是慢性复发或慢性进行性病程。
- 定位：对称或不对称，远端或近端，下肢或上肢受累，以及下肢和上肢同时受累，单神经受累（多发性单神经病）。
- 病因：多发性神经根病可能是代谢性、内分泌性、毒性、遗传性、感染性、炎症性、自身免疫性或副肿瘤起源。
- 病理：神经根和/或周围神经的功能可能因脱髓鞘或轴突变性而受损，不同类型的神经纤维可能会受影响（如运动神经纤维与感觉神经纤维、大纤维与小纤维）。与涉及轴突变性的疾病不同，疾病早期的神经传导减慢（或传导阻滞）是脱髓鞘性多发性神经根病的显著特征。

临床特征　多发性神经根病和多发性神经病的特点是：
- 瘫痪。
- 腱反射减弱或消失。
- 肌肉萎缩。
- 感觉减退和感觉过敏（感觉异常、感觉迟钝），伴或不伴疼痛。
- 主要是对称分布的远端表现（很少呈不对称性分布）。
- 通常从下肢开始。
- 伴随着或多或少的快速进展。
- 自主神经系统受累程度不一。

这些损害的表现形式、严重程度和分布因人而异，神经根病的发病过程在临床上可与神经病区分开来。因此，这两种类型的发病过程将在下文中单独介绍。

11.2　多发性神经根炎

要点

这个术语指的是一种影响许多脊神经根（最常见的是前根）的炎症过程，通常同时累及周围神经近端。炎症的原因有时是直接感染，但更多的是自身免疫反应。多发性神经根炎的临床变异类型根据炎症的病程和主要部位而相互区别，急性型（GBS）较常见，慢性型［慢性炎症性脱髓鞘性多发性神经根神经病（CIDP）］较罕见。

另一种罕见的形式是局限性多发性神经根炎，仅影响脑神经或马尾神经。

多数情况下，炎症不是直接由感染引起的，而是由于自身免疫过程引起的，即病毒或细菌感染（可能是亚临床感染）后的自身免疫性神经根炎/神经炎。

脱髓鞘是自身免疫性多发性神经根炎的主要病理生理机制。在CIDP中也存在不同程度的轴突变性，可以解释病程的长期性。

11.2.1　吉兰-巴雷综合征

吉兰-巴雷综合征（Guillain–Barré Syndrome，GBS），也称为Landry–Guillain–Barré综合征，是典型的多发性神经根炎。

注意

急性多发性神经根炎的特点是迅速进展的肢体无力和轻度的感觉障碍。严重者可累及脑神经和自主神经系统。所有相关肌肉的无力通常会逐渐恢复，最先变弱的最后恢复，预后良好。

流行病学　GBS 可以在任何年龄段发病，其年发病率为 0.5~2 /10 万，好发于春、秋两季。

病因和发病机制　GBS 的病因尚未完全明确，可由多种原因导致。部分患者发病前有支原体肺炎或水痘带状疱疹病毒（水痘）、副黏病毒（腮腺炎）、HIV、爱泼斯坦 – 巴尔病毒（传染性单核细胞增多症）或空肠弯曲杆菌感染。空肠弯曲杆菌感染通常会产生轴突损伤，与特别严重的疾病形式有关。免疫反应在 GBS 的发病机制中发挥重要作用，经常可检测到抗髓磷脂抗体。有时会在涉及轴突变性的罕见疾病中发现抗 GD1a 抗体，但在更常见的脱髓鞘形式中则不存在（见上）。

临床特征　发病前曾有上呼吸道或胃肠道感染史，无发热。首发症状通常表现为双下肢远端无力，并在几小时或几天内逐渐加剧，进而无法步行。尽管肢体无力进展迅速，但其最终肌力可变。患者通常伴随有肢体远端的感觉障碍，但其影响远小于肢体无力对患者的影响。在非常严重的情况下，上肢、膈肌和辅助呼吸肌肉在发病后的几天内会受累，由脑神经支配的头颈部肌肉亦可受累，可表现为无法吞咽或双侧面瘫（**图 11.1**），危及生命的呼吸衰竭通常发展非常迅速。此外，自主神经系统受累可导致危及生命的血压调节异常、心律失常、呼吸中枢驱动异常，以及较少见的膀胱功能异常。

诊断评估　通常根据临床特征做出诊断，并通过脑脊液（CSF）中蛋白 – 细胞分离的特征性现象来证实。对此，Guillain，Barré 和 Strohl 于 1916 年进行了描述：脑脊液蛋白含量明显升高，而细胞计数没有随之出现显著增高。然而，这一表现可能要到发病后 2~3 周才会出现。电生理检查常显示伴有神经传导阻滞的局灶性脱髓鞘，轴突损害较少见。

治疗　轻症病例只需要一般支持性护理，密切监测肌肉力量和肺活量。病情严重时，如有严重的虚弱和快速进展的呼吸功能障碍，需要静脉输注免疫球蛋白［0.4 g/（kg・d），连续 5 天］；如有必要，可在 4 周后给予第二个疗程。对于有免疫球蛋白治疗禁忌证的患者来

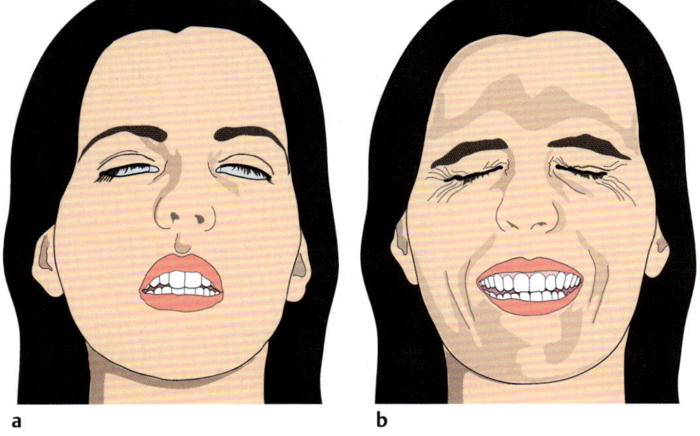

图 11.1　吉兰 – 巴雷综合征的双侧周围性面神经麻痹。a. 急性期。b. 恢复后

说，血浆置换是一种有效的替代方法。快速上升性麻痹和即将发生呼吸衰竭的患者必须送入重症监护室，以便密切监测其循环和呼吸功能，并在必要时及时插管。对症治疗心脏并发症和疼痛。吞咽困难患者通过鼻胃管或胃造瘘管喂食。其他重要的护理内容包括预防深静脉血栓形成（以及肺栓塞），必要时进行导尿，以及随后的物理治疗。

预后　预后总体良好。急性期可能需要重症监护，但渡过急性期后，受累的肌肉通常都会逐渐恢复肌力，首先出现无力的肌肉最后才能恢复。恢复可能需要几个月的时间，在非常严重的情况下甚至需要长达两年的时间。然而，远端肌肉发生永久性萎缩者并不少见。多数由 GBS 引起的死亡可归因于长期不动（肺炎、肺栓塞）或自主神经功能障碍（呼吸衰竭、心源性猝死），但在目前重症监护和并发症可有效预防的时代，死于这种疾病是罕见的。

11.2.2　慢性炎症性脱髓鞘（复发性）多发性神经病（CIDP）

注意

CIDP 是多发性神经根炎的慢性变异型，在病理生理学上类似急性变异型（GBS，见章节 11.2.1），在 8 周或更长的时间内发展。肢体无力和自主神经功能障碍通常没有 GBS 那么严重，但持续时间更长。

发病机理　这种疾病的特征性形式被认为是有自身免疫基础的，在脑脊液中可发现免疫球蛋白，免疫球蛋白沉积在腓肠神经的活组织标本中。还有一些形式的 CIDP 与艾滋病毒和系统性红斑狼疮有关。

临床特征　CIDP 与经典的急性多发性神经根炎的最明显区别在于其病程较长，主要临床特征为：

- 慢性或复发 – 缓解过程（至少 8 周）。
- 亚急性病程（可能）。
- 疼痛（常见）。
- 神经功能缺损的对称或不对称分布。
- 复发性脑神经受累。
- 中枢神经系统损害表现比 GBS 更常见。
- 神经电图（ENG）揭示了局灶性脱髓鞘或轴突受累的证据。
- 脑脊液蛋白显著升高，通常伴有免疫球蛋白 IgG 指数升高，而细胞计数正常。

体征和症状的波动也很典型：可能有完全缓解的阶段，然后是复发，或者表现可能会在很长一段时间内缓慢进展。

诊断评估　ENG 显示神经传导减慢、部分传导阻滞和 F 波延迟或缺失。在轴突受累的情况下，肌电图（EMG）显示动作电位波幅降低，出现异常自发电位。

治疗　CIDP 可以用皮质类固醇、免疫球蛋白或血浆置换术有效治疗。根据反应，可能需要使用免疫球蛋白或免疫抑制药物（皮质类固醇、硫唑嘌呤、环磷酰胺）进行长期治疗。

临床提示

皮质类固醇适用于治疗 CIDP，但不适用于 GBS。

预后　CIDP 呈现复发 – 缓解或慢性进展过程，前者预后较好。超过一半的患者需要长期治疗。

多灶性运动神经病

注意

多灶性运动神经病（Multifocal Motor Neuropathy，MMN）是 CIDP 的特殊变异型。

临床特征　MMN 的特征是不对称、缓慢或快速进行性无力伴肌肉萎缩，有时还有肌束震颤（可能与肌萎缩侧索硬化症难以区别）。有时会伴有构音障碍和感觉障碍，或伴有部分反射消失。

诊断　ENG 的关键诊断指标是散发的、局限的神经传导阻滞。实验室测试通常显示抗 GM1 滴度升高。

治疗　MMN 被视为另一种形式的 CIDP。

11.2.3　脑神经多发性神经根炎

脑神经多发性神经根炎可能是上行性多发性神经根炎的一个组成部分，在这种情况下，它通常仅在四肢麻痹后出现。然而，有时它是多发性神经根炎的首发、主要或唯一临床特征。

临床提示

脑神经多发性神经根炎患者的鉴别诊断必须包括疏螺旋体病和慢性脑膜炎（见章节 6.7.4）。

Miller-Fisher 综合征

Miller-Fisher 综合征是一种主要影响年轻男性的多发性神经根炎的变异类型。推测其发病机制与比克斯塔夫（Bickerstaff）脑炎相同，脑干受累为主要临床特征。

临床特征　Miller-Fisher 综合征的特点如下：

- 眼肌麻痹。
- 感觉性共济失调。
- 反射消失。
- （有时）瞳孔受累——Adie 瞳孔（见章节 12.3.6；图 12.16）。
- （有时）面神经麻痹（图 11.1）。
- （有时）伴随脑干体征。
- 感觉性轴索神经病的电生理学证据。

诊断　诊断依赖典型的临床特征以及抗神经节苷脂抗体 GQ1a、GQ1b 的血清学表现，脑脊液蛋白含量升高。

治疗　Miller-Fisher 综合征预后良好，一般无须特殊治疗。

11.2.4　马尾多发性神经根炎

这种罕见类型的多发性神经根炎也称为 Elsberg 综合征，特征是仅累及骶神经根，导致双下肢远端无力、下肢反射消失和括约肌功能障碍。多数病例可能是由疏螺旋体病或 2 型疱疹病毒感染所致。

11.3　多发性神经病

要点

多发性神经病是一种影响多条周围神经的疾病，通常同时发生，但有时是按顺序发生的（从一条神经或快或慢地累及下一条神经）。临床特征为几乎总是对称分布且进展缓慢，且最初几乎总是在下肢。原因多样。

病因　多发性神经病的常见病因见**表 11.1**。

发病机制　各种有害因素会以不同的方式影响周围神经，从而形成不同类型的组织病理损害。神经元核团的初始损伤会导致继发性远端逆行性轴突变性。另一方面，与许多类型的中毒性多发性神经病一样，轴突的原发损伤会导致远端轴突节段的沃勒样变性。施万细胞是致病影响的另一个可能目标，如异常蛋白血症等自身免疫过程，施万细胞的损失导致脱髓鞘。

表 11.1　多发性神经病的常见病因

类型	所涉及疾病
遗传性多发性神经病	– 遗传性运动和感觉神经病 – 压力性麻痹倾向的神经病 – 卟啉症 – 原发性淀粉样变性
炎症性、自身免疫性多发性神经病	– 急性多发性神经根炎（吉林 – 巴雷综合征） – CIDP – 多发性脑神经根炎 – 多发性马尾神经根炎
代谢性多发性神经病	– 糖尿病神经病变： ・对称性，主要为远端型 ・不对称，主要为近端型 ・“单神经病变” ・肌萎缩或脊髓性病变 – 尿毒症 – 肝硬化 – 痛风 – 甲状腺功能减退
营养不良性多发性神经病	– 素食或严格素食
维生素 B_{12} 缺乏或吸收障碍所致的多发性神经病	– 慢性胃炎 – 胃切除术后 – 麸质敏感性肠病（乳糜泻）
异常蛋白血症所致的多发性神经病	– 多发性骨髓瘤 – 华氏巨球蛋白血症 – 其他
感染性疾病所致的多发性神经病	– 麻风病 – 流行性腮腺炎 – 传染性单核细胞增多症 – 伤寒和副伤寒 – 斑疹 – HIV 感染 – 白喉 – 肉毒毒素中度 – 莱姆病 – 丙型肝炎

（续表）

类型	所涉及疾病
动脉疾病所致的多发性神经病	– 动脉粥样硬化、缺血性神经病 – 结节性多动脉炎 – 其他胶原病
外源性有毒物质所致的多发性神经病	– 乙醇 – 铅 – 砷 – 铊 – 三芳基磷酸酯 – 溶剂（如二硫化碳） – 药物（异烟肼、沙利度胺、呋喃妥因、抗逆反录病毒药物、抗肿瘤药物等）
其他原因所致的多发性神经病	– 血清免疫相关（接种疫苗后） – 结节病 – 肿瘤 – 副肿瘤性 – 危重症所致神经病

缩写：CIDP，慢性炎症性脱髓鞘性多发性神经病；HIV，人类免疫缺陷病毒

临床特征　多发性神经病的特征是：

- 最初的迹象出现在下肢远端。
- 脚趾或足底的感觉异常，主要发生在夜间。
- 刺痛。
- 足底闷闷的感觉，“就像穿着袜子一样”。
- 跟腱反射消失。
- 振动觉减弱或消失，从远端开始。
- 随着病情的发展，足背和骨间肌出现趾短伸肌麻痹（患者不能再张开脚趾），随后出现趾长伸肌和足背伸肌麻痹。
- 双侧足下垂，跨阈步态以代偿。
- 最后，感觉障碍和肢体无力蔓延到上肢（图 11.2，图 5.3c）。

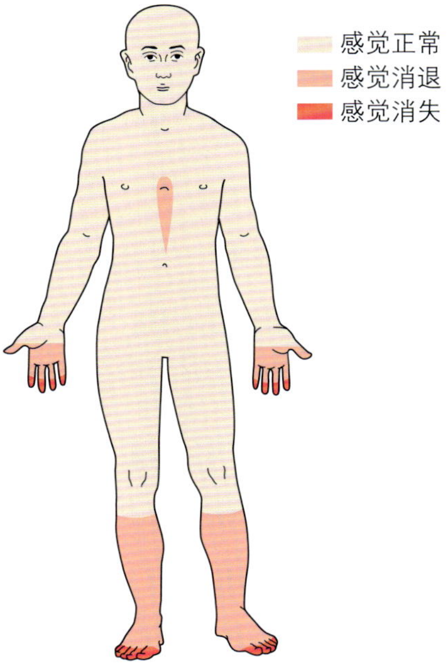

图 11.2　对称性多发性神经病的感觉障碍

诊断评估　当典型的临床特征提示多发性神经病时，需要进行系列实验室检查以确定其病因（表 11.2）。

如果怀疑是副肿瘤源性的，则应积极寻找原发性肿瘤，如行影像学检查。

表 11.2 多发性神经病的实验室检查

诊断评估步骤	检查
基本检查	– ESR 或 CRP – 全血细胞计数 – Na^+、K^+、肌酐、血尿素氮 – ALT（谷丙转氨酶）、AST（谷草转氨酶）、γ–GT – 血清葡萄糖、HBA_{1c}、葡萄糖耐量测试（如果需要） – TSH；T3 和 fT4（如有指征） – 维生素 B_{12}；结果不确定→同型半胱氨酸；如果仍不确定→甲基丙二酸 – 血管炎组合：ANA、抗 dsDNA 抗体、类风湿因子、抗心磷脂抗体、c–ANCA、p–ANCA、SS–A、SS–B、C3、C4 – CDT – 疏螺旋体、梅毒、HIV 的血清学检查 – 血清电泳和免疫固定
特异性检查	– 脑脊液（CSF）检查 – 红细胞转酮酶（维生素 B_1） – 红细胞 AST（维生素 B_6） – 维生素 E – 空肠弯曲杆菌、HSV、乙型和丙型肝炎的血清学检查 – 抗神经节苷脂抗体（GM1、GQ1b） – 抗糖蛋白抗体（MAG） – 副肿瘤抗体 （Hu，CV2，VGKC） – 尿 δ– 氨基乙酰丙酸和胆色素原 – 重金属（砷、铅、铊、汞） – 植烷酸 – 基因检测 – 神经活检 – 皮肤活检 – 腹部脂肪组织、直肠黏膜等淀粉样蛋白的检测

缩写：ALT，丙氨酸氨基转移酶；ANA，抗核抗体；ANCA，抗中性粒细胞胞浆抗体；AST，天冬氨酸氨基转移酶；CDT，碳水化合物缺乏转铁蛋白；CRP，C 反应蛋白；CSF，脑脊液；ESR，红细胞沉降率；γ–GT，γ– 谷氨酰转移酶；HBA_{1c}，糖化血红蛋白；HIV，人类免疫缺陷病毒；HSV，单纯疱疹病毒；T3，三碘甲状腺原氨酸；fT4，游离甲状腺素；TSH，促甲状腺激素

注意

由于病因的不同，神经电图（ENG）会提示不同程度的神经传导异常。在脱髓鞘性多发性神经病中，神经传导速度缓慢；在轴索性多发性神经病中，神经传导速度正常或轻度减慢，但肌电图（EMG）显示失神经支配或神经源性改变。

在许多类型的多发性神经病（如糖尿病性多发性神经病）中，脑脊液蛋白含量升高；极少数情况下，脑脊液检查结果可能会提示感染。如果无法通过 ENG 和 EMG 的结果确诊，腓肠神经活检是区分轴突与脱髓鞘型多发性神经病的另一种手段，还可以为某些病因（例如血管炎）提供直接证据。腓肠神经活检是一种侵入性手术，因此临床上不常

应用，只能在专门的中心进行。皮肤活检侵袭性较小，能够定量评估在小纤维神经病变中丢失的细小无髓纤维（见后；图 11.5）。

11.3.1 多发性神经病的特殊病因类型

下面的部分介绍的是临床比较重要的多发性神经病类型。

遗传性运动和感觉神经病（Hereditary Motor and Sensory Neuropathies，HMSN）

遗传性多发性神经病的分类见**表 11.3**。

HMSN Ⅰ型（Charcot–Marie–Tooth 病）

这是最常见的遗传性多发性神经病，患病率约为 2/10 万，是常染色体显性遗传，目前至少已经确定了 5 种致病基因突变。70%~80% 的病例是由 17 号染色体（1a 型 CMT）上的 PMP22（外周髓鞘蛋白 22）基因重复所致。

早期临床特征为弓形足，随后出现小腿肌肉萎缩，而大腿肌肉保持正常体积（“鹤腿”“倒香槟瓶征”，**图 11.3**）。随着疾病的进展，上肢也出现肌肉萎缩，以远端为主。远端感觉障碍可能直到很久以后才会出现，即便如此，通常也只是轻微的。ENG 显示神经传导速度明显减慢。腓肠神经标本的组织病理学检查显示轴突变性、髓鞘改变和洋葱皮样施万细胞。

HMSN Ⅰ型病程的特点是进展非常缓慢，患者通常可以继续工作到正常退休或更长时间。

遗传性压力易感性周围神经病（Hereditary Neuropathy with Predisposition to Pressure Palsies，HNPP）

这种常染色体显性遗传病是由染色体 17p11.2–12 中的点突变所致。即使在非常轻的压力下，患者也会出现个别周围神经的复发性压力性麻痹。该疾病的组织病理学基础是周围神经髓鞘异常，显微镜检查显示神经髓鞘呈腊肠状、节段性肿胀（“香肠样”神经病变）。

糖尿病性周围神经病

流行病学

注意

仅次于酒精中毒性周围神经病，糖尿病性周围神经病是第二常见的多发性神经病类型。

20%~40% 的糖尿病患者有不同程度的糖尿病性周围神经病，通常见于 60~70 岁的糖尿病患者，其糖尿病史可达 5~10 年或更长时间。在约 10% 的糖尿病性周围神经病患者中，只有对神经病变的诊断评估才能揭示潜在的糖尿病。

发病机制　多发性周围神经病变是由糖尿病血管病变以及血糖升高的直接影响所致。轴突变性通常是最突出的组织学发现，节段性脱髓鞘有时也很明显。

临床特征　最初发病时，刺激性感觉症状最为典型，包括感觉异常，通常有足部灼热感。当双脚温暖时，如在晚上盖着毯子，足部灼热感尤其令人不适。通常伴随跟腱反射消失，以及肢体远端触觉和振动觉受损。随着病情逐渐进展，

表 11.3　遗传性运动和感觉神经病

HMSN 的类型	遗传模式	发病年龄	肌肉无力和萎缩	感觉障碍	神经传导速度	其他
Ⅰ型 Charcot–Marie–Tooth 病	常染色体显性遗传	20~40 岁	– 主要在远端，始于足和小腿 – 后来在手和前臂 – 弓形足	无或轻度，主要是肢端	显著减慢	– 周围神经增粗 – 腓肠神经活检显示轴突变性、脱髓鞘和髓鞘再生、洋葱皮结构
Ⅱ型 神经元型腓肠肌萎缩	常染色体显性遗传	20~40 岁	– 远端萎缩，主要发生在足和小腿 – 弓形足	轻度，主要是肢端	轻度减慢	– 周围神经无增粗 – 腓肠神经活检显示轴突变性，无洋葱皮结构
Ⅲ型 Déjerine–Sottas 肥厚性神经病	常染色体隐性遗传	10~30 岁	主要在远端	显著的，主要是肢端	显著减慢	– 周围神经增粗 – 腓肠神经活检显示髓鞘减少、脱髓鞘和髓鞘再生，洋葱皮结构，只有细小的有髓纤维
Ⅳ型 Refsum 病中的肥厚性神经病	常染色体隐性遗传	10~30 岁	主要在远端	显著的，主要是肢端	显著减慢	– 感音神经性耳聋 – 色素性视网膜炎可能 – 周围神经增粗 – 腓肠神经活检显示轴突变性、脱髓鞘和髓鞘再生、洋葱皮结构 – 植烷酸在各种组织中的蓄积
Ⅴ型 HMSN 伴痉挛性截瘫	常染色体显性遗传	>20 岁	主要是远端肌肉萎缩和痉挛性截瘫	无或轻度	正常或轻度减慢	– 腓肠神经活检可能显示有髓纤维数量减少
Ⅵ型 HMSN 伴视神经萎缩	常染色体显性或隐性遗传	各年龄段	主要在远端	无或轻度	正常或轻度减慢	– 视力下降，进行性失明 – 神经增粗少见
Ⅶ型 HMSN 伴色素性视网膜炎	常染色体隐性遗传	各年龄段	主要在远端	轻度	减慢	– 色素性视网膜炎

缩写：HMSN，遗传性运动和感觉神经病。

引自 Dyck PJ, Thomas PK. Peripheral Neuropathy, 4th ed. Philadelphia: Saunders; 2005.

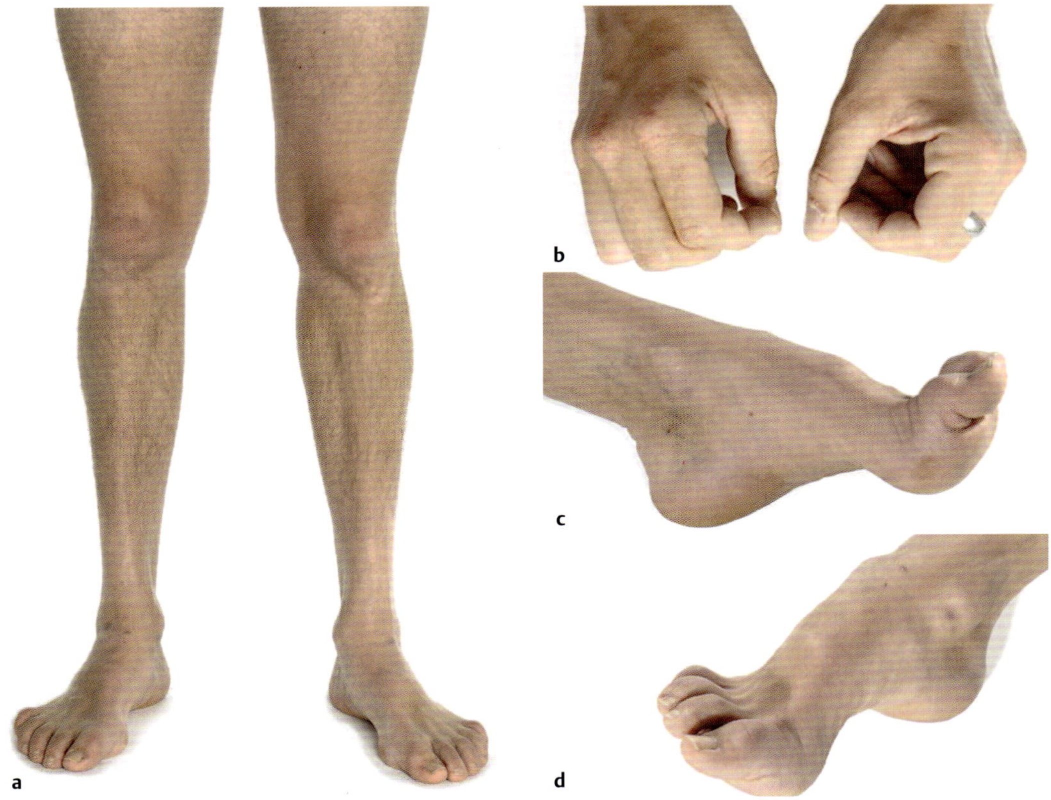

图 11.3 HMSN Ⅰ型，30 岁男性患者。a. 主要是远端肌肉萎缩，主要见于小腿和足部。b. 手部固有肌肉萎缩。c. 由于足部固有肌肉的萎缩和丧失，出现高足弓，足趾呈爪状，趾长屈肌的活动占主导地位

约一半的患者会出现运动障碍。神经功能缺损可能是不对称的，或者可能存在单条神经疾病，如第Ⅲ、Ⅳ、Ⅵ对脑神经或股神经受累。

自主神经支配的紊乱也很典型，表现为皮肤干燥、经常发红、膀胱功能障碍、体位性低血压、心动过速、腹泻和年轻男性糖尿病患者的勃起功能障碍等。糖尿病对神经系统的影响见**表 11.4**。

治疗　血糖的最佳控制是至关重要的。糖尿病神经病变的神经病理性疼痛通常令人非常不适，主要用普瑞巴林和加巴喷丁等抗惊厥药物治疗；也可以用三环类抗抑郁药，如阿米替林进行替代或附加治疗。在其他棘手的病例中，阿片类药物可能也是必要的。

如果糖尿病神经病变的疼痛是局部的，可以用辣椒素或利多卡因软膏进行局部治疗。

中毒性多发性周围神经病

此处不可能列出所有可能导致中毒性多发性周围神经病的物质，我们将仅通过描述两种截然不同、极具特征的综合征来说明。

酒精中毒性周围神经病

酒精中毒性周围神经病非常常见，

表 11.4　糖尿病对神经系统的影响

部位	表现	特点
中枢神经系统	– 脑卒中 – 脊髓缺血	
周围神经系统	**多神经病**	
	– 感觉运动的	远端，有时有疼痛，对称、逐渐加重的感觉异常或足部灼痛，跟腱反射消失，振动觉减弱，呈长袜分布的感觉减退，有时足背屈肌无力（跨阈步态），有时有足趾溃疡和脚趾关节破坏
	– 近端不对称	主要累及腰丛或股神经，单侧、急性、疼痛，髋屈肌和股四头肌无力，膝腱反射减弱，反向拉塞格征阳性，股神经分布区感觉减退，有时上肢有类似表现，可能自发改善（如单神经病，见下）
	单神经病	
	– 动眼神经（最常见）	疼痛，不影响眼内肌，几个月内消退（图 12.10）
	– 其他周围神经	如胸神经伴腹肌无力（图 13.50）
自主神经系统	– 膀胱功能障碍	括约肌功能障碍，无张力松弛性膀胱
	– 勃起功能障碍	在年轻男性患者
	– 腹泻	主要在晚上
	– 类脂性坏死	女性多环性皮肤萎缩
	– 骨关节病	尤其是足趾
	– 溃疡	尤其是足底

发病机制尚不明了，除了乙醇和乙醛的直接影响外，酗酒者常见的营养缺乏也有影响，乙醇脱氢酶和乙醛脱氢酶存在缺陷也可能是致病因素。

通常，腿部剧烈疼痛是最突出的症状，许多患者还患有肌肉痉挛、腱反射减弱、跟腱反射消失、本体感觉受损、肢体远端触觉和振动觉减弱，小腿通常对深压力很敏感，足背伸肌力减退。腓肠神经活检显示轴突变性。

三芳基磷酸酯中毒

作为急性中毒性神经病的实例，三芳基磷酸酯中毒可以出现急性中毒性神经病全部或部分表现。三芳基磷酸酯存在于某些工业用矿物油的衍生品，错误地将它们作为食用油使用会导致一系列临床特征。最初表现为腹泻，1~5 周后出现发烧和其他症状，包括始于足部的肢体无力，并在几天内扩散到四肢，随后感觉也受损，这种神经病变在三芳基磷酸酯暴露几周后才变得明显。

许多患者的症状只能部分缓解，在接下来的几年里，中枢性痉挛经常发生。组织病理学检查显示周围神经和中枢神经系统均有轴突损害。

单神经病和多发性单神经病

包括以不同的时间顺序依次影响单条周围神经的多发性神经病类型（**图 11.4**），累及多条神经的单神经病形成多发性单神经病。

这两种疾病的大多数病例是由血管病变引起的，如糖尿病微血管病变、结节性多动脉炎、系统性红斑狼疮、干燥综合征、韦格纳肉芽肿或动脉粥样硬化等。临床特征为单根外周神经或（在多发性单神经炎的晚期）多根外周神经分布区的不对称性肌无力、感觉障碍或自主神经功能障碍。通常还存在基础疾病的其他表现，如发热、盗汗和体重减轻等全身症状，红细胞沉降率升高以及与内脏器官有关的症状。

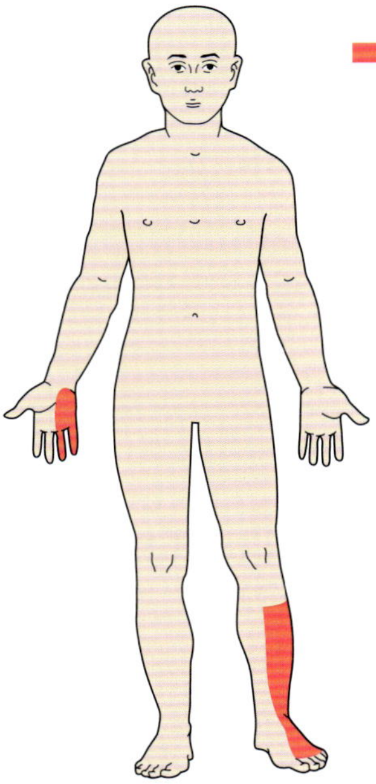

图 11.4 多发性单神经病

小纤维神经病变

小纤维神经病变仅影响无髓和细的有髓纤维，不影响粗的有髓纤维。

注意

小纤维神经病的临床特征为双脚灼热或全身性感觉障碍，主要是远端疼痛或烧灼样感觉障碍；痛觉和温度觉减弱，而触觉、振动觉和位置觉正常；腱反射正常。

进一步的表现可能包括直立性低血压和其他类型的自主神经功能障碍（见章节 16）。

常规电生理检查多无异常。诊断的关键是皮肤活检，多显示神经纤维密度降低（**图 11.5**）。小纤维神经病通常是遗传性或获得性多发性神经病的表现，如糖尿病或酒精中毒性周围神经病（分别是小纤维神经病最常见和第二常见的原因）。鉴别诊断包括可引起大纤维神经病变的相同病变，因此诊断评估遵循类似的路线（见上）。

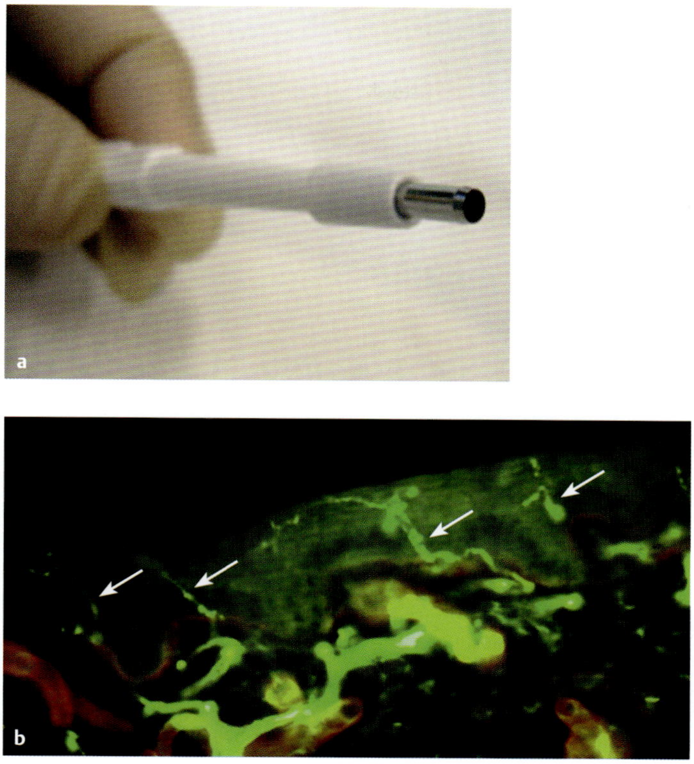

图 11.5　皮肤活检技术。a. 皮肤活检穿孔器，直径 3 mm。b. 免疫组织化学染色（箭头：表皮内神经纤维）

第十二章

脑神经病

无力，风流的代价

患者是一名法律系学生，2013 年秋天被蜱叮咬时年仅 24 岁。咬伤部位周围出现一圈扩大的红斑，口服多西环素后，皮疹消退。

2014 年夏天，她醒来时自觉右耳后部刺痛不已。到了中午，她出现了饮水困难；每当她试着喝的时候，液体就会从她的右嘴角流出来，由此发现口角是歪斜的。她立即去看全科医生，医生对她进行了检查，发现包括前额部肌肉在内的右面神经支配的所有肌肉都有明显的无力，右眼闭合不全。

与所有神经系统诊断问题一样，首要任务是定位病变。面部肌肉无力的最常见原因是岩管处的面神经受损：可能由病毒感染引起的神经炎症性肿胀导致管中的神经受压，从而导致缺血。在这种称为特发性或隐源性面神经麻痹（也称为贝尔麻痹）的疾病中，流泪和味觉通常也会受影响——这一表现可用于鉴别诊断。如果面神经在通过茎乳孔从颅底离开后的更远端或者在脑干内的更近端受影响，无论是在髓内的神经束（束状病变）还是在面神经核本身（核损伤），则以面部肌肉无力为主，而流泪功能和味觉则完好。最后，病变也可能位于中枢神经系统内的面神经核上方（中枢性面瘫）。投射到前额肌肉的面神经核中的细胞接受来自大脑双侧更高中枢的传入信号；因此，在中枢性面瘫患者，前额肌肉没有受到影响，完全闭眼是可能的。

根据查体结果，医生能够排除中枢性面瘫，但仍然非常担心，前一年的蜱传疏螺旋体病尚未完全根除，现在正在影响神经系统。

非特发性面神经麻痹通常是由感染了伯氏疏螺旋体（莱姆病）或水痘－带状疱疹病毒所致。然而，伯氏疏螺旋体病通常会导致多发性神经炎或多神经根性无力，而不是面神经单神经病。

医生用不同的溶液测试了患者的味觉，发现右侧舌前三分之二的味觉受损。此外，通过 Schirmer 测试发现患者右眼的流泪也减少了。这些发现是特发性面神经麻痹的典型表现。疏螺旋体病血清学检测显示没有明显感染的证据；没有皮肤水疱可排除水痘复发感染。因此，医生诊断为特发性面神经麻痹，让患者口服泼尼松 5 天，夜间使用防止角膜干燥和损伤的眼膏。患者的症状在几周内完全消退。

12.1 嗅觉障碍（嗅神经）

要点

嗅觉障碍通常是由嗅丝或嗅球的创伤性或机械性损伤引起的。

解剖 外周嗅觉感受器只能被溶解在液体中的物质激发。嗅黏膜的感受器通过筛板将轴突投射到嗅球（图 3.3）。嗅球位于前颅窝底部，额叶下方。这些轴突组成嗅丝，又共同构成嗅神经。与嗅球通路的次级神经元形成突触后，嗅觉纤维向前穿过外侧嗅纹到达杏仁核和颞叶的其他区域。嗅觉纤维也通过内侧嗅纹到达胼胝体下区域和边缘系统（见章节 5.5.4）。

临床特征　嗅觉的检查方法见章节 3.3.2。只有以下类型的嗅觉障碍与神经系统诊断相关：

- 嗅觉障碍。嗅觉或多或少地丧失，最常见的原因是鼻部疾病，特别是干燥性鼻炎。嗅觉障碍最常见的神经系统原因是外伤性脑挫伤和 / 或嗅丝在穿过筛板时撕脱。约三分之一的患者嗅觉障碍会消退，但嗅觉感知的扭曲（即所谓的嗅觉倒错）往往会持续存在，有时表现为令人不快的恶臭 / 恶臭幻觉。嗅觉障碍是嗅沟脑膜瘤的特征性症状，通常也是其首发症状。更罕见的原因包括 Paget 病、帕金森病、既往喉切除术、糖尿病和 Kallmann 综合征（遗传性促性腺激素减退症引起的嗅觉减退或嗅觉缺失）。药物也常会导致嗅觉改变或损害。
- 嗅觉障碍总是伴有味觉损害（失味症）。味觉刺激的不同知觉不仅需要完整的味觉，也需要完整的嗅觉。
- 幻嗅——通常以自发性恶臭的形式出现——是由颞叶前内侧部分病灶的癫痫放电产生的。这种幻觉称为钩回发作（见章节 5.5.1）。

12.2　视觉障碍（视神经）

要点

视觉障碍可能由视网膜、其与视觉皮质的连接或皮质本身的病变引起。根据病因，临床特征可能是视力受损（甚至完全失明）或视野缺损。病变部位决定了视觉异常的类型，以及影响单眼还是双眼。通常，视网膜和视神经损伤会导致单眼视力和视野受损；视交叉病变损害双眼的视力和视野；视交叉后病变（从视束到视觉皮层）会导致视野缺损，但视力会保留，除非病变不止一处并且位于双侧。

12.2.1　视野缺损

注意

视野缺损定义为正常视野的某些部分缺失。视野缺损的诊断评估，首先，将潜在病变定位到视觉通路的特定部分；其次，根据病史、神经系统检查和辅助检查结果确定病因。

视野缺损的类型及其定位

章节 3.3.2 描述了用于检查视野的对照法（面对面法），章节 4.5.3 描述了用于此目的的特殊仪器的使用。视野缺损可能是单眼的，也可能是双眼的。

注意

单眼视野缺陷是由视网膜或视神经病变引起的，双眼视野缺陷是由视交叉或视交叉后方的病变引起的。

12

如图 12.1 和表 12.1 所示，不同类型的视野缺损以其空间结构为特征。

同向视野缺损　如果双眼视野缺损涉及双眼视野的相应区域（如双眼视野的右半部分），则称为同向视野缺损。

- 右侧视束、外侧膝状体、视辐射或视皮层的病变会产生左侧同向偏盲，而左侧任何这些结构的病变会产生右侧同向偏盲（图 12.1）。
- 视辐射或视皮层的病变可能只影响这些

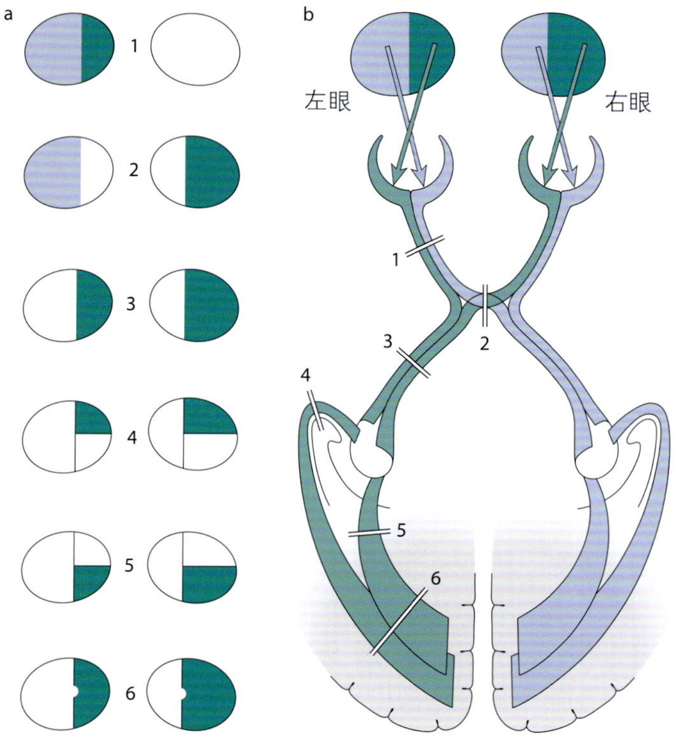

图 12.1　视觉通路中的病变部位及其产生的视野缺损。1. 左侧视神经损伤导致左侧全盲。2. 视交叉病变导致双颞侧偏盲。3. 由左侧视束病变导致的右侧同向性偏盲，沿左侧视放射的 4~6 个病灶。4. 右上颞象限盲。5. 右下颞象限盲。6. 右侧同向偏盲，保留中央（黄斑）视力

表 12.1　视野缺损的分类

类型	释义
全盲	先天性或后天性单眼或双眼失明
偏盲	一半视野缺损（右侧或左侧）
象限盲	视野四分之一缺损
暗点	视野内小点状或小块的缺陷（中央暗点是由于黄斑或其传出神经纤维的损伤导致中心视力受损，因此视力下降）
颞侧新月区综合征	一种近端偏盲性视野缺损，保留远端视觉，由对侧枕叶损伤引起，该损伤保留了距状裂两侧视觉皮质的喙部
同侧视野缺损	双眼的相同视野区域受到影响（如双眼的右视野）
异侧视野缺损	双眼视野的不同区域受到影响（如双颞侧偏盲）

结构的一部分，导致同向视野缺损，其程度小于完全性偏盲：因此，根据病变的部位和程度，可能存在同向象限盲或同向暗点。

异向视野缺损　这些缺陷涉及双眼视野的不同区域：

- 多数视交叉病变会影响来自双侧视网膜鼻侧半的交叉纤维，从而产生双颞侧偏盲或双颞侧象限盲（图 12.1）。缺损位于双侧视野的颞侧，即右眼视野的右半部分和左眼视野的左半部分。
- 如果肿瘤（如垂体腺瘤）从下方压迫视交叉，则最初会出现双颞侧上象限盲，随后出现双颞侧偏盲。如果肿瘤从上方压迫视交叉（如颅咽管瘤），则最初会出现双颞侧下象限盲，然后是双颞侧偏盲。
- 如果肿瘤从一侧压迫视交叉，不仅会影响交叉的内侧纤维，还会影响来自该侧视网膜的未交叉纤维，由此形成的视野缺损包括病变侧的整个视野和对侧的颞侧半视野。

损害视力的病变的定位

黄斑的传出神经元有一半投射到同侧大脑半球，另一半投射到对侧大脑半球。如果黄斑的神经输出至少有一半是完好的，眼睛就可以完全敏锐地看到东西。因此，影响一只眼睛一半以上纤维的视网膜、视神经或视交叉病变会损害视力，但单侧视交叉后病变不会。

注意

视网膜、视神经或视交叉的病变会损害视力，而单侧视交叉后病变则不会。

视野缺损的病因分类

突然出现的视野缺损通常是由缺血或外伤导致的，视野缺损的形状有时会为其病因提供线索。例如，颞侧新月体样视野缺损是血管病变的显著特征。缓慢进展的视野缺损提示存在脑肿瘤，在此类患者中，患者可能无法注意到视野缺损，尤其是当肿瘤位于右顶叶时，可能有视觉偏侧忽略伴随或代替“真正的”视野缺损。患者忽略了患侧视野中的视觉刺激，即使可能仍然能够看到它们，并且没有意识到缺损。神经影像学通常可以揭示潜在病变的部位和性质（图 12.2）。

特殊类型的视野缺损

在 Riddoch 现象中，患者无法看到视野受影响区域中静止的物体，但可以感

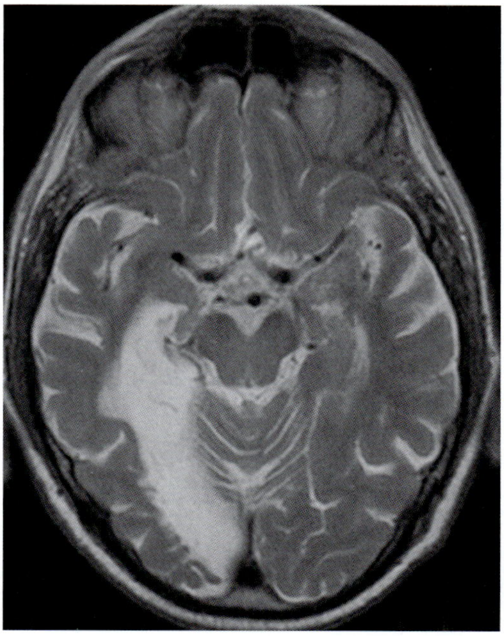

图 12.2　左侧同向性偏盲患者颅脑 MRI 示右侧大脑后动脉区域脑梗死

知运动的物体。在持续后像症（palinopsia）中，感知比刺激持续的时间更长：患者在图像被移除后很长时间仍能继续“看到”呈现的影像，这种现象是由右侧颞叶枕部病变引起的。

12.2.2 视力损害

注意

视力损害可以是部分或全部的（失明），可以突然出现或缓慢进展，可以影响单眼或双眼。所有这些区别，以及眼部和球后的表现，都与病变的部位和病因有关。为了评估这些问题，神经科医生常需与眼科医生合作。

突发性单眼失明

突然的单眼失明，只要原因不在眼部本身，通常是由视神经损伤导致的。突然发作意味着是由缺血引起的。这种类型的视力丧失可能是永久性的，如由于颞动脉炎或颈动脉粥样斑块栓塞导致的视网膜中央动脉闭塞；也可能是暂时性的，在这种情况下，它被称为一过性黑蒙（一过性单眼失明）。少数情况下，偏头痛（视网膜型偏头痛）等功能性神经障碍也会导致短暂的失明，视盘水肿也可能伴有突发性失明（一过性视物模糊）。鉴别诊断包括外伤和眼部原因，如视网膜脱离、视网膜前出血和中央静脉血栓形成。正确的诊断需要全面、正确地采集病史和对视盘和眼底进行仔细检查。

突发性双眼失明

突然发作的双眼失明通常是由于双侧枕叶同时缺血导致的，前驱症状通常是偏盲发作和色觉丧失。可能的原因包括双侧大脑后动脉同时栓塞、基底动脉血栓形成，以及颅内肿块压迫双侧大脑后动脉。患者常常否认他们看不见（失认症）。尽管视力严重丧失，但瞳孔对光反射仍然存在，因为视觉冲动到达外侧膝状体（神经纤维分叉的地方）的路径保持完整；然而，视觉诱发电位（见章节 4.3.3；**图 4.26**）异常。在极少数情况下，突然的双眼失明是由双侧视网膜缺血导致的，如患有源自主动脉的脑血管狭窄或闭塞（主动脉弓综合征）的患者站起来时。某些类型的中毒（如甲醇中毒）也会迅速造成双侧视神经损伤，会在数小时内导致失明。

单眼或双眼进行性视力损害

单眼视力损害是由对视神经或视交叉造成的，进展或快或慢的进行性损伤引起的。球后视神经炎（见章节 8.2），即视网膜和视交叉之间的视神经炎症，以及视盘炎，即视盘水平的视神经炎症，可在数日内造成单眼失明。进行性单侧视力丧失也应考虑颅内肿瘤的可能。例如，好发于儿童的视神经胶质瘤是视神经内的原发性肿瘤，而视鞘脑膜瘤则是从外部压迫视神经。球后视神经炎很少双侧发生，有时与脊髓炎合并发生（见章节 8.3.1）。导致双眼视力丧失的其他原因有 Leber 遗传性视神经病变（LHON，一种见于男性的遗传性线粒体疾病）和烟酒引起的弱视；在后一种情况下，最突出的初始症状是无法区分红色和绿色。维生素 B_{12} 缺乏可导致进行性视神经萎缩并伴有多发性神经病。感染（梅毒、结节病）也可引起单侧或双侧视神经炎，从而导致视力受损。

视盘的病理性表现

在这方面，需要神经科医生和眼科医生密切合作。

视盘水肿通常反映了颅内压增高，但也可见于感染性或炎症性疾病（如梅毒）。典型的表现包括视盘扩大、充血、边缘模糊、静脉怒张，通常还伴有出血（**图 12.3**）。缺乏经验的临床医生常难以区分视盘水肿与其他视盘变化。

视神经萎缩是视神经损伤后的永久性残留，但其萎缩程度并不一定与视力下降的程度相对应。视盘一直到边缘都是苍白的，边缘仍然很锐利。这些表现通常见于球后视神经炎（**图 3.4**），也见于视神经受压［无论是压迫来自外部（如脑膜瘤）还是内部（如视神经胶质瘤）］。视神经萎缩的其他原因包括慢性视盘水肿、梅毒、LHON、多种类型的脊髓小脑变性、缺血和外源性中毒。

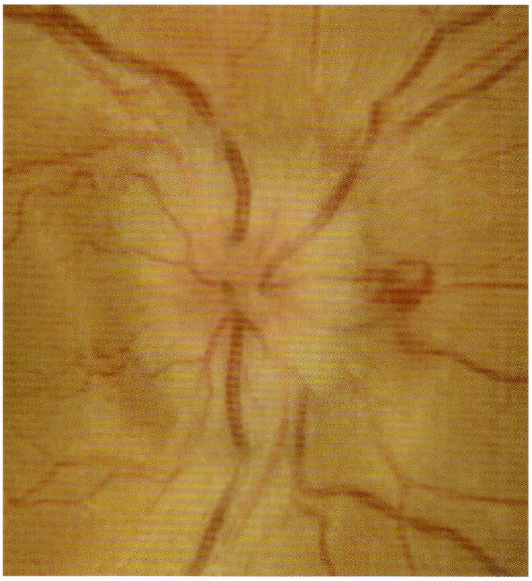

图 12.3　颅内肿瘤患者的急性视盘水肿。视盘肿胀，边缘模糊，3 点钟方向有少量出血

12.3　眼球和瞳孔异常

要点

眼球运动可以使物体在视野中居中，并能对运动物体进行视觉追踪。正如稍后讨论的，它们在解剖学上由多种神经结构支持。核上结构（某些皮质区域、脑干凝视中枢及其与控制眼球运动的脑干核团的连接）的损伤会导致水平、垂直凝视麻痹或核间性眼肌麻痹。此类病变必须与第Ⅲ、Ⅳ和Ⅵ对脑神经的核和核下病变区分。所有这些类型的病变可能有多种原因。此外，异常眼球运动和复视也可能是由神经肌肉接头病变（如重症肌无力）、眼外肌本身疾病和眼眶病变导致的。瞳孔运动障碍也有许多不同的原因。

12.3.1　眼球运动的原理

注意

扫视、眼球追踪运动和会聚是眼球运动的生理类型，多种解剖结构参与其协调和控制：眼外肌、支配它们的三条脑神经（动眼神经、滑车神经和外展神经）以及相应的脑干核团。反过来，这些核团受源自大脑皮质某些区域的中枢冲动的影响，并通过脑干凝视中枢或前庭系统传递到脑干核团。控制眼球运动的脑干核团也通过内侧纵束相互联系。

眼球运动的解剖学基础

眼球运动的解剖学基础包括：

– 额叶、枕叶和颞叶的皮质区域，在那里产生了自发的眼球共轭运动和眼球追逐的冲动。
– 几个重要的脑干凝视中枢［特别是脑桥旁正中网状结构（PPRF）和中脑核团］将皮质冲动传递到支配眼外肌的运动核团，进而影响围绕三个主轴的协调运动（水平、垂直和旋转的眼球运动）。特殊的白质纤维束在此过程中发挥重要作用，尤其是内侧纵束（MLF，**图 12.4**）。
– 最后是支配眼外肌的运动神经核团和脑神经，以及这些肌肉本身（见**图 3.8**）。
– 整个过程也受到小脑冲动和前庭冲动的影响，前庭冲动通过第Ⅷ对脑神经（听神经）进入中枢神经系统。

眼球运动的类型

眼球运动可以分为以下几种类型：

– 扫视是响应各种刺激而自主或以反射方式执行的快速眼球共轭运动，用于将新选择的对象固定在视觉中心。眼球微小扫视运动的角速度为 20°/s，较大的则高达 700°/s。扫视是快速眼球运动的基本类型。
– 一旦目光注视在一个给定的物体上，如果它在移动的话，眼球追踪运动就可以让它保持在视线范围内。追踪系统负责执行这些共轭的眼球运动：从枕叶的视觉皮质，冲动传播到颞叶眼区（“内侧颞上视觉区”）和邻近的顶叶皮质。这些区域与 PPRF 和小脑相互连接。来自 PPRF 的脉冲直接或通过中间神经元间接控制眼肌的核团。

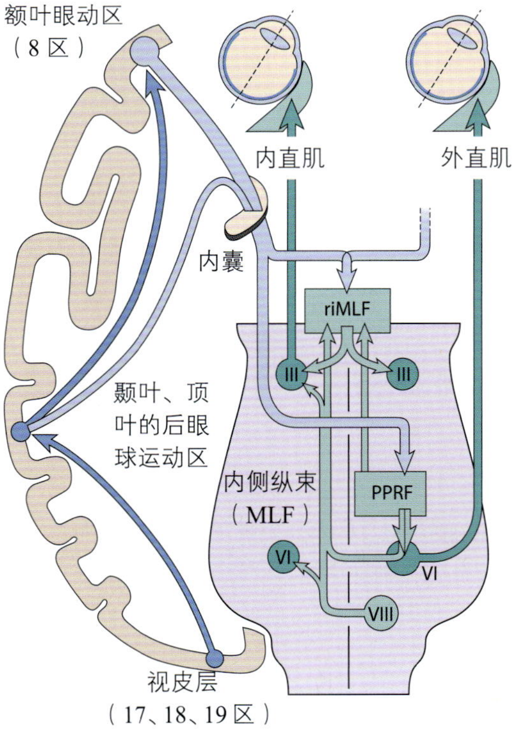

图 12.4 眼球共轭运动的解剖基础。该图显示了向右共轭运动的解剖路径：神经冲动从左半球的视觉皮质传向右侧 PPRF，然后再传向右侧外展神经核。外展神经的冲动引起右眼外直肌收缩。同时，皮质冲动也通过内侧纵束传播到左侧动眼神经核，并且该神经的冲动引起左眼内直肌的收缩。因此，半球或 PPRF 的病变导致共轭水平凝视麻痹（半球病变：对侧凝视麻痹；PPRF 病变：同侧凝视麻痹）。另一方面，内侧纵束损伤会导致单眼在水平眼球运动过程中无法内收（核间性眼肌麻痹）。垂直眼球运动由中脑网状结构（riMLF = 内侧纵束的头端间质核，见章节 12.3.3 中的“核间性眼肌麻痹”）产生，它接收来自大脑皮质和 PPRF 的输入（PPRF. 脑桥旁正中网状结构）

- 追踪系统的干扰会导致迅速扫视（跳动的）追踪运动。如果扫视系统也受损，则会导致凝视麻痹（见下）。
- 会聚使人能够注视近处的物体，并通过双眼同时内收来实现。

12.3.2 眼震

注意

用单纯的描述性术语来说，眼震是一种不自主的、重复的、有节律的眼球运动。眼震通常是病理性的。

生理性眼震的例子包括视动性眼震（见“生理性眼震”部分）和在转椅上旋转引起的前庭眼震。凝视末期眼震（见章节 3.3.2）也是生理性的，只要它在两个方向上都是对称的。另一方面，病理性眼震表明支配眼球运动的解剖结构存在病变。该系统的许多组成部分可能会损坏，因此眼震有多种可能的原因（见下）。

眼震的现象学分类

正如在章节 3.3.2 中已经在一定程度上讨论过的，眼震可以按照各种标准来分类：
- 跳跃型与摆动型眼震：多数眼震要么是跳跃型（即具有快慢相），要么是摆动型（来回）。
- 与眼球运动的三个主轴相关的跳动方向：我们称之为水平、垂直或旋转性眼震。
- 相对于眼睛中线的跳动方向：眼震可能向左、向右、向上、向下或斜向跳动。
- 在跳跃型眼震中，按照惯例，震动的方向被定义为快速相的方向，即使慢速相实际上是病理成分。快速相是一种生理矫正，使眼睛恢复原来的位置。
- 眼震可以是自发的（见章节 3.3.2），也可以只对特定的诱发刺激（如位置、位置的改变、对前庭系统的旋转或热刺激，或特定的凝视方向，参见下文关于凝视诱发的眼震的讨论）有反应时出现。
- 检查者还必须确定双眼的眼震是否同样严重，或者一只眼睛是否较弱或可能不存在。双眼眼震不相等也称为分离性眼震。

表 12.2 和**图 12.5** 说明了重要的眼震类型及其原因。

有一些罕见类型的眼震，其现象学相当复杂，不容易用前面列出的标准来描述，见**表 12.3**。

病理性眼震的分类

通常，眼震的类型为病变的部位提供了线索：
- 凝视麻痹性眼震可能是由眼肌本身的疾病、支配它们的脑神经或相应的脑干核团损伤导致的。震颤通常是缓慢的、粗大的，并且朝着凝视障碍的方向运动。
- 前庭性眼震是由前庭器官本身、前庭神经或其脑干核的损伤导致的。这是一种典型的自发眼震，向远离病灶一侧跳动，与注视方向无关（固定方向的眼震，**表 12.2**）。它通常被固定所抑制，只有当患者佩戴 Frenzel 护目镜或快速摇头时才能观察到。
- 凝视诱发性眼震向凝视方向跳动，表明脑干或其与小脑的传入或传出联系通路受损。如果由单侧小脑病变引起，

表 12.2 眼震的主要生理和病理类型

眼震的类型	生理类型	病理类型	附注
视动性眼震	必须对称存在	如果不对称、分离、减慢或缺失	– 可以通过让患者注视旋转鼓上的图案来观察和测试
前庭性眼震	必须对称存在	如果不对称、分离或不存在	–（耳镜检查排除鼓室缺损后）用冷水或温水冲洗外耳道可引出 – 如果佩戴 Frenzel 护目镜以防止眼球固定，也可以通过在转椅上通过旋转患者引发
自发性眼震	在黑暗中高达 5°/s 是正常的	如果出现在灯光下	– 单向性：眼震始终向同一方向跳动，与注视方向无关 – 可以通过注视来抑制 – 可能是由于中枢性或外周性前庭病变 – Ⅲ级：存在于所有注视方向 – Ⅱ级：直视正前方或眼震方向时可见 – Ⅰ级：仅在注视眼震方向时可见 – 摇头性眼震：只能通过剧烈摇头来诱发
凝视诱发的眼震	无	经常	– 朝注视的方向跳动 – 定义为双眼视野内的眼震 – 常见于中枢病变
凝视末期眼震	如果对称	如果不对称或分离	– 定义为单眼视野内的眼震
位置性眼震		通常是病理性的	– 通过快速让患者仰卧，头部下垂 30° 并偏向一侧诱发（Hallpike 试验，**图 12.28**） – 潜伏期为 1 秒，几秒钟内强度迅速增加，随后同样快速下降 – 伴有强烈的旋转感，并以眩晕为主；当头部向左下垂时为顺时针方向，当头部向右下垂时为逆时针方向 – 反复激发时减少（习惯）
摆动性眼震		通常是病理性的，但不一定是活动性疾病	– 正弦往复运动 – 随着注意力或单眼注视而增加 – 通常是先天的，很少是后天的
前庭眼反射抑制试验诱发的眼震（参见 VOR 抑制检查；眼震抑制试验，图 12.6）		通常是病理性的	– 当患者被动地整体旋转，同时向前伸展上肢并注视拇指时，视觉注视通常会完全抑制前庭性眼震 – 如果仍然出现眼震，则提示前庭小脑或其传入或传出连接受损 – 如果眼球固定不充分，这项测试可能会出现假阳性

引自 Henn V. Nystagmus: Klinische Prüfung und Pathophysiologie. Akt Neurologie 1978;5:237–244.

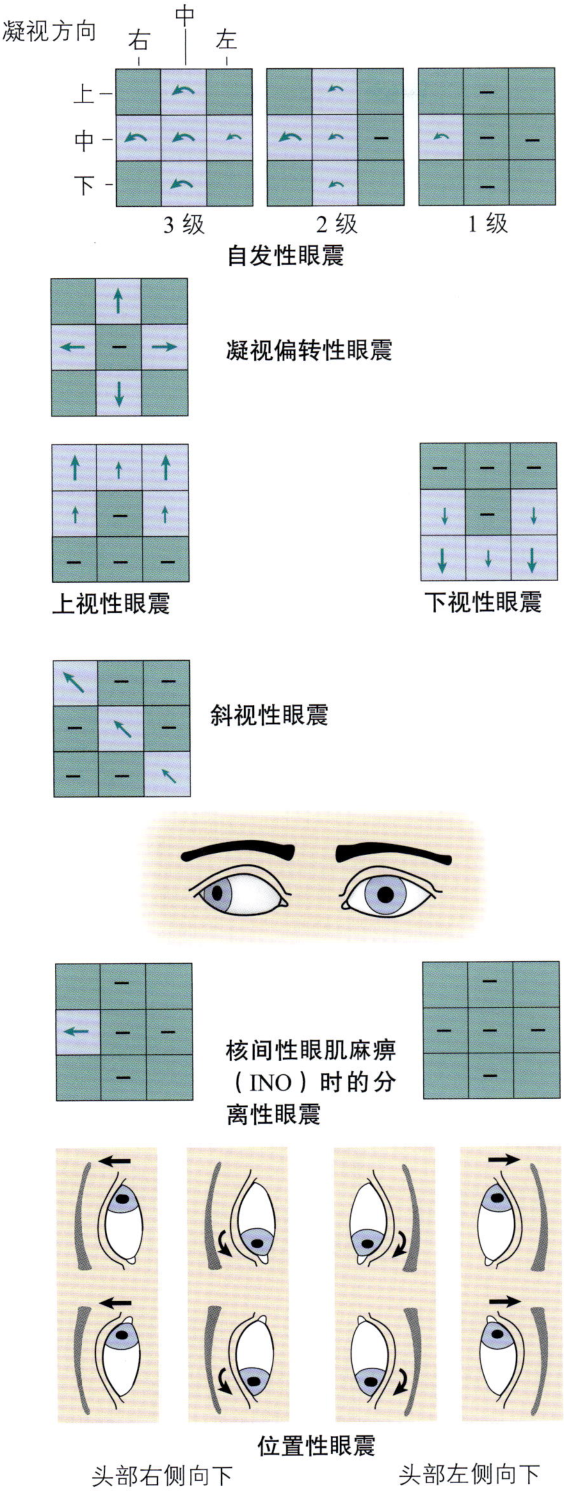

图 12.5　眼球震颤的主要类型。对于每种类型的眼震，图中显示了跳动的强度和方向，取决于凝视的方向。位置性眼球震颤是指当患者看向下耳时的旋转状态（一个特例）

表 12.3 罕见类型的眼震

类型	特征	定位	病因（示例）
跷跷板眼震	– 一只眼向上，另一只眼向下交替运动，并伴有旋转 – 各种其他类型的眼球运动，可类似这种类型的眼震	脑干和间脑	– 肿瘤 – 多发性硬化 – 血管源性 – 延髓空洞症
下视性眼震	– 伴快速下视的垂直性眼震	延髓下部病变、绒球小脑病变、维生素 B_{12} 缺乏	– 同上 – 苯妥英中毒 – 药物滥用
会聚性眼震	– 缓慢外展，然后双眼快速内收	（喙部）中脑被盖	– 同上
回缩性眼震	– 双眼向眼窝内抽动的运动 – 通常伴有其他眼球运动障碍	中脑被盖	– 罕见 – 肿瘤 – 多发性硬化 – 血管源性
伴眼睑回缩的眼震	– 伴快速上视的垂直性眼震 – 伴上睑同时快速抬起	脑桥和导水管周围区域	– 常为血管源性
单眼眼震	– 核间性眼肌麻痹 – 作为癫痫发作的一种现象	内侧纵束	– 很少发作 – 多发性硬化 – 血管源性
眼球阵挛（凝视肌阵挛，舞动的眼睛）	– 自发的、成组的、变化迅速的、无节律的共轭眼球运动 – 不规则地来回“跳舞”	脑干和小脑	– 副肿瘤性 – 神经母细胞瘤 – 多发性硬化 – 脑炎
眼球摆动	– 眼球快速、无节律地向下跳动，向下停留几秒钟，然后慢慢回到中心位置 – 单侧；另一侧通常因动眼神经麻痹被阻断 – 也可能伴有同步的腭肌震颤	小脑出血压迫脑桥（中央被盖束病变）	– 肿瘤 – 缺血 – 出血
凝视障碍	– 将视线转向新目标时的过度运动，随后进行代偿性矫正（眼部失用症）	小脑	– 如多发性硬化
眼扑动（眼肌阵挛）	– 围绕固定点的快速、不规则的往复运动	眼阵挛和凝视障碍	

则可能高度不对称，甚至仅向病变一侧跳动。如果是这样的话，可能很难与前庭性眼震区分。

- 脑干病变引起的眼震。前庭自发性眼震、凝视诱发的眼震、向上或向下跳动的垂直眼震以及位置性和/或定位性眼震，都提示脑干病变的存在。这些类型的眼震通常是旋转性或分离性的［如核间性眼肌麻痹（INO）］。
- 位置性眼震主要是旋转性眼震，在特定类型的位置改变后持续数秒；见于良性阵发性位置性眩晕，一种周围性前庭系统的疾病（见章节 12.6.2）。
- 先天性摆动性眼震的特征在于随着注意力或单眼注视而增加的共轭摆动眼球运动。通常可以得到很好的代偿，没有潜在的病理性结构损伤。

生理性眼震

最重要的例子是视动性眼震。这种正常现象用于稳定视网膜上运动物体的视觉图像，与前庭眼反射（vestibulo-ocular reflex，VOR）具有相同的作用。

视动性眼震由缓慢的追踪运动和快速的返回运动（扫视）交替组成。每当移动物体“威胁”离开视野时，就会发生返回运动。如果物体移动得非常快，视动性眼震可以被自发抑制。不存在、不对称或分离的视动性眼震是病理性的。

前庭－眼反射（VOR）是迷路的一种功能，用于在头部快速运动期间稳定凝视，会在与头部运动相反的方向上产生代偿性眼球运动。较慢的头部运动不需要通过前庭系统进行代偿，因为在这种情况下，眼球追踪系统足以保持注视（见章节 12.3.1）。前庭眼震可以通过注视与头部同步移动的物体来抑制（眼震或 VOR 抑制测试，见下）。无法通过固定来抑制 VOR 是病理性的。
- 眼震抑制检查（=VOR 抑制检查）。在这项测试中，受试者向前伸展双臂，竖起拇指并注视着它们。当受试者围绕身体的长轴快速旋转时，通常不会出现眼震，因为前庭眼震可以通过注视来抑制（**图 12.6**）。如果出现眼震，则提示小脑病变或其与脑干前庭器官的连接受损。

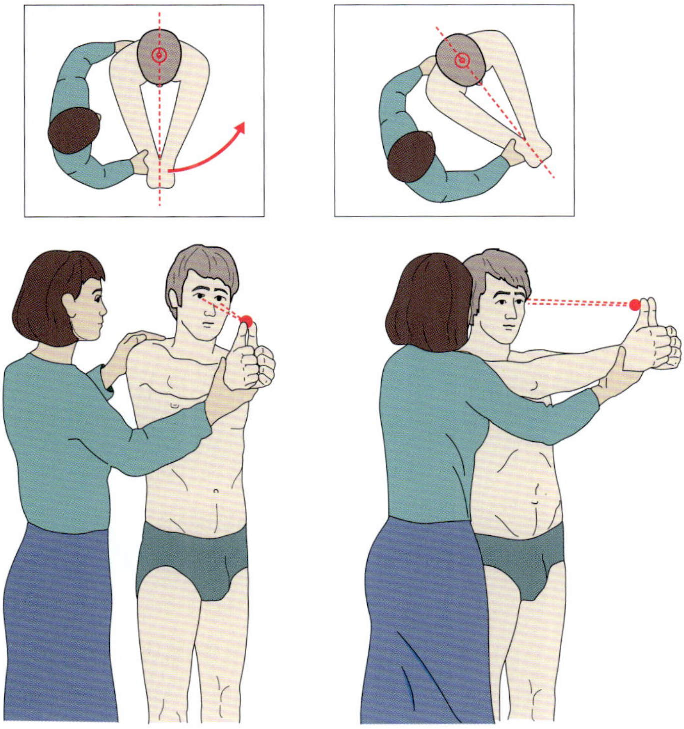

图 12.6 眼震抑制试验。患者伸展双臂，注视自己的拇指，然后由检查人员 快速“整体” 旋转。正常人注视拇指可以防止眼震的出现。未能抑制眼震提示中枢损害，病变通常在小脑

12.3.3 核上性动眼神经麻痹

注意

这些障碍的特点是双眼的自主运动和非自主眼球追踪运动同时受损。眼球通常保持相互平行（“共轭”），但不能在水平或垂直平面上一起移动。病变位于颅内神经核团水平以上，即“核上”。在脑干疾病中，核上病变可能与核病变共存，从而导致眼球分离现象，只有在这种情况下才会出现复视。

水平凝视麻痹

患有水平凝视麻痹的患者不能向右、向左或（很少）向两个方向中的任何一个方向进行眼球的共轭运动。引起病变的部位可能在中枢神经系统的任何部位:

- 产生水平注视运动冲动的皮质中枢，特别是额叶控制眼球运动的区域。
- 脑桥旁正中网状结构（PPRF），接受来自较高皮质中枢的冲动，并将其传递到同侧外展神经核（外直肌的神经支配），同时通过中间神经元传递到对侧动眼神经核（内直肌的神经支配），后一种连接是通过内侧纵束实现的（见**图 12.4**）。结果是同侧、共轭、水平注视运动（即在激活左 PPRF 时向左移动，在激活右 PPRF 时向右移动）。
- 展神经核病变与 PPRF 病变具有相同的效果，即病变侧的共轭水平凝视麻痹。

额叶眼动区（Frontal Eye Field，FEF）病变

该区域位于额中回的第 8 区。右眼区域产生向左共轭凝视运动，反之亦然。当额叶视觉中枢受到急性病变的影响时，对对侧视觉中枢的影响会持续几个小时（少数病例持续几天），因此眼睛（和头部）会偏向病变一侧——同向偏斜（**图 12.7**）：患者“看向病灶”，通常伴有对侧偏瘫。朝向中线的主动注视运动很快可以恢复，随后朝向相反方向的运动也逐渐恢复。随着对侧运动开始重新出现，伴随着凝视麻痹性眼震，其快速相向远离病变侧跳动。

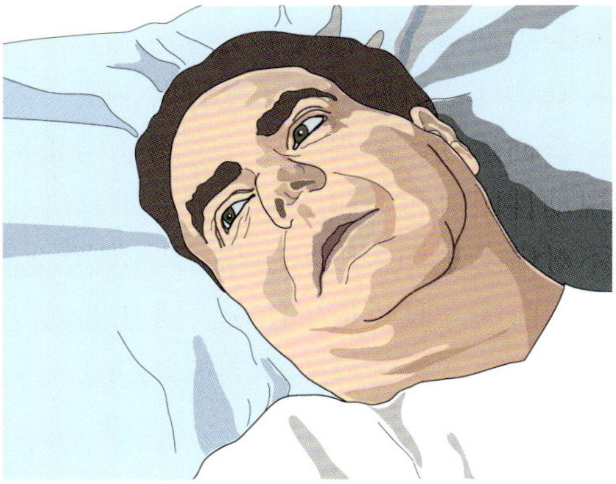

图 12.7 头部和眼睛的同向偏斜（右侧）。65 岁男性发生右侧大脑中动脉区的急性缺血性卒中，左侧偏瘫

大脑后半球皮层病变

枕部病变导致的水平凝视麻痹，常伴有偏盲。凝视麻痹的特征是眼球跳跃式追踪。视动性眼震（见章节 12.3.2）也受损。

脑桥旁正中网状结构的病变

此类病变会影响水平凝视运动的最后一个核上中转站，通常会引起长期或永久性看向病变侧的凝视麻痹。

外展神经核的病变

不仅影响构成第Ⅵ对脑神经的神经元，还影响通过相邻的 MLF 将核连接到对侧动眼神经核的中间神经元（支配对侧内直肌）。临床特征最初与 PPRF 病变非常相似。然而，PPRF 病变不累及 MLF 中的前庭眼连接，也不直接累及支配眼球运动的脑神经核。因此，在 PPRF 病变中，凝视麻痹可以通过前庭刺激来克服。外展神经核受损导致的凝视麻痹不能自主或通过反射来克服。

垂直凝视麻痹

向上或向下共轭凝视的损害几乎总是由中脑损伤引起的，累及内侧纵束的喙侧间质核（Büttner-Ennever 核）或其传出纤维（**图 12.4**）。多数患者向上和向下注视均受损，但顶盖前病变可导致孤立的向上凝视麻痹。垂直凝视麻痹是进行性核上性麻痹的临床特征之一（见章节 6.9.4）。

核间性眼肌麻痹（INO）

由内侧纵束（MLF）病变所致，当患者试图将目光从病变侧移开时，同侧（内收）眼不能完全内收，对侧（外展）眼出现注视末期眼震。同侧眼不能内收不是由动眼神经核受损导致的，这可由近端反射中保留的内收（会聚）能力来证实。如果 MLF 双侧受损，INO 也可以是双侧的。**图 12.8** 显示了左眼完全丧失内收的 INO 的临床特征。**图 12.9** 显示了一种更常见的眼球内移，在这种情况下，内收眼的内移只是延迟，最终发生在缓慢的水平扫视中。这种类型的 INO 在多发性硬化症中尤其常见。

一个半综合征

是指一侧水平凝视麻痹（“一个”）与另一侧尝试凝视时出现核间性眼肌麻痹（“……半”）。正如所预料的那样，这是由一侧的脑桥旁正中网状结构、外展神经核和同侧的内侧纵束的联合病变

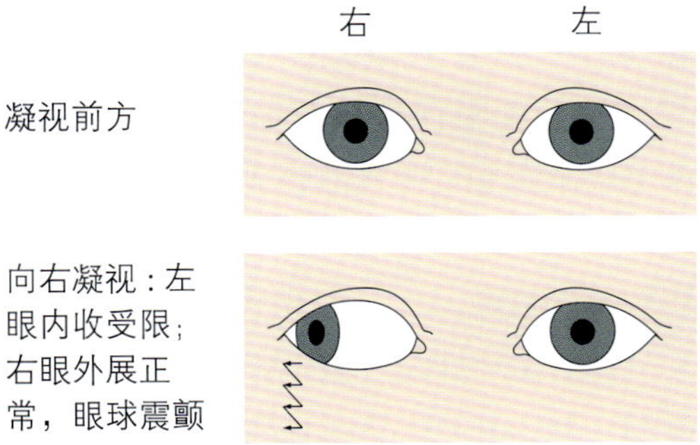

图 12.8　左侧核间性眼肌麻痹（INO）。患者直视前方时，双眼是平行的；尝试向右凝视时，左侧内直肌无法收缩（左眼无内收），外展右眼出现眼震

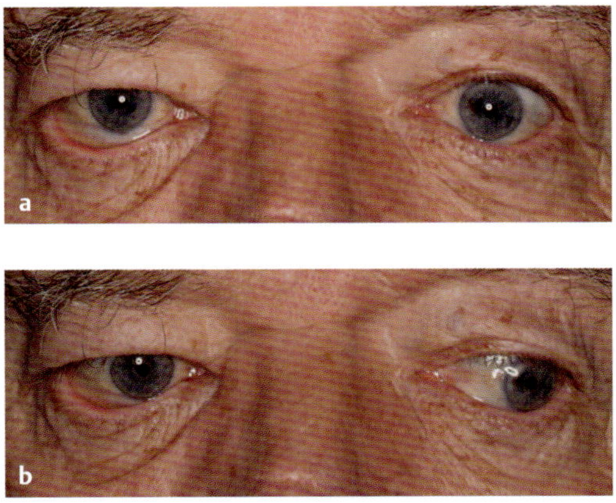

图 12.9　腔隙性脑干梗死患者右侧核间性眼肌麻痹。**a.** 当患者直视前方时，眼是平行的。**b.** 尝试向左凝视时，右眼内收受限（内直肌无力）

导致的。唯一可能的水平眼球运动是试图向对侧注视时对侧眼的外展运动。

反侧偏斜

反侧偏斜，亦称 Hertwig-Magendie 综合征或 Hertwig-Magendie 斜视，是一种垂直斜视，一只眼高于另一只眼，通常双眼向同向旋转，纵轴移位。可以通过覆盖测试来检测；眼底成像最能说明眼球的旋转。可能的病变位于脑干，通常位于中脑背侧。

小脑源性动眼神经功能障碍

小脑病变可导致以下眼球运动障碍：

- 注视偏转性眼震。
- 无法通过固定来抑制眼前庭反射。
- 眼球追踪运动。
- 视动性眼震减弱。
- 不对称眼球扫视（不足和过度）。
- 过度的前庭眼反射。
- 特殊类型的眼震，如上跳性眼震、下跳性眼震、反跳性眼震、周期性交替性眼震、获得性摆动性眼震、中央位置性眼震等。
- 单侧小脑病变引起同侧眼震（如自发性前庭眼震）。

其他核上性障碍导致的眼球运动异常

另一个值得一提的是动眼神经失用症。在先天性性疾病（Cogan 综合征）中，患者在阅读时无法将目光自发地指向一行文本的开头。相反，必须将整个头部移动到位，使文本的起始线落在视野的中心才能实现。完成此操作后，可以将头部移回其原始位置，而目光不会失去对文本的固定。

12.3.4 眼肌及脑干核团的损伤

注意

这种类型的病变，就像眼部肌肉本身的病变一样，会导致一只眼睛的轴线偏斜，即麻痹性斜视。患者诉可看到重影（复视）。

动眼神经麻痹

第Ⅲ对脑神经的核下损伤导致内侧、上 / 下直肌、下斜肌（**图 3.8**）和提上睑肌麻痹（眼外肌麻痹）。此外，瞳孔括约肌的平滑肌麻痹出现瞳孔“固定和扩张”，即瞳孔扩大，对光反射和会聚均无反应（眼内肌麻痹，**图 12.16**）。因此，当患者直视前方时，动眼神经麻痹的典型临床特征可以立即被识别（**图 12.10**）。**图 12.11** 显示了眼初始位置和最大偏离位置的典型表现，以及基于患者注视方向的两个视觉图像的位置。

第Ⅲ对脑神经可受脑干内核团病变（核损伤）、脑干内不同部位病变（束损伤）或周围病变（外周神经损伤）的影响。由于病因多样，由此导致的神经功能缺损也各不相同。典型表现涉及动眼神经麻痹等，取决于病变的部位和病因，见**表 12.4**。动眼神经核的损伤也会导致双侧上睑下垂和向上凝视麻痹。

滑车神经麻痹

第Ⅳ对脑神经的损伤会导致上斜肌瘫痪（**图 3.8**）。受影响的眼睛向下、向外活动受限。当患者向下看时，会出现复视，图像垂直移位并略有倾斜。典型的临床特征如**图 12.12** 所示。通过将头部倾斜到正常一侧，可以将两个图像重

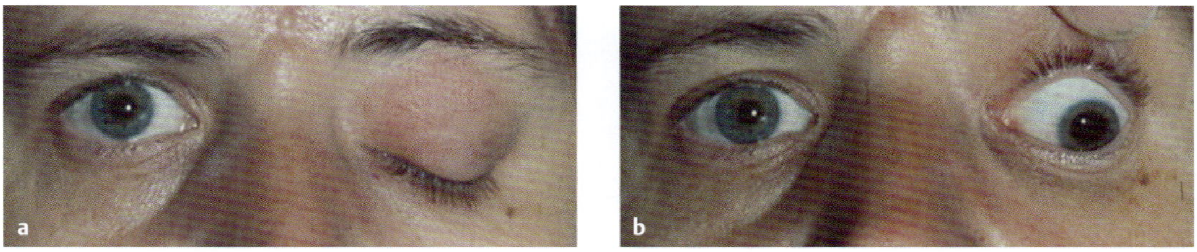

图 12.10　左侧完全性动眼神经麻痹。a. 左眼睑完全下垂。b. 检查者抬起下垂的眼睑，露出散大、固定（即无反应）的瞳孔；外直肌和上斜肌使眼轻度外展。这些肌肉由外展神经和滑车神经支配（见**图 3.8**）

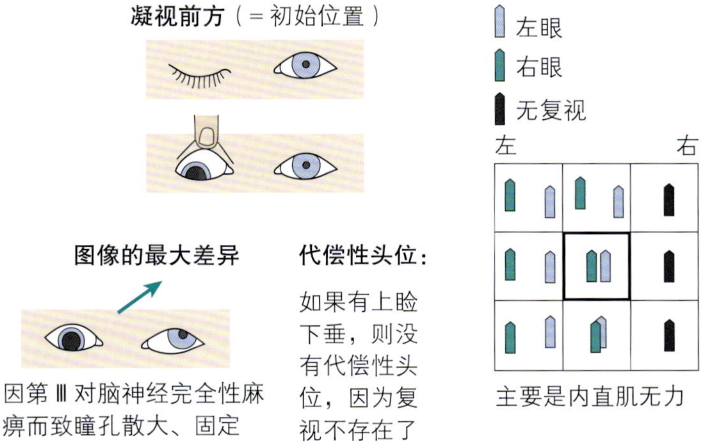

图 12.11　右侧动眼神经麻痹。注意眼的位置和两个视觉图像（复视）在不同凝视方向上的位置

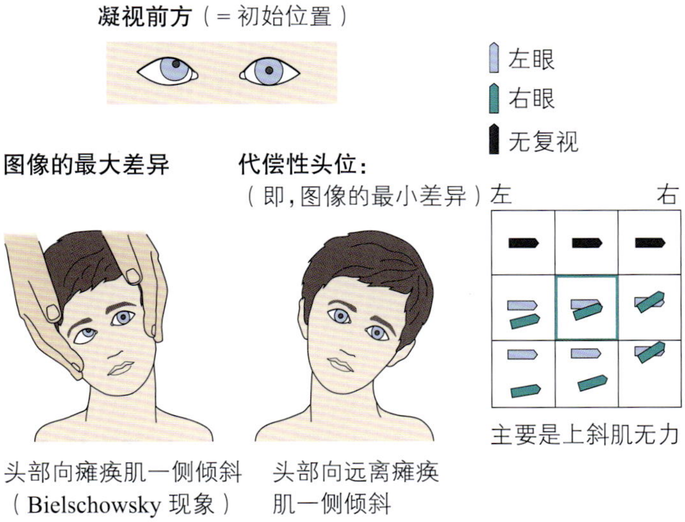

图 12.12　右侧滑车神经麻痹。注意眼的位置、头部的代偿性倾斜，以及两个视觉图像的位置取决于凝视的方向

表 12.4 动眼神经麻痹的定位与病因

病变部位	临床特征	病因
动眼神经核	动眼神经麻痹、双眼垂直注视麻痹、双眼上睑下垂	脑梗死、脑出血、创伤、肿瘤、多发性硬化、炎症、先天性发育不全
神经束（脑干内的动眼神经束）	动眼神经麻痹，对侧偏瘫、共济失调或红核震颤（应与小脑幕疝相鉴别）	脑梗死、脑出血、多发性硬化症
蛛网膜下腔	孤立性动眼神经麻痹	动脉瘤（后交通动脉，很少有其他动脉如基底动脉）、基底脑膜炎、脑神经多发性神经根炎、颅内高压、外伤、神经外科并发症、动眼神经肿瘤、小脑幕疝
海绵窦、眶上裂或眶	动眼神经麻痹，伴滑车、眼神经和 / 或外展神经功能障碍	动脉瘤（颈内动脉）、颈动脉海绵窦瘘、海绵窦血栓形成、鞍旁肿瘤或伴有鞍旁延伸的垂体瘤、蝶窦炎、Tolosa-Hunt 综合征、带状疱疹
眶尖	动眼神经麻痹，伴视神经、滑车神经、眼神经和 / 或外展神经功能障碍	请参阅上方和下方的原因列表（海绵窦、眼眶）
眼眶（动眼神经上支）	上睑下垂伴上直肌麻痹	外伤、眼眶肿瘤、眼眶假瘤、感染、黏液膨出
眼眶（动眼神经下支）	下直肌、内直肌和下斜肌麻痹	外伤、眼眶肿瘤、眼眶假瘤、感染、黏液膨出
无定位意义	孤立的外部动眼神经麻痹(即瞳孔保留)	糖尿病、高血压、动脉炎、偏头痛

新组合在一起；如果头部向患侧倾斜，则图像之间的距离会增加（Bielschowsky 现象）。

病因 滑车神经麻痹的常见原因如下：

- 先天性发育不全。
- 创伤。
- 中脑出血。
- 多发性硬化。
- 缺血性神经病，如糖尿病。
- 海绵窦病变。
- 眼眶病变。

鉴别诊断（影响上斜肌的病变） 上斜肌腱在滑车中改变方向，像滑轮一样在滑车中滑动；肌腱有时会被滑车环“卡住”，在运动过程中会受阻，导致间歇性垂直复视，通常是当患者在向下看后立即抬头时，并且只持续很短的时间（布朗综合征）。上斜肌痉挛可在滑车神经麻痹后出现或独立出现，典型的临床特征是单眼的高频眼震，伴幻视和复视。

外展神经麻痹

第Ⅵ对脑神经损伤导致的眼外直肌麻痹（**图 3.8**）会导致眼外展无力，有时还会导致患眼向内斜视。水平复视有时甚至出现在注视的初始位置，当患者向患侧看时会加重，见**图 12.13**。**图 12.14** 展示了 1 例不完全性右侧外展神经麻痹患者的临床特征。外展神经麻痹常见的

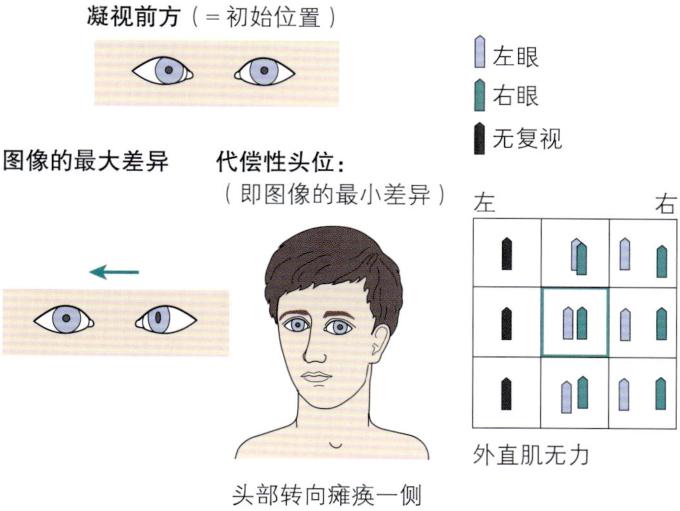

图 12.13 右侧外展神经麻痹。注意眼的位置，头部的代偿性旋转，以及凝视方向决定了两个视觉图像的位置

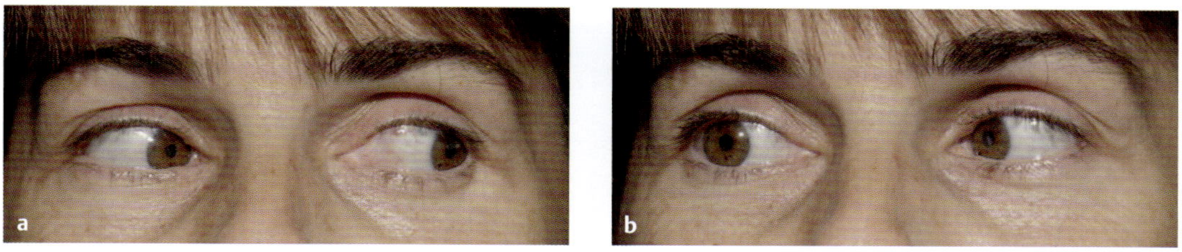

图 12.14 部分右侧外展神经麻痹。 a. 在向左注视时，眼是平行的。b. 向右注视时，右眼不能充分外展

病因见**表 12.5**。

复视的鉴别诊断：支配眼球运动肌肉的多发性脑神经联合病变与其他疾病

如果支配一侧眼球运动肌肉的多组脑神经受影响，病变通常位于海绵窦、眶尖或眼眶内。

双侧、多发性眼肌麻痹通常是由脑干病变导致的，鉴别诊断包括核上性动眼神经运动障碍、脑干病变和外周病变，如脑神经多发性神经根炎、基底脑膜炎（见章节 6.7.4）、癌性脑膜炎和颅底肿瘤。此外，必须考虑神经肌肉接头病变，如重症肌无力（见章节 15.8.1）和眼肌本身的疾病，包括眼肌炎（罕见）、线粒体肌病（Kearns-Sayre 综合征）或甲状腺功能亢进的内分泌性眼病（Graves 病）。

12.3.5 上睑下垂

注意

上睑下垂的常见原因是霍纳综合征。当患者稍微向下看时，很容易发现霍纳综合征一侧眼睑之间的间隙较窄。

表 12.5 外展神经麻痹的定位与病因

病变部位	临床特征	病因
外展神经核，脑桥旁正中网状结构	凝视麻痹，常合并周围性或核性面神经麻痹	脑梗死、脑出血、肿瘤、多发性硬化、炎症、外伤、先天性发育不全
神经束	外展麻痹伴对侧偏瘫，偶尔伴有三叉神经功能缺损	脑梗死、脑出血、多发性硬化
蛛网膜下腔	孤立性外展神经麻痹	颅内高压、低颅压、动脉瘤（小脑前下或后下动脉、基底动脉）、蛛网膜下腔出血、基底脑膜炎、脑神经多发性神经根炎、外伤、神经手术并发症、外展神经肿瘤、斜坡肿瘤
岩尖，颞骨岩部	三叉神经和外展神经功能缺损，有时伴面部和前庭蜗神经功能缺损	中耳炎、硬膜外感染
海绵窦，眶上裂	外展神经麻痹、合并动眼神经、滑车神经和/或眼神经功能障碍	动脉瘤（颈内动脉）、颈动脉海绵窦瘘、海绵窦血栓形成、鞍旁肿瘤或有鞍旁延伸的垂体肿瘤、蝶窦炎、Tolosa-Hunt 综合征、带状疱疹
眶尖	外展麻痹，伴动眼神经、滑车和/或眼神经功能障碍	请参阅上方和下方的原因列表（海绵窦、眼眶）
眼眶	外直肌麻痹，单独或合并其他障碍	外伤、眼眶肿瘤、眼眶假瘤、内分泌性眼病、感染、黏液囊肿
无定位意义	孤立性外直肌（外展神经）麻痹	糖尿病、高血压、动脉炎、偏头痛

当上眼睑覆盖瞳孔上缘时，即为上睑下垂。上睑下垂的原因可以是肌源性、神经源性或机械性的（如上睑提肌腱膜断裂）。

眼睑运动主要通过动眼神经支配的上睑提肌（横纹肌）来实现，这块肌肉的麻痹会导致上睑下垂，患者向上看时最为明显；同时，交感神经支配的上睑板肌（平滑肌）也参与上睑上提。由此可见，上睑下垂可由动眼神经或眼交感神经损伤引起。上睑下垂的原因见**表 12.6**。

霍纳综合征

霍纳综合征是由眼丧失交感神经支配引起的，包括以下内容：

- 上睑下垂（交感神经支配的上睑板肌麻痹），当患者稍微向下看时最明显。
- 瞳孔缩小（交感神经支配的瞳孔扩张肌麻痹）。
- 轻度眼球内陷（Müller 肌麻痹，Müller 肌为眼眶内的一块平滑肌）。
- 结膜充血（交感神经系统失去对结膜血管的收缩作用）。

霍纳综合征的临床特征见**图 12.15**。

表 12.6　上睑下垂的病因

病理	病因（示例）
机械因素	– 结缔组织缺损（如上睑提肌腱膜断裂） – 局部眼眶改变 – 小眼畸形
肌肉疾病	– 进行性眼外肌麻痹 – Steinert 强直性肌营养不良
神经肌肉接头疾病	– 重症肌无力 – 肉毒毒素中毒
神经源性：失神经支配	– 动眼神经损害 – 中脑梗死 – 皮质损害 – 交感神经损害（中枢或外周）
神经源性：神经功能病理性增强	– 眼睑痉挛 – 面神经麻痹后再生障碍 – 面肌痉挛

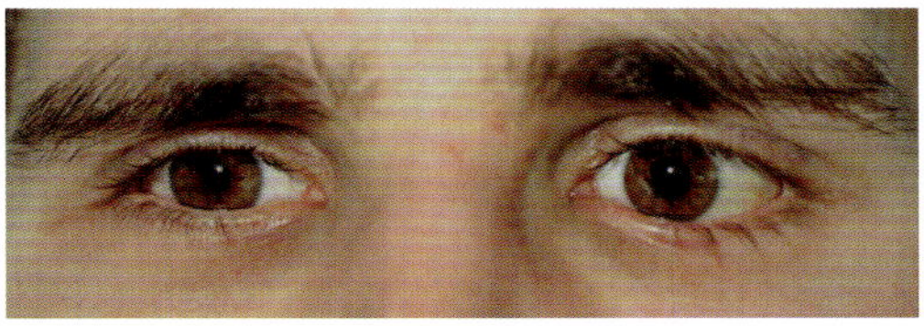

图 12.15　右侧颈动脉夹层患者的右侧霍纳综合征。右侧瞳孔和眼裂明显小于左侧

病变定位：

- 如果霍纳综合征不伴有半侧面部出汗，则潜在病变位于 C8~T2（腹侧）根部，靠近交感神经链。
- 如果伴有一侧面部、颈部和手臂出汗，则病变位于星状神经节，或者位于颈交感神经丛以上水平。
- 紧靠星状神经节下方的交感神经链损伤会损害同侧身体上半部的出汗，但不会形成霍纳综合征（这就是有时会在这个部位行胸交感神经切除术来治疗多汗症的原因）。

12.3.6　瞳孔异常：瞳孔括约肌运动障碍

注意

瞳孔异常：瞳孔括约肌运动障碍有许多不同的原因。视网膜和视神经损伤会影响瞳孔光反射的传入，而动眼神经损伤会影响其传出。在前一种情况下，瞳孔只有在对侧眼睛被照亮时才会收缩（间接对光反射）；在后一种情况下，瞳孔根本不会收缩，无论是直接对光反射还是间接对光反射。

瞳孔运动由动眼神经的副交感神经部分（瞳孔括约肌）和交感神经系统（睫状肌 = 瞳孔扩张肌）支配。瞳孔括约肌是平滑肌：副交感神经系统使瞳孔收缩，交感神经系统使瞳孔扩张。

注意

动眼神经受损时瞳孔扩大，而交感神经受损时瞳孔缩小。

瞳孔大小和形状的异常

在瞳孔异位中，瞳孔偏心地位于虹膜中，这可能是由先天性畸形、既往虹膜炎或动眼神经麻痹后神经再生不完全导致的。瞳孔形状异常通常是先天性的。瞳孔大小轻度不均是常见的正常表现，但明显的不对称通常是病理性的。瞳孔的不均等称为瞳孔大小不等（anisocoria），原因包括霍纳综合征、阿迪（Adie）综合征（见后）等。

瞳孔光反射异常

瞳孔的直接和间接对光反射（见章节 3.3.2）可因下列任何一种情况而受损：

- 眼睛的局部病变，如青光眼或瞳孔后粘连。
- Marcus Gunn 现象是在急性或既往球后神经炎发作的一侧，瞳孔直接对光反射受损。
- Adie 瞳孔（强直性瞳孔）通常是单侧的，至少开始是这样。患侧的瞳孔扩大，对光反射非常缓慢，但在会聚时会更快、更完全，随后瞳孔缓慢再扩大（强直）。多见于女性；通常（但不总是）个体内在的肌肉反射消失。病变被认为可能位于中脑或睫状神经节。
- 急性睫状神经节炎（由于感染或外伤）可导致瞳孔对光反射或会聚反应迟钝。
- 反射性瞳孔强直 / 阿 – 罗瞳孔（Argyll-Robertson 瞳孔）是晚期神经梅毒的典型表现。瞳孔通常很窄，呈长方形，并且对光（直接或间接）没有反应，但会会聚。然而，应该强调的是，在神经梅毒中也可以看到瞳孔固定和散大。
- 完全失明患者的瞳孔对光反射正常，提示在外侧膝状体和视觉皮质之间的某个部位双侧视觉通路受损，常见原因是双侧视觉皮质梗死。直接和间接对光反射得以保留，因为支配它们的神经纤维是从外侧膝状体近端的视觉通路分支出来，然后移行到顶盖前区以支配其目标核团。
- 瞳孔震颤，即瞳孔宽度的节律性波动，通常是生理性的。
- 主要的瞳孔大小和反应异常见**图 12.16**。

12.4 三叉神经损害

要点

三叉神经的感觉纤维支配面部和前额皮肤以及鼻、鼻窦和口腔黏膜的感觉；运动纤维支配咀嚼肌的运动。因此，该神经受损会导致感觉障碍和咀嚼肌无力。

三叉神经的解剖走行和分布见**图 3.10**，临床检查见章节 3.3.2。

临床特征　三叉神经病变可导致头面部感觉障碍。三叉神经三条分支的体感分布见**图 12.17**。脑干的三叉神经核损伤导致以上唇为中心、以洋葱皮模式延伸到整个面部的感觉障碍（Lähr-Solder 线，**图 12.17**）。第三支运动部分的损伤导致咀嚼肌麻痹。检查者通常可以很容易地感到患者一侧咬肌收缩减弱；张口时，由于翼状肌无力，下颌偏向瘫痪侧（**图 12.18**）。

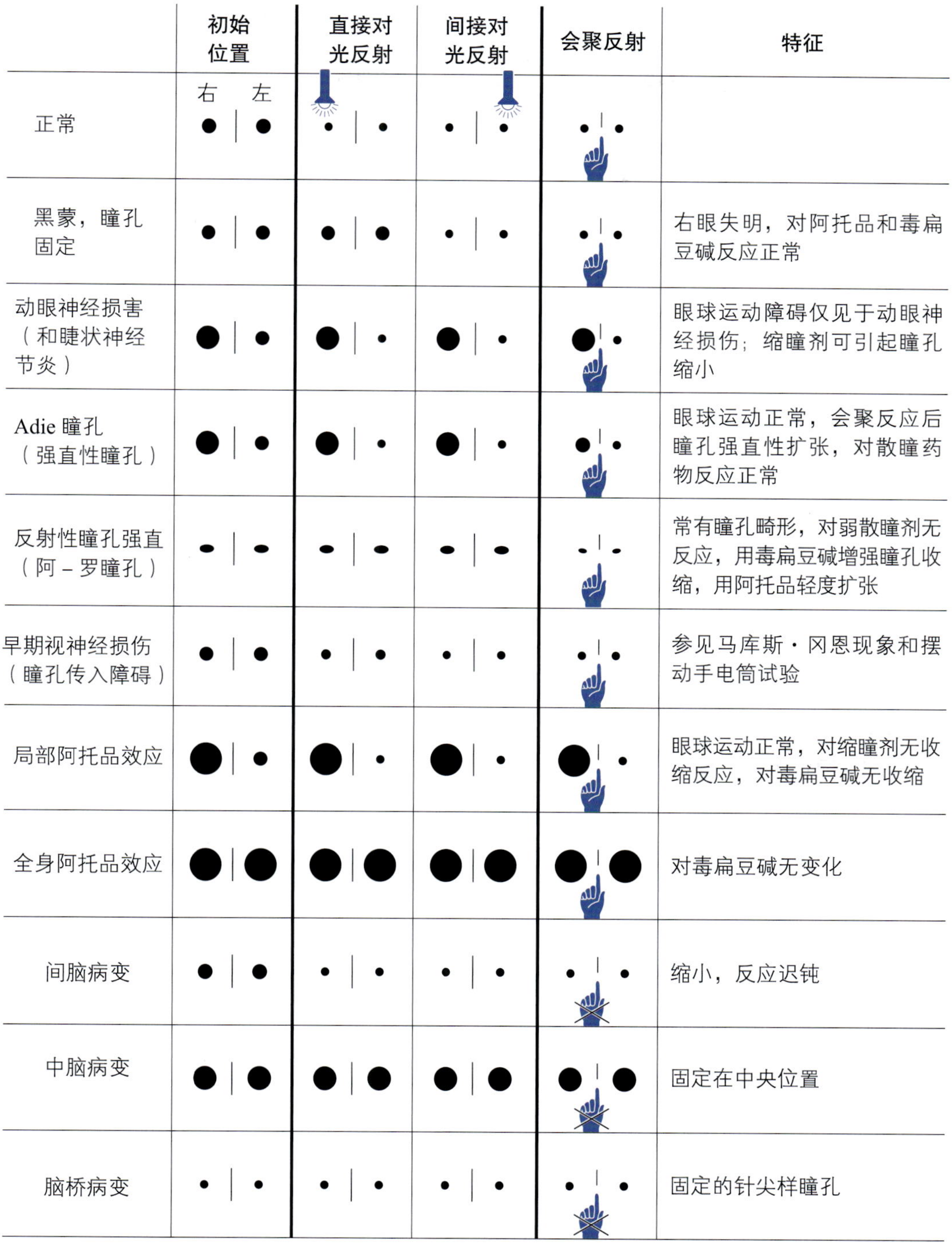

图 12.16 瞳孔反射异常（右侧异常）（引自 Mattle H, Mumenthaler M. Neurologie.Stuttgart: Thieme; 2013.）

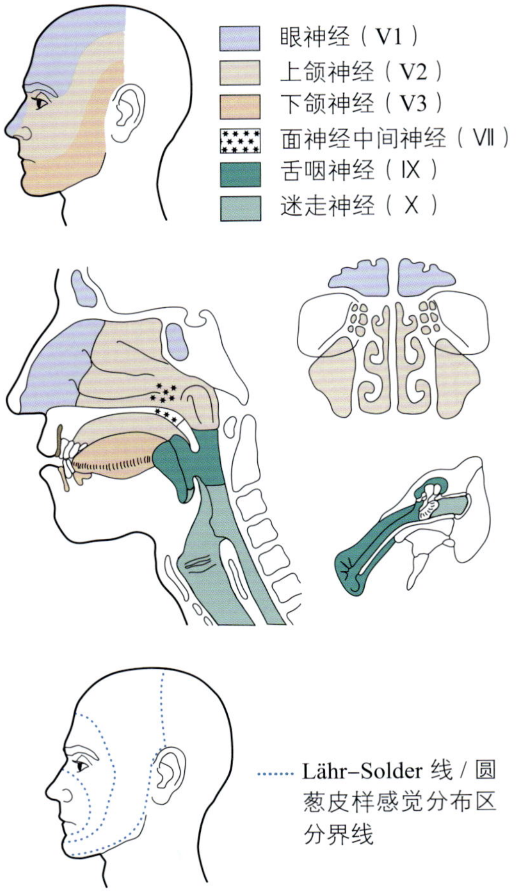

图 12.17 面部和头部的感觉神经支配

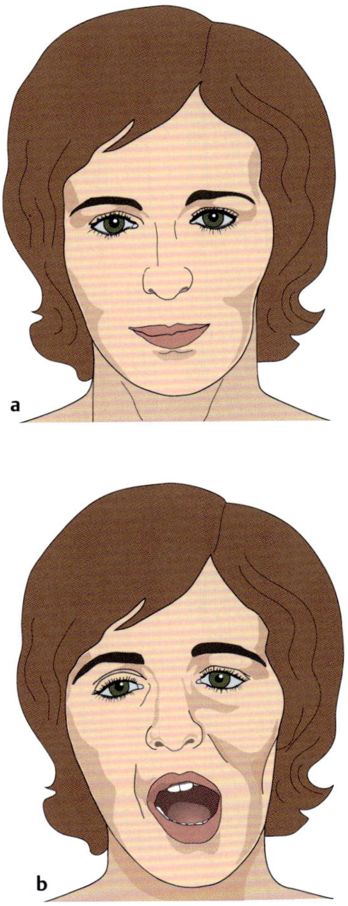

图 12.18 左侧三叉神经运动部分的损伤。a. 左侧颞肌和咬肌萎缩。b. 张口时下颌向左偏

病因　三叉神经核性病变位于脑桥或延髓，通常是由血管病变、脑炎、多发性硬化或占位性病变（神经胶质瘤、延髓空洞）导致的。在外周，神经也可能受到肿块、毒性物质或机械（医源性）因素的影响。三叉神经也可在脑神经多发性神经根炎中受影响。偶尔会找不到明确的病因（特发性三叉神经病变，通常是单侧的）。三叉神经痛是一种以短暂、剧烈、闪电样、刀割样面部疼痛为特征的综合征，见章节 14.3.1。

12.5 面神经损害

要点

面神经主要是运动神经，支配面部表情肌；还接受舌前三分之二的味觉，并支配泪腺和唾液腺。面神经病变通常位于周围神经干，主要临床特征为面瘫。周围性面神经麻痹常在没有任何明显原因的情况下出现，即特发性。特发性面瘫必须与中枢性或外周性面瘫相鉴别。

第Ⅶ对脑神经的解剖走行见**图 12.19**。

12.5.1 面瘫的分类

（完全性）面神经麻痹的临床特征因病变部位的不同而异（**图 12.20**）：

- 茎乳孔远端病变通常会导致一侧面部的所有肌肉单纯的运动性瘫痪。眼睛不能闭合（兔眼），额纹消失。无其他缺陷。
- 除了面部肌肉运动无力外，岩骨或面神经管（最常见的部位）的病变会导致流泪和流涎、味觉障碍和/或听觉过敏，严重程度会因病变的位置而不同。
- 面神经核或其脑干内的神经束损伤较为少见，主要表现为运动障碍，包括兔眼和额纹消失。流泪、流涎和味觉等功能正常，因为面神经的副交感神经和味觉纤维来源于（或传递到）其他脑干核团。
- 面神经核上病变（中枢性面瘫）的典型表现是口周无力。患侧的眼睛仍然可

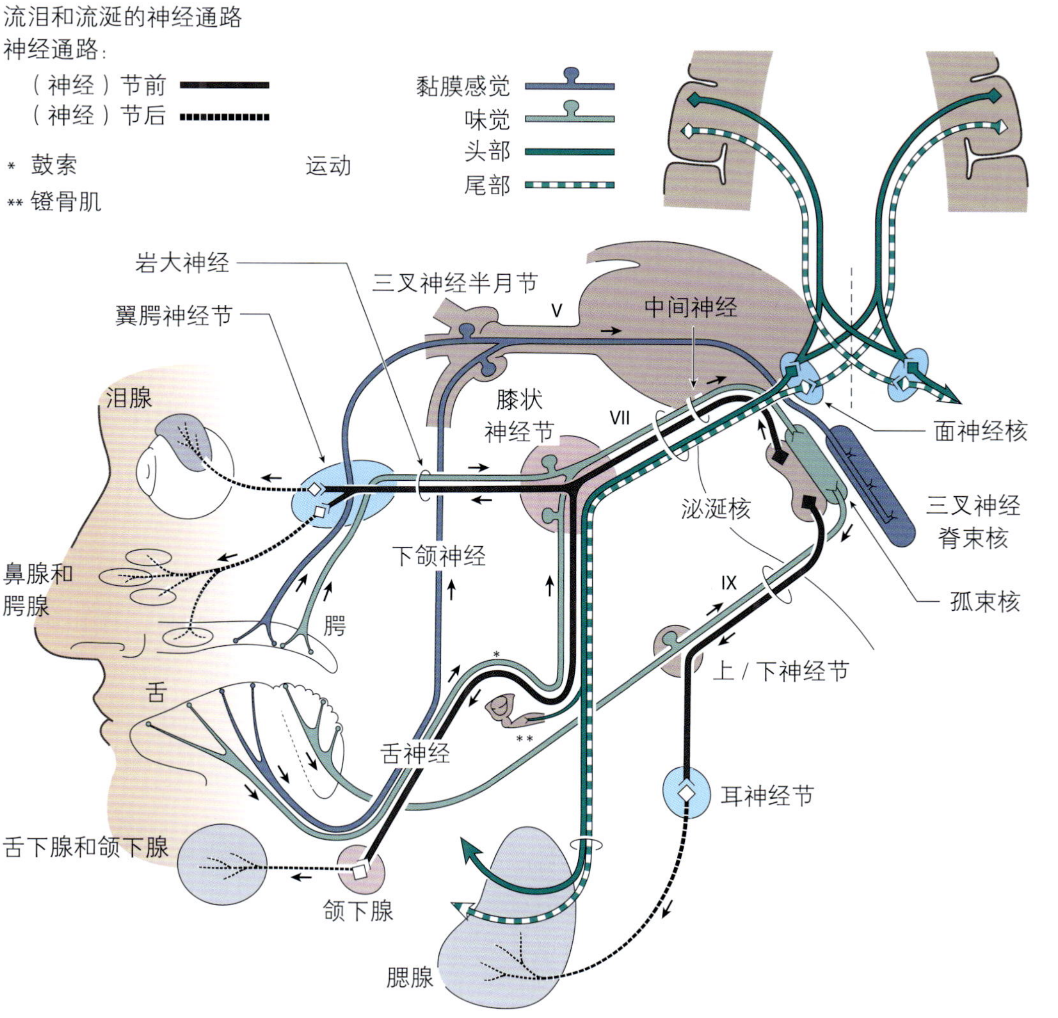

图 12.19 面神经解剖。注意面神经核头部的双侧中枢神经支配，尾部仅由对侧半球支配

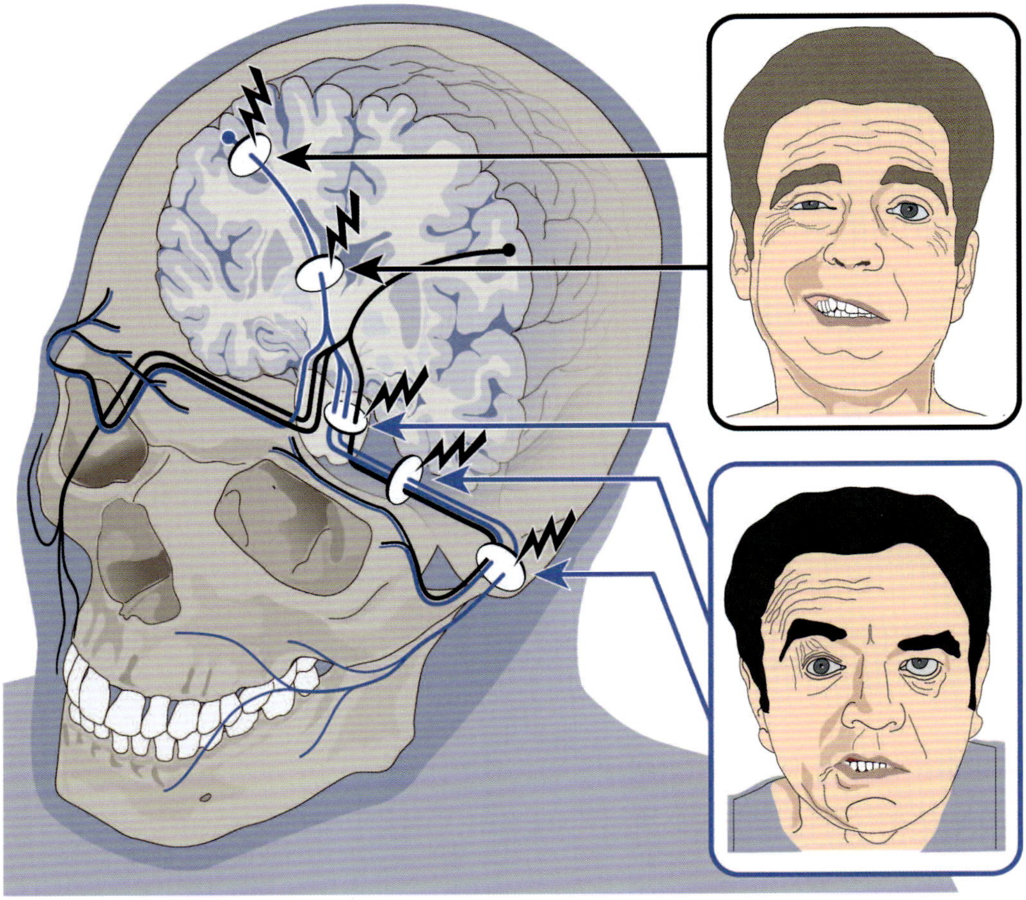

图 12.20 面神经核的双侧皮质延髓束神经支配。大脑皮质或内囊损伤会导致对侧口周肌肉无力，而闭眼和额纹保持不变。核或外周病变导致同侧口周肌肉无力，以及眼睛闭合不全和额纹消失

以闭合，额纹对称，因为这些肌肉（像呼吸肌一样）的神经支配来自大脑的双侧半球。

12.5.2 面瘫的病因

特发性面瘫是最常见的，必须与其他的症状性面瘫类型区分。其病因未知，被认为与病毒感染（如疱疹病毒）或副感染过程（见下）有关。

在症状性面瘫中，可以定位导致面瘫的解剖学原因：

- 颅底骨折会损伤面神经。颞骨岩部的横向骨折通常会导致直接的、不可逆的面瘫；纵向骨折通常在延迟一段时间后才会出现面瘫，多是由面神经管壁内缓慢扩大的血肿所致，预后优于横向骨折。
- 中耳病变（如胆脂瘤）可导致面瘫。
- 颅底或腮腺的肿瘤也可以导致面瘫。
- 病原体感染，尤其是耳带状疱疹和疏螺旋体病（莱姆病）会影响面神经，导致面瘫。

– 如果脑桥中的面神经核因缺血或肿瘤（脑干神经胶质瘤）受损，则会出现核性面瘫。
– 双侧面瘫可由脑神经多发性神经根炎、疏螺旋体病、结节病、脑膜瘤或脑肿瘤引起（**图 11.1**）。

特发性周围性面神经麻痹

流行病学　“贝尔麻痹”约占所有面瘫病例的四分之三，每年的发病率约为 25/10 万。

病因　病因不明，很可能是病毒感染。面神经管狭窄范围内的面神经干肿胀会影响神经传导，严重时可导致轴索断裂。病理机制被认为是压迫性缺血。

临床特征　最主要的表现是患侧面部表情肌无力，但程度不一，见**图 12.21**；患侧舌头前三分之二味觉障碍（检查方法，见章节 3.3.2），通常仍然可以感觉到苦味，因为这种感觉的感受器位于由舌咽神经支配的舌后三分之一的黏膜中；同侧流泪和流涎也受损。由镫骨肌去神经支配所导致的听觉障碍或听觉过敏，在临床上不明显。

治疗　皮质类固醇可促进恢复（如口服泼尼松 60 mg/d，持续 4 天，然后逐渐减量，每隔一天将剂量降低 5 mg）。抗病毒药物（如口服伐昔洛韦 1 000 mg/d，连续 10 天）可以进一步改善疗效。面神经减压手术的效果尚不明确。眼睑不能闭合时必须用药膏、人工泪水或湿敷料保护，以免干燥和创伤。

预后　预后普遍良好。约 80% 的患者面部肌肉无力在 4~6 周内完全消退。其余约 20% 的患者面部肌肉组织完全失去神经支配，恢复可能需要更长的时间（长达 6 个月）。后遗表现通常包括部分面部无力或由于再生轴突方向错误而导致的病理性辅助运动。在这种情况下，面部某一部分的自主收缩同时伴随另一部分不自主的收缩：因此，当患者吹口哨时，患侧的眼睛可能会不由自主地闭合（连带活动，**图 12.22**）。

鉴别诊断　中枢性面瘫必须与周围性面瘫相鉴别。中枢性面瘫的病变位于面神经核水平以上，即在运动皮层中支配面部运动的部分，或沿皮质延髓束传出纤维的路线上。通过细致的临床检

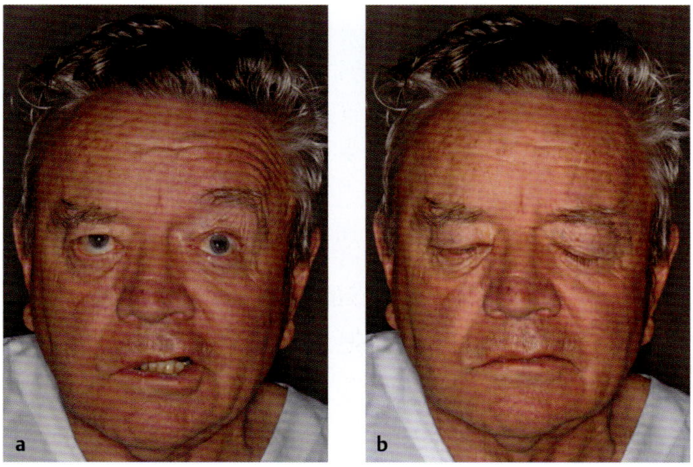

图 12.21　右侧部分周围性面神经麻痹。a. 右嘴角无力地垂下，右侧额纹消失。b. 右眼不能完全闭合

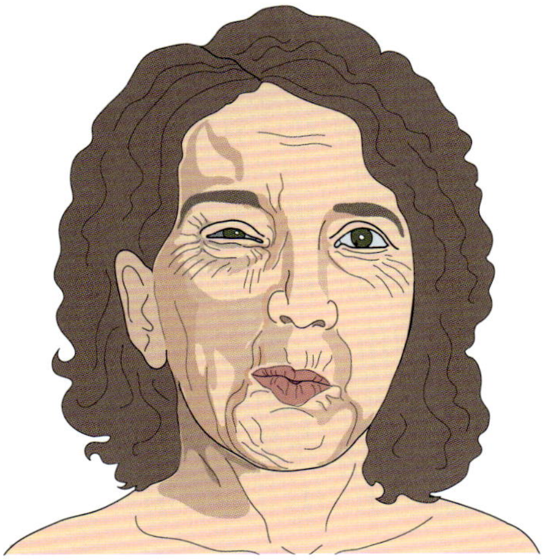

图 12.22　右侧周围面神经麻痹后面部的神经支配。由于再生运动轴突被错误地导向肌肉目标，面部某个肌肉群的自主收缩可能伴随其他肌肉群的不自主收缩。图示患者吹口哨时会不自觉地闭眼（连带运动）

查，可以区分中枢和周围的面部无力，见表 12.7。最主要的是，中枢性面瘫往往会保留前额和眼周运动肌肉的功能（图 12.23），原因是脑桥面神经核上部的神经元接受来自双侧大脑半球的冲动，因此单侧运动皮质或皮质延髓束的损伤通常可以通过对侧相应的完整通路进行代偿（图 12.19）。另一方面，面神经核的尾侧部分只受对侧大脑半球的控制。

注意

中枢性面瘫也常伴有身体其他部位的无力，这些部位不受面神经支配，如舌肌。

偏侧面肌痉挛

本病特点是一侧面部的面神经支配的所有面部表情肌，包括颈阔肌，同步、不规则、快速、短暂的收缩。仔细观察，很容易将其与面部抽动区分开来（图 12.24）。面肌痉挛很少出现在周围性面神经麻痹后。常见的原因是面神经根出脑桥后在远端受血管袢压迫刺激，这就解释了为什么神经外科干预（“微血管

12

表 12.7　中枢性和周围性面瘫的鉴别

	中枢性面瘫	周围性面瘫
病史	– 通常发生在老年人 – 突发事件 – 通常伴有偏瘫，主要累及上肢	– 任何年龄段 – 常伴有耳后疼痛 – 无力是在一两天内发生的，而不是突然出现的
休息时的面部表情	– 通常正常	– 大多是正常的 – 眨眼的频率可能会降低 – 长期完全性周围性面瘫的患侧面部松弛
面部表情肌肉	– 当患者闭眼时，眼球总是被完全覆盖 – 额头几乎不受影响	– 如果是完全性瘫痪，受累眼（可能在部分病变中）不能完全闭合 – 前额受到影响（图 12.21）
伴随调查结果	– 可能有同侧舌肌无力（图 3.17）或偏瘫	– 在隐源性病例中，同侧舌前三分之二味觉丧失 – 流泪和流涎减少 – 肌电图显示失神经支配

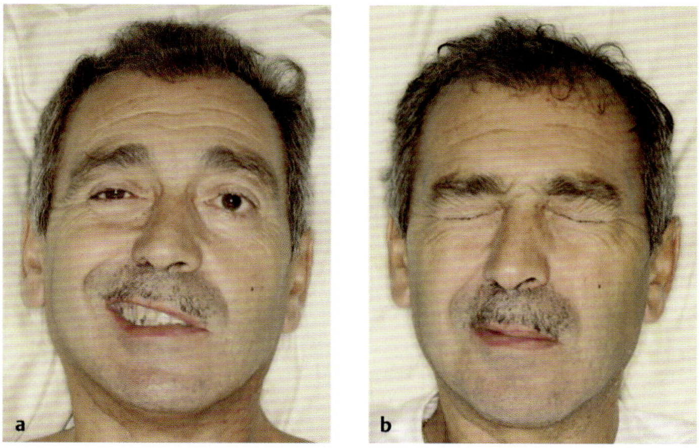

图 12.23 左侧中枢性面瘫。54 岁男性因右侧颈动脉夹层而发生右侧大脑中动脉区域缺血性卒中。左侧口周肌肉组织明显无力（a）。前额（a，b）的神经支配是对称的，眼闭合对称（b）

减压”）通常会获得成功。由脑干胶质瘤引起的面肌痉挛非常罕见，这种情况可以用抗惊厥药如卡马西平或注射肉毒杆菌毒素行对症治疗。

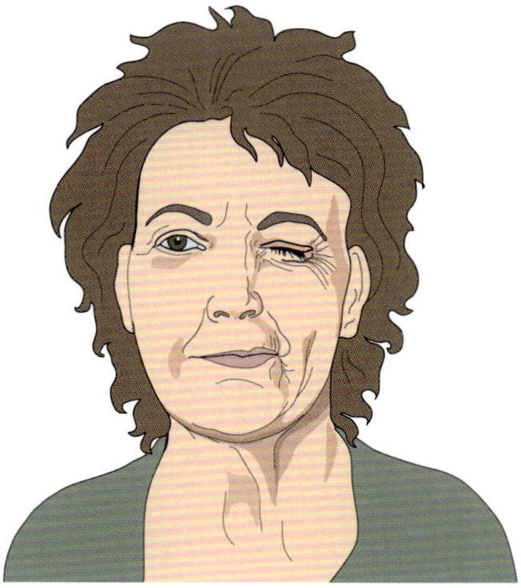

图 12.24 左侧面肌痉挛。由面神经支配的所有肌肉，包括颈阔肌，都会反复、同步、不自主地收缩

12.6 听力和平衡障碍：眩晕

要点

前庭蜗神经的损伤会损害听力和/或平衡功能。耳蜗部分的损伤会导致感音神经性听力损失（声音感知受损），必须始终与传导性听力损失（声音传导的损伤，通常由外耳道被耵聍堵塞或中耳的疾病所致）相区别。前庭损伤导致平衡失调和眩晕。

第Ⅷ对脑神经（前庭蜗神经，**图 12.25**）将听觉和前庭信息传导至中枢神经系统。

- 听觉冲动产生于耳蜗部的 Corti 器官，通过耳蜗神经到达脑干的耳蜗核，然后沿听觉通路（双侧）到达颞叶听觉皮质。
- 前庭冲动产生于平衡器官球囊和椭圆囊的壶腹和黄斑，然后通过前庭神经到达前庭核，继而到达大脑的多个区域，包括小脑。

这些解剖关系详见**图 3.11** 和章节 3.3.2。

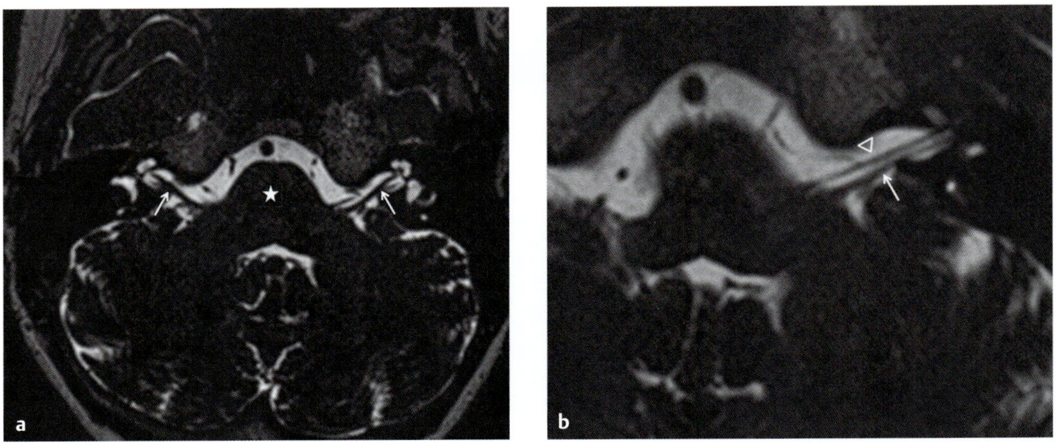

图 12.25　第Ⅷ对脑神经的 MRI：CISS 序列。a. 脑桥水平的轴向切面（星号），两侧可以清楚地看到内耳道和第Ⅷ对脑神经（箭头）。b. 沿左侧内耳道重建的图像，显示面神经（空心箭头）和前庭蜗神经的前庭部分（箭头）

12.6.1　听觉障碍

注意

多数听力问题是由耳部异常而不是神经系统疾病引起的，但许多神经系统疾病会影响听力。神经科医生的任务是区分传导性听力损失和（单侧或双侧）感音神经性听力损失；如果后者存在，则确定导致它的神经系统状况。

感音神经性听力损失与传导性听力损失的鉴别

根据这种区别，可以确定根本原因是位于中耳或外耳道（传导性听力损失，更常见的一种），还是位于内耳的感觉细胞或听觉神经器官中（感音神经性听力损失，不太常见）。检查方法和典型表现见章节 3.3.2。传导性听力损失和耳蜗疾病的诊断和治疗是耳科医生的责任。

神经性听力障碍

由内耳或前庭蜗神经损伤引起的听力损失可以是单侧或双侧的，发展可快可慢。

单侧听力损失

单侧听力损失，如果是急性的，通常是由感染引起的，如腮腺炎或其他病毒感染；如果进展缓慢，应疑有肿块压迫第Ⅷ对脑神经，如听神经瘤（图 6.17）或桥小脑角脑膜瘤（图 12.26）。桥小脑角较大的肿块不仅会影响第Ⅷ对脑神经，还会影响面神经和三叉神经。

双侧听力损失

双侧听力损失，如果是急性的，最常见的原因是病毒或其他感染，细菌性脑膜炎是一种罕见的病因。进行性双侧听力损失，无论进展快慢，都应怀疑慢性基底脑膜炎（如结核病）、癌性脑膜炎、传染病（梅毒、弓形虫病）或中毒。进展非常缓慢的双侧听力损失可能是由

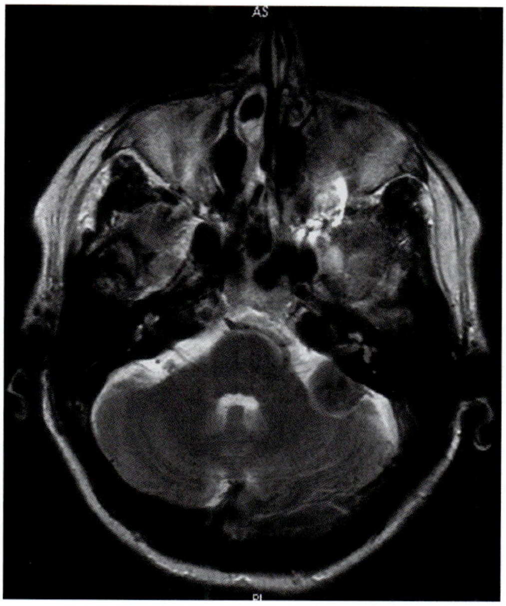

图 12.26 MRI 显示左侧桥小脑脚脑膜瘤，可见榛子大小的球形肿瘤位于颞骨岩部尖端

代谢紊乱引起的，如雷弗素姆（Refsum）病或某种胶原病。

几种以听力损失为最突出表现的疾病见**表 12.8**。

耳鸣

单耳或双耳的噪音是常见的主诉，通常是主观的，也就是说，只有患者才能听到。当检查者也能用听诊器听到时，则被称为客观的体征。

更常见的是一种主观性耳鸣，通常是双耳都能听到连续的噪音。患者通常在安静的环境中发现它令人不安，尤其是在晚上休息时，原因不明，可能会自行消退。已经提出了各种治疗方法，包括增强血液灌流的药物和氧气，但疗效尚未肯定。

与持续性耳鸣相比，搏动性耳鸣比较罕见，是由颞骨岩部附近的血管搏动引起的，必须重视。检查者经常也可以通过听诊器（甚至没有听诊器）听到与脉搏同步的杂音。可能的原因包括以下几点：

- 颈动脉夹层。
- 肌纤维发育不良。
- 由于动脉粥样硬化导致的高位颈动脉狭窄。
- 动静脉畸形。
- 乳突后硬脑膜瘘。
- 颈动脉海绵窦瘘。
- 血管球瘤（颈静脉球体瘤或鼓室球体瘤）。
- 颞骨岩部内或附近的肿瘤。
- 颞骨岩部内或附近的感染。
- 颅内高压。
- 假性脑瘤。

如果 CT、MRI、CT 血管造影或 MR 血管造影不能揭示搏动性耳鸣的原因，则必须进行数字减影血管造影。上述许多原因是可以治疗的。

12.6.2 平衡障碍和眩晕

注意

前庭器官（半规管和耳石器官）在平衡调节中起关键作用。前庭系统（由前庭器官、前庭蜗神经和脑干的前庭核组成）功能紊乱会导致平衡失调，主要表现是眩晕。单侧病变可引起伴有自主神经症状的方向性眩晕和自发性方向性眼震；双侧病变可引起非方向性眩晕。需要强调的是，前庭功能障碍只是眩晕的原因之一，甚至不是最常见的原因，进行鉴别诊断时必须考虑到许多其他原因。

表 12.8 以听力损失为主要表现的疾病

类型	疾病	备注
遗传性先天性内耳畸形	– 孤立性遗传性耳聋 – 蒙迪尼综合征（先天性内耳畸形） – 奥尔波特综合征（眼耳肾综合征） – 克莱因 – 沃登伯格综合征（听力色素综合征） – 尤塞综合征（遗传性耳聋色素性视网膜炎综合征） – 劳伦斯 – 穆恩 – 比德综合征 – 线粒体脑肌病	– 多数为常染色体隐性遗传，少数为显性或 X 染色体遗传 – 线粒体脑肌病几乎总是以严格的母系遗传模式（通过线粒体 DNA）传递
非遗传性先天性内耳畸形	– 沙利度胺导致发育不良 – 麻疹导致胚胎发育异常 – 高胆红素血症（核黄疸） – 围生期窒息 – 克汀病（呆小症） – 先天性梅毒 – 弓形虫病	– 在沙利度胺和麻疹导致的胚胎发育异常中，耳部异常通常伴有身体其他部位的异常 – 核黄疸常引起手足徐动症 – 克汀病导致智力低下
感染	– 病毒感染：疱疹、腮腺炎、麻疹、单核细胞增多症、艾滋病毒和其他嗜神经病毒 – 细菌性脑膜炎 – 中耳炎和恶性中耳炎 – 慢性中耳炎（胆脂瘤） – 梅毒 – 莱姆疏螺旋体病	– 听力损害是细菌性脑膜炎常见的晚期后遗症 – 中耳炎导致传导性（非感觉神经性）听力损害；耳镜检查是必需的
多发性神经病	– 雷弗素姆（Refsum）病（共济失调多发性神经炎综合征） – 遗传性神经病（夏科 – 玛丽 – 图斯病）	– Refsum 病中的色素性视网膜炎
肿瘤	– 听神经瘤 – 鼓室血管球瘤 – 癌旁病变	– 听神经瘤是散发性的或作为 I 型或 II 型神经纤维瘤病的一个部分而发生 – 鼓室血管球瘤的主要症状是搏动性耳鸣
血管病变	– 迷路动脉区域的梗死 – 偏头痛	
自身免疫性疾病	– 胶原病 – Susac 综合征 – Cogan 综合征	– 在这些情况下可以检测出各种类型的自身抗体
创伤	– 颞骨岩部横断性骨折 – 迷路挫伤 – 声创伤 – 长期暴露于噪音 – 气压伤	– 通过病史可诊断
中毒 / 医源性的	– 氨基糖苷类抗生素 – 细胞生长抑制剂	– 通常为双侧，常伴有双侧前庭功能障碍

（续表）

类型	疾病	备注
特定的耳部疾病	– 梅尼埃病 – 莱尔马耶综合征（耳鸣耳聋眩晕综合征） – 耳硬化症 – 急性听力损害 – 外淋巴瘘	– 在这些情况下，前庭症状通常与听力损害同时出现（或交替出现）
多方面的因素	– 中枢神经系统表面含铁血黄素沉着症	– 进行性听力损害和共济失调
	– 低颅压（见章节 14.2.4）	– 直立性头痛；MRI 显示硬脑膜强化

平衡调节

平衡（balance），即人体在三维空间中的最佳静态和动态机械稳定性，由以下神经过程维持：

- 来自前庭器官的关于个体在空间中的位置、运动和加速度的冲动。
- 来自视觉系统的关于身体与视觉空间关系的冲动。
- 来自外部感觉通路的冲动，包括身体与下表面（地板、床垫等）的接触。
- 来自本体感觉通路的冲动，包括关节位置和身体各部分之间的空间关系。
- 在执行过程中，来自锥体、锥体外系和小脑系统的有关运动的冲动。
- 有意识（认知）和无意识（情感）的影响。
- 最后，所有这些信号在脑干、小脑和大脑皮层中整合。

平衡调节的各个部分见**图 12.27**。

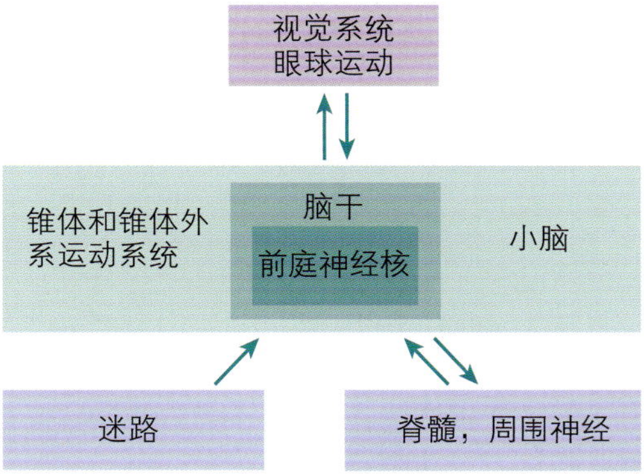

图 12.27　通过整合来自多个渠道的信息来维持平衡

平衡调节的干扰

如果调节系统的个体信息和/或控制组件丢失（见下），来自不同感觉通道的信息似乎不一致（所谓的多感觉不匹配，如晕船）或者高度感觉输入异常（如来自非同寻常的高空视觉输入），就会发生眩晕。多种不同结构在维持平衡方面发挥了作用，它们之间的相互作用非常复杂，所以眩晕的病因是很复杂的，不同部位的病变会导致不同类型的眩晕。

- 前庭性眩晕通常是定向性的，是前庭器官周围部分病变的特征，提示前庭器官和/或前庭耳神经的损害。患者在休息（自发性眼震引起的视振荡）或头部运动时（由于没有 VOR 导致的视振荡）会感觉到周围的环境就像在运动一样。眩晕可以是旋转性的（就像在旋转木马上），如前庭神经炎；也可以是先向一个方向，然后向另一个方向（如在船的甲板上），如双侧前庭病变。前庭性眩晕通常伴有自主神经表现，如恶心、呕吐和眼震。中枢性前庭病变（即脑干前庭神经核及其在脑干、丘脑和小脑中的连接处的病变）通常也会引起定向眩晕，尽管其程度不如周围病变严重。自主神经表现也往往较温和或不存在。

- 非前庭性眩晕是无方向性的、非系统性的，通常难以描述。患者可能会报告头昏眼花、头晕目眩或眼前一片漆黑，没有震颤，通常也没有自主神经表现。中枢神经病变可引起病理性眼震（**表 12.2**、**表 12.3**，**图 12.5**）。非前庭性眩晕是由平衡调节系统的非前庭部分的损伤或中枢神经系统内的信息处理错误（如由于小脑损伤）引起的。中枢神经系统外的病变，如体位性低血压或主动脉瓣狭窄，也可引起非前庭性眩晕。

外周性和中枢性前庭眩晕以及非前庭眩晕的典型特征见**表 12.9**。

病史采集和诊断评估

临床医生可根据全面、正确的临床病史来判断患者有否前庭性或非前庭性眩晕，同样重要的是确定眩晕是发作性的还是持续性的，并询问诱发因素（如体位变化或使眩晕加重的特定情况）。如果眩晕在黑暗中或患者闭眼时加重，原因很可能是本体感觉障碍（如多发性神经病、脊髓后柱病变）或双侧前庭病变。检查者还应始终询问伴随症状（特别是自主神经症状、耳鸣、听力损失，以及最近的疾病和感染）。病史结合体格检查结果（如眼震、平衡测试结果、其他神经系统异常）通常能够定位功能障碍。进一步的测试（如前庭器官的冷热试验、耳鼻喉科会诊、头部的神经影像学）主要用于确定病因。

下面将更详细地描述眩晕的主要神经学原因，特别是前庭障碍。

前庭性眩晕

急性前庭功能丧失

这种情况也称为前庭神经炎、急性前庭病变或急性前庭危象，可以由多种致病因素引起，最常见的是病毒感染（单纯疱疹病毒 1 型复发感染）。患者突然出现急性眩晕，伴有恶心、呕吐和向患病前庭器官侧倾倒。头部的每一个动作都会使眩晕加重——患者往往注意到了这一点，试图保持静止。检查显示远离病灶侧的水平跳动的自发性眼震，并伴有旋转成分。患者取患侧卧位时，眼震较剧烈，一般可通过注视缓解。受影响的前庭器官对热刺激的反应低于正常水平，并且头部脉冲试验（甩头试验）异常（见章节 3.3.2）。眩晕通常在几天内完全消退，很少在几小时内消退。

通常所谓的“触发迷路”仍然是一种残留现象，即头部加速或快速运动时的眩晕。复发罕见。

注意

脑干或小脑卒中引起的急性中枢性眩晕，可能会与急性前庭神经功能障碍相混淆。以下三种临床特征表明中枢性眩晕并需要紧急神经影像学检查，最好是 MRI 检查：
- 头部脉冲试验正常。
- 凝视诱发的眼震而不是自发的方向性眼震。
- 垂直斜视（=斜视），可通过交替遮盖试验检测（见章节 3.3.2）。

位置性眩晕

这些类型的眩晕只有在头部处于某些位置或进行定位运动时才会出现，并表现为短暂的眩晕发作；如果快速连续多次刺激，眩晕发作的强度会降低。这些情况有几个不同的原因。

良性阵发性位置性眩晕

- 是最常见的位置性眩晕类型，由头部位置的变化引起，通常包括快速躺下、前倾、在床上翻身或快速坐起。表现为非常短暂（15~30 秒）、非常严重的眩晕发作和恶心。
- 至于这种情况的发病机制，目前认为是球囊和椭圆囊的小块耳石膜在内淋巴中脱落并自由漂浮——通常在后半规管中，在水平管中较少见；当头部移动时，这些游离颗粒与内淋巴一起移动，滑过顶盖的毛细胞，即使在头部停止移动后也会继续。毛细胞异常长时间的激活会诱发急性眩晕，这种情况也被称为壶腹嵴顶耳石症(cupulolithiasis)或壶腹嵴顶结石病（canalolithiasis）。
- Hallpike 试验可用于诊断（图 12.28）：患者迅速从直立坐位转为仰卧位，头部向下，低于检查台水平 30°，并向右或向左转动 60°。在几秒钟内，检查者应该能够观察到旋转性眼震，然后在 5~30 秒后消失。这是最容易看出患者是否佩戴 Frenzel 护目镜的方法。头部向右转动，眼震是逆时针方向的；头部向左转，则眼震为顺时针方向的（图 12.5）。外侧半规管耳石症中，患者在仰卧位下转头时，眼震朝向下耳；在壶腹嵴顶耳石症中，眼震朝向上耳。
- 已发现某些手法（后半规管的 Epley 和 Semont 手法，水平半规管的 barbecue

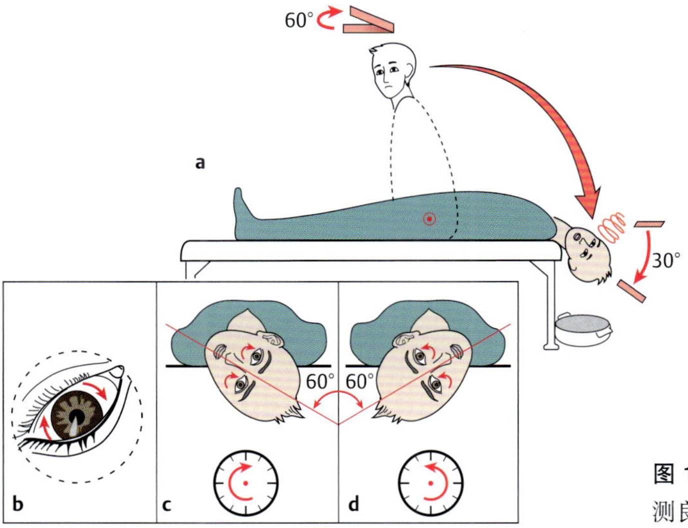

图 12.28　Hallpike 定位试验，用于检测良性阵发性位置性眩晕（见正文）

或 Gufoni 手法）的治疗效果极佳。原理是将漂浮的耳石从受影响的半规管中冲出来。

中枢位置性眩晕　这是一种比较罕见的位置性眩晕，当头部倾斜到特定位置时会出现。眼震通常向更高的耳朵跳动，并且不习惯于反复刺激。眩晕一般不是很严重。病因是小脑或其与前庭核团的联系的损害。

梅尼埃病

本病是急性前庭性眩晕的常见原因，是由内耳内淋巴的病理性积聚（内淋巴积水）导致的，临床特征为急性眩晕、向患侧倾倒和水平、定向、自发性眼震。发作开始时，自发性眼震向病变一侧跳动，随后又向远离病变（如前庭功能障碍）侧跳动。眩晕和眼震伴有恶心、呕吐和耳鸣。每次发作后，听力损失会缓慢进行性加重。

双侧前庭功能障碍

虽然单侧前庭器官功能障碍可以在几周内由健侧进行代偿，但双侧功能障碍会剥夺调节系统平衡所有传入前庭信息的能力。因此，患者的步态在黑暗中（即当视觉输入也丢失时），或者当患者必须在不平坦或柔软的表面上行走时（即当传入的本体感受信息难以解读时）会变得非常不稳定。从主观上来说，患者在头部运动时（外部世界的明显运动），尤其是在行走时，会出现眼震，因为 VOR 缺陷会使视觉注视不稳定。从客观上来说，头部冲动试验和迷路热刺激试验提示双侧均有病理改变。

前庭性偏头痛

前庭性偏头痛是较常见的中枢性前庭综合征之一，包括反复发作的眩晕（一种旋转或来回运动的感觉），通常持续几分钟到几小时。超过 60% 的患者在发作期间还会出现畏光、畏声和 / 或头痛。强制性诊断标准是：国际头痛协会定义的阳性偏头痛病史，至少出现 2 次眩晕发作并伴有至少一种典型的偏头痛症状（如偏头痛样头痛、声音恐惧症、闪烁的暗点或任何其他类型的先兆），同时排除导致前庭眩晕反复发作的其他原因。

非前庭性眩晕

平衡调节系统的非前庭部分功能障碍也会导致眩晕。

- 当传入的本体感受信息与传入的视觉信息不一致（多感觉不匹配）时，就会发生生理性眩晕。例如，从高处向下看和坐船导致的眩晕。
- 本体感觉受损，如多发性神经病或脊髓后柱疾病，也会导致眩晕。例如，在黑暗中或闭眼时，患者的站姿和步态不稳更严重。
- 颈性眩晕被认为是由于颈椎关节或邻近软组织病变导致错误的本体感觉信息，然后这些信息被传输脑干的整合中枢以保持平衡。它的存在是有争议的。据说这种类型的眩晕在黑暗中也会加重。
- 影响中枢运动脑区的病理过程（如瘫痪、小脑或锥体外系疾病、脑干疾病）会损害患者对位置变化的运动适应，或导致可被感知为头晕的眼球运动障碍。
- 部分意识障碍，如晕厥前兆或某些类型

的癫痫（特别是认知障碍性发作和失神发作），患者通常会感到头晕。

- 另一种常见的情况是心因性眩晕，特别是由于恐惧症，或处于抑郁症、神经质冲突、焦虑症和惊恐发作等情况下。
- 最后，所有可以暂时减少大脑血流的系统性疾病都必须包括在头晕和眩晕的鉴别诊断中，如动脉压低和心脏病。

12.7 舌咽和迷走神经的损害

要点

舌咽和迷走神经的损害会导致吞咽困难、声音嘶哑和发音困难。

解剖学 这些神经的解剖走行和分布见章节 3.3.2。

典型表现 单侧舌咽神经和迷走神经的损伤导致同侧软腭和咽后壁无力，表现为窗帘征（图 12.29，图 3.14）。相关的感觉障碍导致吞咽困难，单侧声带麻痹导致声音嘶哑。患者通常不会注意到外耳道的感觉丧失或舌后三分之一的味觉丧失。

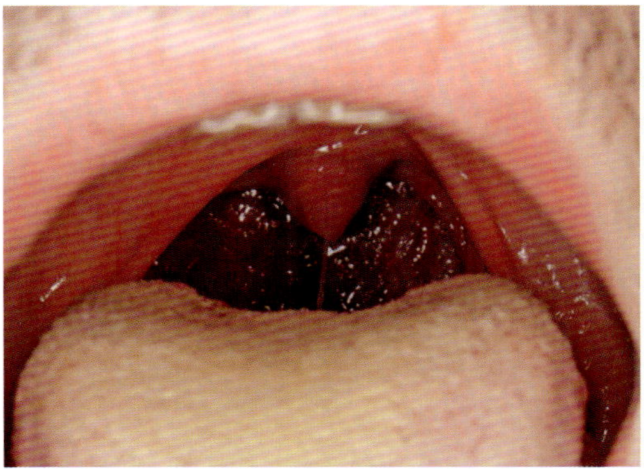

图 12.29 右侧舌咽神经麻痹，伴右窗帘征和悬雍左偏

病因 第Ⅸ和第Ⅹ对脑神经的功能障碍可能由相应的脑干核团梗死引起（如 Wallenberg 综合征；表 6.17）。这些神经的周围神经干损伤可能是由后颅窝肿块或颈静脉孔出口处的骨折引起的。在后一种情况下，损伤不仅涉及这两条神经，还涉及副神经（Siebenmann 综合征）。最后，第Ⅸ和第Ⅹ对脑神经也可能发生孤立性神经炎，如在带状疱疹感染的情况下，或为特发性障碍。

12.8 副神经损害

要点

副神经的损伤，根据程度的不同，会导致胸锁乳突肌和斜方肌无力。

解剖学 副神经的解剖走行和检查方法见章节 3.3.2。

典型表现 副神经纯运动主干的损伤可导致胸锁乳突肌和斜方肌上部麻痹（图 12.30）。然而，颈部外侧三角区的副神经损伤更常见，此时会影响斜方肌上部而不是胸锁乳突肌，导致肩部下垂和肩胛骨外旋位置（即肩胛骨的尾角向中线倾斜），见图 12.31。

病因 副神经主干功能障碍多由后颅窝或颅底的肿块引起（Siebenmann 综合征，见上）。颈部外侧三角区的神经中断导致的副神经麻痹实际上常是医源性的，如作为胸锁乳突肌后缘淋巴结活检的并发症（这种活检经常在此进行）。由神经炎导致的十分罕见。

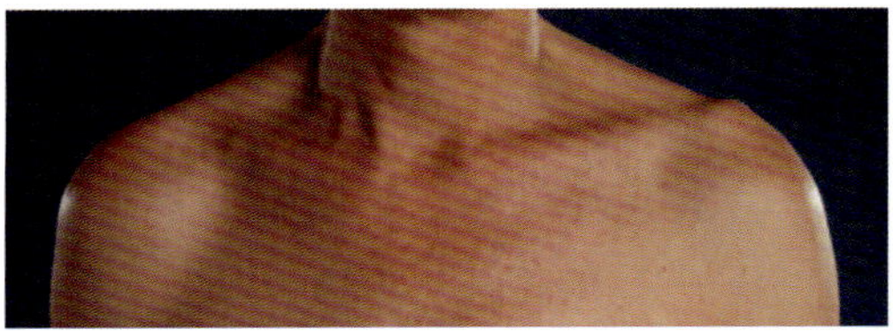

图 12.30　左侧近端副神经麻痹，伴左侧胸锁乳突肌和斜方肌无力和萎缩

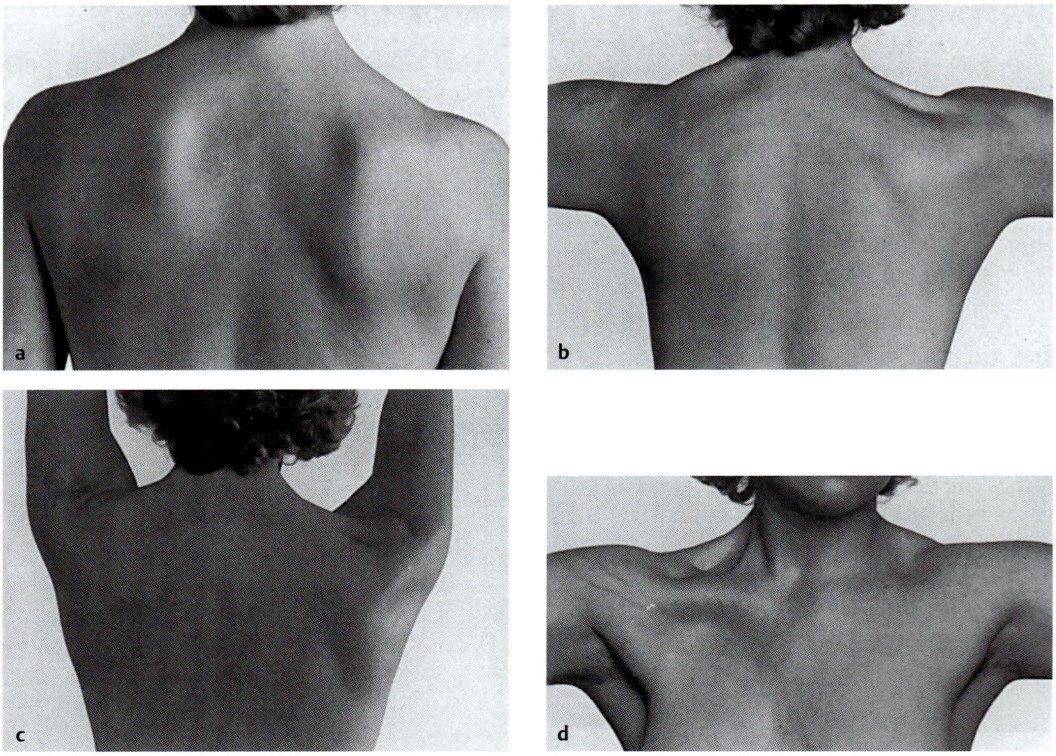

图 12.31　颈外侧三角区右侧副神经损伤。a. 休息时，右肩较低，右侧肩胛骨距离中线稍远。b. 上肢横向抬高时，在右侧斜方肌的萎缩边缘下可见肩胛提肌的轮廓。c. 抬起上肢时，右肩胛骨倾斜，右肩较低。d. 从前面很容易看到右侧斜方肌的萎缩边缘

12.9　舌下神经损害

要点

舌下神经的损害会导致同侧舌周围型瘫痪，并伴有舌肌萎缩。

解剖学　舌下神经的解剖和检查方法见章节 3.3.2。

典型表现　同侧的舌体瘫痪，久之会萎缩；伸舌时会偏向患侧，见图 3.17。

病因　单侧舌下神经麻痹通常是由后颅窝骨折或肿块（先天性畸形很少见）引起的，颈动脉夹层是另一个可能的原因。少数情况下，孤立性舌下神经麻痹可由感染后或不明原因的疾病导致。

鉴别诊断　单侧舌无力也可能是中枢性的，即由通向舌下神经核的皮质延髓通路损伤所致。

注意

中枢性无力不同于核源性或周围性舌下神经麻痹，不伴舌肌萎缩。

- 在真性球麻痹（见章节 5.5.5）中，双侧舌肌无力和萎缩是由于双侧舌下神经延髓核中的运动神经元进行性丧失所致，病情进展缓慢，并伴有舌肌纤颤。
- 在假性球麻痹（见章节 5.5.5）中，舌无力通常是由双侧皮质延髓通路，缺血性损害导致的。由于病变位于中枢，未见萎缩或肌束震颤。检查显示构音障碍、吞咽困难和口周反射亢进。

12.10 多发性脑神经病变

要点

同时影响多条脑神经的病变，可以以各种形式组合出现。

- 多发性后组脑神经进行性受累（Garcin 综合征），通常由颅底肿瘤所致。
- 慢性基底脑膜炎（见章节 6.7.4）。例如，在结核病或脑膜癌中，多发性脑神经麻痹会以不同的组合形式出现。
- 脑神经多发性神经根炎（见章节 11.2.3）对称地影响脑神经，最突出的是双侧面神经麻痹。
- 多发性脑神经麻痹的其他原因包括结节病、副蛋白血症、韦格纳肉芽肿病、恶性中耳炎等。

第十三章

脊神经根和周围神经疾病

误入歧途，峰回路转

患者52岁，职员，因为维生素B_{12}缺乏，在过去3年中每个月都肌肉注射维生素B_{12}。有一次，在由助理专科医生为其行右臀注射维生素B_{12}的几天后，她向家庭医生描述右胫骨和足背有一种“模糊”的感觉，偶尔还会感到沿腿部向下的“电击”样疼痛。家庭医生怀疑存在医源性周围神经损伤。体格检查提示，右足踇趾明显外展无力，右足其他足趾也有轻微外展无力，但足背屈伸力量正常；右膝以下的前外侧和足背的触觉减退，对伤害刺激的感觉减退更明显；膝、踝反射对称存在，双侧胫骨后肌反射消失。诊断为医源性右侧坐骨神经病变，腓神经的纤维受累为主。

周围神经系统（神经根、神经丛和周围神经）的损害主要表现为弛缓性瘫痪、腱反射减弱或消失以及感觉障碍，也可能出现自主神经和营养障碍（但不会出现在累及四肢的神经根病变中）。每条神经根和每条周围神经均具有高度特征性的感觉和运动障碍模式，因此，检查者常能通过临床特征确定受累的具体神经根或周围神经。然而，有时鉴别诊断会存在困难。在上述病例中，医生根据病史、感觉缺失的模式和完整的反射，过快地得出坐骨神经的腓骨部分受损的结论。所有这些临床特征确实与腓肠神经病变一致，但不能解释患者的运动症状。因为腓肠神经支配所有的足背屈肌，腓肠神经病变不仅明显影响足趾背屈，而且影响足背屈，包括胫骨前肌——但该患者仍能足背屈。另外，腿部放电样疼痛也不是腓肠神经病变的典型表现。在鉴别诊断中，应考虑L5神经根病变。

家庭医生将患者转诊至神经科医生处。患者告诉神经科医生，事实上，她几天前就出现了严重的背部疼痛。这位神经科医生确认了足趾背屈无力，也注意到髋关节外展和足部内翻无力，这些发现提示L5神经根病变。腰骶椎MRI提示椎间盘L4–5有中央外侧型突出，压迫右侧L5神经根。肌电图检查提示，右侧踇长伸肌明显失神经支配，该肌几乎完全由L5神经根支配，而胫骨前肌（主要由L4神经根支配）则没有出现失神经支配表现。为了确诊，神经科医生又检查了臀中肌，一块由L5神经根通过臀上神经支配但远离腓神经的肌肉，发现臀中肌同样存在典型的失神经支配表现。由此可确认，患者的感觉障碍与肌肉注射无关，而是由椎间盘突出导致的。

要点

周围神经疾病可引起弛缓性瘫痪、感觉障碍和自主神经功能障碍，临床特征和部位各不相同，取决于病变位置和严重程度。疾病可以分为以下几类：

– 脊髓前角细胞的病变（见章节7.7）。

- 脊神经根的病变（根性病变）。
- 神经丛病变。
- 单周围神经干或其分支的病变。

13.1　神经根综合征

要点

根性病变多由机械性压迫引起，其次多见于感染和/或炎症、外伤。主要临床特征为疼痛，通常伴有受累神经根支配皮肤区域的感觉障碍。根据病变的严重程度，受累神经根支配的相应肌肉也可能出现弛缓性瘫痪和反射消失。

13.1.1　概述

解剖

脊神经根是周围神经系统的起始部分。前（腹侧）根含有传出纤维，而后（背侧）根含有传入纤维。T2~L2/L3 的运动根也含有交感神经系统的传出纤维。单侧脊髓同一节段的前根和后根汇合形成该节段的脊神经，然后通过相应的椎间孔离开椎管。在此处，神经根与椎间盘和椎间关节关系密切（图 13.1）。

离开椎管后，多个节段的脊神经根纤维形成神经丛，然后从这些神经丛发出分支形成周围神经。因此，神经根支配的区域与周围神经支配的区域并不完全相同。

皮节和肌节　脊神经根的感觉纤维支配皮肤的特征性区域，称为皮节。脊神经根的传出纤维经多条周围神经支配多块肌肉（该节段神经根的肌节）。因此，每一块肌肉都从多条神经根获得运动冲动，但只由单一周围神经支配。

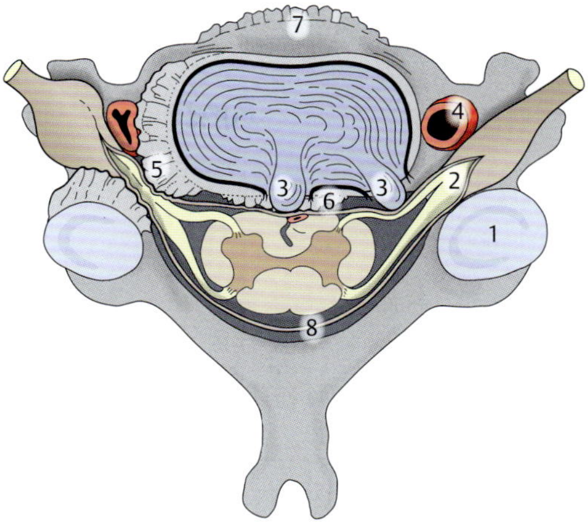

图 13.1　颈椎和椎间盘。图右侧显示椎间（神经）孔的正常解剖结构，图左侧显示因非骨关节炎导致的椎间孔狭窄。1. 椎关节面；2. 神经根与脊神经节；3. 外侧和内侧椎间盘突出；4. 椎动脉；5. 关节病；6. 背侧脊椎病；7. 腹侧脊椎病；硬脊膜（引自 Mumenthaler M. Der Schulter-Arm-Schmerz. 2nd ed. Bern: Huber; 1982.）

根的节段和根指示肌　表 13.1 列出了经常受到根性病变影响的肌肉，可用于临床神经学检查。主要由单一神经根支配的肌肉被称为神经根指示肌（root-indicating muscles）。

神经根综合征的病因　此类患者的病因多为占位性病变从外部压迫神经根，最常见的是椎间盘突出（“椎间盘滑脱”），其次为肿瘤、脓肿或其他肿块。在颈椎，椎间孔狭窄是根性疼痛和臂痛的另一个常见原因（图 13.2）。感染和炎症过程也可引起单神经根功能缺损，如带状疱疹和疏螺旋体病（莱姆病；见章节 6.7.5，图 13.50）。糖尿病也可以引起单神经根病变，多伴有疼痛和无力。最后，单一神经根也可受创伤性病变的影响，如根部撕脱（图 13.23）或骨折引起的神经根压迫。

表 13.1 神经根综合征

节段	感觉障碍	运动障碍	反射异常	附注
C3/C4	肩部疼痛和感觉异常	膈肌无力或瘫痪	无异常	部分膈肌瘫痪在 C3 病变中多发生于腹侧，在 C4 病变中多发生于背侧
C5	三角肌上方的肩部外侧疼痛和感觉异常	三角肌和肱二头肌无力	肱二头肌反射减弱	
C6	手臂桡侧和前臂，向下至拇指	肱二头肌和肱桡肌无力	肱二头肌反射减弱或消失	
C7	C6 皮节的背外侧，向下至第二、第三和第四指	肱三头肌、旋前圆肌和（偶尔）指屈肌无力；大鱼际常明显萎缩	肱三头肌反射减弱或消失	肱三头肌反射是与腕管综合征鉴别诊断的关键
C8	C7 皮节的背侧，即手臂和前臂的尺侧，向下到小指	手部肌肉明显萎缩，小鱼际尤其明显	肱三头肌反射减弱或消失	肱三头肌反射是与尺神经麻痹相鉴别的关键
L3	从大粗隆越过前侧，到大腿和膝的内侧	股四头肌无力	股四头肌反射（膝反射）减弱	可与股神经麻痹相鉴别：隐神经分布区的感觉完整
L4	从股外侧穿过髌骨到小腿内上象限，向下到足内侧缘	股四头肌和胫骨前肌无力	股四头肌反射减弱	胫骨前肌受累是与股神经麻痹的鉴别点
L5	从膝外侧髁穿过小腿外上象限到踇趾	踇长伸肌、趾短伸肌和胫骨后肌无力和萎缩，髋外展	胫骨后肌反射消失（只有在对侧未受影响可明确引出时才有诊断价值）	可与腓神经麻痹相鉴别：后者胫后肌和髋外展正常
S1	从大腿后上方至小腿后上象限及外踝至小趾	腓骨肌无力，通常腓肠肌和比目鱼肌也受累	腓肠肌反射（踝或跟腱反射）消失	
L4 和 L5	L4 和 L5 的皮节	足、所有足趾伸肌和股四头肌无力	股四头肌反射减弱，胫骨后肌反射消失	可与腓神经麻痹相鉴别：腓肠肌未受累。注意记录相关反射变化
L5 和 S1	L5 和 S1 的皮节	足趾伸肌和腓骨肌无力，有时腓肠肌和比目鱼肌也受累	胫骨后肌和腓肠肌反射缺失	可与腓神经麻痹相鉴别：胫骨前肌未受累。注意记录相关反射变化

13

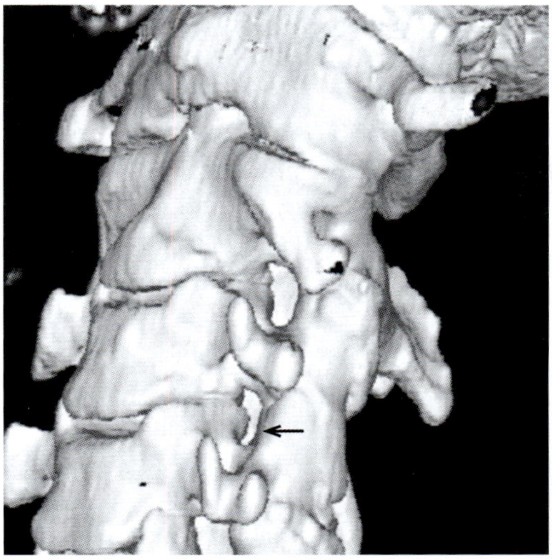

图 13.2　左侧 C3/C4 椎间孔狭窄（箭头）：3D CT 重建

注意

神经根病变通常由脊柱退变性疾病（尤其是椎间盘突出）引起的机械损伤或刺激所致，不能简单地认定神经根功能缺损即是椎间盘突出引起的，其他原因也必须始终加以考虑。

神经根病变的临床特征与鉴别诊断

请参见章节 7.1.2。

无论病因为何，影响任何特定神经根的疾病过程都会引起特征性的神经系统表现：

- 沿受累神经根分布的疼痛。
- 受累神经根的皮节出现感觉缺失和刺激性感觉现象（感觉异常、感觉障碍）。
- 受累神经根支配的肌肉出现轻瘫，一般没有周围神经病变引起的轻瘫明显（没有瘫痪！），但神经根指示肌可能明显无力。
- 肌肉萎缩很常见，但通常不像周围神经病变那么严重。慢性神经根病变很少引起肌肉束颤。
- 受累神经根对应水平的反射减弱或消失。

表 13.1 总结了单独支配上、下肢的神经根的特征性综合征，还提供了某些常见的根性和周围神经病变的鉴别诊断信息。

神经根综合征应与周围神经系统更远端（神经丛、周围神经）的病变以及脊髓前角的病变相鉴别。这通常可以通过仔细的临床检查来完成，但为了进一步明确诊断，可能需要行肌电图检查。

- 无自主神经功能障碍可能是有效鉴别影响四肢的神经根病变的临床标准，因为交感纤维仅在 T2~L2 脊髓神经根节段穿行（见前文）；因此，四肢的自主神经功能障碍多提示神经根远端病变。
- 如果是单纯运动障碍，不伴有感觉障碍或疼痛，应怀疑脊髓运动神经元病变［如脊肌萎缩症或肌萎缩侧索硬化（ALS）］而不是神经根性病变。
- 如果患者的主诉只是疼痛的外周放射而没有任何明显的感觉障碍或无力，则提示由机械性过度使用或其他肌肉骨骼器官异常引起的假性神经根性痛（见章节 14.7）。

13.1.2　椎间盘突出所致的神经根综合征

要点

脊神经根在椎间孔水平紧邻椎间盘，有被椎间盘突出压迫的风险。神经根可因单纯的椎间盘膨出或严格意义上的椎间盘突出而被压迫，后者即髓核物质（通常是软的）通过纤维环的裂孔脱出。

定义 在椎间盘膨出（“椎间盘膨隆”）中，椎间盘的纤维环是完好的，但向外突出。这种情况有时被（误导性地）称为“不完全性椎间盘突出”。椎间盘突出（也可称为椎间盘脱出或“完全性”椎间盘突出）被定义为椎间盘组织通过纤维环的裂孔突出。在韧带下型椎间盘突出中，突出的椎间盘组织仍在后纵韧带下方；在经韧带型突出中，椎间盘突出部分穿破韧带并进入椎管。

临床特征 椎间盘突出所致的急性神经根病的典型表现包括：

- 脊柱相应部位的局部疼痛，伴有痛性活动受限和代偿性脊柱姿势异常（脊柱侧凸、脊柱前凸变平）。
- 通常，在几小时或几天后，疼痛会放射至受累神经根的相应皮区（皮节）。
- 牵拉神经根可引发疼痛（如下肢的 Lasègue 征阳性）。
- 咳嗽、腹部按压（Valsalva 手法）和打喷嚏时疼痛加剧。
- 客观存在的神经功能缺损（如反射减低或消失、轻瘫、感觉障碍，晚期的肌肉萎缩等），取决于神经根病变的严重程度。

颈椎间盘突出

颈椎间盘突出是急性斜颈和（颈）臂痛的常见原因。

病因 颈椎创伤、扭伤、运动过快或机械负荷过重等，都可能导致颈椎间盘突出。

临床特征 最常见的受累节段是 C6~C8。患者常诉颈部和手臂疼痛，时有感觉障碍，但感觉障碍不一定覆盖受累神经根的整个支配区。

诊断与评估 根据临床病史和体格检查可定位至受累神经根。**表 13.1** 列出了可观察到的神经功能障碍，并在**图 13.3** 中以示意图显示（与病因无关）。

压头试验（Spurling test）可以提供颈神经根刺激的额外证据：使患者头部向后倾斜，面部转向病变侧；检查者用手小心翼翼地在受试者头顶加压，可诱发疼痛并向神经根感觉分布区放射（**图 13.4**）。

影像学检查（CT 和 / 或 MRI）对于证实椎间盘突出压迫神经根是不可或缺的，有时还可辅以神经电图（即测量神经传导速度）和肌电图检查。

注意

应该了解的是，仅有椎间盘突出而未见神经根受压征象在影像学检查中很常见，在无明确相关症状的情况下没有病理学意义。

治疗 卧床休息和物理治疗，在患者可以承受的范围内进行适当锻炼，通常就足够了。此外，必须提供足够的镇痛药物，以防止因维持异常的止痛姿势（通过肌肉痉挛持续固定受影响的脊柱节段）和对抗其他肌群的非生理性应力而导致疼痛综合征的慢性化。

有顽固的疼痛，持续的、严重的或进行性的瘫痪，或有脊髓压迫的迹象时，可能需要手术治疗。手术一般包括在适当的水平对椎间隙进行开窗减压，显露受影响的神经根和椎间盘，扩大骨性椎间孔（椎间孔切除术），然后进行椎间盘切除。在某些情况下，如果认为术后有脊柱不稳定的风险，还需行椎体融合

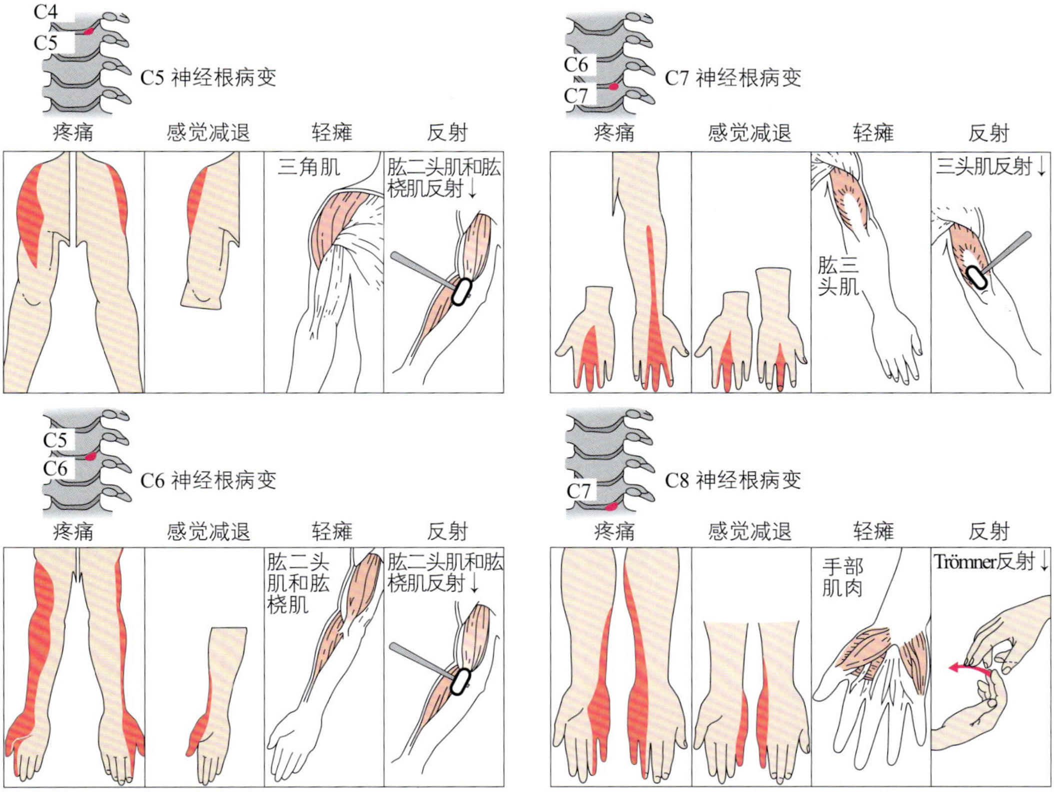

图 13.3 颈神经根综合征。颈神经根压迫综合征的疼痛、感觉障碍、运动障碍和反射异常概述（引自 Stöhr M, Riffel B. Nerven- und Nervenwurzelläsionen. Weinheim: Edition Medizin VHC; 1988.）

术，但应以分离上下椎体的方式进行，以保持椎间孔的通畅。椎间盘假体（人工椎间盘）置入近年来也较多。

腰椎间盘突出

腰椎间盘突出是急性腰痛和坐骨神经痛的常见病因之一。

腰神经根与椎间盘（包括正常和突出）的解剖关系如**图 13.5** 所示。

发病机制和临床特征 腰椎间盘突出的首次发作（第一次或第二次复发往往也是）可能仅表现为急性下背部疼痛（腰背痛），是一种突然的“肌肉痉挛”，可由朝错误方向进行日常活动诱发。特别是在一个人弯腰试图抬起重物时，一不小心，上半身转向一边，腰椎可能会突然固定在扭曲的姿势。腰椎的任何进一步活动都会被肌肉痉挛所阻碍，这是对疼痛的反射性反应。即使是最小幅度的活动也会感到疼痛，咳嗽和腹部按压（Valsalva 动作）也是如此。通常在卧床休息数天后疼痛缓解。通常只有当椎间盘突出复发时，患者才会出现腿部的放射痛，即坐骨神经痛，可伴有典型的根性神经功能障碍。

运动功能障碍一般只在综合征的后期出现。必须对患者进行仔细检查，以确定运动功能障碍是否存在。L5 神经根最常受累，由 L4–5 椎间盘突出引起；S1 神经根次之，由 L5–S1 椎间盘突出引起。

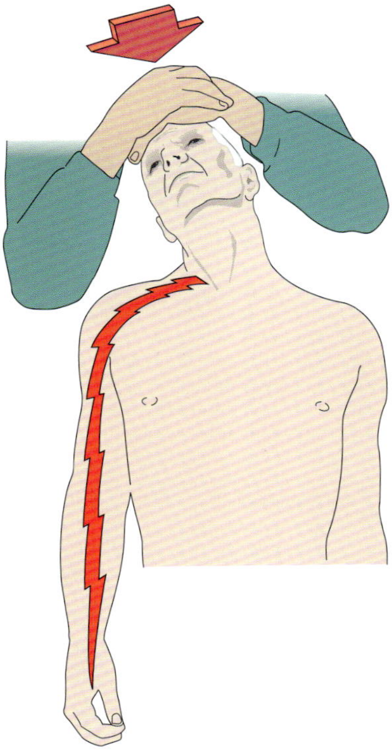

图 13.4　压头试验：颈椎间盘突出引起的刺激性神经根性疼痛。即使没有轴向按压，头部向患侧倾斜和旋转也经常会引起疼痛（引自 Mumenthaler M. Der Schulter–Arm–Schmerz. 2nd ed. Bern: Huber; 1982.）

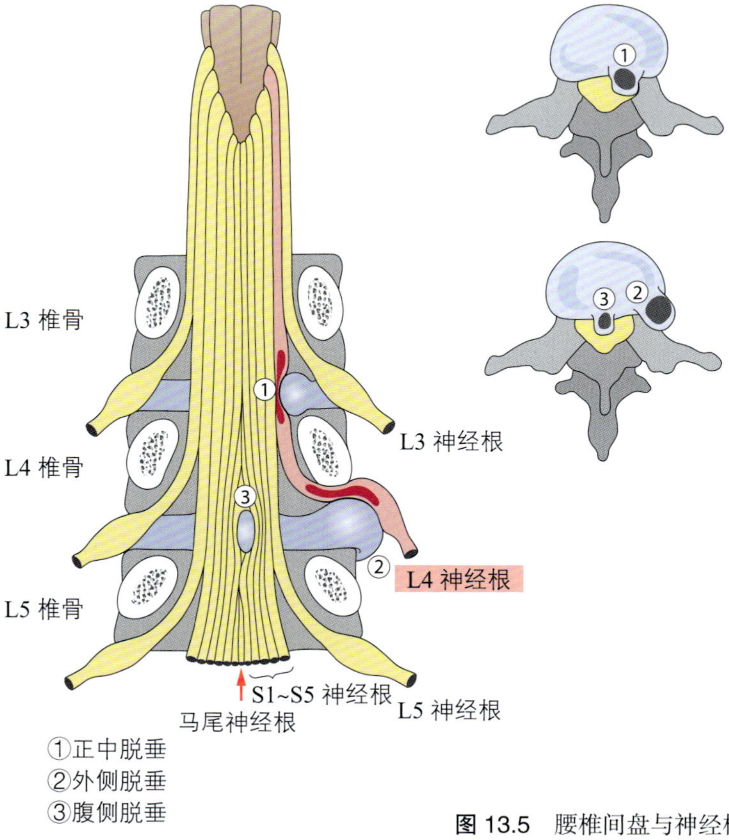

图 13.5　腰椎间盘与神经根的解剖关系

表 13.1 列出了相应的临床特征，**图 13.6** 中以示意图的形式描述了不同病因。

以下是腰椎间盘突出可能引起的特殊临床特征，另见章节 7.1.2。

- 下位胸髓综合征（脊髓圆锥上方 T11 和 T12 节段的脊髓损伤）*。
- 脊髓圆锥综合征（L1 节段的脊髓圆锥损伤）。
- 马尾综合征（L1 以下腰椎管内的神经根受压）。

诊断与评估　患者特有的站姿通常为腰椎间盘突出症的典型表现（**图 13.7**）。与颈椎间盘突出一样，一般根据牵涉痛的类型以及临床特征出来的运动、感觉功能障碍和反射异常即可确定受累神经根的水平。周围神经干含有来自受累神经根的轴突，通常对压力敏感（Valleix 压痛点，即神经痛压痛点），牵拉受累神即可引起疼痛，可通过直腿抬高试验来检测（Lasègue 试验）。存在坐骨神经痛时，若抬高健侧腿引起疼痛（交叉 Lasègue 征），则多提示有较大的、游离的椎间盘突出。如果较高的腰神经根（L3 或 L4）受累，应检查反 Lasègue 征，即测试俯卧位患者伸腿时的疼痛，此时牵拉的是股神经而非坐骨神经。如果突

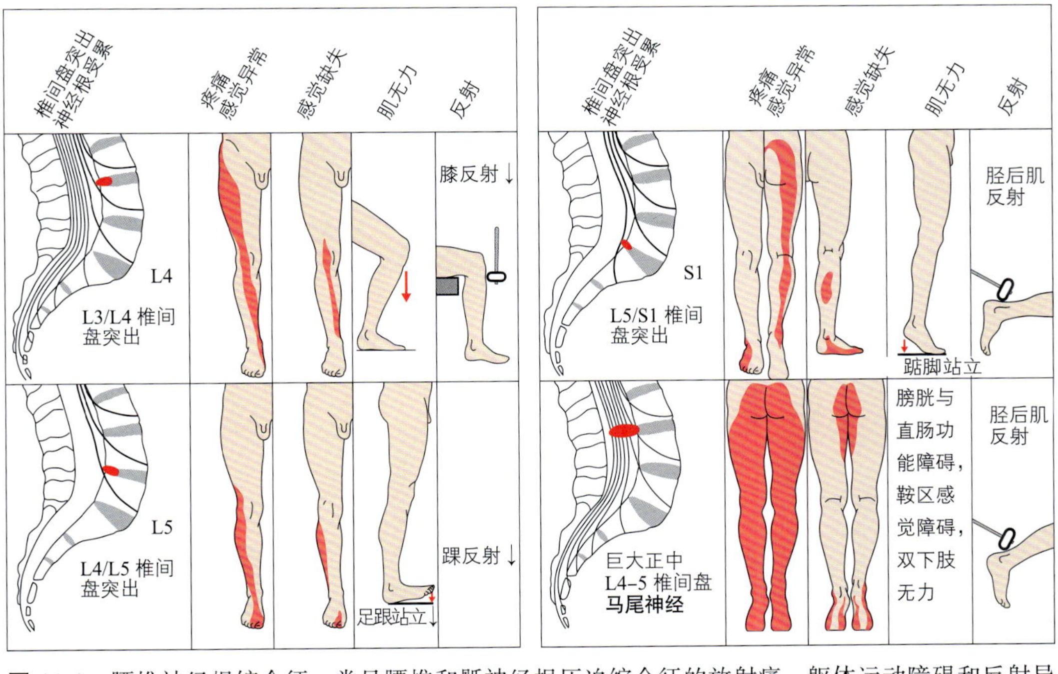

图 13.6　腰椎神经根综合征。常见腰椎和骶神经根压迫综合征的放射痛、躯体运动障碍和反射异常（引自 Stöhr M. Riffel B. Nerven–und Nervenwurzelläsionen. Weinheim: Edition Medizin VHC; 1988.）

---

* 译者注：章节 7.1.2 中也有这个名词"epiconus syndrome"，从构词法上说，"epi"是"尖"，"conus"是锥体，所以译为"圆锥尖"/"圆锥上部"似无不妥。但这不符合脊髓的解剖结构：T11 和 T12 是下方是腰膨大（L1~S1），腰膨大下方才是脊髓圆锥（S3~S5），所以对于此名词的翻译，译者间存在争议。翻阅文献发现，使用这个名词的作者多数来自德国和日本，而美英作者几乎不用。因此，很多人不主张翻译。此处选择了根据本文后面的释义进行意译。

出发生在侧方或椎管外，疼痛也可由躯干侧屈诱发。

如果临床特征具有足够的特征性，影像学检查（CT，图 13.8、图 13.9；MRI，图 13.10）不是必需的；但如需明确神经根病变的病因或需要手术，则应该进行影像学检查。在进行影像学诊断和评估时，不仅要注意潜在的椎间盘突出，还要注意椎间孔和椎间孔外的结构（图 13.8）。

注意

对相应的影像学检查结果，应始终结合临床特征进行批判性解释。

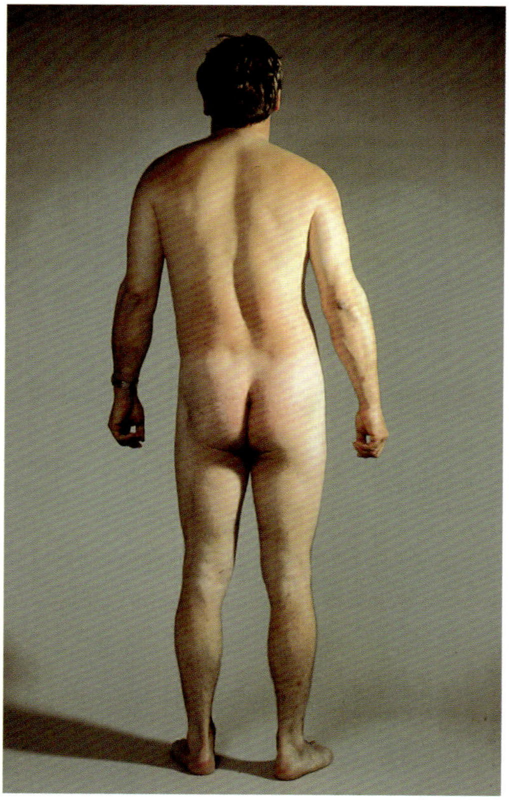

图 13.7　一位腰椎间盘突出患者，正常的腰椎前凸不再存在，可见脊柱侧凸

如果临床特征不典型，神经电图、肌电图、脊髓造影和脊髓 CT 等检查或可提供更多有用的信息。

治疗　初期几乎均行保守性治疗，与前述颈椎间盘突出的治疗方法相同：卧床休息并充分止痛通常足够了，后者对于防止由异常姿势而对肌肉骨骼结构产生非生理性应力是十分重要的。

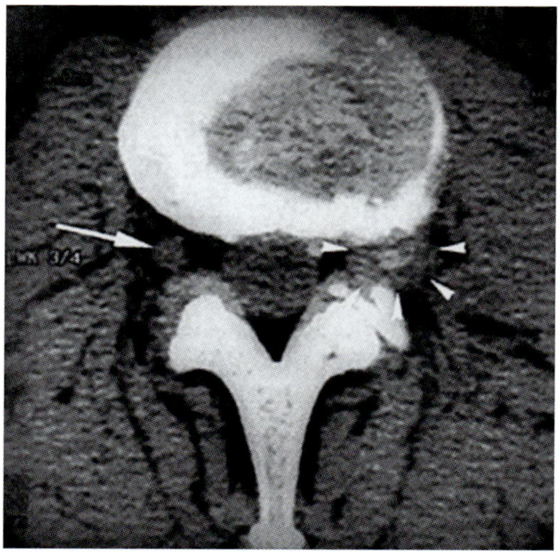

图 13.8　L3–4 椎间盘突出（短箭头）：CT 影像。右侧可见正常未受压的脊神经节（长箭头）

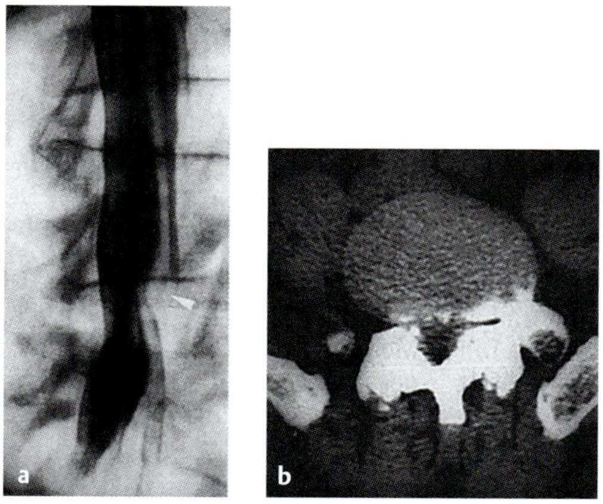

图 13.9　40 岁男性患者左侧 S1 神经根受压。脊髓造影显示左侧 S1 神经根（箭头）增宽和缩短，右侧硬膜囊凹陷。CT 显示严重的脊椎关节病和双侧侧隐窝狭窄

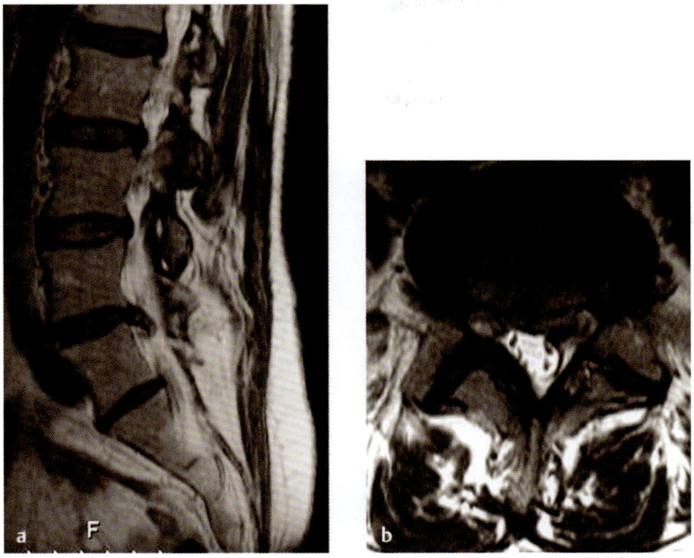

图 13.10　椎间盘突出的 MRI 影像。L4–L5 椎间盘向左侧脱出，且尾端有游离碎片。查体可见左侧 L5 和 S1 节段神经根神经病表现。a. 矢状位 T2WI。b. 轴位 T2WI。游离碎片位于 L5 椎体左外侧隐窝处，使硬膜囊右移

只有在保守治疗失败的情况下才考虑手术治疗。早期马尾综合征（膀胱和肠道功能障碍、鞍区感觉减退、双侧瘫痪和肛门反射受损，见章节 7.1.2）是紧急手术的绝对指征。

注意

马尾综合征是急诊手术的指征之一。

手术时，应在适当的水平上打开椎间隙，显露受累的神经根和椎间盘（开窗），扩大骨性椎间孔（椎间孔切开术），切除突出的椎间盘组织（椎间盘切除术）。少数情况下，如果认为术后有脊柱不稳的风险，也可以行脊椎融合术。关于椎间盘突出手术的一般规则见**图 13.11**。

注意

如神经根痛突然消失而功能障碍保持不变或恶化，则须紧急进行减压手术。这被认为是神经根即将毁损的迹象。

13.1.3　椎管狭窄所致的神经根综合征

要点

慢性进行性椎管内神经结构的机械性压迫，多见于老年患者。该部分患者本就存在先天性椎管狭窄，再因进展性退行性骨软化病和反应性脊源性压迫而进一步加重。

腰椎管狭窄会引起（可为双侧）神经根性痛，行走时出现神经功能障碍（脊髓性跛行，也称为马尾间歇性跛行）。颈椎管狭窄可引起手部感觉异常和颈髓受压的征象。

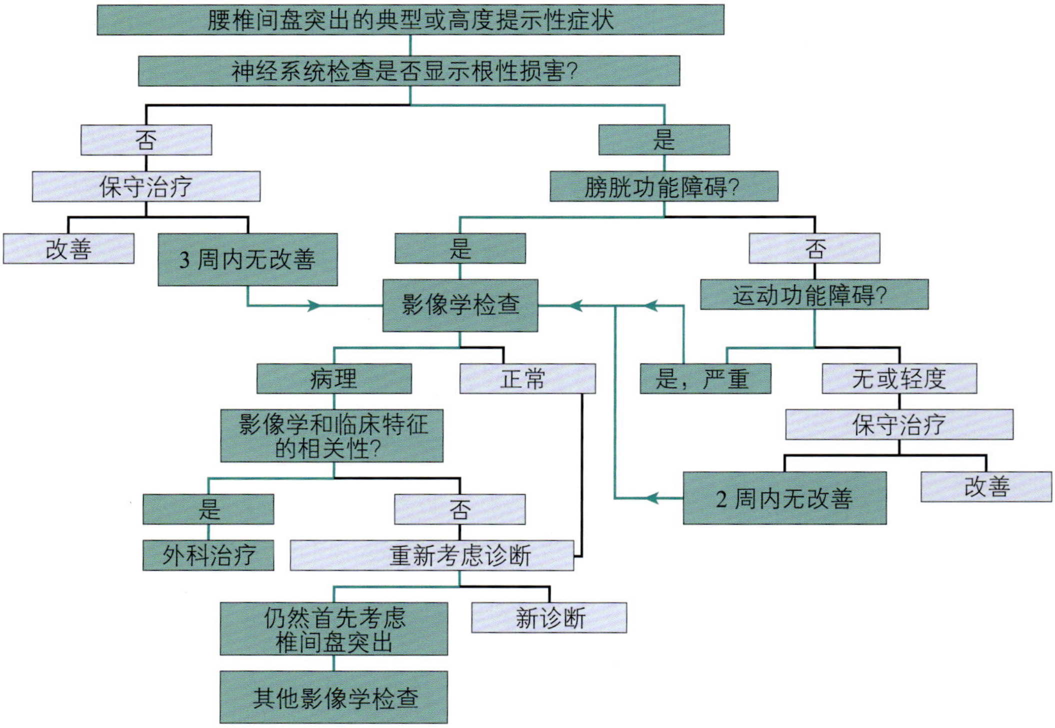

图 13.11　腰椎间盘突出的诊断流程

颈椎管狭窄

狭窄的颈椎管不仅会压迫颈神经根，还会压迫脊髓本身，导致脊髓病变。脊髓型颈椎病见章节 7.3.2。

腰椎管狭窄

由于解剖学原因，腰椎管狭窄将导致与颈椎管狭窄完全不同的临床综合征。

临床特征　除了最常见的慢性腰背痛外，间歇性跛行是最典型的症状：患者行走时，一侧或双侧下肢后方出现坐骨神经痛样疼痛，并且进行性加重。由于腰椎下段前凸程度更大，所以在下坡行走时疼痛出现会更早。通过这一特征可区分神经源性间歇性跛行与血管源性间歇性跛行，后者往往在上坡行走时疼痛更严重。另一个可用于鉴别的特征是，与血管源性间歇性跛行相反，神经源性间歇性跛行患者在站立不动时疼痛依然存在。患者还必须向前弯腰、坐下或蹲下——这些动作会引起腰椎后凸，从而使神经根受压减轻。

诊断与评估　目前，MRI 可用于确诊，但有时仍需要神经根造影和脊髓造影 CT（图 13.12）。

治疗　如果症状非常严重且神经功能障碍进行性加重，则需要手术治疗，通过打开狭窄的侧隐窝来实现受累节段的减压，也可能需要联合稳定椎体的固定术（椎体融合）。

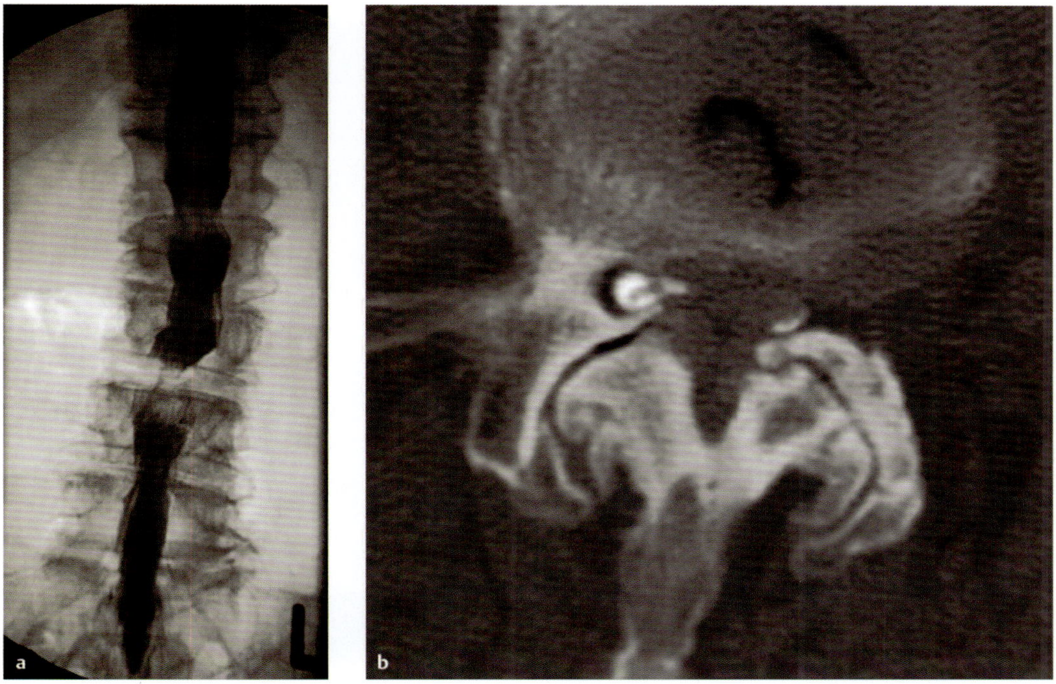

图 13.12　腰椎管狭窄。脊髓造影（a）和脊髓造影后 CT（b）显示 L3–4 椎间盘水平的椎管狭窄。脊髓造影在该平面未见造影剂。在脊髓造影后 CT 影像中，硬膜囊中没有造影剂，神经根袖处只有少量造影剂。硬膜囊被椎间盘（注意气体内含物）和关节面（注意肥厚骨赘）的退行性改变压迫

13.1.4　占位性病变所致的神经根综合征

注意

肿瘤和其他占位性病变可造成神经根的机械性压迫，从而导致神经根功能障碍，并常引起疼痛。

病因

- 肿瘤：在原发性椎管内肿瘤中，腰椎（图 13.13）或颈椎（图 13.14）的神经鞘瘤和脑膜瘤是最常见的，室管膜瘤（图 13.15）、胶质瘤（通常是星形细胞瘤）和血管瘤则比较少见。
- 神经根病变也可由原发性椎骨骨质破坏所致（图 13.16），尤其是转移癌。
- 最后，椎体和椎间盘的感染和炎症（如脊柱炎），以及脊柱脓肿和积脓，都可引起神经根或脊髓受压。

临床特征　患者通常主诉放射至外周的疼痛；如果病变位于胸椎水平，则疼痛倾向于围绕胸部呈带状分布。根据受累节段的不同，查体可发现运动或感觉功能障碍。下位腰椎的椎管内占位性病变可导致严重程度不等的马尾综合征（见章节 7.1.2）。

诊断与评估　影像学检查是必不可少的，首选 MRI。CT 可以提供骨骼的信息，X 线平片在大多数情况下不够灵敏，不能发挥作用，但可提供需要进一步研究的病理线索（如神经纤维瘤导致的椎间孔增宽，或被转移瘤破坏的椎弓根）。

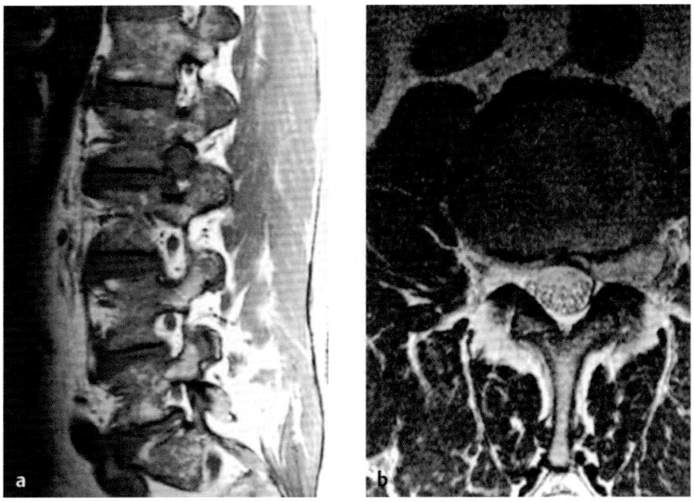

图 13.13 左侧 L2 神经根神经鞘瘤（MRI）。神经鞘瘤完全占据 L2–3 椎间孔。a. 椎间孔上方和下方正常的，未增粗神经根。b. 横断面影像显示左侧呈沙漏状的神经鞘瘤，向髓内和髓外膨出

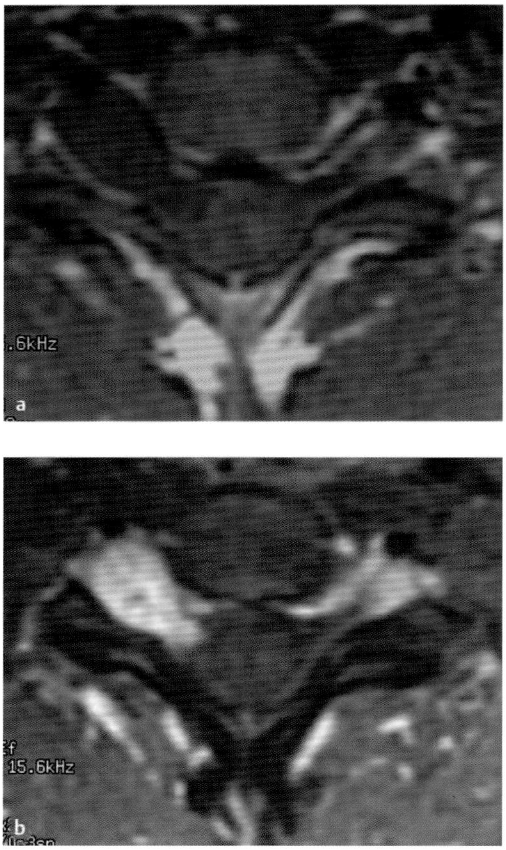

图 13.14 一位 26 岁女性，右侧 C8 神经根被神经鞘瘤填充，C8 皮节进行性感觉丧失，持续 1 年。a. T1 加权自旋回波影像，可见神经鞘瘤，右侧 C8 神经根增厚。b. 神经鞘瘤摄取造影剂，病变在对比增强影像中为高信号

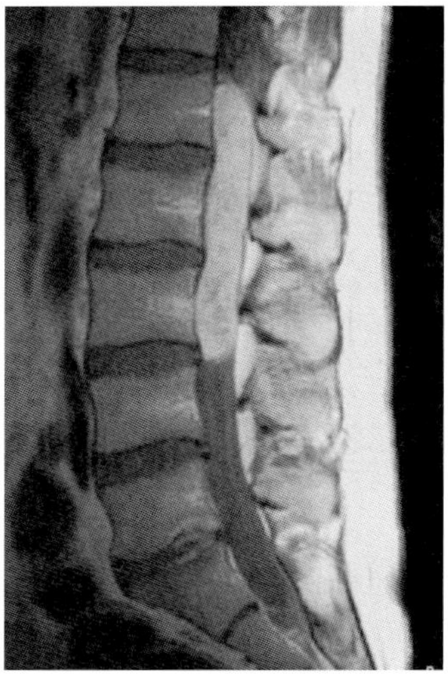

图 13.15 囊状室管膜瘤由 L1~L3 节段弥散至整个椎管并压迫马尾（MRI）

治疗　通常需要手术（切除受压病变），还可能需要根据潜在疾病进行其他治疗［如肿瘤病变的放疗和（或）化疗，脓肿清除后继续使用抗生素］。

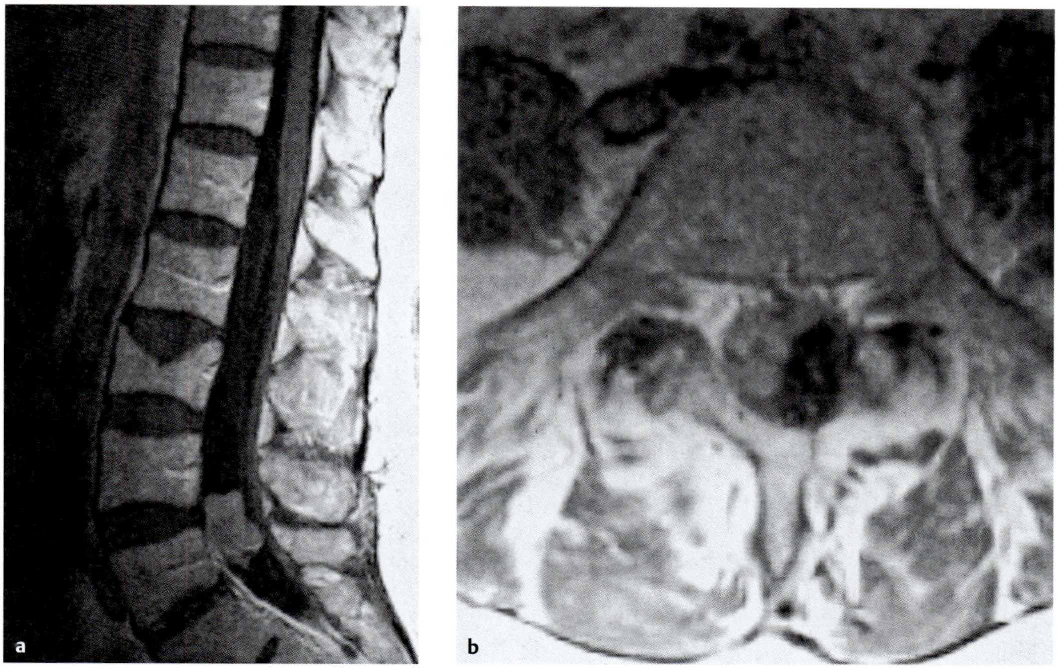

图 13.16　原发性肿瘤切除术后 8 年腰骶段椎管内转移性黑色素瘤。患者出现马尾综合征。a. 矢状位 MRI 影像。b. 轴位 MRI 影像。马尾的神经根因压迫性病变而向背侧和左侧移位

13.2　周围神经病变

要点

周围神经病变的典型临床特征是弛缓性瘫痪，有明显的感觉功能障碍，受累神经或神经节段的皮节出汗减少；可能会出现疼痛，如神经根病变。周围神经病变通常由外伤或神经压迫引起。

13.2.1　概述

解剖

这里所说的“周围神经”，指的是由脊神经根纤维连接和重组而形成的神经丛，以及位于更远端的周围神经干及其分支。神经丛含有混合类型神经纤维，即躯体运动、躯体感觉，外周神经干几乎也是如此，多数还含有自主神经（特别是交感）纤维。各周围神经主干与其支配的肌肉和皮节具有固定的解剖关系。这种神经支配模式不同于脊神经根，因为神经根纤维在神经丛水平进行了重组。临床可根据查体所见的神经功能障碍模式，来区分周围神经病变和神经根性病变。

周围神经是一束电缆样的神经纤维。神经纤维是周围神经最小的“元件”，由轴突和髓鞘（如果存在）组成，髓鞘是由多层施万细胞的胞膜组成的，包裹轴突。单条神经纤维由精细结缔组织——神经内膜包围。许多神经纤维和神经内膜包裹在一起，形成更大的神经束，每条神经束被坚韧的神经束膜包围。神经束之间沿神经长轴形成丛状连接，它们被神经外膜包裹在一起，形成单一的周

围神经。围绕神经的并非坚硬的外壳，而是一层松散的、富含脂质的结缔组织，并由纵横交错的胶原纤维加固。它不仅包含有神经束，还有神经滋养血管。神经干只通过几个点固定在相邻的结缔组织上，在这些点上它们尤其容易受到机械性损伤。较大的神经干通常与动脉和静脉一起，周围环绕着一个共同的结缔组织鞘，称为神经血管束。这些束形成一个解剖单元，与周围的结构明显分开。

周围神经病的病因

多数神经丛或周围神经干的病变是由外伤（由于过度牵拉、刺伤、割伤、骨折等引起的）或长期压迫引起的：

- 来自体外的压迫。
- 位于生理性骨性狭窄处的压迫。
- 神经附近的占位性病变（尤其是肿瘤和血肿）。

感染和 / 或炎症引起神经丛和周围神经的损伤较少见，如神经痛性肩部肌萎缩，这可能是一种影响臂丛的自身免疫性疾病（见章节 13.2.2）。

注意

几乎所有影响单周围神经干或分支的病变（单神经病）均为机械性或血管性的；与之相反，多数多发性神经病（见章节 11.3）是毒性、感染性 / 炎症性或代谢性的。

周围神经损害的临床特征

根据受累的特定神经丛或周围神经干 / 分支的不同，可能有运动、感觉、自主或（通常）混合神经功能障碍的相应表现：

- 受累神经所支配的肌肉的弛缓性麻痹。
- 受累肌肉多明显萎缩。
- 相应的反射异常。
- 感觉减退，可能还有相应皮节的疼痛和感觉异常，尽管疼痛也常在该区域之外出现。
  - 所有感觉都受到几乎同等程度的影响。
  - 与神经根病变相比，受累皮节更容易通过触觉检查而非通过痛觉检查来辨别。
- 出汗减少常见于皮肤的感觉过敏区，因为周围神经的泌汗纤维与躯体感觉纤维伴行，而且在受累神经的皮节也可能存在其他类型的自主神经异常。
  - 相比之下，影响四肢的神经根性病变通常不会影响出汗功能（这是鉴别诊断的重要标准）。
- 肌束震颤少见，多见于脊髓前角疾病。

周围神经病变的严重程度分级

周围神经损害的严重程度不一，对治疗和预后都有相应的影响。传统上，临床常用三点加以区分：

- 神经失用（Neurapraxia）：存在神经功能障碍，但仍保持解剖完整性（如当个体以不寻常的姿势长时间睡眠时，由于神经受压出现的神经功能障碍）；功能缺陷是完全可逆的。
- 轴索断裂（Axonotmesis）：神经内的轴突中断，但神经的外部结构及其内部结缔组织鞘保持完整；具备周围神经损害的全部临床特征；在最佳条件下，仍有可能完全恢复。
- 神经断裂（Neurotmesis）：轴突和周围的所有结构被打断，神经不再具有连续性（如神经的撕裂或锐性横断伤）；需要通过外科手术来恢复神经的完整性，恢复的预后也不确定。

13.2.2 臂丛神经疾病

注意

在臂丛中，C4~T1/T2 神经根的轴索被重新组合并分布于支配上肢的各神经（**图 13.17**）。根据位置的不同，臂丛神经损伤会导致上肢近端和/或远端的各种神经功能障碍。

概述

臂丛解剖

臂丛的解剖如**图 13.17** 所示。臂丛神经在通往上臂的走形路径上要经过 3 个生理性狭窄：前两个是斜角肌间隙和第一肋骨和锁骨之间的肋锁间隙，臂丛经斜角肌间隙穿出，与锁骨下动脉伴行进入肋锁间隙。在这个位置，神经丛的尾部与肺尖相邻。继续向远端，臂丛被胸小肌覆盖，胸小肌起源于肩胛骨的喙突，当手臂被抬高时，臂丛会在此处受挤压。这些生理性狭窄如**图 13.18** 所示。

臂丛神经损伤的临床特征

臂丛的复杂结构和不同神经根纤维的再分布，使得仅凭神经学发现很难定位臂丛病变。尽管如此，对受影响的肌肉进行详细的功能测试可以揭示受累神经根水平，允许在一定程度上精确定位神经丛病变。**图 13.19** 提供的信息在这方面有所帮助。

臂丛神经病变的鉴别诊断

仔细的临床检查，必要时辅以电生理检查，多数情况下应该能够区分臂丛病变和多神经根受累的周围神经病变。然而，鉴别下臂丛病变（即影响 C8、T1 神经根的损伤）和近端尺神经病变并不总是简单的事情［见章节 13.2.3，尺神经（C8~T1）］；同样，上臂丛神经损伤（可能是外伤性的）也可能很难与腋神经病变或肩袖损伤区分。

臂丛神经病变的分类

按解剖部位分类 除了整个上肢的完全瘫痪外，在传统的局部定位分类中还有三种类型的部分病变，即：

- 上臂丛神经病变（Erb–Duchenne 麻痹）。
- 下臂丛神经病变（Déjerine–Klumpke 麻痹）。
- C7 病变。

按病因学分类 另外，对臂丛神经损伤可以根据原因进行分类——外伤性、压迫性和炎症性。

在接下来的部分中，将分别介绍主要的相关病变类型。

上臂丛神经病变（Erb–Duchenne 麻痹）

这种类型的病变累及源于 C5 和 C6 神经根的纤维。受累的肌肉有：

- 负责肩关节外展和外旋的肌肉。
- 上臂屈肌。
- 旋后肌。
- 有时可累及肘部伸肌和手部伸肌。

感觉障碍并不一定存在；如果存在的话，则位于肩部、上臂外侧表面或前臂桡侧边缘（**图 13.20**）。

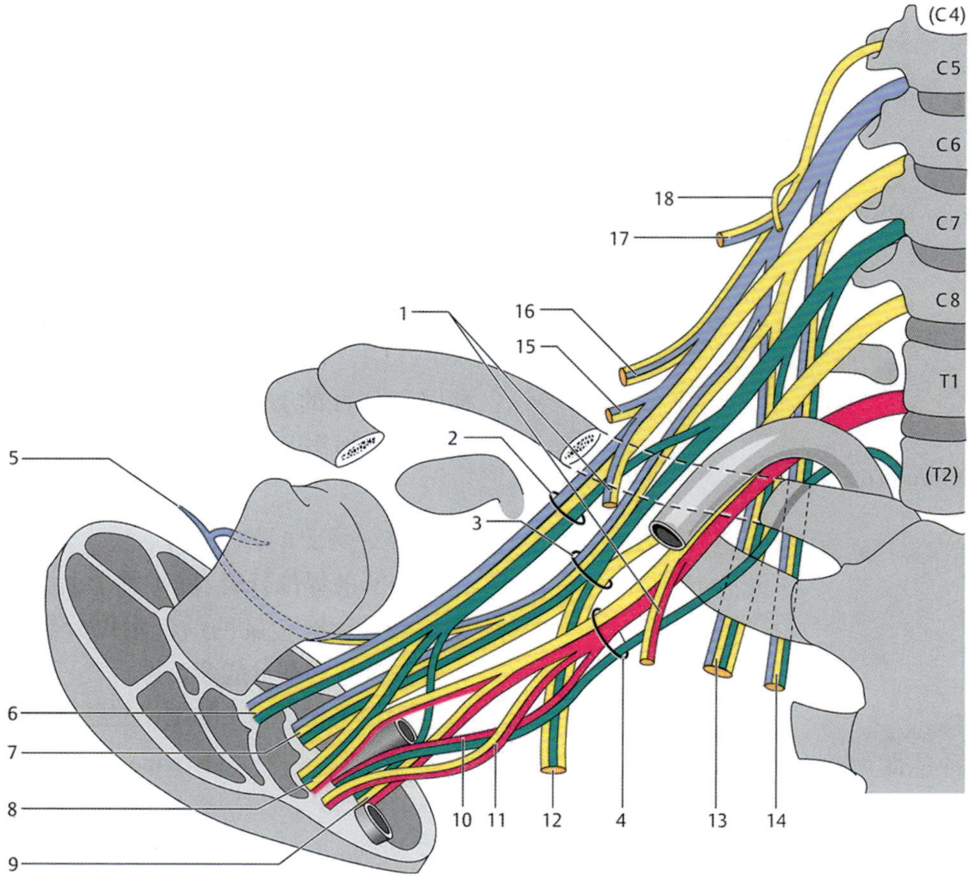

图 13.17　臂丛及其与周围骨性结构。1. 胸神经（内侧 / 外侧）C5~T1；2. 臂丛外侧束；3. 臂丛背（后）束；4. 臂丛内侧束；5. 腋神经 C5，C6；6. 肌皮神经 C5~C7；7. 桡神经 C5~T1；8. 正中神经 C5~T1；9. 尺神经（C7）C8~T1；10. 臂内侧皮神经 C8~T1；11. 前臂内侧皮神经 C8，T1；12. 胸背神经 C6~C8；13. 肩胛下神经 C5~C8；14. 胸长神经 C5~C7；15. 到锁骨下肌的神经 C5，C6；16. 肩胛上神经 C4~C6；17. 肩胛背神经 C3~C5；18. 膈神经 C3，C4

下臂丛神经病变（DéJerine–Klumpke 麻痹）

这种类型的病变累及源于 C8 和 T1 神经根的纤维，主要表现包括：

- 手部固有肌群无力。
- 有时会出现手指长屈肌无力的情况。
- 很少出现手腕屈肌无力。
- 肱三头肌功能通常完好。

在此区域，由于损伤机制和解剖关系的缘故，可能同时会伴有颈交感神经功能障碍，导致有排汗障碍的 Horner 综合征，提示 T1 神经根在其分支出口到交感神经的近端有损伤。同时，前臂、手和手指的尺侧缘总是出现感觉障碍（图 13.21）。

C7 麻痹

此处指的不是 C7 神经根本身的病变，而是指构成臂丛的、来自 C7 神经根纤维的病变。这种类型的麻痹涉及桡神经病变［见章节 13.2，桡神经（C5~C8）］，肱桡肌功能保留。

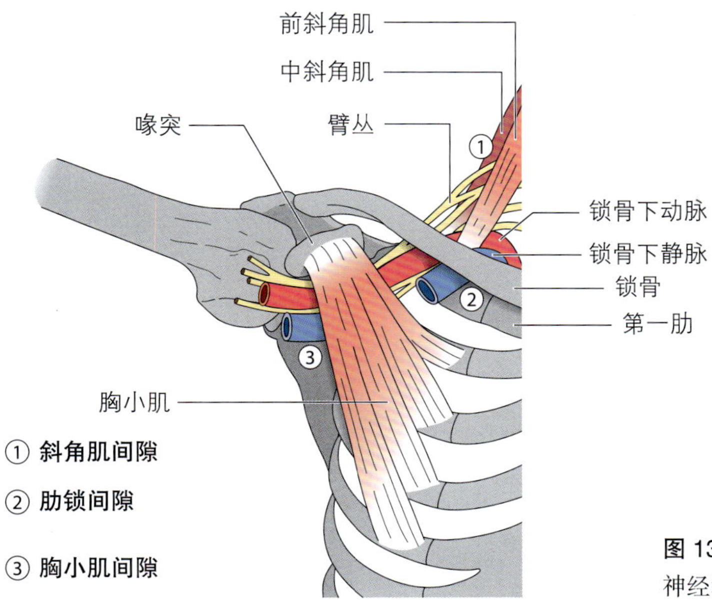

图 13.18　肩部的生理性狭窄，神经和血管易在此受压

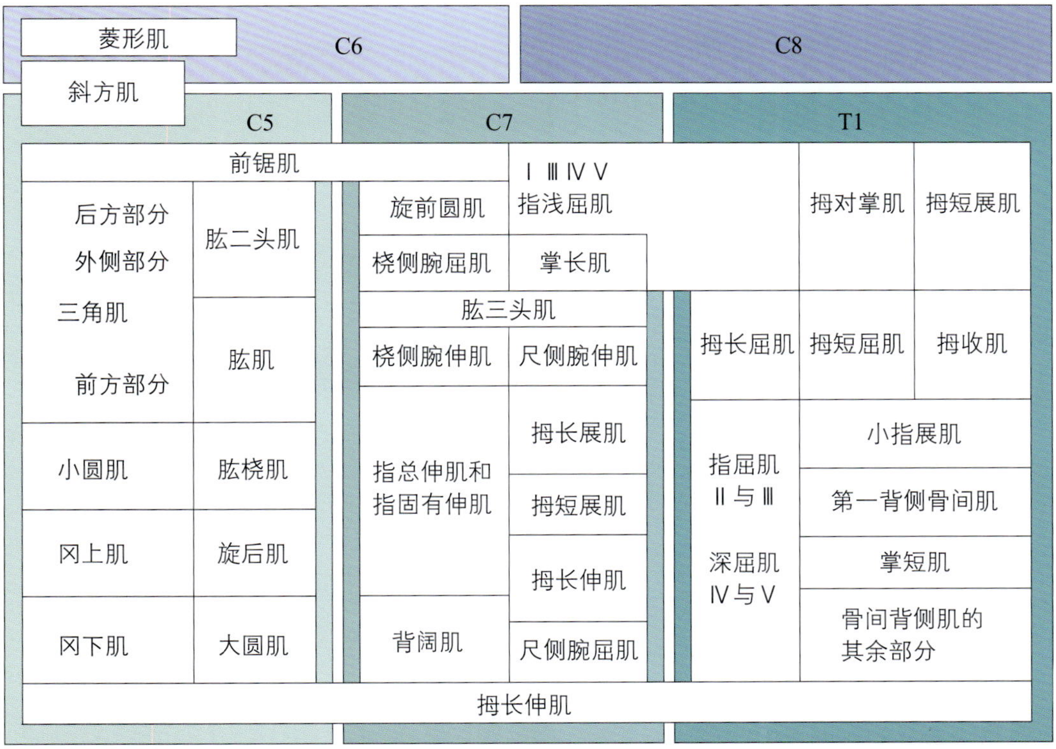

图 13.19　上肢肌肉和下肢肌肉的神经根。借助这张图，可根据肌无力的模式对臂丛神经病变进行定位

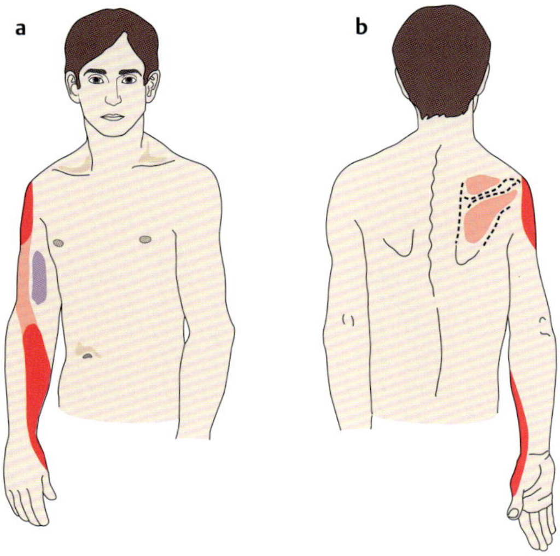

图 13.20 右侧上臂丛麻痹所致上肢姿势异常与感觉障碍。三角肌、肱二头肌、冈上肌和冈下肌萎缩，手臂内旋，手掌指向后方

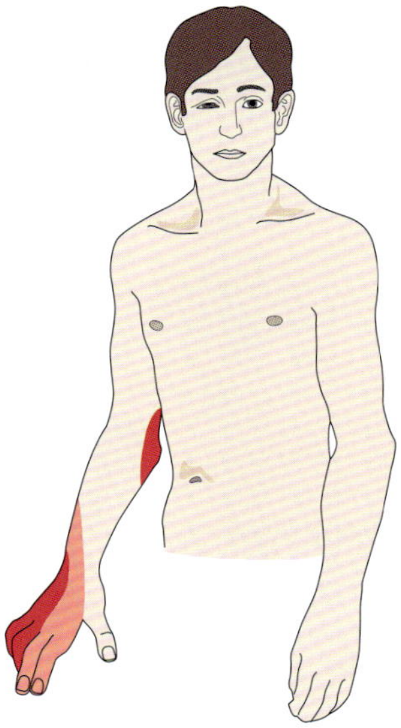

图 13.21 右侧下臂丛麻痹所致上肢姿势异常与感觉障碍。手固有肌群萎缩，C7 和 C8 对应皮节感觉障碍，且伴有 Horner 征

外伤性臂丛神经病变

多由机动车事故造成，少见的原因包括职业性伤害、直接刺伤或枪伤。

临床特征 最初的表现通常为完全性上肢瘫痪，随后情况可能会改善，直到恢复至类似前面描述的局限性臂丛病变类型之一（图 13.22）。上臂丛神经病变预后较好。

13

临床提示

腰椎穿刺抽出血性脑脊液，以及后来的脊髓病变的临床证据，是预后不良的征象，提示可能存在神经根撕脱。对此类患者，MRI 可能显示空的神经根袖（图 13.23）。

治疗 治疗包括外展夹板固定和被动活动，以防止肩关节冻结。臂丛手术非常复杂且要求很高，偶尔会用于上臂丛损伤病例的处理。

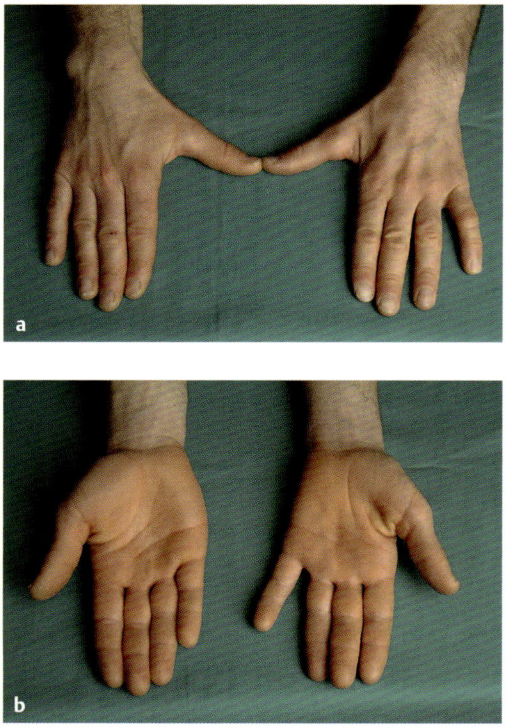

图 13.22 下臂丛神经麻痹伴萎缩，主要累及尺神经支配的手部固有肌肉。a. 在手背侧，骨间肌，特别是第一骨间背侧肌萎缩。b. 在手掌侧，拇短收肌和小鱼际肌萎缩

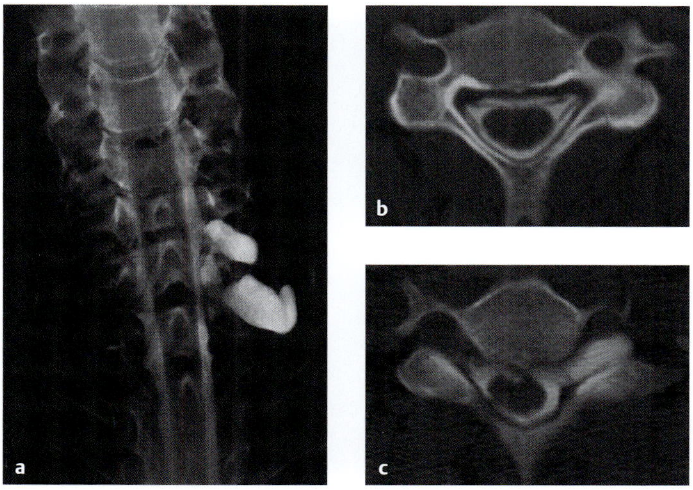

图 13.23　左侧 C7 和 C8 神经根撕脱。a. 脊髓造影：造影剂通过神经根囊流出。神经根撕脱通常与硬脊膜损伤有关。b. 脊髓造影后 CT：正常对照。c. 在该病例中，受影响节段的脊髓造影后 CT：神经根撕脱

产伤导致的臂丛神经麻痹

可由臀位分娩等引起。在这类病例中，约 80% 的患者为上臂丛麻痹（Erb-Duchenne 麻痹），约 10% 的患者为下臂丛麻痹（DéJerine-Klumpke 麻痹）。受损轴突再生时，可能会重新连接到“错误的”肌肉和/或肌群，导致病理性的辅助运动和异常运动模式。

压迫性臂丛神经病变

外部压迫

对于肩扛重物或背沉重背包的人来说，外部压迫可能会造成臂丛神经损伤。这种类型的病变通常影响上臂丛，有时只影响上臂丛的个别分支。最常受累的是胸长神经［见章节 13.2.3，胸长神经（C5~C7）］。

生理性狭窄处的压迫

“胸廓出口综合征”是一个模糊的术语，通常用于某些非特异性疾病，表示病因不明的臂痛，或其他与臂丛有关的无法解释的症状。

斜角肌综合征　这通常是由颈肋、纤维带（在 CT 扫描中可见）或斜角肌间隙的其他结构异常导致的（图 13.18），典型特征包括：

- 临床特征为下臂丛神经病变。
- 向下牵拉手臂时症状加重。
- 锁骨下动脉活动度受限或运动引发的循环功能不全，表现为：
  - 血管杂音。
  - 做某些动作时，桡动脉波动消失，如 Adson 动作——将下颏转向病变一侧，同时头部后仰。

肋锁综合征　与斜角肌综合征相似，只有在发现致病的解剖异常和客观的神经功能障碍（通常是下臂丛神经麻痹）相关联时才能诊断。动脉造影可以显示锁骨下动脉或静脉的运动依赖性压迫，有助于确诊。

压迫综合征的治疗　斜角肌综合征和肋锁综合征在确诊后首先应该采取保守治疗，可进行针对性锻炼以加强提肩肌群的力量。手术治疗只适用于少数有客观神经功能障碍的患者，可采用锁骨

上或经锁骨入路。

神经痛性肩部肌萎缩

发病机制和流行病学　这种疾病被认为是由于臂丛的炎症 / 变态反应导致的。男性发病率高于女性。通常是自发性疾病，但有时会在感染后出现，很少见于接种疫苗后（臂丛神经炎）。

临床特征　右臂出现神经痛性肩部肌萎缩症比左臂更常见，多始于肩部强烈的局部疼痛并持续几天。少数情况下，轻度疼痛会持续较长时间。一旦疼痛消退，肩带和 / 或手臂的肌无力就会进展。原则上，这种肌无力可以影响上肢的任何肌肉，但倾向于影响由上臂丛支配的肌肉，前锯肌麻痹尤其常见（**图 13.24**）。可能没有任何客观的感觉障碍表现。

治疗和预后　除了最初在疼痛阶段应用止痛药物外，无须特殊治疗。一般预后良好，完全恢复可能需要几个月。

放疗诱发的臂丛神经病变

这些症状通常出现在放疗后，潜伏期多为一年或一年以上，常见于接受过乳腺癌手术和放疗的女性患者。在约 15% 的患者中，疼痛是主要症状，并且几年后疼痛会加剧。放疗诱发的臂丛神经病变与复发的恶性肿瘤鉴别起来并不容易；非常强烈的疼痛，或者放疗结束和疼痛开始时间的间隔短暂（给予非常高剂量的辐射除外），往往提示肿瘤复发而不是辐射损伤。影像学检查有助于鉴别，但即便如此也并不能总是明确地区分瘢痕与新的肿瘤组织。

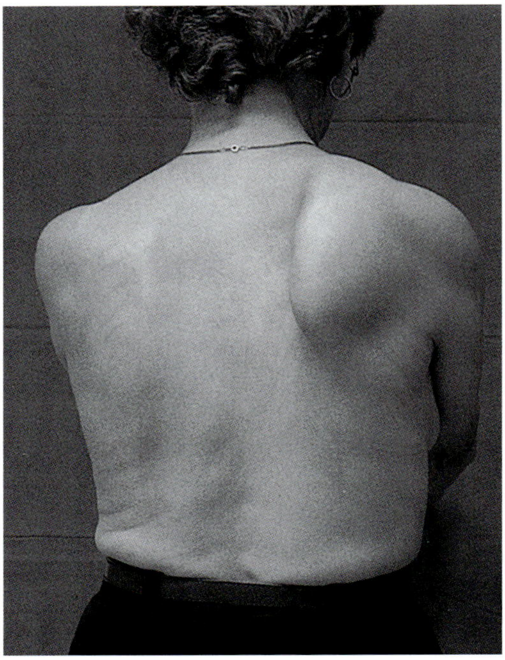

图 13.24　右侧神经痛性肩部肌萎缩。右臂处于前伸位时可见明显的翼状肩胛（引自 Mumenthaler M, Stöhr M, Müller-Vahl H, et al. Läsionen peripherer Nerven und radikuläre Syndrome. Stuttgart: Thieme; 2007.）

肺上沟瘤

肺尖部的肺上沟瘤通常会引起下臂丛神经麻痹并伴有剧烈疼痛，交感神经链通常也受累。Horner 综合征和患侧上身出汗减少是典型表现（**图 13.25**）。

其他原因

臂丛神经麻痹的其他罕见原因包括：

- 由于供应臂丛神经的小动脉闭塞而导致的急性麻痹。
- 医源性臂丛神经麻痹。
- 在海洛因成瘾者中。
- 家族性臂丛神经炎。
- 副感染性和致病形式（即由免疫复合物介导的臂丛神经麻痹，无论是在自身免疫性疾病的情况下还是在使用免疫血清作为药物进行治疗后）。

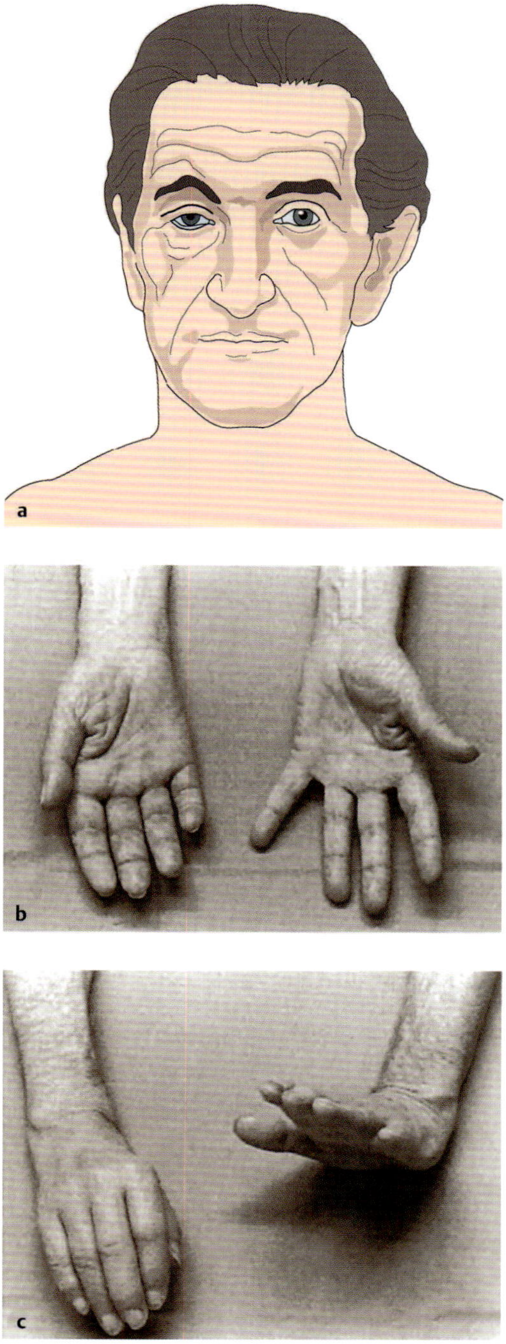

图 13.25 68 岁男性右侧 Pancoast 肿瘤。临床证据提示下臂丛和交感神经链受压。a. 右侧 Horner 综合征。b. 右手固有肌萎缩，尤其是鱼际肌萎缩。c. 右手腕和指伸肌无力

13.2.3 上肢周围神经疾病

注意

上肢的单周围神经损害很常见。由于受累的运动和感觉神经纤维的分布，每一种该类疾病都有特有的临床特征。

肩胛上神经（C4~C6）

解剖 肩胛上神经经肩胛骨切迹到达向背侧延伸，支配冈上肌和冈下肌。它接受来自肩关节而不是皮肤的感觉分支支配。

功能障碍的典型表现 肩胛上神经病变会导致肩胛骨背侧表面的两块肌肉的无力和萎缩（图 13.26）。手臂向前外侧 15° 外展无力（冈上肌），手臂在肩关节的外旋（冈下肌）也无力（图 13.27）。

病因 过度使用手臂会导致在肩胛上切迹内走行的神经发生机械性损伤。其他原因有外伤、神经节位于肩胛上切迹内等。

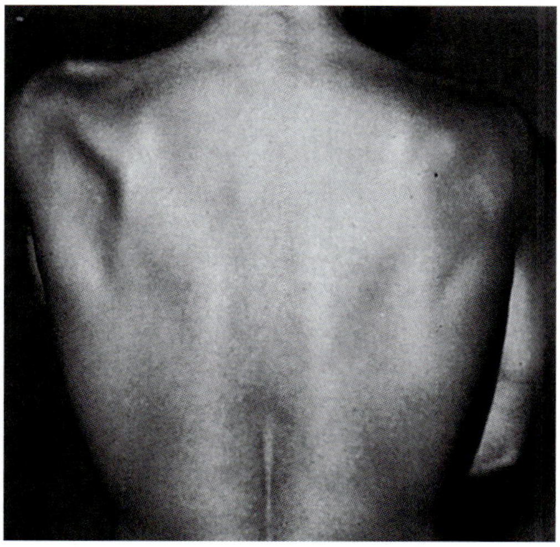

图 13.26 25 岁男性患者，左肩胛上神经病变引起的冈上肌和冈下肌萎缩，病因不明

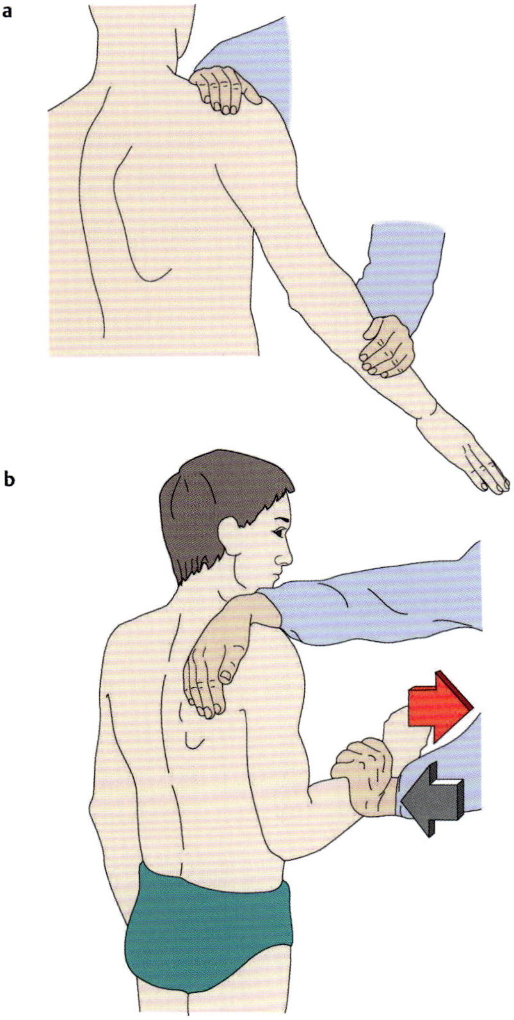

图 13.27 肩胛上神经支配肌肉的检查。a. 冈上肌无力在手臂向前外侧外展 15° 时最为明显。b. 在肩关节向外旋转时，冈下肌无力明显

腋神经（C5，C6）

解剖 腋神经（**图 13.28**）为三角肌和小圆肌提供运动神经支配，并为上臂近端表面手掌大小的皮肤提供感觉神经支配（臂外侧上皮神经）。

功能障碍的典型表现 腋神经麻痹表现为手臂外展和向前抬起时明显无力，肩部失去正常的圆隆样外观。由于小圆肌无力，静息状态下手臂保持的自然外旋角度减小，因此手臂保持在轻度内旋（**图 13.29**）。

病因 腋神经麻痹最常见的原因是肩关节（向前和向下）脱位，此类患者预后良好。

鉴别诊断 腋神经麻痹的鉴别诊断包括累及臂丛上部的复杂臂丛病变、肩袖病变和肩周炎（冻结肩综合征）的疼痛所导致的运动受限。

胸长神经（C5~C7）

解剖 胸长神经是臂丛最长的分支，是支配前锯肌的纯运动神经。

功能障碍的典型表现 胸长神经麻痹会引起翼状肩胛，手臂上举或伸展手臂并将手掌压在墙上时尤其明显（**图**

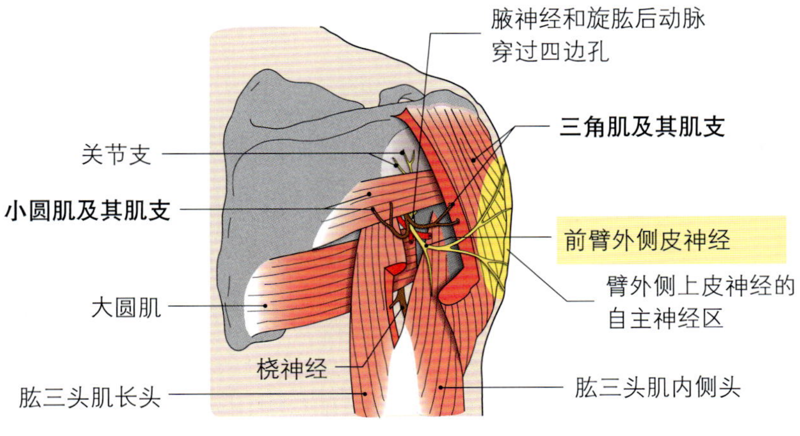

图 13.28 腋神经的解剖和分布：感觉支（黄色）和运动支（棕色）。臂外侧皮神经的自主支配区以黄色阴影显示

13.30），也可仅在手臂前举时即出现（图 13.31）。

病因　胸长神经病变通常是由肩部过度的机械应力（运载重物）或神经痛性肩部肌萎缩引起的（见章节 13.2.2），也可能病因不明。

肌皮神经（C5~C7）

解剖　肌皮神经支配肱二头肌、喙肱肌和部分肱肌，其末端感觉分支（前臂外侧皮神经）支配前臂桡侧皮肤（图 13.32）。

功能障碍的典型表现　肌皮神经损伤会导致明显的屈肘无力。这一点必须在前臂处于旋后位置时进行检查（图 13.33），因为如果前臂处于旋前位或中立位，仍然可以通过强大的肱桡肌实现屈肘，而该肌由桡神经支配。

病因　常见的原因是外伤，在这种情况下，可能会出现上臂丛损伤的其他表现。肌皮神经不明原因的损害和由于神经痛性肩部肌萎缩而导致的神经麻痹罕见。

鉴别诊断　肱二头肌长头腱撕脱很少导致前臂旋后时屈肘无力，易与肌皮神经麻痹相鉴别。其他鉴别要点，一个是前臂掌侧表面典型的肌腹外观（图 13.34），另一个是没有感觉障碍。

桡神经（C5~C8）

解剖　桡神经的解剖如图 13.34 所示。其运动神经支配肱三头肌、肱桡肌和旋后肌，以及手腕、拇指和手指关节的所有伸肌。其感觉神经分布于上臂和前臂的背侧皮肤以及手的背侧，在第一和第二掌骨之间有一个自主神经区。

功能障碍的典型表现　桡神经麻痹的临床特征取决于病变的程度。

– 上臂病变：肱骨桡神经管处的桡神经特

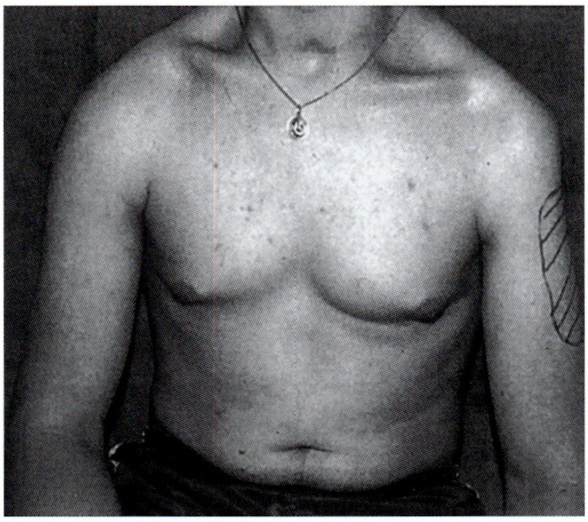

图 13.29　26 岁男性，左腋神经病变。左三角肌萎缩，肩部轮廓呈“尖”状。肱外侧皮神经区域感觉障碍

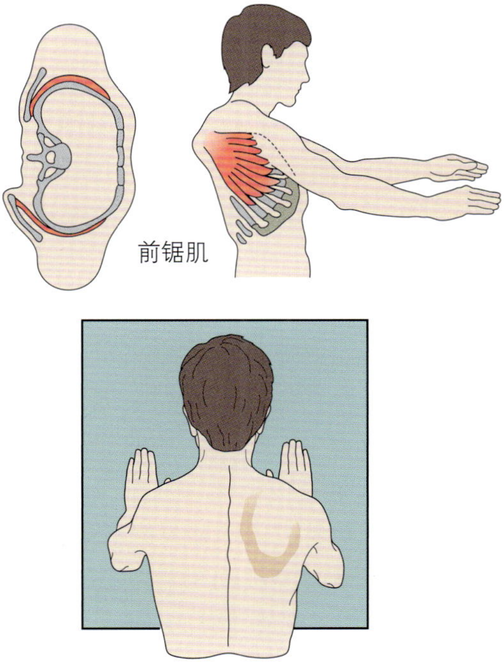

图 13.30　右胸长神经病变。前锯肌无力导致翼状肩胛，当患者向前伸展手臂并进行推壁动作时，尤其明显

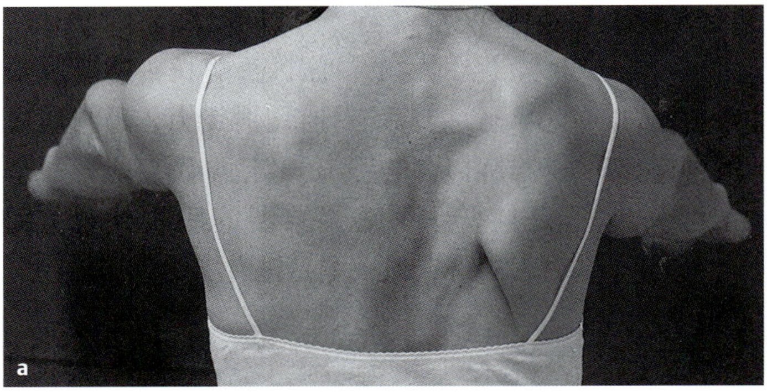

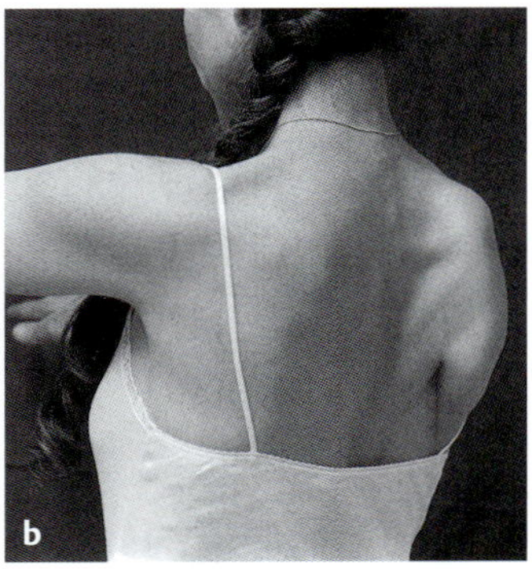

图 13.31 右侧胸长神经病变的临床特征。一位 32 岁女性因神经痛性肩部肌萎缩而致右侧胸长神经瘫痪。a. 向前平举手臂出现明显翼状肩胛。b. 从斜后方观察时，翼状肩胛的“翼”特别明显（引自 Mumenthaler M, Stöhr M, Müller-Vahl H, et al. Läsionen peripherer Nerven und radikuläre Syndrome. Stuttgart: Thieme, 2007.）

别容易受损，因为它直接位于该位置的骨表面。明显桡神经功能障碍的表现是垂腕（**图 13.35**），由手腕和手指伸肌的动作丧失引起。此外，还可有手背桡侧部分感觉减弱。临床特征具有特征性（**图 13.36**）。

- “高位桡神经病变”：如果神经损伤发生在上臂近端或腋窝处，也会出现肱三头肌无力，肘部无法主动抗阻伸展。
- 旋后肌综合征：若桡神经在通过旋后肌的部位受损，则仅影响其运动末端深穿支，由此产生的功能障碍是纯运动性的；通过旋后肌近端向前穿出的至桡侧腕伸肌和肱桡肌的分支则不受影响，但所有其他由桡神经支配的前臂肌肉均有无力。患者手指的伸展存在障碍，但伸腕功能得以保留，尤其是在桡侧（**图 13.37**）。一般没有感觉障碍。

病因　桡神经损伤可由创伤和压力引起，如使用腋杖或上臂的外部压力（肱骨，腋杖综合征）。旋后肌综合征是由生理性狭窄（卡压）导致的。

鉴别诊断　桡神经麻痹的鉴别诊断主要包括中枢起源的远端麻痹，后者也可表现垂腕。中枢性无力的特点是屈肌无力和腱反射增强或亢进，有助于与桡神经麻痹相鉴别。脊肌萎缩症，在极少数情况下，最初只影响一侧的腕伸肌。强直性肌营养不良 1 型（见章节 15.3.2）常表现为双侧垂腕。

正中神经（C5~T1）

正中神经病变

解剖　正中神经的解剖如**图 13.38** 所示。所有正中神经支配的肌肉均位于肘部以远，包括大部分手指的长屈肌（除了第四和第五指的指深屈肌，后者是由尺神经支配的），以及桡侧腕屈肌、旋前圆肌和旋前方肌。正中神经与指长屈肌腱一起穿过腕管后，支配大鱼际肌的大部分（拇短展肌、拇对掌肌和拇短屈肌的浅头），以及第一、第二蚓状肌。其感觉神经分布于手掌桡侧，从拇指到无名指桡侧的掌面，以及这些手指末节指节的背侧。

功能障碍的典型表现　正中神经病

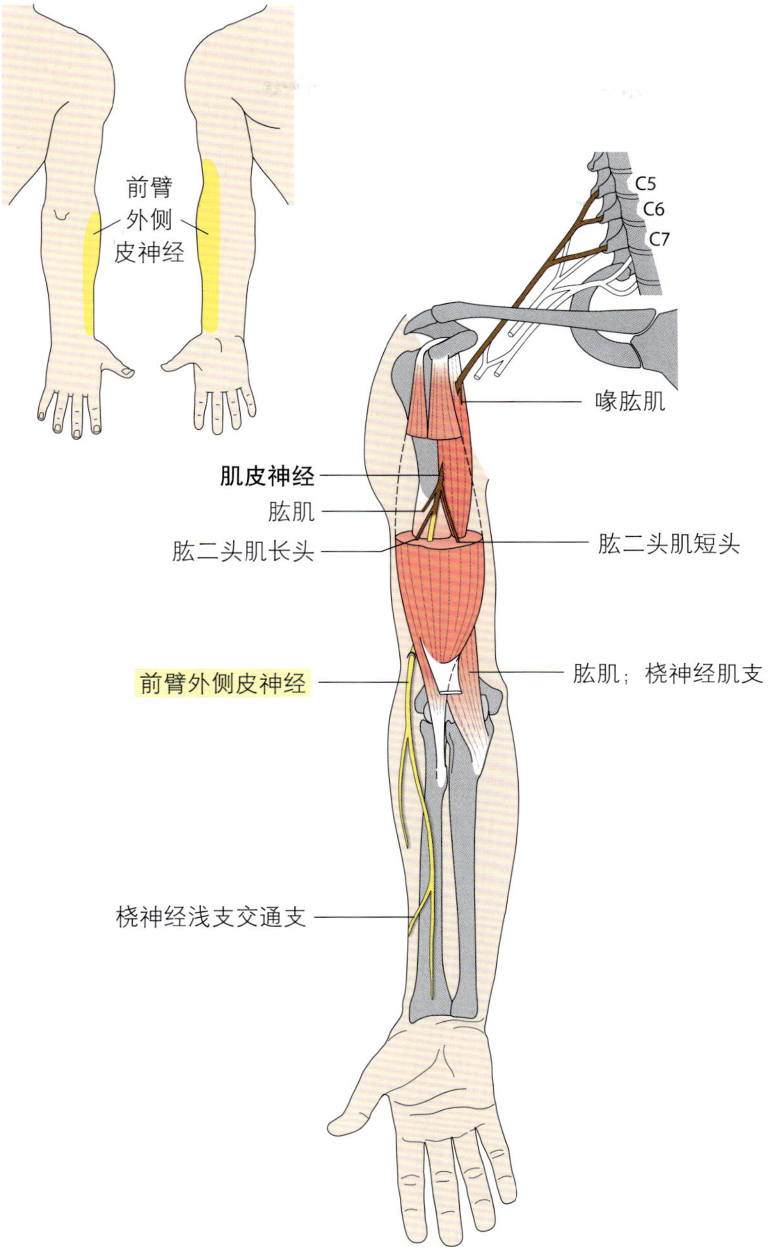

图 13.32　肌皮神经的解剖走行和分布

变的临床特征取决于病变的程度：

- 上臂正中神经病变（即支配前臂屈肌的运动分支起始处近端）：典型的临床特征是**图 13.39** 所示的“扳机手 / 祝福手”，是由桡侧指屈肌无力引起的。
- 腕部正中神经损伤：腕管处正中神经的损伤会导致大鱼际肌无力。临床特征以疼痛和感觉异常为主。腕管综合征（carpal tunnel syndrome, CTS）将在后面详细讨论。

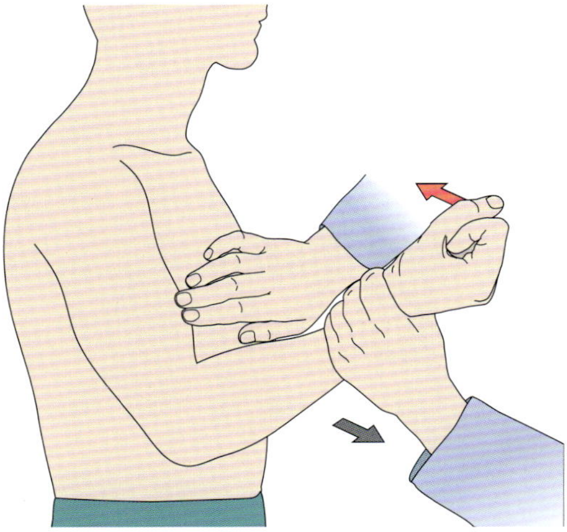

图 13.33 肱二头肌功能测试。前臂必须保持旋后（引自 Mumenthaler M, Stöhr M, Müller-Vahl H, et al. Läsionen peripherer Nerven und radikuläre Syndrome. Stuttgart: Thieme; 2007.）

- 骨间前神经卡压综合征（Kiloh-Nevin 综合征）：这条神经是正中神经的运动末端分支，支配拇长屈肌、指深屈肌的桡侧部分（第二、第三指末端指节的屈曲）和旋前方肌。这一末端分支的病变，可由创伤或压迫引起，主要表现为拇指和示指末端指节的屈曲能力丧失，患者无法用这两根手指做“OK”的手势（**图 13.40**）。孤立的骨间前神经病变少见。

病因　正中神经是常因外伤而直接受累，通常是手腕割伤。正中神经的压迫性麻痹可以发生在上臂（长时间保持不合适的姿势或使用止血带）或手掌（如职业性损伤）。生理狭窄处的压迫（卡压）是正中神经损伤的另一个原因。在许多病例中，骨刺多出现在肱骨内上髁的正上方（即肱骨髁上突）。Struther 韧带从髁上突延伸到内上髁，该韧带和髁上突均是正中神经的潜在卡压点。更严重的正中神经压迫综合征是 Kiloh-Nevin 综合征（见前文）和后文讨论的 CTS。

腕管综合征

腕管综合征（CTS）是最常见的周围神经病变类型，是由正中神经在通过腕管处受到（机械性）压迫引起的。女性的发病率约为男性的 3 倍，往往在绝经前后发病；老年人的男女发病率趋于一致。促进或加速 CTS 发展的因素包括激素变化（绝经、怀孕）、体重增加、甲状腺功能减退、糖尿病和手工活动。

功能障碍的典型表现　CTS 通常发生在惯用手，但也可以发生在任何一只手或双手。其典型特征有：

- 初期阶段可持续数月或数年，表现完全是主观的：夜间手臂钝痛（夜间臂痛），不仅在手部，而是整个上肢直到肩部都有痛感。患者在睡眠中可被“疼醒”，需摇晃和按摩手臂来缓解。晨起后，会有短时间的手指僵硬和不协调感。
- 进展期（**图 13.41**）常出现异常感觉（感觉异常）、触觉障碍，主要是拇指和示指。详细体格检查可发现客观的感觉和/或运动功能障碍。

检查和诊断评估

- 偶尔可发现大鱼际肌肉根部存在压痛点，或呈 Tinel 征阳性（轻拍腕横韧带，可引起手掌桡侧部分和桡侧手指感觉异常）。
- 手指感觉异常有时可由手腕的持续被动过度屈曲或过度伸展引起（Phalen 征）。
- 只有在 CTS 病程的后期，才会出现轻微的触觉损伤，尤其是示指（如两点辨别能觉减退至 > 5 mm）。

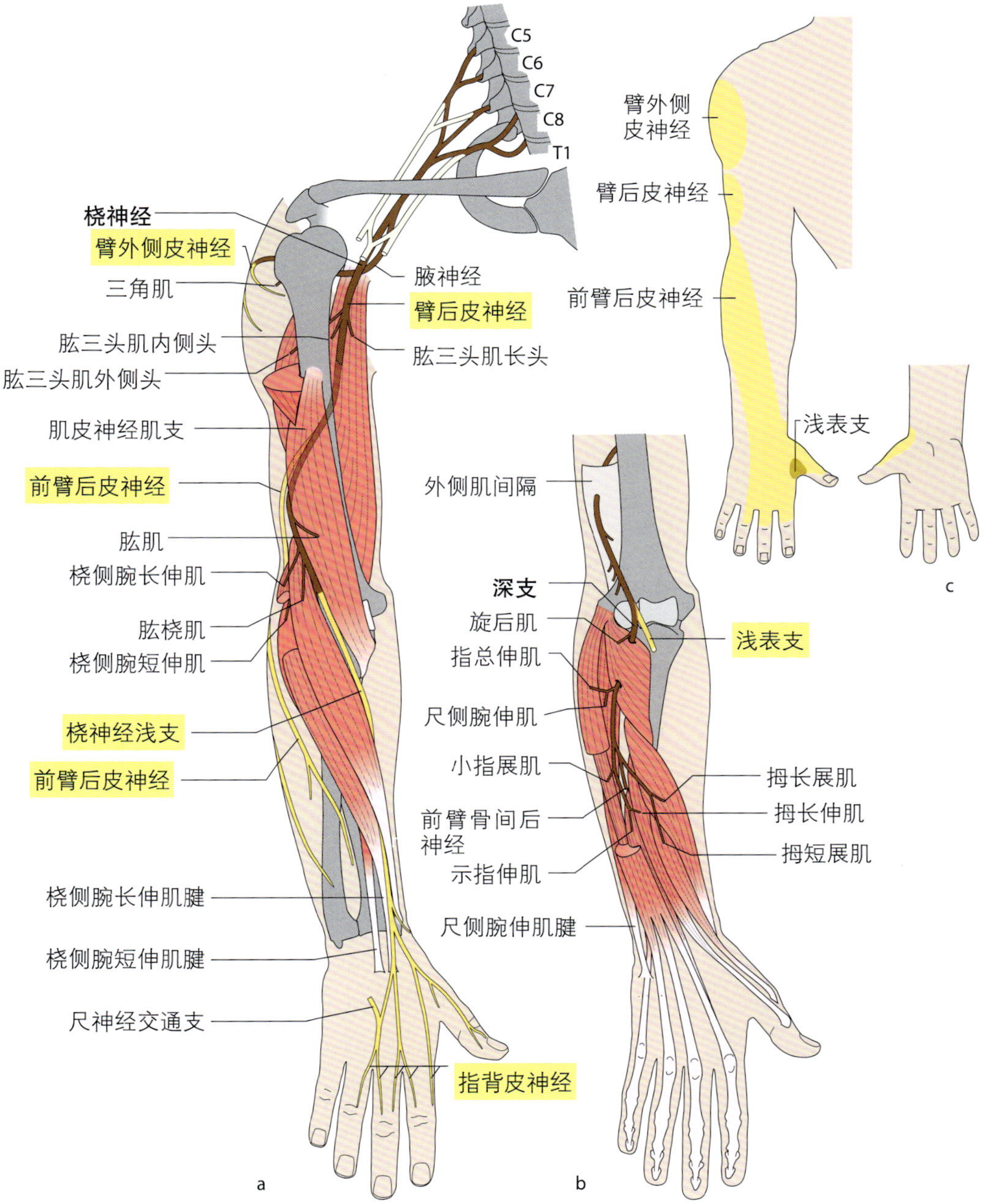

图 13.34 桡神经的解剖走行和分布。a. 邻近肌支（棕色）和感觉支（黄色）。b. 运动深支的走行。c. 桡神经分支和浅表感觉支的皮肤神经分布区域

- 拇短展肌无力，主要表现是拇指无法完全外展，特别是与正常的对侧相比。可通过让患者握住一个圆柱形物体来证明——“握瓶”征阳性（**图 13.42**）。
- 临床上难以观察拇指对掌功能受损情况（**图 13.43**）。

明确的 CTS 诊断通过发现腕管正中神经传导受损来证明，如神经电生理检查（**图 13.44**）。

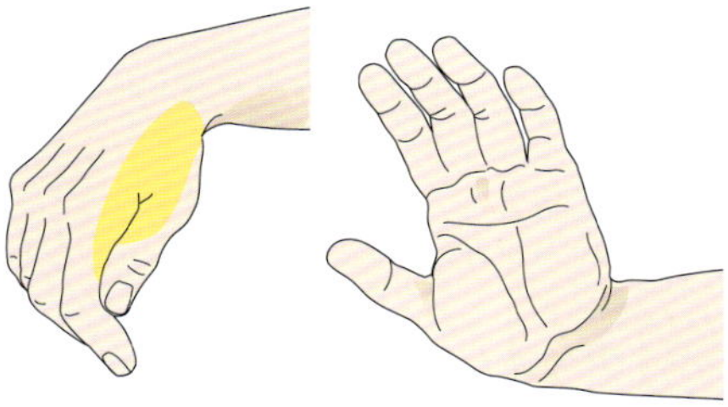

图 13.35 桡神经病变引起的手腕下垂。黄色表示桡神经浅支分布的感觉自主区域，即只有桡神经浅支分区的皮节

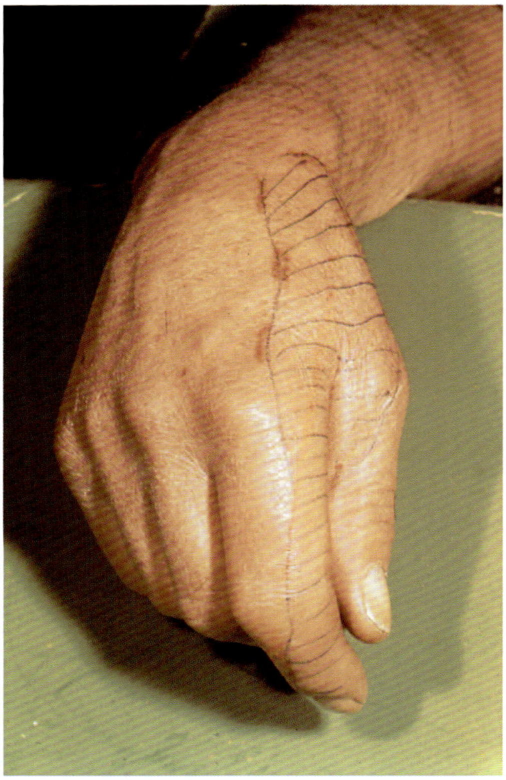

图 13.36 桡神经麻痹时右腕下垂。原因是上臂的神经压迫。第一骨间隙的感觉缺损区域已标出

临床提示

在进行任何手术前，都应先行神经电生理检查。在没有典型症状的情况下，仅有传导速度减慢不能作为手术指征。

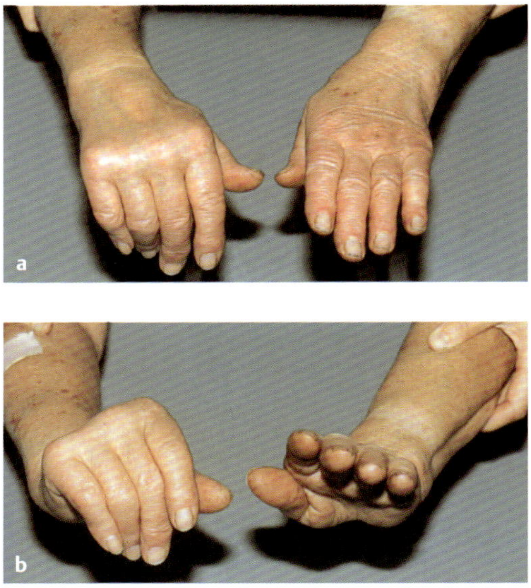

图 13.37 71 岁女性，右旋后肌 Tunnel 综合征。a. 右手手指伸肌明显无力。b. 桡侧伸腕功能保留

治疗 夜间用填充好的掌侧夹板将手固定于中立位，通常可以缓解症状。如果没有或已经存在神经功能障碍，则应行手术治疗。腕管松解术包括用开放或内镜技术（通常由神经外科或手外科医生进行）打开屈肌支持带。

尺神经（C8–T1）

解剖 在由尺神经支配的肌肉中，腕和手指的尺侧屈肌（尺侧腕屈肌和指深屈肌的尺侧部分）在功能上远不如尺神经支配的手部固有肌重要（图 13.45）。事实上，对手指功能来说，尺神经是最重要的神经：它不仅支配小鱼际肌，而且还支配所有的骨间肌、第三、第四蚓状肌，以及大鱼际区的拇收肌和拇短屈肌深头。其感觉神经分支中的浅表支分布于手的尺侧、第五指的掌侧和第四指的尺侧；其感觉分支中的背侧支起自前臂远端三分之一处，支配手背尺

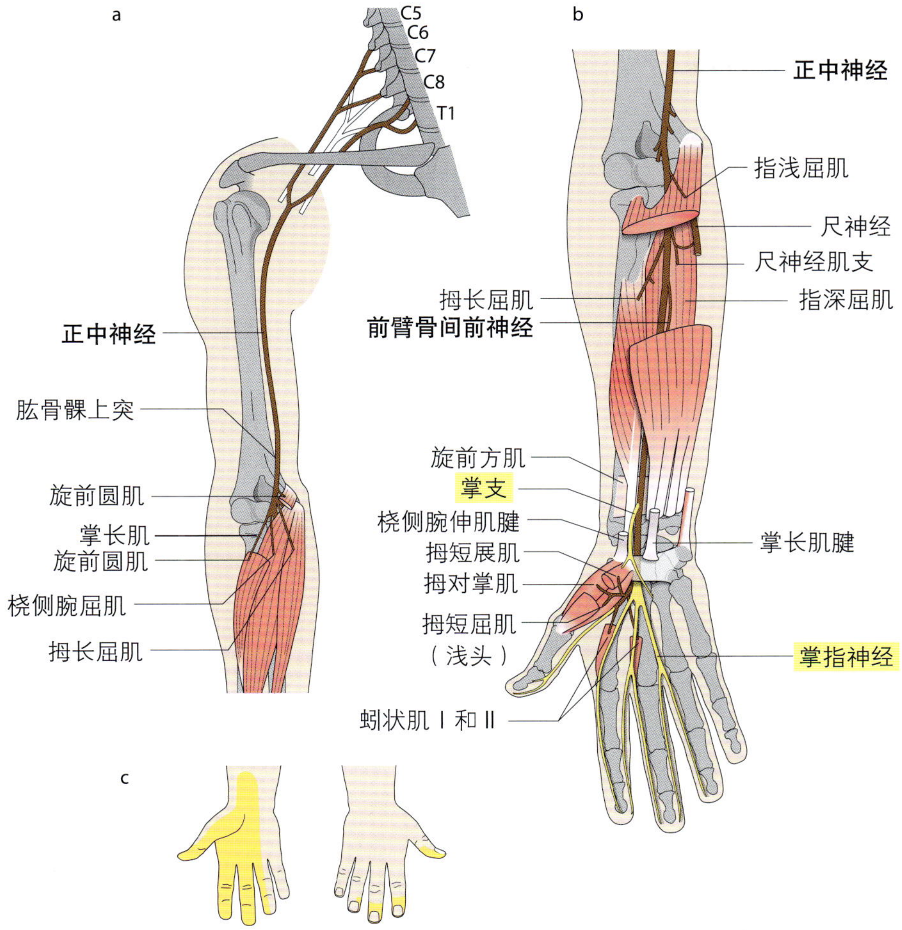

图 13.38　正中神经的解剖走行和分布。a. 近端走行。b. 经过旋前圆肌后的走行。c. 手部皮肤的神经支配区域

13

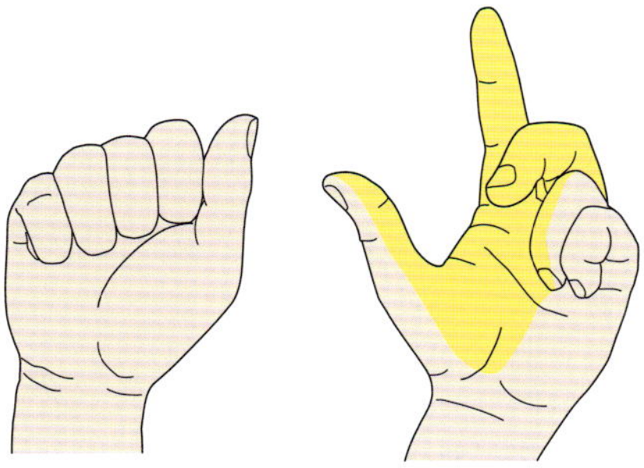

图 13.39　左正中神经近端病变造成的“传教士手”。感觉减退区域以黄色阴影表示

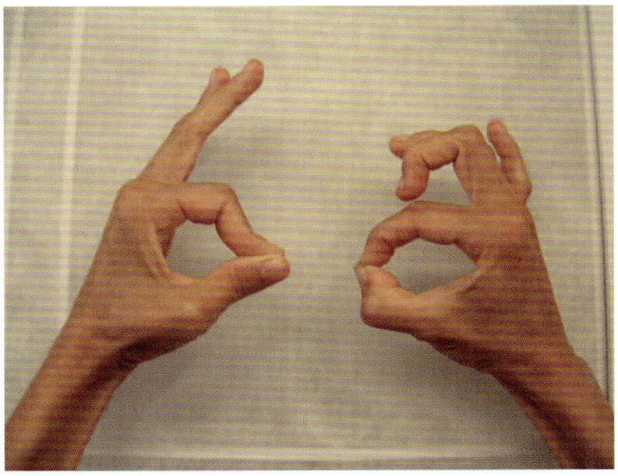

图 13.40　Kiloh-Nevin 综合征。患者不能屈曲拇指和示指的远端指节。病变累及左侧正中神经深支

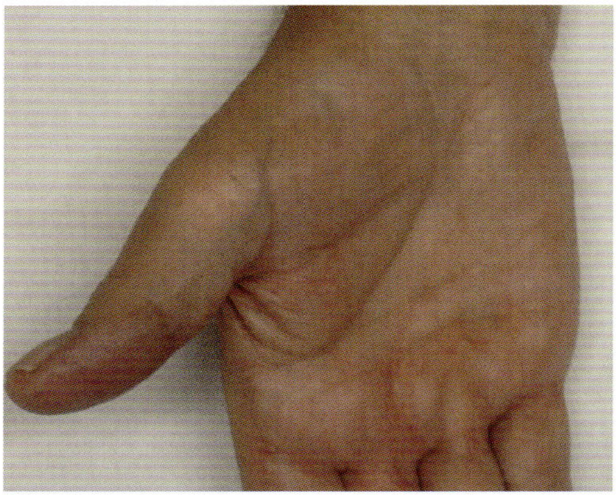

图 13.41 腕管综合征晚期，拇短展肌和拇对掌肌明显萎缩

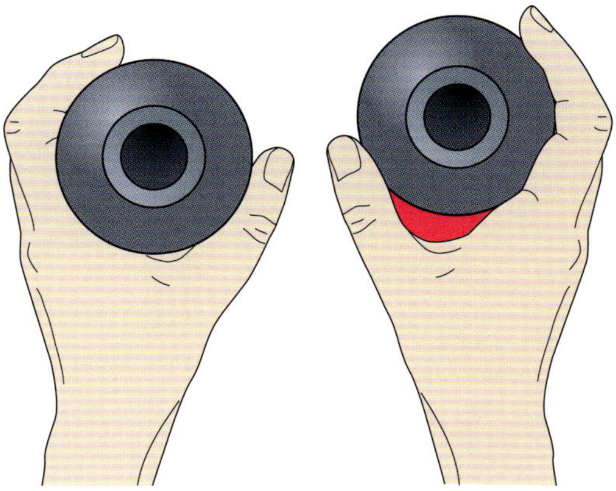

图 13.42 右正中神经麻痹的“握瓶”征，拇指不能充分外展和对掌

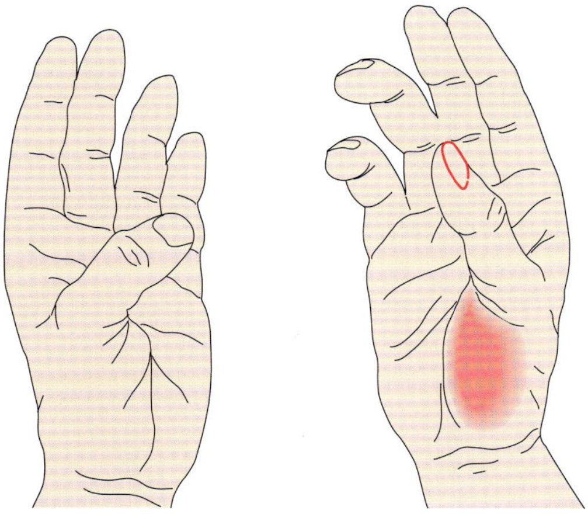

图 13.43 右正中神经病变患者的拇指对掌和旋前功能障碍。由于拇指旋转不充分，所以拇指指甲是垂直的，而非正面向上（如正常的左侧）

侧、第五指背侧和第四指尺侧的皮肤。

功能障碍的典型表现 尺神经麻痹的典型临床特征是爪形手（图 13.46）：由于骨间肌和蚓状肌不能收缩，尺神经支配的手指在掌指关节处过伸，其余关节屈曲，各手指不能相互靠拢，也无法有力地分开。患者不能以充分的、正常的力量将中指弹到检查者的手掌上。一个关键的发现是，当患者用拇指和示指握住扁平的物体（如一张纸）时，拇收肌（尺神经）的肌力减弱由拇长屈肌（正中神经）自动代偿，导致拇指在指间关节处屈曲。这一现象称为 Froment 征（持板试验阳性），是尺神经麻痹的典型表现（图 13.47）。

除了这些尺神经麻痹的一般临床特征外，还有其他与受累解剖部位相关的特异性表现：

- 如果病变在近端（肘部或更近端），也会影响指深屈肌的尺侧部分，从而导致第四、第五指远端指节的屈曲异常（图 13.48）。
- 如果病变发生在腕部，可以通过掌短肌受累与否以及感觉障碍的分布情况来精确定位。由尺神经支配的前臂屈肌功能完好。
- 尺神经纯运动终末支（深支）的孤立病变会导致骨间肌无力，但小鱼际肌、蚓状肌和由尺神经支配的前臂肌肉运动功能保留，通常也没有感觉障碍（图 13.49）。

病因 尺神经麻痹的常见病因是外

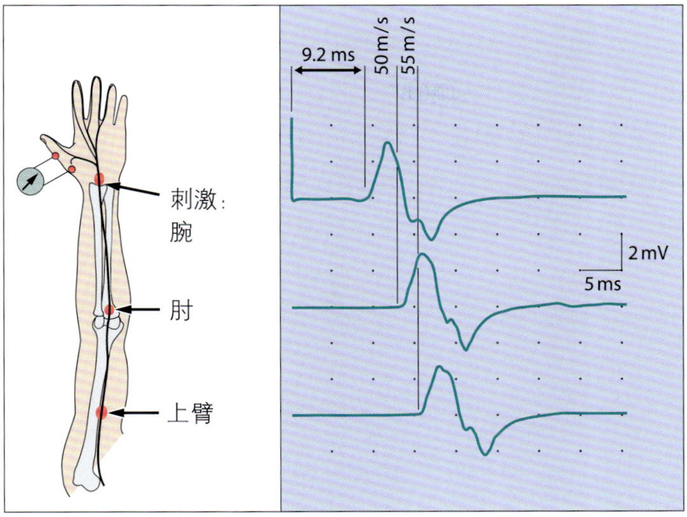

图 13.44　右腕管综合征正中神经运动肌电活动，记录在拇外展肌上进行。远端运动潜伏期延长（9.2 ms，而正常为 3.9 ms）。手臂和前臂的神经传导速度正常

伤。神经可以在肘部慢性脱位滑出肱骨内上髁处的尺神经沟，因此，在此位置容易受到外部压迫（“鹰嘴突”）；另外，也可因尺神经沟的解剖变异受到压迫（尺神经沟综合征、肘管综合征）。同样，尺神经可能在手掌（如职业工具引起）或因腕部的解剖变异（如长时间骑自行车后的“腕尺管综合征”）而受损。

治疗　治疗取决于病变的病因和解剖部位。通过去除压迫源来治疗慢性神经卡压，包括肘部夹板或填充物，甚至通过手术将神经从靠背侧的位置移至合适的位置。

13.2.4　躯干神经疾病

注意

与四肢神经相比，躯干神经在解剖上受到一定程度的保护，因此受损的情况相对少见，即使受损也不会造成严重的功能后果。在极少数情况下，损伤确实会引起处理起来比较棘手的疼痛综合征。

解剖　分布于胸腹壁的周围神经源于 T2~T12 神经根。这一区域的每一条周围神经（几乎）完全来自单一神经根的纤维。如前所述，四肢的情况并非如此，神经纤维在神经根和周围神经之间的神经丛中重新组合。因此，躯干周围神经病变的临床特征与神经根病变非常相似。

功能障碍的典型表现　该区域神经病变引起的最典型的神经综合征是肋间神经痛，即位于单一皮节，从后向前呈带状环绕躯干的灼烧性疼痛。

病因　躯干神经可因病毒感染（如带状疱疹）、占位性病变、糖尿病或传染性单神经炎（如疏螺旋体病）而受损。单神经炎可导致单侧腹壁肌肉无力，相应的腹壁节段变得明显松弛，向外膨隆（图 13.50）。同时，这一区域的感觉减弱，相应节段的腹壁反射消失。

罕见情况下，痛性卡压性神经病可能会影响躯干神经的个别感觉终末分支：

– 感觉异常性背痛（notalgia paresthetica）是一种可引起背部疼痛的神经病变，机制未明，通常认为是 T2~T6 胸神经

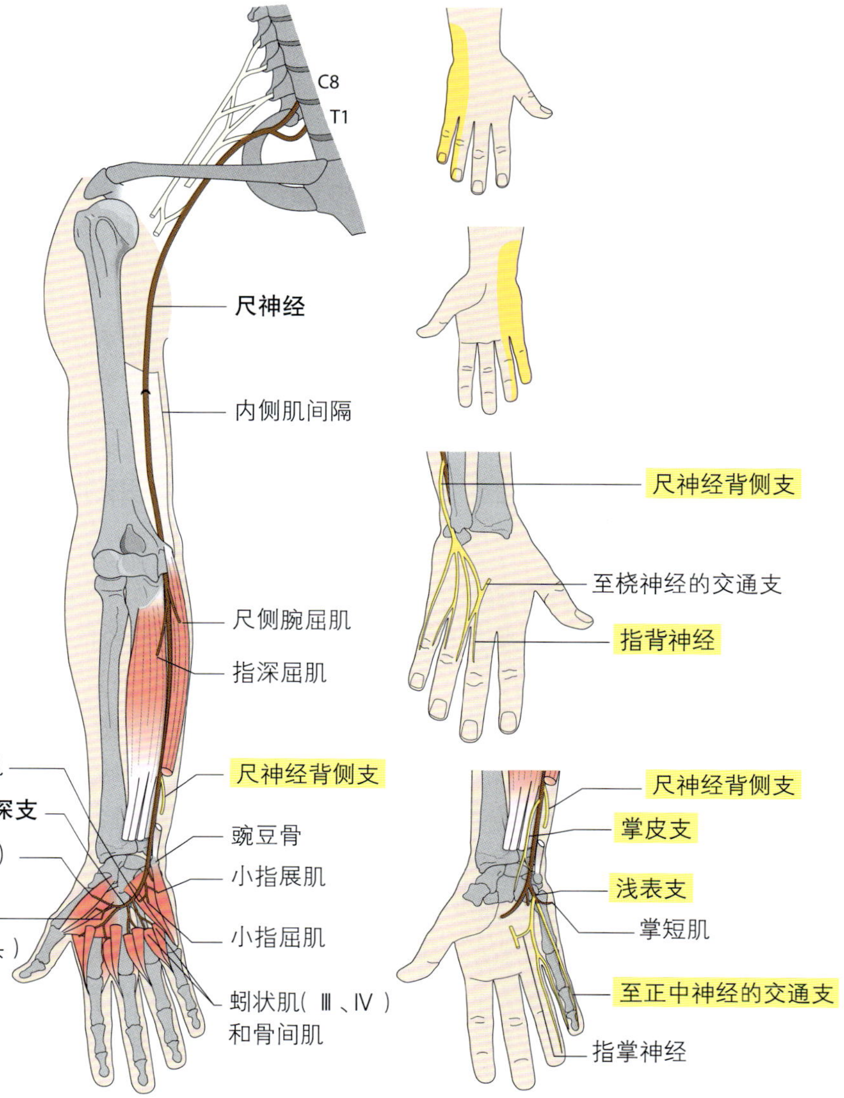

图 13.45 尺神经的解剖学走行和分布

根后支或其分支在走行过程中被卡压在骨性/肌性狭窄孔隙中，于是在一个硬币大小的椎旁皮肤区域产生疼痛和感觉异常*。

- 腹侧支有类似的卡压综合征，可引起所谓的腹直肌综合征。

13.2.5 腰骶丛疾病

解剖　腰骶丛的结构如**图 13.51** 所示，它位于骨盆后壁，得到了良好保护。

- 上部（腰神经丛，L1~L4）的主要分支包括髂腹股沟神经、髂腹下神经、股神经和闭孔神经，支配大部分的屈髋肌和伸膝肌。

---

* 译者注：本处翻译参考了其他文献的描述，没有直接翻译原文。

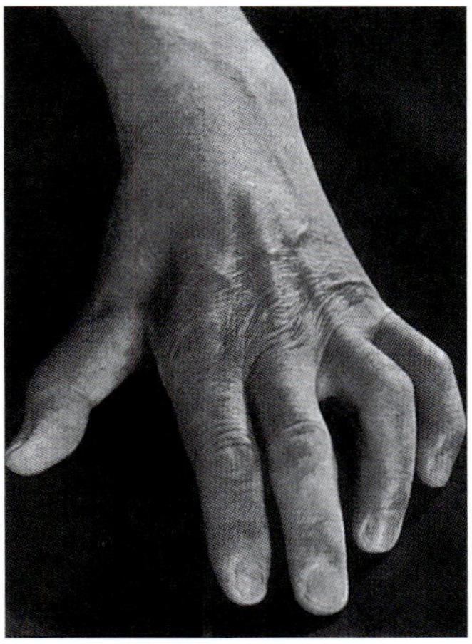

图 13.46 爪形手，由肘关节处右侧尺神经损伤所致。典型表现包括掌指关节过伸和手部尺侧指间关节屈曲，骨间肌与小鱼际肌萎缩明显

– 下部（骶神经丛，L5~S3）发出臀上神经和臀下神经到臀肌，以及坐骨神经，支配屈膝肌群、小腿和足的所有肌肉。

功能障碍的典型表现 腰骶丛病变的临床特征取决于其位置；一般来说，人们可以发现位于神经丛病变远端的单周围神经干病变所导致的功能障碍。

病因 腰骶神经丛麻痹通常是由局部占位性病变引起的，但也可能是由既往的放疗或是自身免疫异常所致的慢性进行性腰骶神经丛病变。

诊断评估 通常需要辅助检查，主要是 MRI 或 CT，以明确腰骶丛病变的原因。这些影像技术可提示占位性病变的存在。

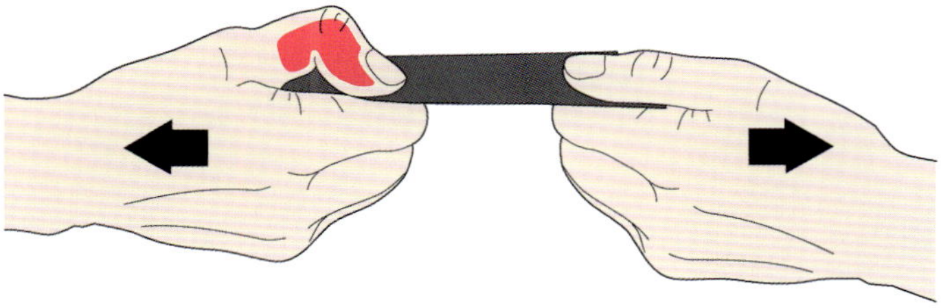

图 13.47 右侧尺神经麻痹的表现：Forment 征（持板试验）阳性。患者拉动一个扁平物体（如纸张）时，拇指指间关节代偿性屈曲

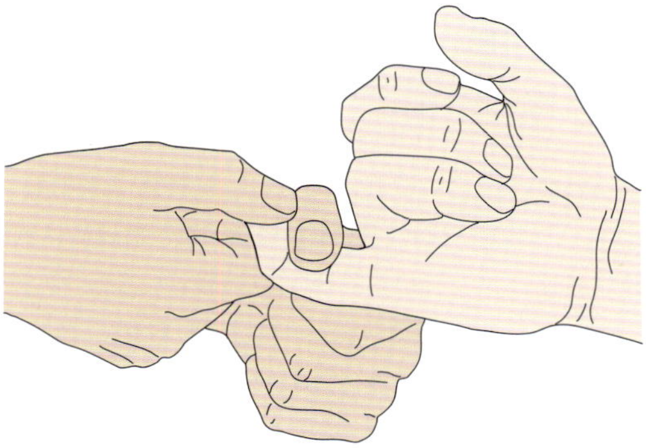

图 13.48 测试小指指深屈肌（尺神经）的功能。小指在远端指间关节处屈曲

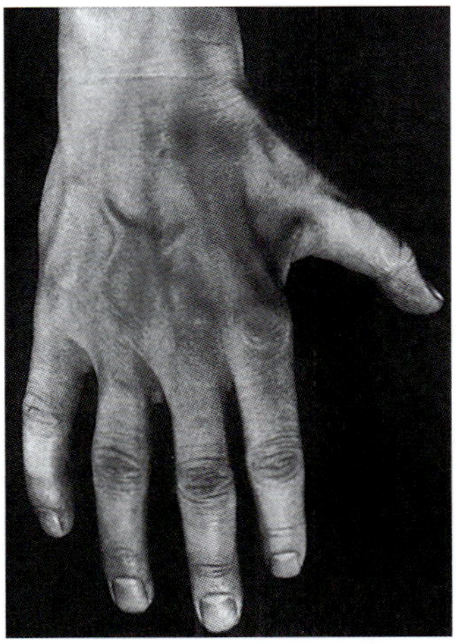

图 13.49 手腕尺神经深支病变的典型表现。第一骨间肌肌肉萎缩明显，小鱼际肌肉组织保留。该例患者无感觉异常

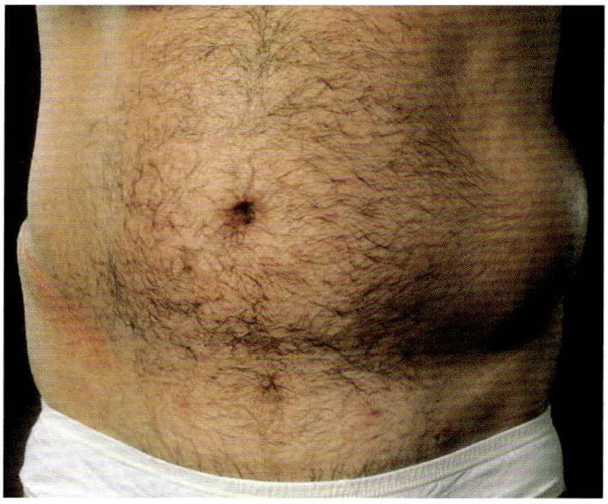

图 13.50 腹壁肌肉组织无力，以左侧为著，由影响胸尾神经根的神经莱姆病引起

13.2.6 下肢周围神经疾病

注意

与上肢的神经病变一样，下肢的神经病变也可引起典型的临床综合征。坐骨神经及其分支之一的腓神经经常受累，腓神经麻痹会导致足下垂。

生殖股神经和髂腹股沟神经（L1，L2）

解剖 这两条（近乎）单神经根的走行如图 13.52 所示。

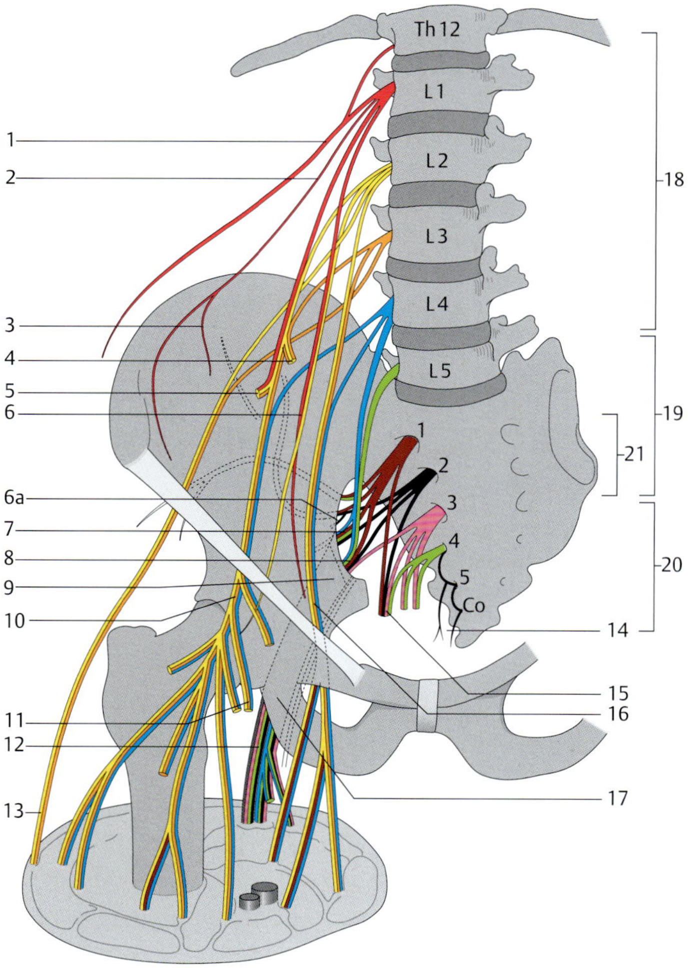

图 13.51 腰骶神经丛的解剖。1. 髂腹下神经 L1/T12；2. 髂腹股沟神经 L1；3. 到髂肌的分支；4. 到腰肌的分支；5. 到髂肌的分支；6. 生殖股神经 L1，L2；6a. 股后皮神经 S1~S3；7. 臀上神经 L4~S1；8. 臀下神经 L5~S2；9. 坐骨神经 L4~S3；腓总神经 L4~S2；胫神经 L4~S3；10. 股神经 L1~L4；11. 隐神经 L2~L4；12. 腓总神经 L2~S2；13. 股外侧皮神经 L2，L3；14. 肛尾神经；15. 阴部神经 S1~S4；16. 闭孔神经 L2~L4；17. 胫神经 L4~S3；18. 腰丛；19. 骶丛；20. 尾丛；21. “阴部神经丛”

功能障碍的典型表现 这些神经的病变会引起腹股沟的局部疼痛（髂腹股沟神经综合征），相应皮节的感觉障碍；有时，男性患者还会出现提睾反射丧失（因为反射环路的传入径路中断）。相关的运动障碍只影响腹壁斜肌，并且多不明显。

股外侧皮神经（L2，L3）

解剖 这条纯感觉神经穿过三层腹壁后再穿过腹股沟韧带，通常在髂前上棘内侧 3 指处延伸至大腿前外侧部，为大腿前外侧表面手掌大小的皮肤区域提供感觉神经分布（图 13.53）。

功能障碍的典型表现 股外侧皮神经在穿过腹股沟韧带处易受损，由此产生的临床障碍是一种称为感觉异常性股痛的卡压性神经病，特征是神经分布的皮节区烧灼痛。髋关节屈曲时疼痛减轻，如当患者将同侧足置于低凳上时；在腿过度伸展时，疼痛会更严重（反 Lasègue 征）。在神经穿过腹股沟韧带的部位常会有压痛。如能确认疾病为良性的，多数患者觉得这些症状是可以耐受的。很少采用手术治疗，手术的目的是扩大神经通过韧带处的空间，缓解压迫。

病因 感觉异常性股痛可能是由明显的体重增加或怀孕引起的，也可发生

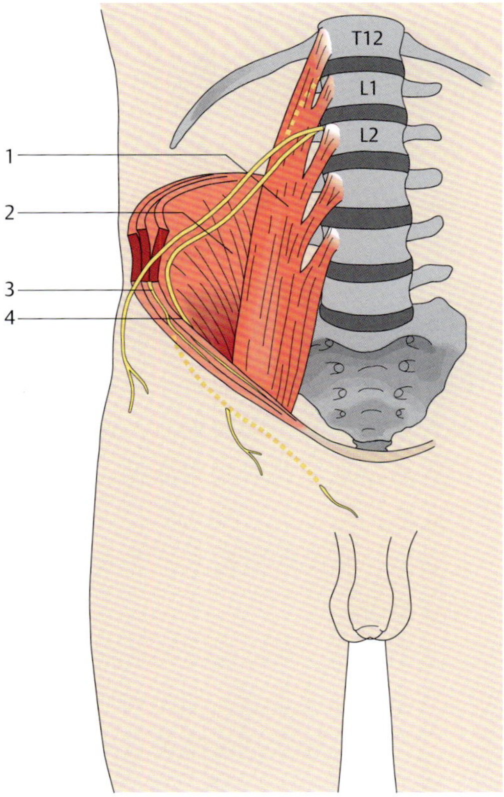

图 13.52 髂腹下神经和髂腹股沟神经的解剖走行。1. 腰大肌；2. 髂肌；3. 髂腹下神经；4. 髂腹股沟神经

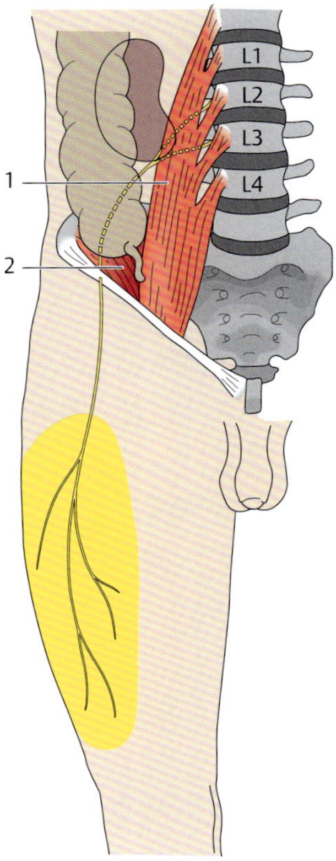

图 13.53 股骨外侧皮神经的解剖学走行和分布。神经在穿过腹股沟韧带处，从近水平向近垂直方向转变。1. 腰大肌；2. 髂肌

13

在髋关节长时间持续伸展（仰卧位）后。有些病例没有明确原因。

鉴别诊断　感觉异常性股痛必须与 L3 神经根病变相鉴别。L3 神经根病变会影响股四头肌反射，还会产生更广泛的感觉障碍；与感觉异常性股痛不同的是，感觉障碍会越过大腿中线到达大腿前内侧表面。

股神经（L1~L4）

解剖　股神经为屈髋肌（髂肌和腰肌大肌）和伸膝肌（股四头肌）提供运动神经支配，其感觉神经通过前皮支到达大腿前表面，其末端分支隐神经到达小腿前内侧面。股神经的解剖走行如图 13.54 所示。

功能障碍的典型表现　股神经病变会影响屈髋和伸膝功能。应在患者取坐位时对屈髋肌进行检查，在患者取仰卧位时对伸膝肌进行检查（图 13.55）。站立位患者可见病变侧低位髌骨，股四头肌反射（膝腱反射）消失。患肢无法配合爬楼梯，并在行走时膝关节保持于过伸位（见图 3.2）。感觉末端分支分布区（大腿前内侧面和小腿内侧面，图 13.54）的感觉减弱。

病因　股神经病变通常是外伤性或医源性（手术）的。神经受累也可能由盆腔肿瘤（图 13.56）或急性腰肌鞘血肿引起（如抗凝患者）。

闭孔神经（L3，L4）

解剖　闭孔神经的肌支配大腿内收肌（图 13.57），其感觉神经（皮支）分布于膝部内侧上方。

功能障碍的典型表现　闭孔神经的病变可导致大腿内收不能，相关检查如图 13.58 所示。轻敲股骨内侧髁可引起内收肌反射减弱，在大腿内侧膝部上方可有小块区域感觉减退。有时，该区域的疼痛可为闭孔神经干激惹的唯一临床特征，被称为 Howship-Romberg 现象。

病因　骨盆或闭孔内的占位性病变是常见的原因，闭孔疝比较罕见。

臀神经（L4~S2）

解剖　臀神经是单纯运动神经，支配髋关节外展肌和伸肌，其解剖走行如图 13.59 所示。

- 臀上神经病变可导致髋关节外展肌（臀中肌、臀小肌以及阔筋膜张肌）无力，造成患者走路时支撑腿位于患侧时骨盆丧失稳定性，骨盆向摆动腿所在健侧倾斜（摇摆步态，图 3.2）。在不完全臀上神经麻痹中，患者几乎无法将重心转移到患侧，只能横向转移身体的重心（鸭步；图 3.2，图 15.3）。
- 臀下神经（L5~S2）的病变导致臀大肌无力，影响髋关节的伸展，可导致患者难以爬楼梯。由于上覆脂肪组织，因此臀大肌的萎缩通常很难发现；两侧臀大肌同时主动收缩时，通过触诊很容易发现患侧肌张力降低。患侧臀褶低垂。

病因　肌肉注射技术不当常可造成臀神经损伤。

鉴别诊断　在许多髋关节疾病中都可以观察到摇摆步态，如先天性髋关节脱位。鸭步也通常是由髋关节疾病引起的。臀大肌无力是 S1 神经根病变综合征的一部分（图 13.60），而臀小肌和臀中肌无力则可由 L5 神经根病变引起。髋外

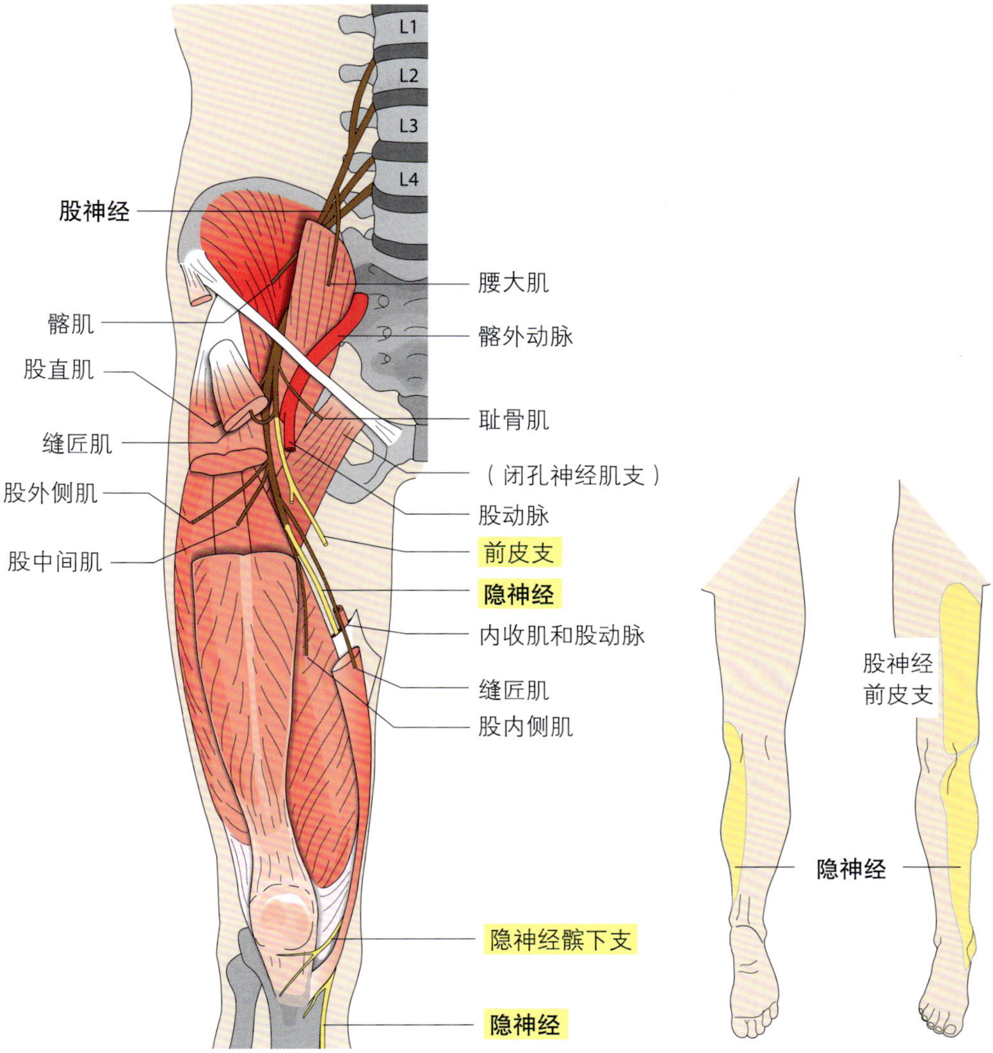

图 13.54　股神经的解剖走行

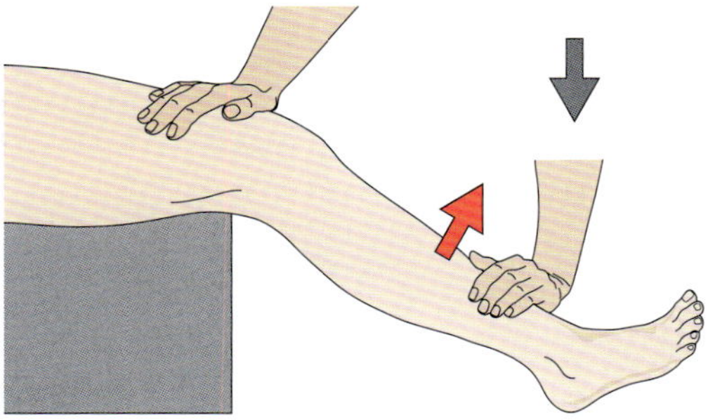

图 13.55　在患者仰卧和小腿悬空的情况下检查膝关节伸肌。在这个姿势下，起源于骨盆并跨越两个关节的膝伸肌（股直肌和缝匠肌）可以最佳地发挥作用

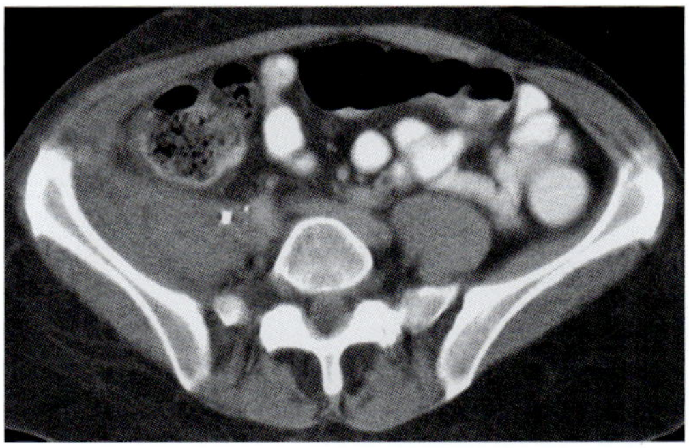

图 13.56　47 岁卵巢癌患者的股神经麻痹。CT 扫描显示肿瘤浸润右侧腰大肌和髂肌

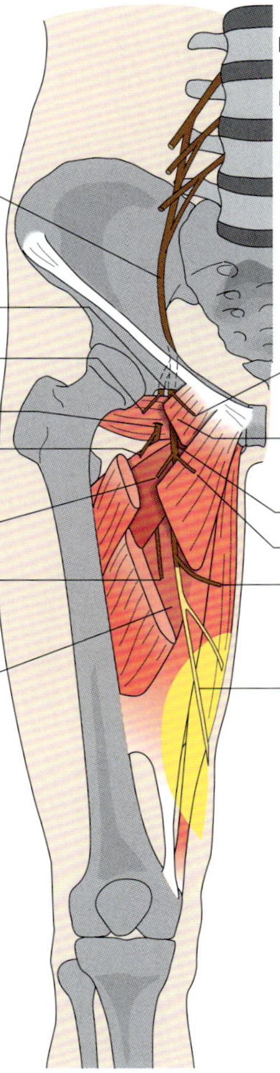

图 13.57 闭孔神经的解剖学走行和分布。皮肤感觉神经支配区以黄色阴影表示

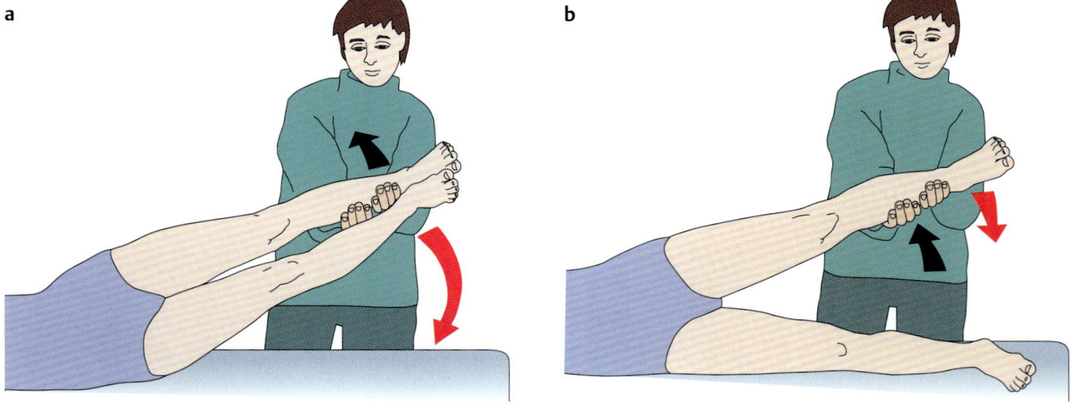

图 13.58 股内收肌的功能检查。a. 在侧卧位进行检查，当检查者抬起上方的腿时，正常可以将下方的腿从检查台上抬起。b. 内收肌无力的患者无法做到

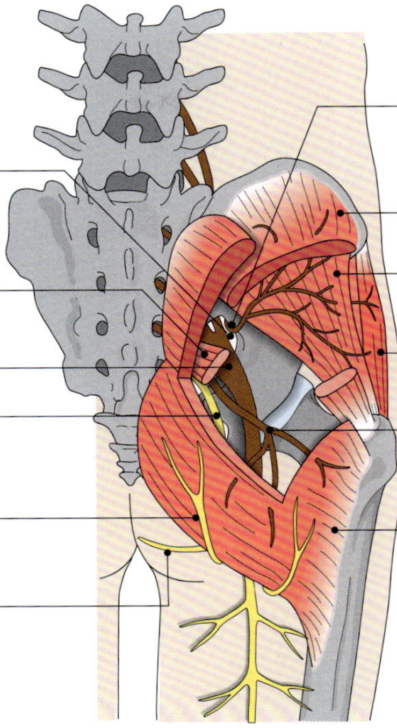

图 13.59 臀上神经和臀下神经的解剖学走行和分布

展肌群双侧无力多见于肌病，如肌营养不良。

坐骨神经（L4~S3）

解剖 坐骨神经是腓神经和胫神经的共同主干，也是人体最长、最粗的神经，其解剖走行如**图 13.61** 所示。随后将成为腓神经和胫神经的坐骨神经的不同部分，在骨盆出口远端的坐骨神经中已经有很明显的不同，但通常被共同的神经外膜包裹，下行至近腘窝水平。坐骨神经干在其近端向臀部和大腿后表面发出皮支（臀下皮神经和股后皮神经）。在随后的走行过程中，又向屈膝肌（半膜肌、半腱肌和股二头肌，统称为坐骨肌肉或肌腱）发出运动分支。

功能障碍的典型表现 坐骨神经病变的临床特征取决于病变水平及坐骨神经中胫神经部分和腓神经部分的受累程度。近端病变（非远端病变）会造成臀部和大腿后表面的感觉异常，并影响膝关节的屈曲功能。检查屈膝肌的力量和反射最好在俯卧位状态下进行（**图 13.62**）。腓神经和胫神经病变的临床特征见下文。

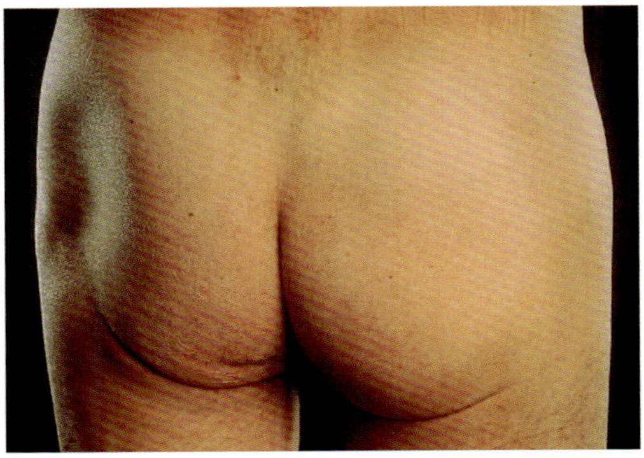

图 13.60 左臀大肌无力。在主动收缩时，左臀部的体积小于右侧，左臀褶皱垂得更低

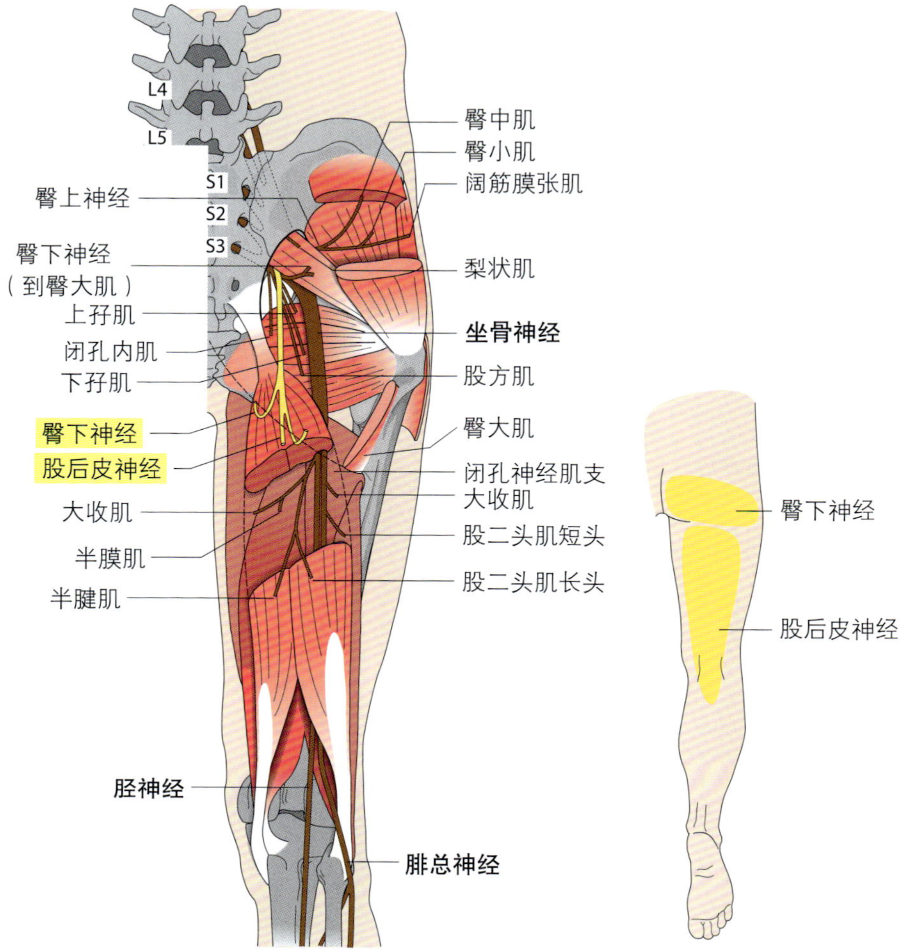

图 13.61 坐骨神经的解剖走行和分布

病因　坐骨神经干可因骨盆环或股骨近端骨折、髋关节手术或注射不当而损伤。肿瘤导致坐骨神经麻痹不太常见。

腓神经（L4~S2）

解剖　腓总神经自坐骨神经分出后，向腘窝外缘移动，绕腓骨颈进入腓骨肌，并于此分为腓浅神经和腓深神经。腓浅神经为腓骨肌提供运动神经支配，为小腿外侧和足背提供感觉神经支配，不包括第一、第二足趾之间（第一骨间间隙），后者由腓深神经支配。腓深神经也支配

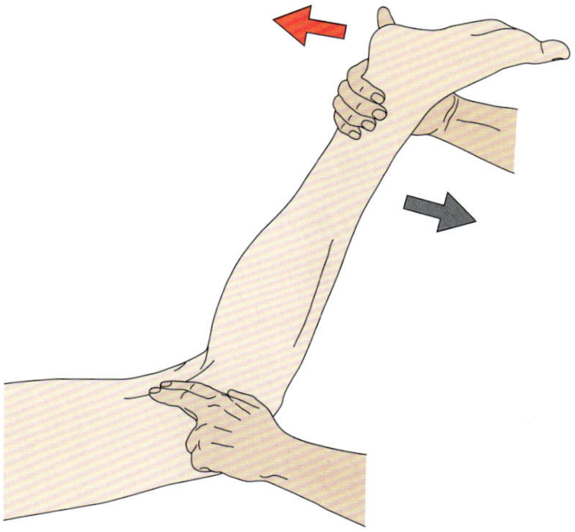

图 13.62 俯卧位屈膝肌的功能检查，主要是半膜肌、半腱肌和股二头肌

足背屈肌和脚趾以及足背固有肌肉。腓神经的解剖如图 13.63 所示。

功能障碍的典型表现　腓深神经病变的临床特征为足下垂和跨阈步态（见图 3.2），足背感觉受损，第一骨间隙处的感觉完全消失。腓浅神经的病变导致足内旋无力（即无法抬高足部外侧边缘），患者走路时足外侧缘下垂；小腿和足背的感觉受损。如果腓神经干（即腓总神经）受累，则上述所有缺陷都会出现。

病因　腓总神经可因穿通伤或钝挫伤而受损，如膝部骨折。注射性坐骨神经麻痹常累及腓神经部分。然而，腓神经麻痹最常见的原因是腓骨颈局部的外

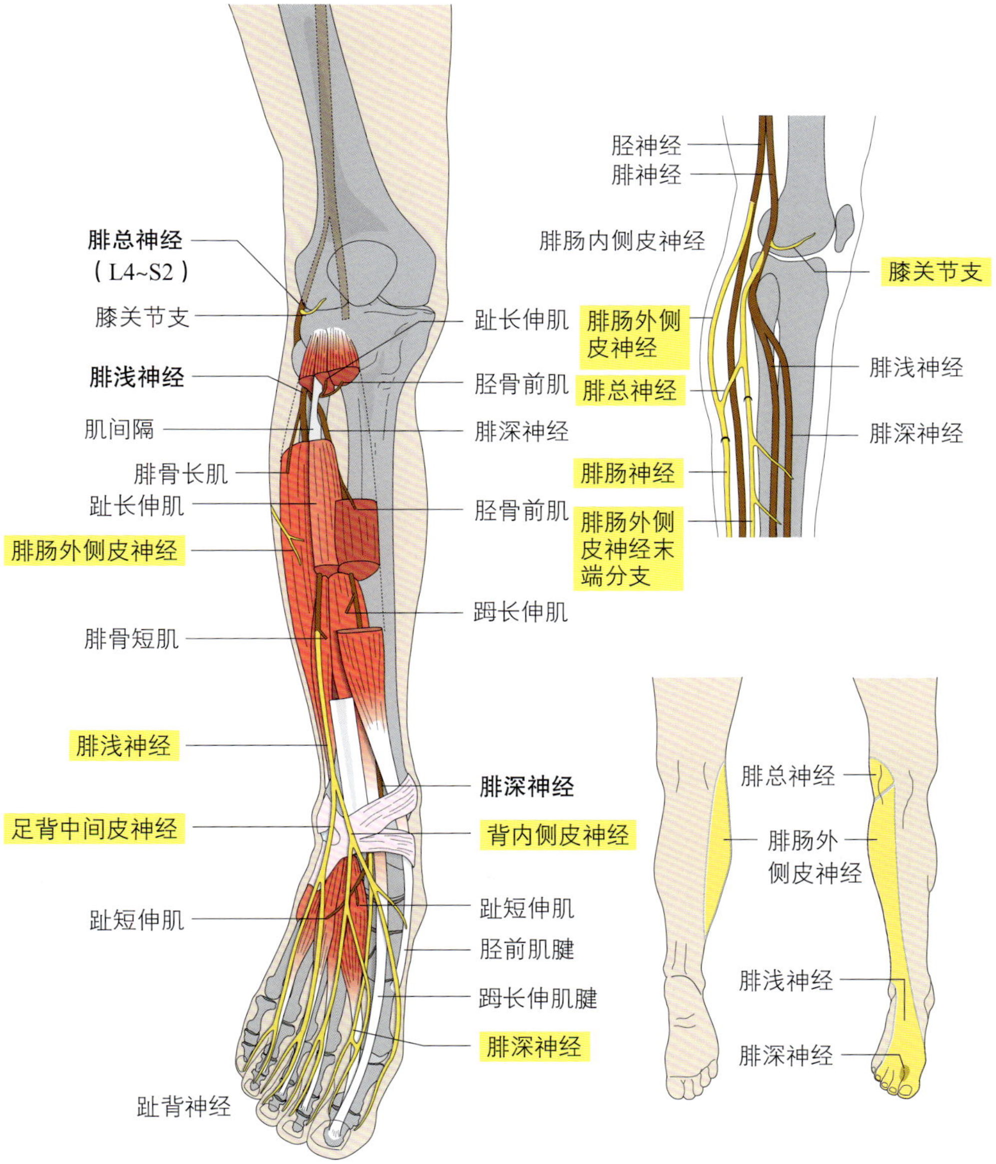

图 13.63　腓神经的解剖走行和分布

部压力（如手术定位错误、石膏挤压等）造成的压迫。病变可通过神经电生理技术精确定位（见图 4.31）。

鉴别诊断　在 L4 和 L5 神经根的联合病变中可以看到足下垂伴足背感觉丧失，但这种病变还会导致髋外展和足内翻。由肌强直性营养不良（Steinert 病）或 HMSN Ⅰ型腓骨肌萎缩引起的双侧足下垂与双侧腓神经麻痹类似。最初孤立的、进行性的单侧足下垂而无任何相关的感觉障碍，可能是脊肌萎缩症或 ALS 的最初症状。

胫骨前肌综合征是由过度使用、外伤或血肿（压迫）引起的小腿前群肌肉梗死而导致的综合征，诊断比较困难。小腿前骨筋膜鞘内的压力逐渐增高，首先导致剧烈的局部疼痛，随后出现肌肉肿胀；足跖屈时，被动牵拉肌肉可使疼痛加剧。肌肉在 12~24 小时内坏死，随后被结缔组织取代，由此产生的挛缩防止了腓神经麻痹的特征——足下垂的出现（图 13.64）。在胫骨前肌综合征的急性期，腓深神经可受累，因为它走行于小腿前骨筋膜鞘中，并因此导致相应的感觉障碍。这种感觉障碍多见于周围神经病变，因而容易漏诊。

13

胫神经（L4~S3）

解剖　胫神经延续自坐骨神经本干，支配除足背肌肉外的足和趾的跖屈肌，以及足部的所有固有肌；其感觉分支分布于足跟和足底（图 13.65）。

功能障碍的典型表现　足跖屈无力使患者不能以足尖行走，而足固有肌无力使患者无法扇形展开足趾。如为轻度肌无力，患者仍可踮足尖行走；让患者在单脚站立的状态下重复用足趾站立，可出现肌无力的表现（图 13.66）。由于足底感觉具有重要的保护功能，所以足底感觉障碍的存在会对患者造成相当大的困扰。

- 踝管综合征　是胫神经终支在内踝下方穿行时受累的一种卡压性神经病，几乎只在高位踝关节骨折或扭伤后出现。典型表现是内踝后方或足底局灶性疼痛，行走时加重。在内踝后方触诊神经干时有压痛。同时，患者有足底感觉减弱，足底皮肤异常光滑和干燥，足趾无法扇形展开（图 13.67）。

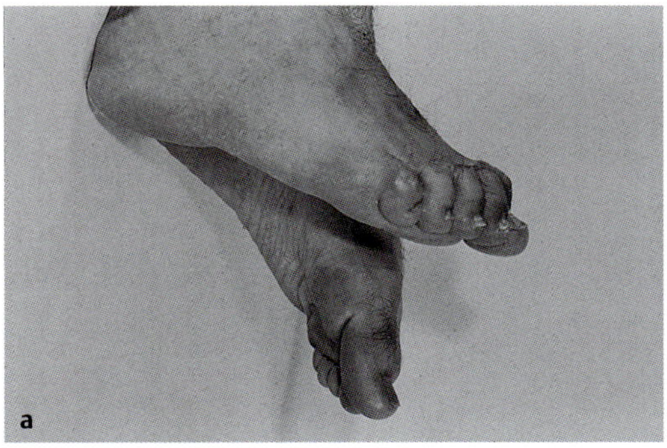

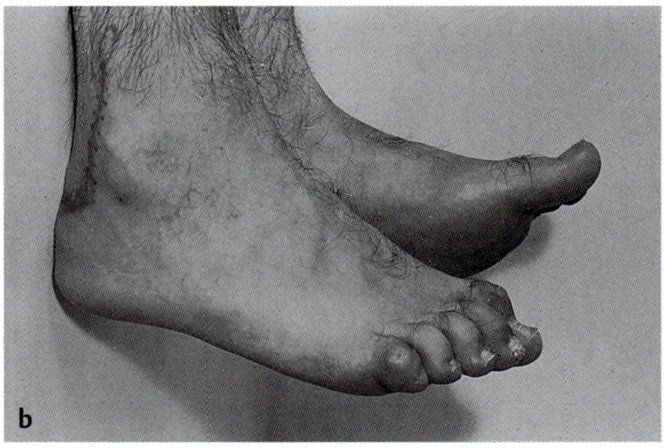

图 13.64　胫骨前肌综合征。因小腿前骨筋膜鞘内肌群纤维化和挛缩，踇趾屈曲似爪，足跖屈（a）和背屈（b）均受限（引自 Mumenthaler M, Stohr M, Müller-Vahl H, et al. Lasionen peripherer peripherer Nerven und radikulare Syndrome. Stuttgart: Thieme; 2007）

– Morton 跖骨痛 如果趾神经（胫神经的感觉神经终末分支）因相邻跖骨头的挤压、摩擦而出现慢性损伤，则可发生痛性神经瘤，被称为 Morton 跖骨痛。临床特征为前足痛，最初只在走路时感觉到，但后来在休息时也会感觉到。疼痛可由检查者横向压迫足弓或挤压相邻跖骨头来诱发。沿神经走行注射局部麻醉剂，在足背表面神经瘤附近进行局部麻醉，可暂时完全缓解疼痛。使用带有后倾支撑的特殊软垫鞋垫可能会有所帮助。如果疼痛持续存在，应通过足底入路手术切除神经瘤（图 13.68）。

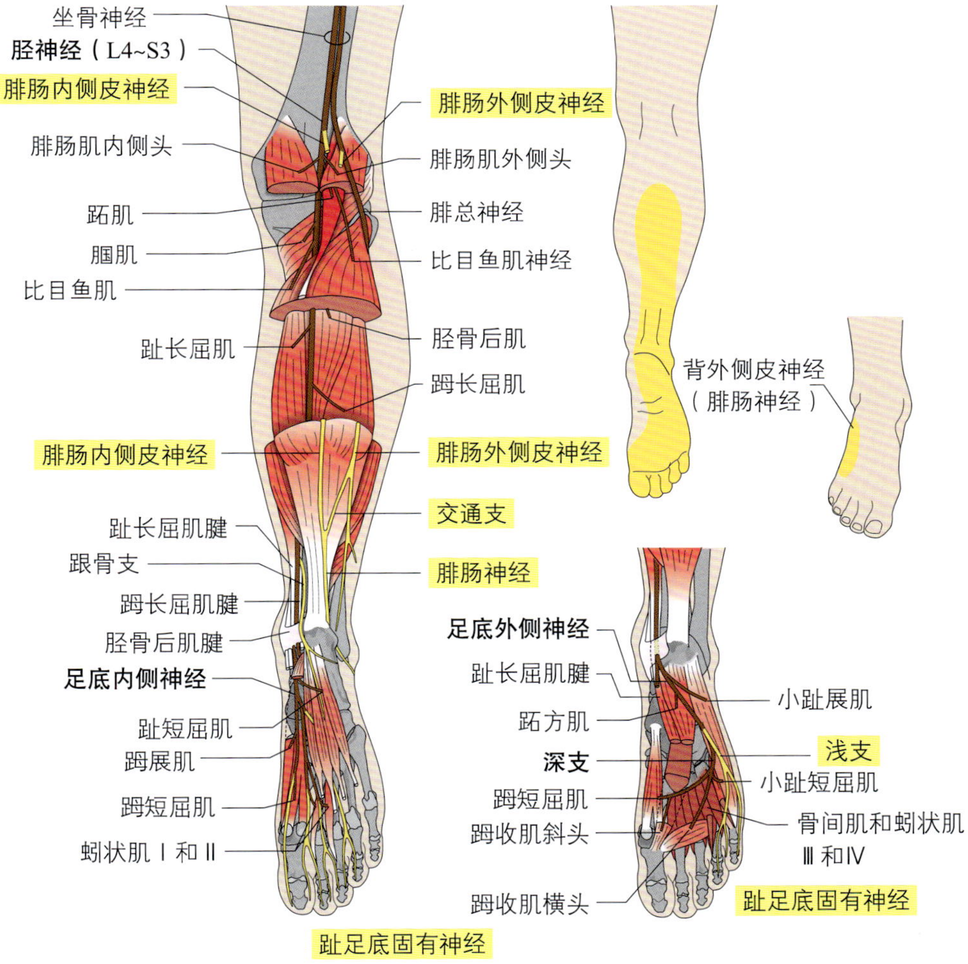

图 13.65 胫神经的解剖走行和分布

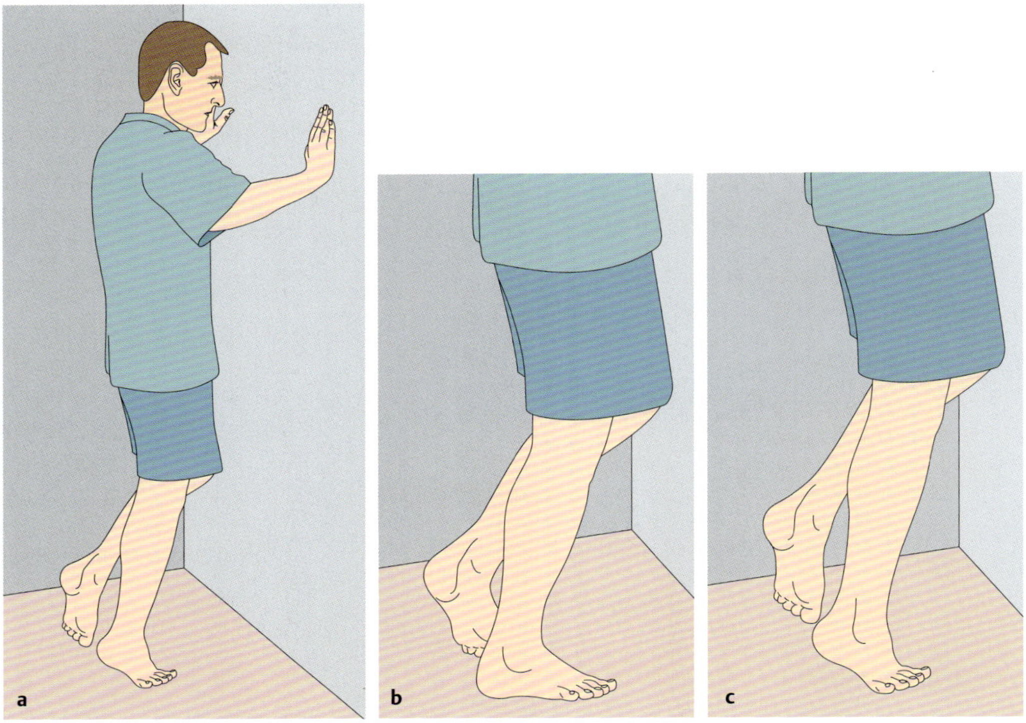

图 13.66　小腿肌肉检查。患者站在待检查足上，将重量靠在墙上以保持平衡，并反复将足跟抬离地板以足趾站立。该检查对检查轻度腓肠肌无力尤其有意义

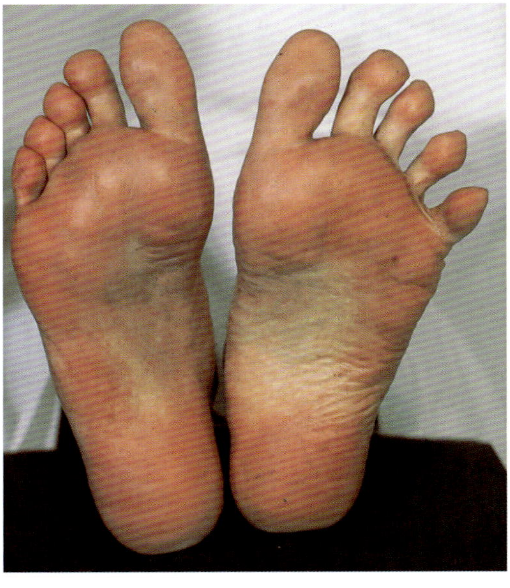

图 13.67　右踝管综合征的足部固有肌无力（内踝后部胫神经病变）。患者的左侧足趾可呈扇形展开，但右侧足趾不能

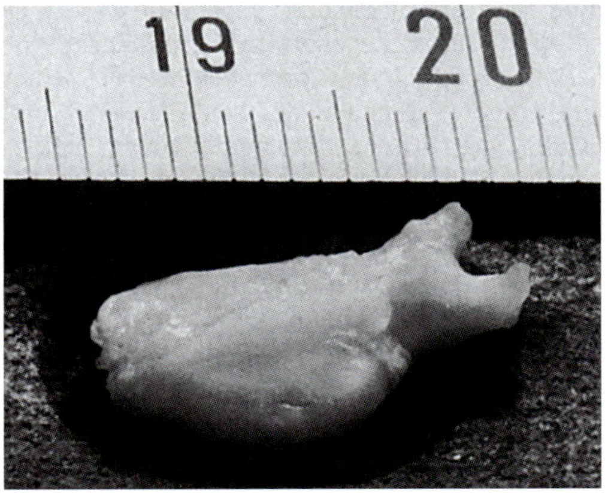

图 13.68　切除的趾间神经瘤。神经瘤位于神经末梢。患者有 Morton 跖骨痛

第十四章 疼痛综合征

同归却殊途

患者32岁，护士，自童年以来每隔几个月就会有反复发作的头痛。头痛通常是搏动性的，非常强烈，而且只限于头部的一侧，通常是右侧。眼后方的痛感最强烈，伴随强烈的压迫感。每次发作持续6~8小时；发作期间，她对光线和噪音也非常敏感。只要有可能，她就会呆在一个安静、黑暗的房间，避免一切活动，等待疼痛的消失。她的母亲也有过类似的头痛。

在一个复活节的周日，她再次出现严重的头痛；这使她很吃惊，因为上一次发作是在1周前。这一次，疼痛不是逐渐的，而是突然的、“从天而降的”，而且比平时强烈得多。疼痛“漫过我的头”，她觉得自己的头“都要炸开了”。她回到自己的房间躺下。5分钟后，她开始感到恶心并不断呕吐。在接下来的半小时里，她变得越来越糊涂。她的丈夫给急救中心打了电话。

该患者先前的头痛是典型的偏头痛，但复活节周日的发作完全是另一种类型。突然发作的剧烈头痛是颅内出血的特征。最常见的原因是脑底动脉瘤破裂，血液进入蛛网膜下腔（蛛网膜下腔出血，SAH）。

赶到现场的急诊医生对她进行了检查，发现了脑膜刺激征（脑膜受刺激的临床特征，通常由血液外渗或感染/炎症过程引起）阳性。患者嗜睡，但有反应且配合查体，没有其他神经系统功能障碍表现。由于怀疑SAH，急诊医生立即将她送往一家三级医院的急诊室进行神经外科评估。通过CT检查确认了SAH的诊断，并显示可能是前交通动脉瘤破裂导致的。随后，血管造影证实了这一点。通过神经放射介入操作，用血管内可拆卸弹簧圈闭塞了动脉瘤。

头痛是临床上常见的症状，原因多样。神经系统的原发疾病通常会导致剧烈的、无法忍受的疼痛，作为一种突出的，甚至唯一的表现。出于此原因，经常需要由神经科医生来评估疼痛患者。神经系统在伤害性冲动的传递和处理，以及对疼痛的感知中发挥关键作用。

14

14.1 概述

要点

疼痛可以是多种疾病最突出或唯一的症状，应由神经科医生进行专业评估。本章将按部位讨论疼痛综合征，包括头痛、面部疼痛、肩臂疼痛、躯干疼痛和下肢疼痛。疼痛综合征的鉴别诊断不局限于神经系统疾病，必须包括非神经系统疾病。

14.1.1 疼痛的形成和感知

疼痛是一种不愉快的感觉。从病理生理学角度出发，当特定的末端感受器受到某些机械、热或化学刺激时就会发生这种情况，这些刺激具有潜在的破坏性（“有害”）。与疼痛相关的（“伤害性”）冲动主要通过薄的无髓纤维传导，从后根进入脊髓，随后向中枢传导。痛觉纤维在进入后角后越过脊髓的中线，然后通过对侧脊髓丘脑束上升到丘脑，并向上到达大脑中的更高级中心，从而使疼痛能够被有意识地感受到（见章节5.3，**图 5.2**）。生化因素在痛觉中也起着重要作用。在外周，各种生物肽增强了疼痛强度，如P物质。在中枢神经系统，疼痛强度受大脑某些区域产生的阿片类物质的调节。最后，与患者的个性和社会文化环境有关的心理因素，也会对疼痛的体验和处理方式产生影响。

14.1.2　疼痛患者的病史

许多疼痛综合征起源于神经系统；其他许多没有明显神经功能障碍的疾病（如多数头痛），传统上仍由神经科医生进行评估和治疗。这些事实证明了将疼痛综合征纳入神经学教科书是合理的。然而，应该强调的是，医生面对“疼痛”时，不应该从某一特定专业的狭隘观点来处理它，而必须应用全面的全科医学知识来认识和处理。

为了达到这个目的，则首先需要系统性地采集疼痛病史，相关主要因素见**表 14.1**。根据特定病例的疼痛的性质和位置的不同，还需要进一步询问具体问题，有时可能还需要进行辅助检查。

本章将讨论各种主要的疼痛综合征，并按部位进行分类。

14.2　头颈部疼痛综合征

要点

头痛可以是特发性的，也可以是症状性的。最常见的特发性或“原发性”头痛是紧张型头痛、偏头痛和丛集性头痛。其中，偏头痛和丛集性头痛的典型特征是高度特征性的疼痛发作，主要是单侧发作，而紧张型头痛通常表现为弥漫性、持续性、强度较低的头痛。根据定义，症状性（“继发性”）头痛是某些潜在疾病的表现，可能的原因包括多种神经系统疾病，以及眼、牙、颌骨和耳鼻喉的疾病，以及许多涉及全身的内科疾病。脊源性头痛是由颈椎的病理改变引起的。以头颈部疼痛为特征的第三类疾病是神经痛，其中最常见的是三叉神经痛。

面痛也可以是头痛的一个重要组成部分——典型的例子是丛集性头痛，表现为额部、眼和太阳穴等部位的疼痛。头痛和面痛不能完全分开，因此在国际头痛协会（IHS）的分类中被归于同一个标题下（见下文和**表 14.2**）。然而，为了清楚地表述，区分疼痛主要在头部和主要在面部是有意义的。因此，头痛将在本节中讨论，面痛将在下一节中讨论。

14.2.1　头痛的 IHS 分类

头痛的 IHS 综合征分类目前得到了广泛接受，主要类别见**表 14.2**。IHS 为每种头痛建立了强制性诊断标准。这种高度精确的分类诊断方法在临床研究中作用很大，因为在临床研究中，不同研究团队的发现必须能够进行比较；对于常规临床诊疗，此分类系统也具有高度实用性。

临床提示

对于某种特定类型头痛，任何拟行治疗方法的潜在益处，只有当所有的研究团队都明确地报告了，实际上都在治疗同一种情况时，才能进行可靠地评估。标准化是 IHS 头痛诊断指南的主要优点。

然而，对于刚开始学习神经病学的学生来说，获得更常见的、“经典”头痛类型的描述性综述更为有用（**表 14.3**）。尤其应该学会区分常见的各种原发性头痛，即不是继发于任何明显的头部结构病变的头痛。后者是由颅内血管或头部其他结构的器质性疾病引起的，或有其他器质性原因（如感染、体内平衡紊乱）。约 90% 的头痛是原发性的。

表 14.1 疼痛病史

方面	问题
疼痛的部位（Where）	– 是局灶性的还是弥漫性的? – 部位是固定不变的还是变化的? – 是否放散到其他部位?
疼痛的持续时间（How long）	– 头痛持续时长，有哪些诱因?
持续性或间歇性（Continuous or intermittent）	– 如果是持续性的：疼痛强度是恒定的还是变化的? – 如果是间歇性的：疼痛发作的持续时间和发作频率?
疼痛的性质（Quality）	– 敲击样痛? – 搏动样? – 针刺样? – 钝痛? – 烧灼样?
疼痛强度（Intensity）	– 从 0 分（没有疼痛）到 10 分（无法忍受的疼痛）
诱发和 / 或加重因素（Precipitating and/or aggravating factors）	– 无? – 固定因素：如果存在，是什么? – 变化因素：如果存在，是什么? – 姿势 / 体位的依赖性? – 体力活动的依赖性：如果存在，是什么?
缓解因素（Alleviating factors）	– 无? – 固定或可变因素：如果存在，是什么? – 药物：哪些药物，用量是多少，多久起效，可维持多久?
疼痛对患者生活质量影响的严重程度（How severely is the patient impaired by the pain）	– 工作时发生? – 日常生活中发生?
除疼痛外的其他主诉（Current complaints other than pain）	– 有其他症状和主诉吗? – 病人自己如何理解自己的疼痛现状? – 有其他病史吗? – 生活状况如何?

表 14.2　国际头痛协会（International Headache society，IHS）头痛分类

分类	疾病（entity）
原发性头痛	– 偏头痛 – 紧张型头痛 – 三叉神经自主神经性头痛 * – 其他原发性头痛
继发性头痛	– 缘于头颈部创伤的头痛 – 缘于头颈部血管性疾病的头痛 – 缘于颅内非血管性疾病的头痛 – 缘于某种物质或物质戒断性头痛 · 药物过量性头痛 ** – 缘于感染的头痛 – 缘于内环境紊乱的头痛 – 缘于颅、颈、眼、耳、鼻、鼻窦、牙、口或其他面、颈部结构的头面痛 – 缘于精神障碍的头痛
脑神经痛、中枢性和原发性面部疼痛以及其他头痛 ***	– 脑神经痛和中枢性原因导致的面痛 – 其他头痛、脑神经痛、中枢性或原发性面痛

注：更多子类别和相关信息可在国际头痛协会（http://ihsclassification.org）的网站上找到

14.2.2　头痛患者的处理方法

注意

因头痛去就诊的患者常合并焦虑。因此，患者无疑在期望以下措施：
- 得到认真对待。
- 得到仔细检查。
- 发现病因并获得清楚的解释。
- 得到有效的治疗。

内科医生必须花足够的时间来充分满足这些期望。

临床病史是评价头痛的一个重要步骤。对头痛患者的系统访谈应注意以下几点：
- 头痛家族史？
- 头痛多久了？
- 头痛的性质：
  - 部位？
  - 持续性或发作性？
  - 疼痛性质与之前相同或不同？
  - 发病时间？
  - 发展速度？
  - 疼痛的特征？
  - 诱发因素？
  - 发作持续时间？
  - 伴随症状？
- 发作频率？
- 头痛发作的间歇期？

*：在 ICHD-3 β 和 ICHD-3 中的名称为“三叉神经自主神经性头痛”，并列写出没有“丛集性头痛”。译文按照 IHS 颁布的 ICHD-3 的分类给出。

**：在 ICHD-3 β 和 ICHD-3 中，药物过量性头痛是“缘于某种物质或物质戒断性头痛”中的一个亚类。

***：此处分类名词与 ICHD 的分类名词有差异，译者按照原文译出，请读者自行选择。

表 14.3 头痛的常见类型

头痛类型	疼痛的位置	发作的时长	发作的频率	发作的伴随症状	程度；其他附注
紧张型头痛	弥漫的，双侧的	几小时到几天	每周很少到几次	无异常	– 可耐受 – 通过体育活动而改善
偏头痛	三分之二的发作是单侧的，三分之一是双侧的	4~72 小时	很少发作到每周数次发作	偶尔，如 Horner 综合征	– 疼痛开始前可能会有先兆，如畏光和畏声、恶心 – 有时头痛强度剧烈 – 随体力活动而恶化，随休息而改善
丛集性头痛	眶周、额部、颞部、上颌	15~180 分钟	1~8 次 / 天	Horner 综合征、眶周红肿、结膜充血、流泪、流涕或鼻塞	– 没有前驱症状，总是在同一侧 – 疼痛程度十分剧烈 – 患者焦躁不安，四处走动
三叉神经痛	沿第 V 对脑神经的三个分支之一的分布（通常是上颌支）	不到 1 秒	1~100 次 / 天	受累的半侧面部的痛性抽搐	– 在老年患者中一般为特发性；在 40 岁以下患者中通常为继发性
继发性头痛类型	取决于病因	通常是连续的或持久的	–	取决于病因	– 另一种潜在疾病的结果

– 家庭和工作中的失能？
– 治疗头痛的药物和其他措施：
  · 频率？
  · 剂量？
  · 效果？
– 头痛以外的其他症状：
  · 耳鼻喉科、眼科或牙科疾病？
  · 记忆力减退？
  · 神经 / 神经心理障碍？
  · 癫痫发作？
  · 一般症状（疲劳、体重减轻、循环问题等）？
– 个性和外部因素：
  · 个性类型？
  · 职业？
  · 私生活？
  · 生活中正与他人有矛盾？
  · 酒精、烟草、咖啡因和药物的滥用？
  · 当下用药情况？

仔细询问病史通常能得到相当可靠的诊断。然而，全身检查和神经系统检查绝不能被忽略——它们能帮助医生获得患者的信任，而这是治疗成功的关键。检查应包括以下内容：

– 一般体格检查
  · 心血管系统，特别是血压。
  · 肾功能。
  · 感染征象。
  · 脑膜炎的征象。
  · 恶性肿瘤的征象。

· 耳鼻喉科疾病。
· 眼病。
· 牙科疾病、颌骨疾病。
· 颈椎病。
– 神经系统体格检查，特别需要注意：
· 脑膜刺激征。
· 颅内高压的征象。
· 局灶性神经功能缺损体征。
· 脑神经功能缺损。
– 精神状态，特别需要注意：
· 认知障碍。
· 意识障碍。
· 当下的心理冲突。
· 抑郁。
· 神经质的个性特征。

14.2.3　原发性头痛的主要类型

定义和频率　根据定义，原发性头痛不是任何其他疾病的症状或后果——疼痛本身就是疾病。60%~70% 的人在一生中的某个时刻会遭受头痛或面痛的困扰，但只有约 15% 的人会就诊。紧张型头痛和偏头痛最常见，约占头痛的 90%。

发病机制　多种因素可能在紧张型头痛和偏头痛（见后文）的发病中发挥了作用。PET 研究显示，偏头痛发作初期的脑干和丛集性头痛的下丘脑处于激活状态。偏头痛发作时，血管首先收缩，然后扩张。脑底大动脉扩张通常伴随单侧搏动性头痛。血管扩张曾被认为是导致头痛的原因，但现在被认为是一种附带现象，是三叉神经血管系统激活的结果。偏头痛可能是由尚未完全了解的神经过程激活了三叉神经血管系统，从而导致疼痛。硬脑膜、脑底大动脉和脑膜血管均接受三叉神经和三叉神经节的感觉神经支配。三叉神经感觉系统的主要功能是保护头部免受危险的外部影响和刺激。出现在原发性头痛综合征中的疼痛对机体无用，被认为是由系统错误激活引起的。

三叉神经血管系统的这些变化部分是由体液介质的变化引起的，或伴随体液介质的变化。神经递质 5- 羟色胺在其中发挥了特别重要的作用。目前，已在三叉神经细胞中发现了若干血管扩张多肽，包括 P 物质、神经激肽 A 和降钙素基因相关肽。这些多肽的拮抗剂及相应的抗体，目前正在作为预防和治疗偏头痛发作的药物进行临床前或临床试验。

紧张型头痛

紧张型头痛有发作性和慢性两种形式。

IHS 分类对散发性发作性紧张型头痛（频率或高或低）的定义如下：
– A：至少发作 10 次以上（至少每个月 1 天或每年 12 天，且每个月发作 1~14 天），符合标准 B~D，并且每年总发作时间不到 180 天。
– B：每次头痛发作持续 30 分钟到 7 天。
– C：头痛至少具有以下两个特征：
· 双侧；
· 压迫样或紧箍样，而非搏动样；
· 强度为从轻到中等；
· 不会因体力活动、步行或攀登台阶而恶化。
– D：必须满足以下两个标准：
· 无恶心或呕吐；
· 无畏声或畏光，或不超过其中一项。
– E：头痛不是由任何其他已知疾病引

起的。

紧张型头痛的特点见**图 14.1**。

慢性紧张型头痛被定义为至少连续 3 个月每个月头痛超过 15 天，每年至少 180 天。疼痛通常是弥漫性的，有时在额部、太阳穴或头顶感觉最强烈，通常是钝痛而不是搏动性的。头痛不会因运动而恶化。头痛可以在一天中的任何时刻出现，最常见的是在早上醒来时或起床后不久。通常没有伴随症状。该类型头痛主要影响年轻人或中年人，男性和女性发病率均等，尽管女性患者的主观痛苦往往更严重。头痛通常由天气变化、睡眠不足、过度饮酒（“宿醉头痛”）和情绪紧张引起，神经系统查体无异常。

治疗　治疗主要包括：

- 生活方式的调整。
- 处理情绪紧张的外部和内部因素。
- 发作时的药物治疗，包括对乙酰氨基酚 1 000 mg、布洛芬 200~600 mg 或乙酰水杨酸 250 mg、对乙酰氨基酚 250 mg 和咖啡因 50 mg 的组合。过度服用药物治疗慢性紧张型头痛可引起药物过量性头痛（见章节 14.2）。

重要的预防措施包括放松练习（如 Jacobson 技术渐进式放松肌肉）、耐力训练和压力管理训练，理想状态是在多学科综合治疗项目中进行。针灸并不能降低发作性紧张型头痛的频率。可考虑使用抗抑郁药（如阿米替林）治疗慢性紧张型头痛。

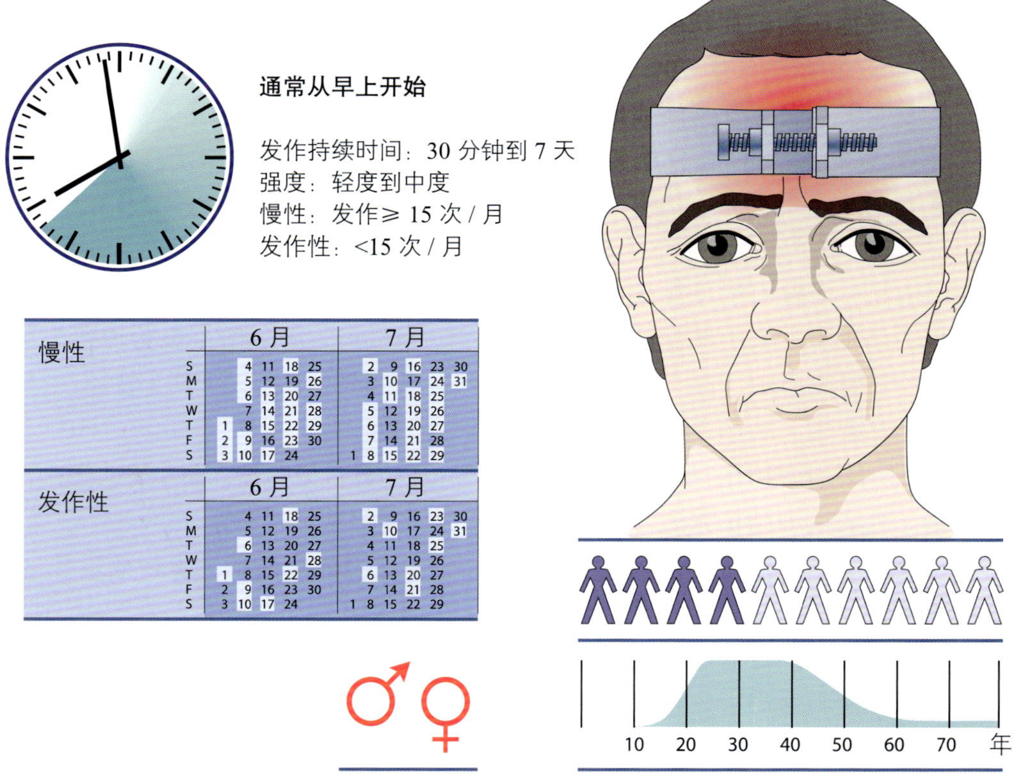

图 14.1　紧张型头痛（Bern 大学医学院的 Mumenthaler M, Daetwyler Ch, Kopfschmerz Interaktiv 供图）

偏头痛

注意

偏头痛是一种原发性头痛，是继紧张型头痛（见上文）后第二常见的头痛类型。特点是剧烈的，通常是偏侧的头痛，持续数小时，以不同的频率发生，并伴有恶心（有时还会呕吐）、畏光、畏声。活动可使头痛加剧。通常头痛首发于十几岁时。偏头痛在女性中更常见。

发病机制　偏头痛的发病机制见前。

流行病学　学龄儿童偏头痛的发生率约为 5%。在年龄较大的儿童中，女孩更易受累。流行病学研究显示，在成年人中，偏头痛的患病率出人意料地高，女性约为 25%，男性约为 17%。超过一半的“偏头痛”患者有头痛家族史（不一定是典型的偏头痛）。女性更易受累，或者至少她们更常寻求医疗帮助。

无先兆（普通）偏头痛

临床特征　无先兆偏头痛（又称单纯性、经典性或普通性偏头痛）的唯一的神经表现为头痛，与先兆偏头痛（又称复杂性偏头痛）不同，后者有其他神经系统表现。无先兆偏头痛的 IHS 诊断标准如下：

- A：患者至少有 5 次发作，符合标准 B~D。
- B：发作持续 4~72 小时（如果未经治疗或治疗不成功）。
- C：头痛至少有以下两个特征：
  - 单侧；
  - 搏动性；
  - 中重度；
  - 日常体力活动加重头痛或因头痛而避免日常活动（如行走或爬楼梯）。
- D：头痛期间至少出现以下症状之一：
  - 恶心和 / 或呕吐；
  - 对光和噪音过于敏感（畏光和畏声）。
- E：头痛不是由任何其他疾病引起的。

偏头痛患者在童年期常有不典型的头痛发作，他们出现发作性腹痛和呕吐的频率明显高于一般人群。成年期出现的发作性头痛中，约 65% 的病例是真正的“偏侧性”头痛。这种疼痛通常被描述为一种搏动性的、脉冲样、尖锐的深部痛感；任何体力活动，即使是爬楼梯这样温和的体力活动，以及光线和噪音等外部刺激，都会使其加剧。头痛多在 1 小时或几小时内达到高峰，约 60% 的患者有恶心和 / 或呕吐。由于患者对光和噪音的过度敏感，他们在发作期间通常选择待在黑暗、安静的房间，通常也不能忍受气味。据描述，70% 的患者在发作期间会出现触痛（allodynia），即仅在轻触某些皮肤区域时即感到疼痛。在许多患者中，头痛几乎总是发生在头部的同一侧，但若是绝对的、持续性单侧头痛，应先除外继发性头痛。头痛发作通常持续至少 1 小时，也可能持续数小时；发作频率从每年几次到每周几次不等。偏头痛的典型特征如图 14.2 所示。

慢性偏头痛的定义是每月发作超过 15 天，至少连续 3 个月。持续 72 小时以上的剧烈偏头痛发作称为偏头痛持续状态。没有头痛的先兆也可持续 1 周或更长时间（关于偏头痛的先兆，请参阅下一小节）。

诱发因素　常见的诱因是情绪应激

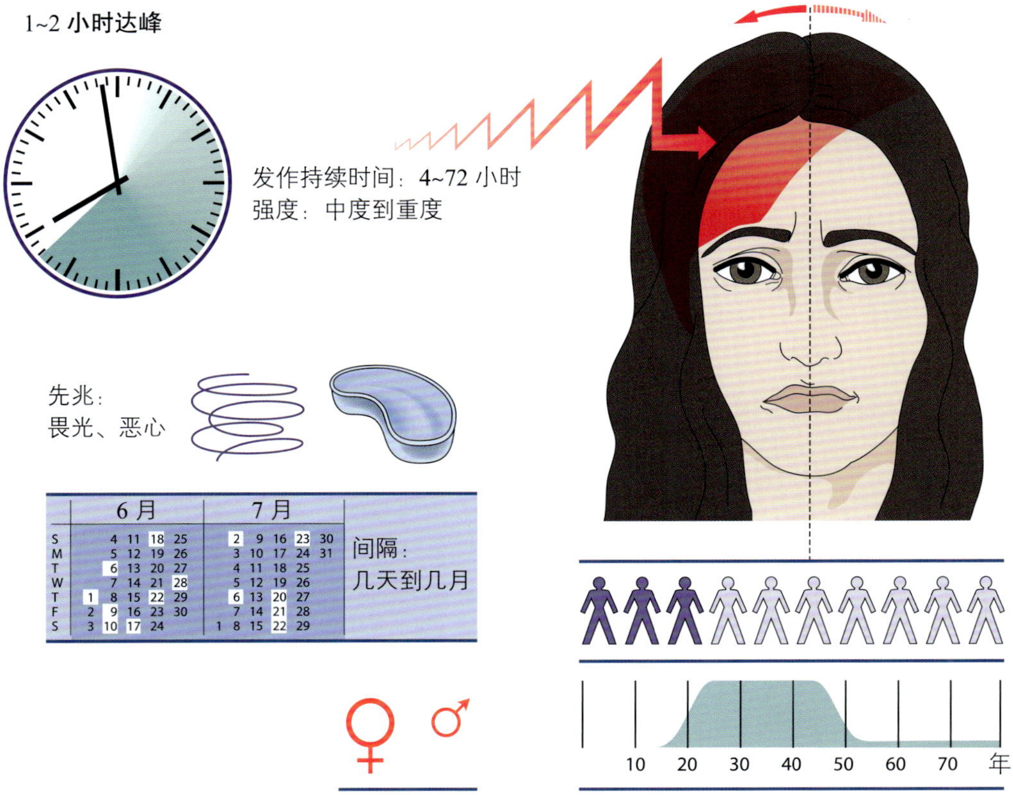

图 14.2　偏头痛发作

（责任、担忧、过度要求、紧张），或者压力增加和长时间卧床（周日或假日偏头痛），其他可能的诱发因素是天气变化和光刺激（如明亮的阳光）。对于女性来说，偏头痛可能经常在月经前或与月经同时发作。食物中的某些成分，如巧克力或阿斯巴甜，也会诱发某些人的偏头痛。在某些奶酪中发现的升压因子酪胺是一种罕见的偏头痛触发因子；在服用单胺氧化酶抑制剂的患者中，酪胺也会引起高血压危象。创伤引起的偏头痛（“足球运动员的偏头痛”）也有报道。

诊断与评估　典型偏头痛患者的神经系统查体结果是正常的。脑电图（EEG）检查可能显示非特异性改变，通常是慢波。

治疗　治疗取决于偏头痛的发作频率和严重程度。

频率低的轻度发作通常无须治疗。相对罕见（每个月发生不到 3 次）的中等程度、持续时间不太长的发作，可以通过治疗单次发作来管理。轻到中度发作，可以在每次发作的早期足量使用止痛药或非甾体类抗炎药（NSAIDs）进行治疗，如乙酰水杨酸 1 000 mg、对乙酰氨基酚 1 000 mg 和布洛芬 200~600 mg，或乙酰水杨酸 250 mg、对乙酰氨基酚 250 mg 和咖啡因 40 mg 的固定组合。对于恶心，应该给予止吐药，如胃复安 20 mg（口服），或在必要时给予栓剂。中到重度发作通常用曲普坦类药物（通常是口服）来治疗；许多患者更喜欢曲普坦类药物，因为它们比止痛药更有效，缓解疼痛更快。另外，它们也比麦角胺更有效，麦角胺因其副作用而不应再被使用。

临床提示

现有的曲坦类制剂在缓解疼痛的强度、起效时间和副作用方面有所不同。如有必要，曲普坦类药物可通过注射（舒马曲坦）或鼻腔喷雾（舒马曲坦、佐米曲坦）给药。口服曲坦类药物缓解疼痛最快的是利扎曲坦和依来曲坦。

如果每个月发作 3 次以上，和 / 或由于发作持续时间（>72 小时）、程度严重影响患者的日常活动时，则应采取发作预防措施。一旦开始，治疗通常必须持续数个月（也有需数年的罕见情况）。预防发作的一线药物是 β－受体阻滞剂普萘洛尔和美托洛尔、抗癫痫药托吡酯和丙戊酸盐，以及钙离子拮抗剂氟桂利嗪；二线药物包括抗抑郁药（阿米替林、文拉法辛）、加巴喷丁、萘普生、乙酰水杨酸和镁剂。这些建议也适用于后面描述的各种类型的复杂偏头痛。

先兆偏头痛

注意

超过三分之一的偏头痛患者在头痛开始前就有其他神经系统表现，如视觉或感觉障碍、言语不利、瘫痪、眩晕（见章节 12.6，前庭性偏头痛）或腹部症状。这种情况被称为先兆偏头痛或者复杂偏头痛。

偏头痛先兆持续 5~20 分钟，最多在 60 分钟内结束，可能是非常戏剧性的，甚至可掩盖头痛本身，以至于不能识别偏头痛。在病理生理学术语中，先兆与扩布性抑制现象（Leão 于 1940 年提出）相关，这是一种皮质神经元放电继之因超极化而活性被抑制，由视觉皮层开始向外蔓延的现象。局部脑血流量在先兆期先减少后增加。

有时，先兆可能是偏头痛发作的唯一症状，被称为无头痛的典型先兆。

下面将分别描述先兆偏头痛的主要类型。

有眼部先兆的偏头痛　特征是头痛之前有视觉症状。约三分之一的偏头痛患者有眼部先兆，最典型的是闪烁暗点，也就是双眼都能看到的闪烁的影边上有一条明亮的、“之”字形的线条（“防御工事”——类似中世纪的防御堡垒）。它出现在半侧视野中心，然后在 5~15 分钟内向外传播，直到它从外围消失，在半个视野中留下一过性的视力损害（**图 14.3**）。闪烁暗点之后通常会出现对侧的偏侧头痛发作。这种类型的偏头痛患

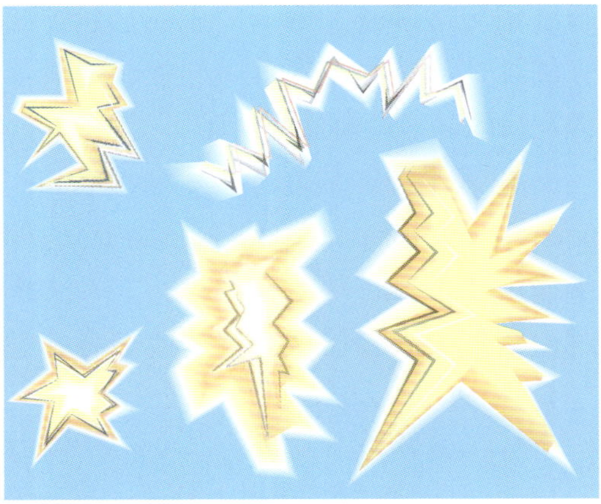

图 14.3　闪烁暗点在眼部先兆偏头痛发作：典型的“堡垒”图案

者可能有永久性视野缺损。少数情况下，仅一只眼出现视觉障碍（视网膜型偏头痛）。

眼肌麻痹型偏头痛　表现为偏头痛样头痛伴同侧眼外肌无力，通常由动眼神经麻痹引起。必须排除其他原因引起的眼肌麻痹，才能考虑这种类型的偏头痛。

由偏身感觉障碍和 / 或失语组成的先兆，以前称为偏头痛伴随症状，目前在 IHS 分类指南中归入“典型先兆偏头痛”条目。这种特殊类型的偏头痛通常始于儿童期或青春期。发作时，感觉异常出现在一个小区域，最常见于手臂或面部，在几分钟内扩散至更大的区域（如从拇指到整个手臂再到面部），然后慢慢消退。失语症可能随之而来，也可能是先兆的唯一表现。典型的偏侧头痛通常发生在神经功能障碍之后，在同侧或对侧，从而得出偏头痛的诊断。头痛也可能不存在，在无头痛的典型先兆中就没有头痛；这种类型的偏头痛在儿童中特别常见，并且是近一半病例偏头痛的初始表现。

先兆出现后脑电图检查可显示局灶性异常，可能需要几天才能消退。发作时也可能伴有脑脊液中细胞增多。对脑脊液细胞增多或无头痛的先兆症状需要仔细评估，首先排除可引起症状的其他潜在病因，如短暂性脑缺血。

家族性偏瘫性偏头痛（familial hemiplegic migraine, FHM）　特征是偏头痛反复发作，伴有一过性（多在 1 小时内消退）的轻偏瘫、偏瘫或偏身感觉障碍。多数患者有曾患过相同疾病的一级或二级亲属。有多种遗传亚型。FHM1 是由于 19 号染色体上 CACNA1A 基因的突变，而 FHM2 是由于 1 号染色体上的 ATP1A2 基因的突变。

有脑干先兆的偏头痛　曾用名“基底偏头痛”*。在这种类型的偏头痛中，症状反映了大脑半球和脑干的病理生理过程。“基底偏头痛”作为曾用名反映了一种早期的观点，即潜在的异常仅限于基底动脉供血区，但可能并非如此。先兆症状包括构音障碍、头晕、耳鸣、听力损失、复视和共济失调等，典型的是同时出现双侧感觉异常和双眼视力障碍。存在不同程度的意识损害，从嗜睡到昏迷不等。患者在发作时可能会感到混乱，之后出现遗忘。头痛一般发生在枕部。该类型主要影响女孩和年轻女性。

特殊类型的先兆偏头痛　包括腹型偏头痛，在儿童中并不少见，以及周期性呕吐综合征；这些疾病通常是偏头痛的前体（即头痛在年龄增长后出现）。成年人的偏头痛可能伴有精神症状，如情绪波动（焦虑、抑郁）、认知障碍、混乱、激动，甚至“偏头痛性精神病”（精神性偏头痛）。反复发作的头晕称为前庭性偏头痛（见章节 12.6）。本类型中的其他综合征包括儿童良性阵发性眩晕和发作性共济失调（小脑性偏头痛）。

有先兆偏头痛的治疗　先兆偏头痛与普通偏头痛的治疗方式相同（见上文）。

---

* 译者注：本书成书时，ICHD-3 β 版，即国际头痛分类指南第 3 版试行版已经出版，将“基底偏头痛”这个名词放入“有脑干先兆偏头痛”的词条下方曾用名处。所以，译者没有采纳“基底偏头痛”这个名词，而是写明为曾用名，以此跟国际和国内通用偏头痛诊断、分类接轨。

从集性头痛和其他三叉神经自主神经性头痛

注意

在 IHS 的新分类中，被称为“三叉神经自主神经性头痛”的类别包括主要影响面部且伴有自主神经症状的疼痛综合征，如结膜充血、面部红斑、流泪和鼻涕（**表 14.4**）。所有这些症状多是发作性的，单次疼痛的持续时间短。具体如下：

– 从集性头痛（见后文）。
– SUNCT 综合征（见后文）。
– 三叉神经痛（见章节 14.3.1）。
– 阵发性偏侧头痛（见后文）。

从集性头痛

流行病学　从集性头痛（曾用名：“Bing–Horton 神经痛”）的发病率约为偏头痛发病率的十分之一。与偏头痛不同，从集性头痛在男性中更为常见，尤其是吸烟者，多见于中老年人。

发病机制和病因　从集性头痛的发作往往有一定的生物节律。PET 研究显示，发作期间患者下丘脑的活动增加，因此这种疾病被归入间脑功能障碍。单次发作可由酒精、组胺或硝酸甘油诱发。除了原发性从集性头痛，还有症状性从集性头痛，如由占位性病变引起的从集样头痛发作。

表 14.4　三叉神经自主神经性头痛和其他类型的发作性头痛

疾病	疼痛的部位	发作持续时间	发作频率	发作表现	备注
从集性头痛	眶周、额部、颞部、上颌	15~180 分钟	1~8 次 / 天	Horner 综合征、结膜充血、流泪、流鼻涕或鼻塞、眶周水肿	总是在同一侧
阵发性偏侧头痛	眶周、颞部	2~30 分钟	15 次 / 天	结膜充血、流泪、流鼻涕或鼻塞、眼睑水肿、出汗、Horner 综合征	对吲哚美辛治疗有反应
睡眠性头痛	弥散	至少 15 分钟	>15 个晚上 / 月	无	头痛将患者从睡眠中唤醒，发病多在 50 岁后，被认为是一种罕见的原发性头痛
SUNCT	眶周、颞部	5 秒至 5 分钟	≥ 100 次 / 天	结膜充血、流泪	须与从集性头痛和三叉神经痛鉴别
三叉神经痛	三叉神经的一个分支（通常是上颌支）	数秒	每天数次到 100 次	患侧面部的痛性抽搐	老年患者通常是特发性的，年轻患者通常是继发性的

临床特征　典型表现如**图 14.4** 所示。

头痛发作部位总是在头部的同一侧，主要是太阳穴、眼和额部。约三分之一的患者会规律性地在晚上的某些时刻被头痛发作唤醒。多数患者 24 小时内会有 1~3 次发作（即在“丛集期”内，见后文）。偶尔出现畏光和恶心。在发作期间，患者无法（像偏头痛患者头痛时那样）平卧，而是坐着或不安地踱步。发作时典型的体格检查发现是结膜充血、流泪、流涕或鼻塞，以及面部发红，所有这些都出现在头痛同侧（**图 14.5**）。

在发作性丛集性头痛中，头痛不断发作的时段被称为“丛集期”，可能持续一到数周，头痛丛集期之间有数月甚至数年的间歇期。该病更罕见的慢性形式没有间歇期，因此没有丛集特征（尽管命名为“慢性丛集性头痛”）。

谱系移型　在患者生活的某个时期，典型的偏头痛被典型的丛集性头痛取代（反之亦然），这并不少见。部分患者也会出现兼有两者特征的头痛发作。

诊断与评估　因为急性发作十分短暂，很少被医生观察到。诊断依赖精确的临床病史（几乎所有类型的头痛都是如此）。

鉴别诊断　这种疾病必须与面部的神经痛，如三叉神经痛、鼻睫神经痛

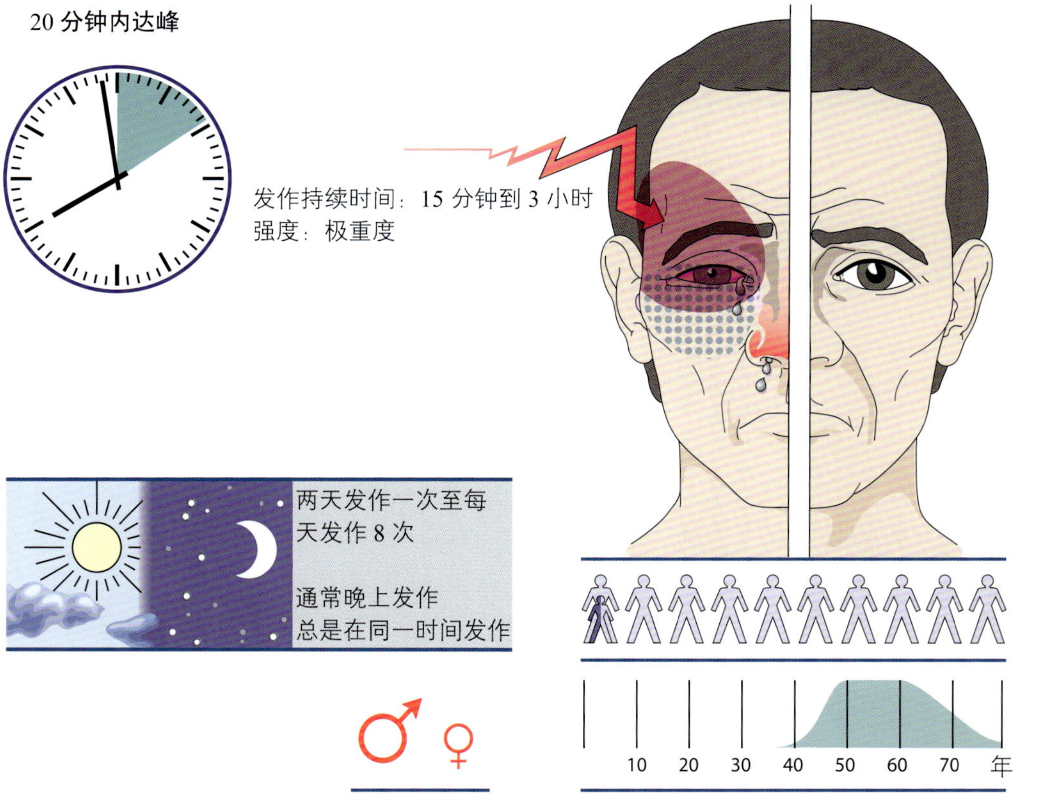

图 14.4　丛集性头痛发作（Bern 大学医学院的 Mumenthaler M, Daetwyler Ch, Kopfschmerz Interaktiv 供图）

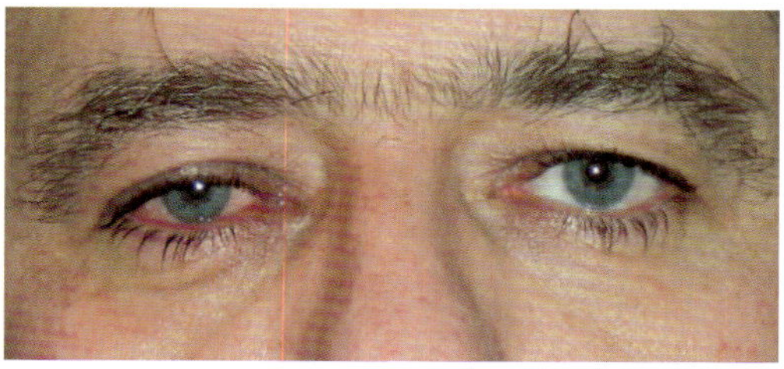

图 14.5　右侧丛集性头痛发作。患者 52 岁，注意缩小的睑裂、结膜充血和眶周红肿

和 Sluder 神经痛（见章节 14.3.1）以及 SUNCT 综合征、阵发性偏侧头痛和睡眠性头痛（所有这些都在本节后面描述）仔细区分。必须记住的是，症状性头痛在临床上可能类似典型的丛集性头痛，其原因包括肿瘤、炎症和感染过程以及多发性硬化。

治疗　急性发作的治疗很难，可皮下注射曲坦类药物，也可吸纯氧（7 L/min，持续 15 分钟）。降低发作频率的药物包括维拉帕米和吲哚美辛（二线用药），有时与三环类抗抑郁药联合使用，短期应用可的松治疗通常有效。锂剂治疗慢性丛集性头痛有效。

阵发性偏侧头痛

这种类型的头痛通常发生在成年期，男女发病率相同，通常是单侧的，就像丛集性头痛一样，位于眶部和颞部。发作持续 2~30 分钟，通常每天至少发生 5 次。类似丛集性头痛，该疾病同样有自主神经表现。

阵发性偏侧头痛的绝对特征是它对吲哚美辛的治疗有反应。

SUNCT

“SUNCT”是“短暂单侧神经痛样头痛发作伴结膜充血和流泪”（Short-lasting Unilateral Neuralgiform headache with Conjunctival injection and Tearing，SUNCT）的首字母缩写。本病的特征是短暂的疼痛发作（每次持续 5 秒到几分钟），总是出现在头部的同一侧眶部和颞部，伴有同侧结膜充血和流泪，有时也伴有其他自主神经表现。每天发作 3~100 次。发作频率很高的 SUNCT 易被误诊为三叉神经痛。SUNCT 偶尔对抗癫痫药物有治疗反应。

三叉神经自主性头痛的主要特征和鉴别特征，以及与之相似的其他两种阵发性疼痛综合征见**表 14.4**。

其他类型的原发性（特发性）头痛

表 14.5 列出了部分罕见的原发性头痛类型，下面简要讨论。

针刺样（“冰锥”）头痛是一种自发的疼痛发作，持续时间只有几秒，在颅部的不同部位都有感觉。这种情况是无害的。

原发性劳力性头痛是全颅痛，通常为搏动性，可以由各种体育活动引起。

咳嗽性头痛由剧烈咳嗽引起，持续几秒到几分钟。

性活动相关性头痛（性高潮头痛或性交头痛）是一种劳力性头痛，部分患者还会因其他活动引起头痛，持续几分钟到几个小时。通常无脑膜刺激征，由此可区分性活动相关性头痛与蛛网膜下腔出血。SAH 也可能发生在性交过程中。

将患者从睡眠中唤醒的原发性头痛被称为睡眠性头痛或“闹钟性头痛综合征”，主要影响 65 岁以上的人。头痛通常不是很严重，通常持续 15 分钟到 1 小时，很少持续数小时。这种情况也是无害的。

持续性偏侧头痛是单侧的并总是在同一侧，疼痛为中度至重度。它与阵发性偏侧头痛（见前文）一样伴有自主神经表现，并且也对吲哚美辛有反应。乙酰水杨酸有时也有效。

新发每日持续性头痛发生在之前未发生过头痛的人，开始出现广泛性、持续性头痛。患者感受到脑内存在轻中度压迫感，并且不会随运动而恶化。只有在排除继发性（症状性）头痛后才能做出诊断。

14.2.4　继发性头痛的主要类型

继发性头痛本身并不是疾病，而“仅仅”是另一种潜在疾病的症状。**表 14.6** 概述了继发性头痛的主要原因。在主诉为头痛的患者中，只有一小部分人有继发性头痛。提示可能存在继发性头痛的警报症状列见后文的“危险类型头痛”。

缘于颅内肿瘤病变的头痛

是约一半脑肿瘤患者的早期或晚期的主要症状，特别是后颅窝肿瘤患者。

脑脊液循环异常导致的头痛

间歇性脑脊液流出障碍会导致突然发作的非常剧烈的头痛，并伴有恶心、呕吐，偶尔还会出现短暂的意识丧失。患者也可能出现角弓反张。发作可能会在几秒钟或几分钟内逐渐出现，持续时间很少超过几分钟，症状通常会缓慢改善。任何间歇性阻塞脑脊液流出道的病变都会引起此种类型的头痛，典型的例子是第三脑室胶样囊肿。

低颅压

病理生理学　低颅压综合征又称低脑脊液容量综合征、脑脊液损失综合征和脑脊液不足综合征，其症状是由颅内压降低导致的。它可能在颅脑外伤后出现，也可由脑脊液丢失［如因腰椎穿刺、扩张的神经根袖（如骨刺穿孔致）硬脑膜撕裂等］引起，又或者并没有任何明显的原因。

颅内低血压可并发硬膜下血肿或积液（**图 14.6b**）。

14

表 14.5　部分罕见的原发性头痛

持续性偏侧头痛	**持续的单侧头痛**	**对吲哚美辛有反应，有时对阿司匹林也有反应**
冰淇淋头痛 *	急性头痛，多为一过性的，持续 20~30 秒，可由口腔遇冷刺激（如冰淇淋）诱发	–
咳嗽性头痛	由咳嗽、腹部紧张或弯腰引起；持续几秒钟的、剧烈的、弥漫性头痛	通常是无害的，但有的是由后颅窝病变引起
性活动相关性头痛	突然发作，持续数分钟或数小时，有时伴有呕吐	无脑膜刺激征（鉴别诊断：蛛网膜下腔出血）

* 译者注：在 ICHD–3β 中本病被称作“缘于摄入或吸入冷刺激物的头痛”。

表 14.6　主要继发性头痛

类型	病因	特征，备注
蛛网膜下腔出血（见章节 6.6.2）	通常是脑基底部的囊状动脉瘤破裂	突发的、极度剧烈的头痛，通常是弥漫性的，伴有呕吐、嗜睡和脑膜刺激征
颅内占位性病变（见章节 14.2.4）	脑肿瘤、慢性硬膜下血肿、脑脓肿	不断加重的持续性性头痛；呕吐、心动过缓、视乳头水肿、局灶性神经功能障碍；神经影像学检查是诊断关键
梗阻性脑积水	导水管狭窄、脑室内肿物、颅后窝肿物	表现类似脑瘤；神经影像是诊断关键
回吸收障碍性脑积水（见章节 6.12.6）	既往有蛛网膜下腔出血或脑膜炎、静脉窦血栓形成等疾病病史	弥散性、日益严重的头痛，共济失调步态，二便失禁；神经影像是诊断关键
低颅压	之前做过腰椎穿刺，硬脑膜撕裂，自发性病例少见	体位性头痛，改为卧位后可改善或消除；神经系统查体正常，腰椎穿刺时脑脊液流不出（或仅通过抽吸获得）；脑脊液蛋白浓度升高；脑膜强化
假性脑瘤	常见于超重的年轻女性；可能继发于先前的头外伤，或可能有避孕药物、类固醇撤药、四环素等药物使用史	除外其他病因引起的慢性头痛；通常有视乳头水肿；有时，视力有数秒的短暂丧失（弱视发作）；CT 或 MRI 显示脑室裂开；腰椎穿刺见脑脊液压力升高
脑膜炎	细菌性或病毒性脑膜炎	在化脓性脑膜炎中，头痛发作遽然；非常强烈的头痛、脑膜刺激征、嗜睡、呕吐
癌性或白血病脑膜炎	各种类型的原发肿瘤，如乳腺癌	慢性弥漫性头痛、脑神经功能障碍或脊神经根性损害；腰椎穿刺及脑脊液细胞学检查必不可少；通常可通过 MRI 诊断
感染后头痛	（病毒）感染恢复期	弥漫性头痛，常为顽固性头痛，无其他神经系统异常，类似紧张性头痛；轻度脑脊液细胞数增多
耳鼻喉疾病	慢性鼻窦炎，咽部肿瘤	头痛或面痛取决于病程发展中累及的部位；无神经功能缺损
眼科疾病	如斜视（隐匿性）、急性青光眼、虹膜炎、眶内感染 / 炎症过程	通常为额部和颞部头痛
牙科疾病	牙髓炎、牙周炎、保留牙齿和牙殆不正引起的肌筋膜痛综合征	严重的急性或慢性面部疼痛，视病因而定

14

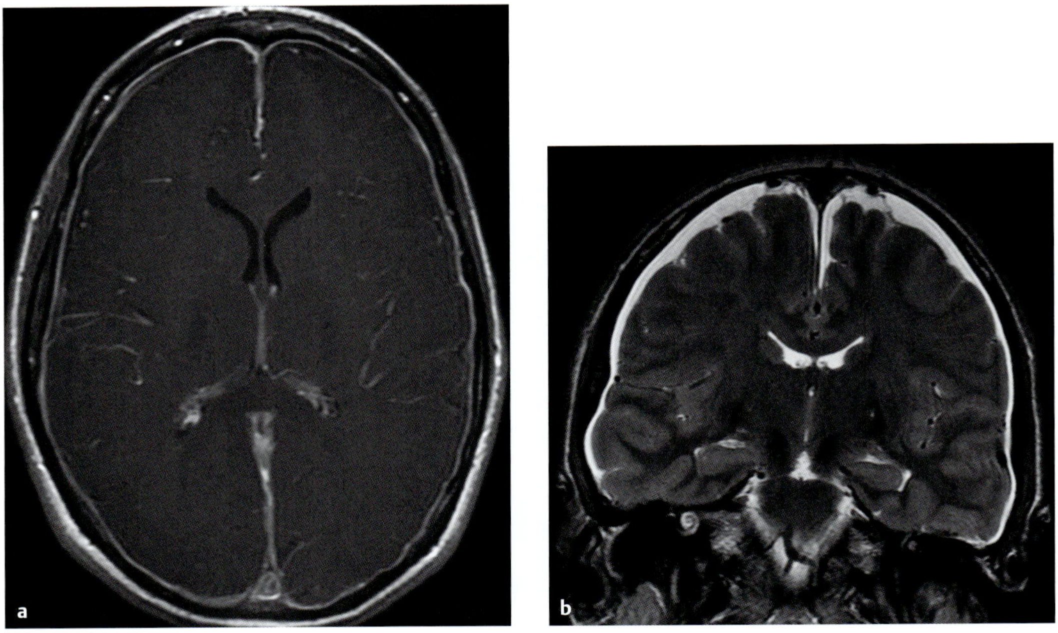

图 14.6　低颅压综合征的 MRI 影像。a. 硬脑膜的对比增强，在脑膜炎中，软脑膜也出现增强。b. 双侧脑表面可见硬膜下积液

临床特征　典型症状是每当患者站起来时都会感觉到非常强烈的头痛，改为卧位后头痛会减轻。持续的严重低颅压可表现为意识不清、恶心 / 呕吐、耳鸣、听力丧失和复视。

诊断与评估　卧位患者的腰椎穿刺显示脑脊液压力低于 5 cm H_2O，也可能过低以至于脑脊液根本不能自发流出。MRI 可显示硬脑膜强化（图 14.6a），与慢性脑膜炎的 MRI 特点不同，后者为软脑膜强化（图 6.44）。

治疗和预后　预后良好，通常会自发缓解。

卧床休息、补液和输注生理盐水的疗效还存在争议。药物治疗（如咖啡因）可能会有所帮助。硬膜外血贴片是一种有效的治疗方法。很少需要手术封闭脑脊液漏。

假性脑瘤　这种综合征可以被认为与低颅压综合征相反，头痛是由颅内高压引起的。患者多为超重的年轻女性。神经系统查体通常显示视盘水肿，特别是在仔细询问病史时多自述曾有发作性视力丧失的患者（图 14.7）。颅内压升高可通过腰椎穿刺确诊。影像学检查可见脑室异常狭窄（“裂隙样脑室”）和视神经鞘扩张（图 14.8）。治疗包括脱水措施，反复行腰椎穿刺放出脑脊液，最重要的是减重并保持。

缘于颅内感染的头痛

头痛是脑膜炎的显著症状（见章节 6.7）。细菌性脑膜炎患者通常首先出现亚急性或急性头痛，伴随发热和疾病特有的表现，并有明显的脑膜刺激征。颅内脓肿通常会导致局灶性神经功能障碍。

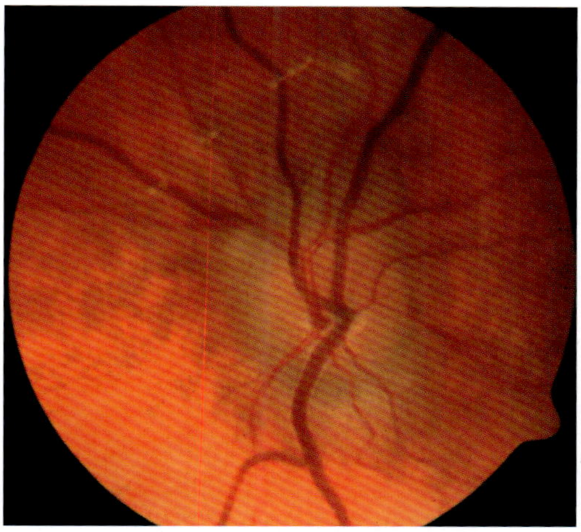

图 14.7 假性脑瘤的视盘水肿

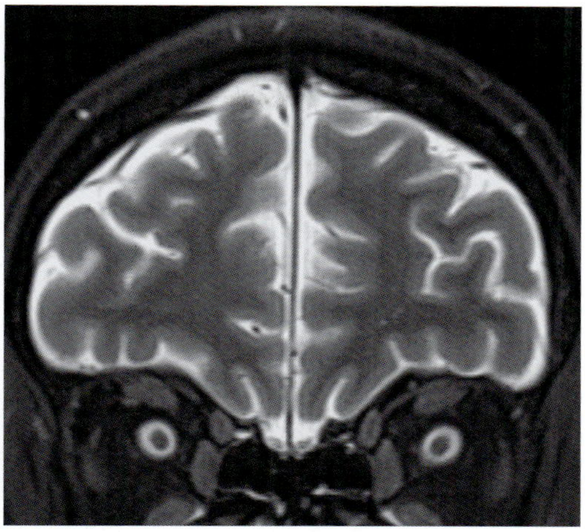

图 14.8 颅内高压患者的头部冠状位 MRI 影像，示视神经鞘中脑脊液间隙扩张

血管性疾病导致的头痛

在动脉瘤破裂所致蛛网膜下腔出血患者中，约有 90% 主诉头痛（见章节 6.6.2）。多数患者都经历了一种突发的、极端剧烈的头痛（“爆裂”样头痛），并且头痛呈持续性。

有占位效应的脑出血（见章节 6.6.1）通常会引起急性头痛，起始部位在出血侧，并且伴随局灶性神经功能障碍。

高血压患者是否比血压正常的人更容易出现头痛，目前尚不完全清楚。只在高血压危象中，血压和头痛存在明确的关联。

嗜铬细胞瘤患者的头痛呈突发性，发作持续数分钟，最多一小时，常伴大汗、心悸和脸色苍白。

头痛在颅内动脉闭塞中罕见。

颈内动脉夹层（**图 14.9**）可以自发发生，也可以在头颈部外伤（即使是轻微的）后发生，会导致患侧颈部的剧烈疼痛，波及面部和太阳穴；有时伴有 Horner 综合征（见章节 12.3.5），可能没

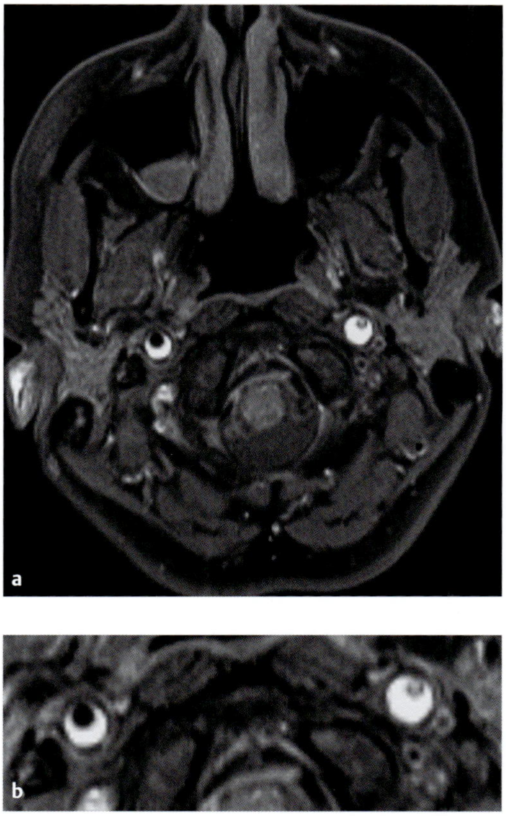

图 14.9 双侧颈动脉夹层：左侧为假性闭塞；右侧为高度狭窄。b 图是 a 图的放大视图。典型的表现是镰刀形高信号的血管壁血肿，偏心包围着残余血管腔，表现为低信号流空影

有脑缺血的表现。同样，椎动脉夹层会导致同侧枕部和项背部疼痛，可以在局部外伤后出现，也可在颈部挥鞭伤后发生。临床特征通常只有在椎动脉、基底动脉或其分支变窄或被栓子或血栓闭塞时才会出现。

脑静脉血栓和静脉窦血栓形成通常伴有头痛（见章节 6.5.10）。静脉窦血栓形成也可回吸收障碍性脑积水（见章节 6.12.6）。

颅动脉炎

发病机制 颅动脉炎（又称颞动脉炎）是一种巨细胞动脉炎，是一类引起大、中型动脉中膜和弹性内膜出现典型改变的自身免疫性疾病，主要累及颈外动脉的分支，身体其他部位的大动脉也会受累，颈内动脉受累非常罕见。

临床特征 这种疾病几乎只影响 50 岁以上的人，女性多于男性。剧烈头痛通常是初始症状，常位于单侧或双侧（更常见）的额部和太阳穴。患者可能主诉持续的严重疼痛，或者咀嚼时疼痛（舌和咀嚼肌因疼痛而活动不灵）。颞浅动脉常增厚、迂曲，触诊时有触痛，疾病晚期常难以触及动脉搏动（图 14.10）。在特殊情况下，血管可能表现正常，头痛也可能发生在非典型部位。如果巨细胞动脉炎是全身性疾病的一部分，头痛可能不存在，但也可能有其他表现，如视神经受累、视网膜动脉阻塞、眼外肌麻痹和多发性神经病。

全身表现如疲劳、厌食、体重减轻、夜间出汗和低热很常见。巨细胞性动脉炎还会有另一个突出表现——在一种名为风湿性多肌痛的综合征中，可出现特征性的四肢近端大关节疼痛。

注意

巨细胞动脉炎最可怕的并发症是睫状后长动脉闭塞导致的突发失明（**图 14.11**）。

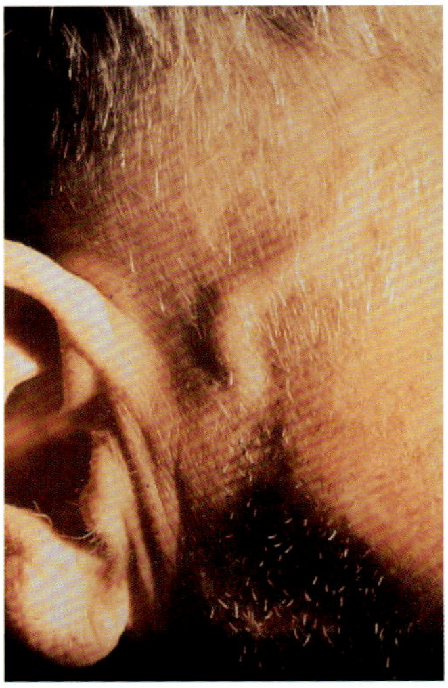

图 14.10 颞动脉炎。65 岁男性，注意增厚、疼痛、不再搏动的颞浅动脉

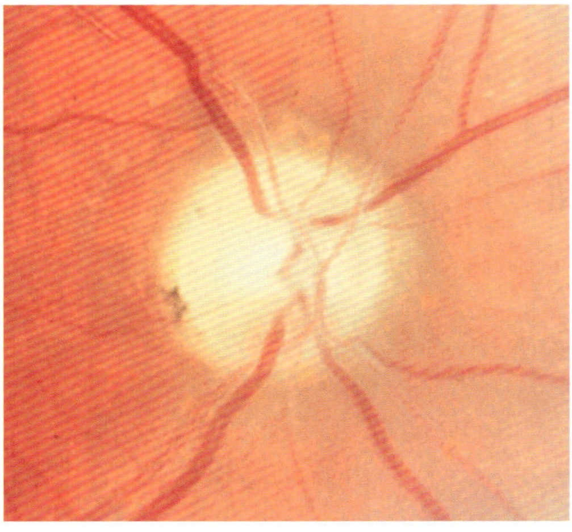

图 14.11 颞动脉炎中的缺血，伴视盘苍白，视网膜动脉纤细（瑞士巴塞尔大学 Josef Flammer 教授供图）

诊断与评估 几乎所有患者的红细胞沉降率（血沉，ESR）和 C 反应蛋白水平均显著升高；第 1 小时 ESR 一般在 50 mm /h 以上。彩色多普勒超声显示颞浅动脉壁周围有一深色晕，因动脉炎而增厚。MRI 也能显示动脉壁炎症，但确诊需要行颞浅动脉活检。

治疗 应服用皮质类固醇［如每天早上口服泼尼松 1 mg/kg（体重）］，直到血沉恢复正常。然后，剂量可以慢慢减少，但皮质类固醇治疗必须持续数月，甚至是数年。血沉的反复升高预示着炎症过程的再次加剧，这种炎症反应常需数年才能“平息”。

注意

如果有充分的证据疑诊颞动脉炎，应立即给予类固醇，而不是等待组织学结果。这样做主要是为了防止严重的眼部并发症，这些并发症可能会迅速且毫无征兆地出现。

椎源性头痛（颈源性头痛）

椎源性头痛，也称为颈源性头痛（甚至不恰当地称为“颈性偏头痛”）*，被定义为由颈部骨骼或软组织的病变引起的头面痛。

临床特征 颈源性头痛通常是单侧的，但并非总是如此；可位于颈部，也可以从背部放射至头部（在这种情况下，患者多在口述疼痛会做一个脱帽的手势来说明），也可以发生在面部。它往往在某些头部运动和姿势（如长时间阅读）或在夜间头部长时间处于不利位置时被诱发。诊断标准见**表 14.7**。

治疗 治疗比较困难。在急性情况下，特别是同时存在斜颈时，可以尝试行牵引。短暂应用牵引即能立竿见影，也可以作为颈源性头痛的诊断证据。

持续性或慢性颈源性头痛可以通过使用软颈圈或硬颈圈来实现颈椎制动，以及夜间保持合适的头部体位、局部热敷、肌肉松弛药物和非甾体抗炎药来缓解。CT 引导下颈椎关节局部麻醉浸润术在极少数病例中效果不错。

药物和特殊物质有关的头痛

头痛可能是某些药物和特殊物质的急性影响，包括一氧化氮（NO，如在通风不良的烤箱中产生）、硝酸甘油、组胺、一氧化碳（CO）、酒精、味精、亚硝酸戊酯（“热狗头痛”）、可卡因和大麻等。

某些药物和特殊物质在长期使用后撤药也会引起头痛，如咖啡因、阿片类药物和雌激素等。

药物过量性头痛：头痛患者长期、规律服用止痛药，本身就会导致弥漫性、总体呈持续性的头痛。根据定义，药物过量性头痛每个月发作不少于 15 天，多是中等强度的双侧搏动性头痛。

---

* 译者注：为了和 ICHD-3 保持一致，本书还是将原作中“椎源性头痛”出现的地方改称“颈源性头痛”。

表 14.7 颈源性头痛的诊断标准

标准	描述
疼痛特征	– 由枕部向前额放散 – 通常为单侧 – 不同强度的发作性疼痛或持续性疼痛 – 非搏动性 – 中重度
颈椎	– 有头部或颈椎外伤史，或有挥鞭伤史，或有发作性斜颈等病史 – 可能伴有手臂疼痛 – 有颈椎病变的临床或影像学证据
诱发和缓解因素	– 由于颈椎的移动或操作引起的疼痛，或由于头部长时间保持固定位置，或因项背部、枕骨的局部压迫而引起的疼痛 – 局部麻醉药浸润麻醉枕大神经或 C2 神经根，可暂时缓解疼痛
伴随症状	– 头晕 – 恶心 – 视物模糊 – 畏声和畏光 – 吞咽困难

注意

任何止痛药物——不仅是麦角衍生物和曲坦类药物，也包括非处方药如对乙酰氨基酚——如果服用过量，都可能引起药物过量性头痛。

长期使用曲坦类药物更容易引起药物过量性头痛。根据定义，诊断要求至少连续 3 个月每月至少服药 10 天，并且停药后患者的头痛恢复原来的头痛发作特点。

治疗比较困难，必须明确减少止痛药物的使用；给予心理支持，抗抑郁药物治疗可能有帮助，最重要的是医师持续且直接的参与并为患者提供行为治疗。

其他继发性头痛

颈－舌综合征罕见，表现为突然的头部转动立即导致枕部头痛伴同侧舌部感觉异常。

缘于眼部的头痛可由难治性异常所引起，主要是由儿童期斜视引起。头痛会在一天中反复出现。由眼科医生进行适当治疗可好转或治愈。

鼻窦炎可引起顽固性的，通常是剧烈的局部头痛，慢性中耳炎和鼻咽部占位性病变也可引起类似头痛的症状。

护目镜头痛是一种特殊类型的眶上神经痛，由佩戴游泳护目镜过紧引起。

缘于全身性疾病的头痛可能非常严重，特别是在某些传染病中，如 Q 热。头痛的持续时间比引起头痛发作的急性感染要长得多。

慢性铁缺乏症是头痛的另一个原因。

有证据显示情绪因素在紧张性头痛（tension headache）的发病机制中起着重要作用。这个术语有多种含义：它通常指枕部头痛，可归因于情绪紧张，并或多或少地导致项背部肌肉持续收缩。紧张性头痛不同于紧张型头痛（见章节 14.2.3）。*

头痛也可能是精神病初期的预兆。

危险的头痛类型

注意

所有因为头痛而就医的患者都处于痛苦中，值得我们充分关注。然而，超过 90% 的人最终不会有严重的健康问题。医生所面临的一项重要任务是警惕出现偶发头痛的病例，这样的头痛实际上可能是由于潜在的危险疾病造成的。

主要的警示征象如下：

– 首次出现的不同寻常的头痛，特别是 40 岁以上的患者。
– 持续性头痛：
  · 从发作开始就是持续性的；
  · 或者是越来越频繁的，由之前的间歇性头痛发展为持续性头痛。
– 进展性严重头痛。
– 爆裂样头痛。
– 头痛总是发生在同一侧且位置完全相同（除外丛集性头痛或三叉神经痛，根据定义，这两者总是发生在同一位置）。
– 头痛伴如下症状：
  · 呕吐（偏头痛除外）；
  · 进行性的个性变化 **。
  · 癫痫发作。
– 头痛伴有神经功能异常：
  · 神经功能障碍。
  · 视乳头水肿。
  · 神经心理异常。
– 不符合任何典型头痛类型的头痛。

如果出现以上任何一种情况，则需要进行进一步的检查，通常是影像学检查。

14.3　面部疼痛综合征

要点

面部疼痛通常是由面部感觉神经受损引起的，最常见的是三叉神经。典型表现为短暂且极其剧烈的疼痛发作（“经典的”或“真正的”神经痛）。同时，其他各种病理生理机制也可导致面部疼痛，如颞下颌关节的结构异常等。在这些情况下，疼痛也可能类似神经痛。对任何面部疼痛患者，都应仔细进行鉴别诊断和评估。

14.3.1　神经痛

神经痛被定义为周围神经分布区的疼痛，疼痛性质通常为撕裂样或刀割 / 针刺样痛。面部是剧烈、短暂（罕见持续时间长）、闪电样疼痛的常见好发部位。通常，触摸面部的某些部位（触发点）或进行说话、吞咽或咀嚼等活动，可以

* 译者注：译者对这一段内容持不同态度。在本书成书前发布的国际头痛分类指南（ICHD）–3 β 版和成书后发布的 ICHD–3 版都把 tension headache 归入了 tension–type headache，即紧张型头痛，并且本段落描述的头痛与临床常见的紧张型头痛没有区别。正因为项背部肌肉紧张是引起紧张型头痛最可能的病因，临床才会给予此类患者乙哌立松——一种骨骼肌松弛药物来治疗。

** 译者注：如从一个热情的人变成一个冷漠的人。

诱发这样的疼痛。

三叉神经痛

流行病学 据报道，三叉神经痛的患病率为（100~400）/100 万。

病因和发病机理 据推测，触觉纤维的异常兴奋会接驳到痛觉纤维上，这就是所谓的"假突触传递"。原发性三叉神经痛的潜在病因被认为是三叉神经根进入脑桥区的髓鞘损伤，可能是由衰老或来自紧邻三叉神经根的搏动性血管袢持续机械刺激引起的。在继发性三叉神经痛中，其他疾病（如肿瘤、多发性硬化）影响三叉神经或其进入脑干的纤维，也会形成痛感。

临床特征 如前所述，特发性三叉神经痛和症状性三叉神经痛是有区别的。

原发性（特发性）三叉神经痛只累及 50 岁以上的人。疼痛总是在同一区域，通常是在上颌和 / 或下颌神经的分布区。起初，疼痛总是单侧的；然而，在某些病例中，随后疼痛也会影响另一侧面部。这种疼痛被描述为放电样或撕裂样痛（闪电样），强烈得难以忍受。每次发作只持续数秒，但发作可能每隔几分钟就重复一次，一天最多可发生上百次。

临床提示

神经痛发作的时间间隔非常近的患者可能会将其描述为持续性疼痛，使诊断产生混淆。

咀嚼、说话或触摸面部或口腔内的特定部位（扳机点）通常可引起发作。原发性患者在神经系统检查中没有异常。自发缓解是可能的，数月或数年后疼痛可能消失。三叉神经痛的表现见图 14.12。

继发性三叉神经痛可由多发性硬化（见章节 8.2）、脑桥梗死或桥小脑角肿瘤引起，任何年龄均可发生；与原发性三叉神经痛患者相比，双侧和 / 或持续性疼痛更常见，在体格检查中可见客观的神经功能障碍。

治疗 继发性三叉神经痛的治疗是病因治疗。原发性三叉神经痛更为常见，最初应采用药物治疗，通常是抗癫痫药物卡马西平（缓慢增加剂量，每日 3~4 次，可达 200 mg）或其衍生物奥卡西平（900~1 800 mg /d）。如果这些药物耐受性差，其他抗癫痫药物，包括加巴喷丁、拉莫三嗪、普瑞巴林、托吡酯和左乙拉西坦等，可作为二线药物。

如果药物治疗收效甚微，可考虑神经外科手术治疗 *。

其他面部神经痛

除三叉神经痛外，面部神经痛较少见，见图 14.13。

耳颞神经痛的部位在太阳穴和耳前，通常是同侧腮腺疾病的后遗症，在腮腺疾病缓解后的数天或数月后出现。

鼻睫神经痛可为发作性或持续性的，多见于鼻、内眦或眼球等部位，伴有前额红斑、鼻黏膜肿胀，有时有结膜充血和流泪。

---

* 译者注：微血管减压术等。

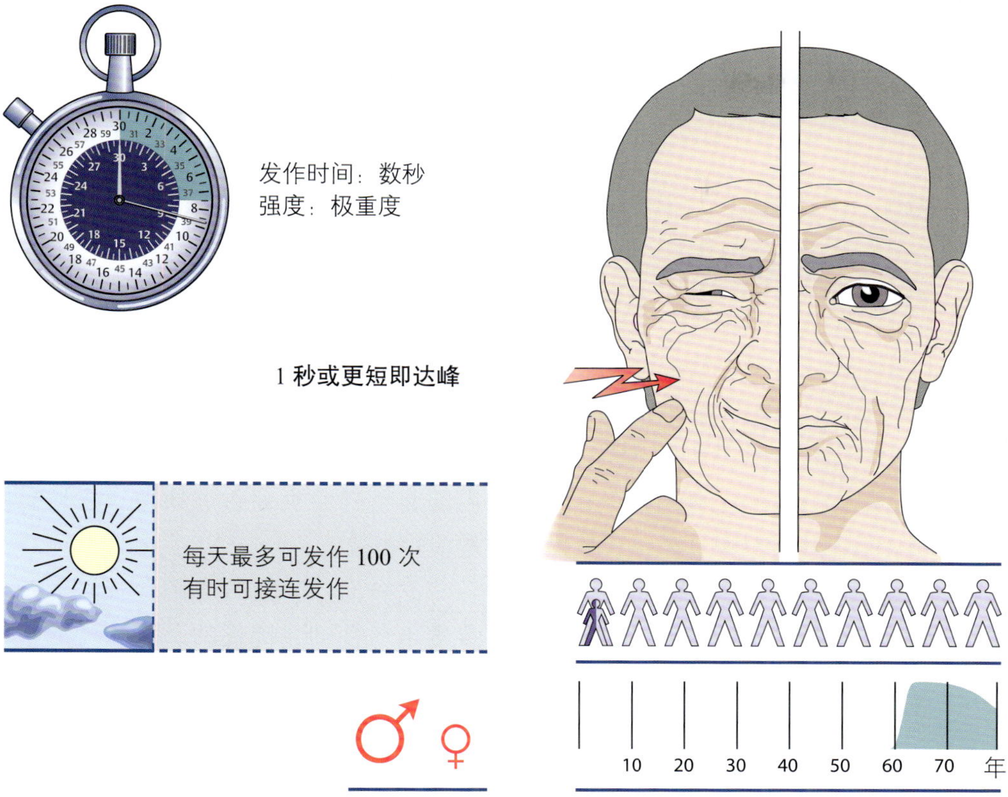

图 14.12　三叉神经痛（Bern 大学医学院 Mumenthaler M, Daetwyler Ch, Kopfschmerz Interaktiv 供图）

蝶（翼）腭神经痛（Sluder 神经痛）是一个影响蝶（翼）腭神经节的病理过程，临床特征与鼻睫神经痛相似。许多患者在发作的同时还伴有打喷嚏。本病或与蝶窦、筛窦或上颌窦炎相关*。

舌咽神经痛的特点是位于舌根、喉咽和扁桃体窝的，剧烈的闪电样疼痛发作，通常发生在单侧。部分患者的疼痛是持续性的。

膝状神经节神经痛最初被描述为带状疱疹感染的后遗症，通常与耳屏和乳突上的疱疹和周围面神经麻痹（Hunt 综合征）有关。然而，它可以在没有任何先前皮疹或麻痹的情况下发生。患者耳前和外耳道有痛感，腭顶、上颌和乳突区也有痛感，可伴有舌前半部分的味觉异常和唾液分泌过多。

14.3.2　缘于牙齿和下颌的头面痛

急性牙疾病会引起面部剧烈疼痛。

下颌关节功能障碍，即颞下颌关节功能紊乱，可引起神经痛样疼痛。该病

* 译者注：在 ICHD-3β 版中，“Sluder 神经痛”这个疾病名称并入了“丛集性头痛”，但尚存争议，读者自行取舍。丛集性头痛的外科干预治疗包括翼腭神经节阻滞。

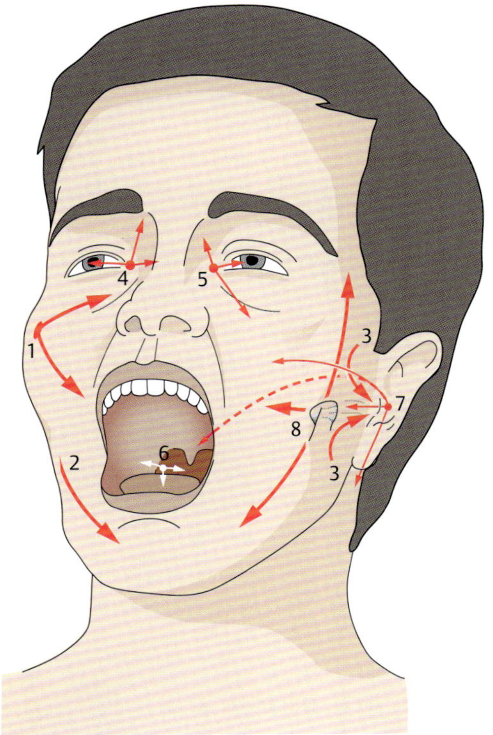

图 14.13　多种面痛和神经痛的疼痛位置。1. 三叉神经痛分布于上颌神经（V_2）；2. 三叉神经痛分布于下颌神经（V_3）；3. 耳颞神经痛；4. 鼻睫神经痛；5. 蝶腭神经痛；6. 膝状神经节神经痛；7. 颞下颌关节紊乱

有很多名称，包括颞下颌关节综合征、颞下颌"神经痛"、肌筋膜综合征和 Costen 综合征。它通常由牙殆不正引起，主要累及中青年女性。患者通常主诉间歇性或持续性的耳前疼痛，咀嚼会诱发或加重疼痛，约一半患者的疼痛还会放射到前额、下颌和 / 或后枕部。发作多为单侧的。体格检查在触诊下颌关节时有压痛，可伴张嘴或闭口受限。牙科检查可发现引起疼痛的牙殆不正。

14.3.3　非典型性面痛

该术语指的是单侧面部弥漫性局部疼痛，性质多为烧灼性不适感。可能没有明显的病因，也可能在牙科手术后出现，通常是一个并不复杂的小手术。疼痛持续存在，伴有间歇性加重。本病在中年女性中最为常见。

14.3.4　面痛的其他类型

本节描述了几种其他类型的面痛，多数很罕见。

Tolosa-Hunt 综合征表现为强烈的眶周疼痛伴有眼外肌无力，可能由海绵窦内的非特异性炎症过程所致。皮质类固醇治疗有效。

舌痛（"口腔灼烧综合征"）是大致呈永久性的、钝性的、烧灼样的舌部和口腔的疼痛感，并伴有这些区域的感觉异常。女性相对易患，男女发病比例为 7 ∶ 1，多见于中年人。

14.3.5　头痛与面痛的鉴别诊断

头痛和面痛的鉴别诊断主要是基于患者对疼痛的详细描述。临床特征往往可为病因提供重要线索，见表 14.8。

14.4　肩臂疼痛综合征

要点

肩部和手臂疼痛是常见的主诉。鉴别诊断包括颈椎病变（脊源性手臂疼痛），肩、肘关节和邻近结缔组织的退行性改变（韧带、肌腱、关节囊），颈神经根、臂丛和周围神经疾病（神经源性手臂疼痛），以及血管疾病。此外，还有"过度使用造成的手臂疼痛"，这是因肌肉和关节遭受异常剧烈的压力而引起的一系列疾病。

表 14.8　头面痛的鉴别诊断

临床特征	综合征
反复发作的剧烈头痛，间歇期无痛	– 偏头痛（单侧头痛） – 丛集性头痛（太阳穴、眼睛和脸部的单侧疼痛） – 高血压危象（弥漫性疼痛）
反复发作的剧烈面痛，间歇期无疼痛，通常为单侧	– 三叉神经痛（持续时间：秒；部位：通常为面中部） – 耳颞神经痛（持续时间：分钟；部位：耳前） – 鼻睫神经痛（持续时间：分钟至小时；部位：内眦） – 蝶腭神经痛（持续时间：分钟；部位：内眦） – 舌咽神经痛（持续时间：秒；部位：舌根和扁桃体窝） – 膝状神经节神经痛（持续时间：秒；部位：外耳道和上颚）
持续性面痛	– 不典型面部疼痛（弥漫性，通常为单侧疼痛） – 颞下颌关节综合征（耳前）
突发的剧烈头痛，之后呈持续性	– 蛛网膜下腔出血 – 脑出血
弥散性的，通常是亚急性发作的剧烈头痛，之后呈持续性	– 脑膜炎 – 脑炎（脑膜受累）
站立位或坐位头痛，当患者卧位时头痛改善	– 低颅压
慢性或慢性复发性头痛，部位弥散，隐匿起病，疼痛程度轻至中度	– 紧张型头痛 – 高血压头痛 – 颅内肿块头痛 – 创伤后头痛 – 全身疾病（尤其是发热性疾病）引起的头痛；中毒性 / 医源性头痛；心理性或抑郁性头痛
慢性、局限性头面痛	– 脊源性头痛（主要在后脑疼痛） – 颞动脉炎（主要是颞部疼痛） – 眼科疾病（主要是额部疼痛） – 耳鼻喉疾病（特别是鼻窦炎，主要是额部疼痛，头部处倾斜位时加重） – 牙源性头痛（颌部和颞部）

表 14.9 概述了引起肩部和手臂疼痛的疾病。下面的内容将描述这一组较常见疾病的临床特征。

表 14.9 肩臂痛概述

分类	病因	备注
缘于颈椎的疼痛	颈椎病	起初是颈部疼痛，疼痛常呈弥漫性放散
	椎间盘突出	首先出现急性痛性斜颈，而后出现神经根性放射痛；可有客观的神经功能缺损
缘于非颈椎的神经根损害	肿瘤	慢性进行性表现
	椎动脉夹层	急性单侧项背部或枕部疼痛
臂丛神经损伤	肿瘤	如肺上沟瘤合并下臂丛神经损伤和 Horner 综合征
	放射性损伤	潜伏期后出现疼痛和进行性神经缺损
	神经痛性肌萎缩	剧烈疼痛持续一天或多天，随后出现肩带肌或手臂肌肉无力
	胸廓出口综合征	过度诊断；如果有颈肋或其他胸廓出口异常，则可以考虑本诊断
	肩过度外展综合征	在晚上“睡着”时手臂保持在特定的姿势
	外伤性臂丛神经根撕脱	幻痛，神经瘤样痛，残肢痛，残肢痛伴无法抑制的抽搐
单周围神经（或分支）的损害	桡神经	旋后肌综合征
	正中神经	旋前肌综合征，腕管综合征（夜间手臂疼痛最常见的原因）
	尺神经	尺神经沟综合征
	皮肤感觉支	如静脉旁注射后肘窝疼痛
退行性和风湿性疾病	肩部	肩袖受累，撞击综合征
	肘部	桡骨上髁炎（网球肘）、尺骨上髁炎（高尔夫球肘）
	前臂远端和手部	桡骨茎突炎，第一掌指关节，如痛风
	上肢或下肢（通常是手）	复杂性区域疼痛综合征
血管源性臂痛	动脉	急性肱动脉闭塞、锁骨下动脉盗血综合征
	静脉	“奋力”血栓形成
肌腱痛和假神经根性过度使用综合征	非生理性过度使用手臂后的弥漫性臂痛，或继发于肩部肌肉无力	可见于各种职业，如银行出纳员；抑或继发于斜方肌无力
罕见原因	血管球瘤	指甲下经常可见伴有局部疼痛的蓝色斑点；当手臂下垂或摆动时，疼痛加剧

14.4.1 缘于颈椎的（颈源性）肩臂痛

注意

通常是由于退行性骨软骨病合并椎间孔变窄，或是颈椎间盘突出，对颈神经根造成了压迫并机械刺激，导致缘于颈椎的（颈源性）肩臂痛。

临床特征　疼痛通常始于颈部疼痛，也可由头部活动受限引起，随后放射至肩部，进而波及手臂（颈臂痛）。部分患者有弥漫性疼痛，但多数患者的疼痛发生在受累神经根的对应皮节（即神经根痛）：C6 病变引起前臂和拇指外侧的疼痛，C7 病变引起中指的疼痛，C8 病变引起手尺侧和第四、第五指的疼痛。客观表现包括疼痛导致头部活动受限，或伴有神经根性功能障碍——无力、节段指示性反射消失和受累神经根对应皮节感觉减退（表 13.1）。

治疗　物理疗法和镇痛药物是治疗的主要手段。

14.4.2 退行性和风湿性肩臂痛

注意

肩部和手臂的疼痛通常是由骨、关节、肌腱和其他软组织的退行性改变所致。

肩袖功能障碍（rotator cuff dysfunction，之前称为肱骨肩胛骨周围病）可以自发发生，也可以发生在肩部外伤（打击或扭伤）或制动后。肩袖肌肉的肌腱发生退行性变，有时伴有钙化，导致三角肌下滑囊无菌性炎症。典型的临床特征是手臂上举时的局部肩痛，特别是同时内旋时疼痛更严重。例如，穿衣时，患者将上肢塞进袖子时会出现疼痛；如果将手臂外展并置于表面（桌子等）上，疼痛就会减轻。病变肌腱触诊有压痛，通常位于肩关节腹侧。X 线片可显示钙化。肩袖撕裂使患者因疼痛而无法外展上肢。肩袖功能障碍可以通过某些功能试验［Jobe 试验（空罐试验）、0° 外展抗阻试验（本书称 Starter test）和外旋减弱征（the lag sign）］来证实。

撞击综合征（impingement syndrome）与肩袖退行性疾病密切相关。在这种情况下，手臂外展会使肩袖薄弱区（即肩袖间隙）与肩峰接触，造成喙突与周围结构的间隙变窄，从而出现肩部疼痛。

肩周炎（frozen shoulder syndrome）有时可能是肩袖退行性疾病的终末期表现，但更常见于偏瘫或作为心肌梗死的后遗症。少数可由服用苯巴比妥引起，也可能是自发性的。特点是缓慢进展性的疼痛致肩关节活动受限。

复杂性区域疼痛综合征（complex regional pain syndrome，CRPS）是一种常见的难治性疾病，之前被称为反射性交感神经肌萎缩、痛性肌萎缩或 Sudeck 肌萎缩。交感神经系统在其发病机制中起着重要作用，尤其是作为特征性肿胀的原因之一。脊髓后角神经元的信息处理错误则是另一个可能机制。CRPS 可以累及上下肢的任何部位，以手部常见，往往发生在骨折或其他类型的创伤后，这些创伤不一定特别严重。临床特征包括软组织肿胀；皮肤光亮、发凉，多呈青紫色；关节活动因疼痛受限。X 线片显示受累部位的斑片样的骨质疏松。

上髁炎在临床很常见，特征是在肱骨上髁处，手部的伸肌和屈肌的附着点处的疼痛。疼痛可以是自发的，也可以在受累肌肉收缩或者局部外力按压时感受到。常见的原因是肌肉过度使用。最常见的类型是外（桡侧）上髁炎，即所谓的“网球肘”。内（尺侧）上髁炎（“高尔夫球手肘”）比较罕见，是屈肌过度使用引起的。

桡骨茎突炎的特点是桡骨茎突腕伸肌腱附着点疼痛。尺骨茎突炎是尺骨茎突受累的类似疾病。二者都是肌腱炎，类似身体其他部位发生的肌腱炎。

14.4.3 神经源性臂痛

注意

在这些情况下，肩臂痛是由感觉神经纤维受累导致的，部位或在臂丛或周围神经。病变可为机械性（常见）或感染性/炎症性的（不常见）。

激惹性臂丛神经病

胸廓出口的臂丛受压可发生在任一解剖狭窄处，如斜角肌裂孔、肋锁间隙或胸小肌间隙；然而，通常只有当存在额外的致病因素时才会发生，如颈肋、纤维带或斜角肌附着异常，或外源性压力。相应的临床综合征参见章节 13。

臂丛肿瘤或会导致手臂疼痛逐渐恶化，并在几周内变得非常严重。肺上沟瘤（见章节 13.2.1）是一个众所周知的病因。

神经痛性肩部肌萎缩（见章节 13.2.2）也会引起严重的急性疼痛。

周围神经病

压迫性周围神经病可引起严重的上肢顽固性疼痛（见章节 13.2.3）。更常见的类型是尺骨沟综合征和腕管综合征，会导致手臂疼痛，特别是在夜间（夜间感觉异常性臂痛）。

14.4.4 血管源性臂痛

注意

供应肩部或上肢的动脉狭窄或闭塞可致肩臂痛，部分情况下仅在肢体运动中或运动后出现。静脉阻塞也会导致相应的疼痛。

动脉疾病

锁骨下动脉狭窄或闭塞会引起运动时手臂弥漫性痛，迫使患者停止运动（“手臂间歇性失用”）。如果闭塞位于椎动脉起源处的近端，则可通过椎动脉或基底动脉的逆行血流为上肢供血。血液可以通过这种方式从大脑循环中被“偷走”（锁骨下动脉盗血综合征）：手臂运动分流了椎基底动脉供血区的血供，可能会导致突发头晕或摔倒（跌倒发作）。

握拳试验可提示上肢动脉功能不全：患者高举上肢，双手快速反复地紧握后再张开，血流灌注差的一侧在几分钟内会出现疼痛，手变苍白；当手臂再次放下时，患侧手背上的静脉会慢慢充盈。受累手臂动脉血压也总是较低，甚至会出现双臂血压不一致的情况。

静脉血栓形成

腋静脉或锁骨下静脉闭塞：这种情况也被称为“奋力”血栓形成（effort subclavian vein thrombosis）或 Paget–von Schrötter 综合征，常见于青年男性，通常发生于右侧。它很少自发出现，更常见的是出现在手臂过度使用后，如运动后。静脉闭塞表现为手臂痛性紧张，常伴肿胀。手臂的皮下静脉作为另一条静脉回流途径，比正常情况下更清晰。触诊时可在腋下触及有血栓形成的静脉，质地柔软。神经影像检查和多谱勒超声检查常可明确地发现病变。预后一般良好，很少需要手术取栓。

14.4.5　过度使用引起的臂痛

注意

上肢持续重复地做同一动作，特别是从事特定工种（如打字、在收银机前工作或使用其他类型的机器）的劳动者长时间工作，会导致上肢顽固性疼痛，范围远远超出运动使用的肌肉。

这种类型的疼痛会反过来导致其他肌群的使用增加，因此其他肌群也会出现疼痛综合征（见章节 14.7）。

14.4.6　其他类型的臂痛

血管球瘤：为起源于皮肤器官的良性生长的小球体，由动静脉吻合口构成，与自主神经纤维密切相关。在临床上，其特征是钝痛、隐痛，当手臂下垂时，尤其是当患者走路时手臂摆动，疼痛加剧。肿瘤局部压力增高也会引起疼痛。血管球瘤常出现在指尖，在指甲下可以看到蓝色的斑点；也可以出现在几乎任何其他地方，包括下肢。

牵涉痛：内脏疾病通常会引起肩部和手臂的牵涉痛。例如，胆囊疾病患者会出现右肩部疼痛，心绞痛患者会出现左臂疼痛。

痛风：痛风的加重可能会导致手部（手痛风，Chiragra）或足部（足痛风，Podagra）极度剧烈的疼痛。有些病例（并非全部）的疼痛局限于第一掌指或第一跖趾关节。

14.5　躯干和背部疼痛

要点

背部是躯干疼痛最常见的部位。背部疼痛通常是由于脊柱的病理性异常导致的姿势异常和非生理性肌肉激活产生的。缺乏锻炼和久坐不动可能是目前背痛的主要原因。情绪应激也会增加肌肉紧张度，导致肌肉痉挛和姿势不良。

表 14.10 概述了这些疼痛综合征、定位以及产生的疼痛类型。部分综合征将在下面详细说明。

14.5.1　胸腹壁疼痛

内脏疾病是胸腹壁疼痛的最常见原因（牵涉痛，**表 14.10**）。疼痛被投射到体表，并在相应的皮节被感受到。胸痛通常是心肺疾病的表现。束带状痛提示（可能是椎管内）相应的脊神经根或节段性神经被激惹。腹痛常由内脏引起，但也可能由脊神经根腹侧支受压引起（如腹直肌综合征中下位胸神经受压迫）。罕见的半月线疝是另一种可能，就像出

表 14.10 躯干和背部疼痛

名称	机制	定位和临床特征	备注
疼痛呈带状分布	单侧或双侧神经根损害	一侧或两侧有节段性收缩感；持续性疼痛	例如脊椎肿瘤、腰椎间盘突出症、带状疱疹
第 10 肋活动异常（“滑脱性肋骨”）	第 10 肋游离端移位 / 脱位引起的疼痛	单侧肋骨边缘疼痛，可能由于弯曲或局部压迫；疼痛可能是持续性的	胸部创伤后，或自发性
腹壁肌肉组织的撕裂和出血	腹直肌损伤（破裂），如剧烈运动后	腹壁局部疼痛	罕见于腹腔间室综合征 *
半月线疝	腹直肌鞘旁的疝气，被腹部斜肌覆盖，难以辨认	腹壁旁正中部位疼痛，局部压痛	–
腹直肌综合征	卡压性神经病；肋间神经的内侧皮支卡在筋膜的缝隙中所致	运动时腹壁疼痛；有时会有硬币大小的皮肤感觉缺失区	局部麻醉后疼痛消失
髂腹股沟神经综合征	髂腹股沟神经受压或瘢痕压迫	腹股沟和外生殖器区的持续性钝痛，髋关节外展时加重，屈曲时缓解；客观上沿感觉神经分布区的感觉缺失	鉴别诊断：腹股沟疝、睾丸扭转
牵涉痛（头部区域）	来自内脏的疼痛投射到躯干表面	疼痛的部位取决于受累器官，如心肺疾病中的胸痛、胃肠道疾病中的腹痛、腹膜后器官疾病中的腰痛；典型的钝痛、刺痛或急性撕裂样痛	–
胸腹神经病	常见于糖尿病性单神经病变	胸壁或腹壁持续疼痛和感觉异常；感觉减退或单侧腹壁肌肉无力	–
强直性脊柱炎（Bekhterev 病）	在约 90% 的病例中，与 HLA-B27 组织相容性抗原相关	疼痛通常始于下背部，常在夜间发生；进行性胸椎后凸和脊柱活动度减弱；胸痛和足跟痛罕见；具有典型的影像学特征	以年轻男性多见
腰椎滑脱和脊椎峡部裂	峡部延长，上椎体腹侧移位	腰痛，劳累和长时间站立后更严重；可触摸到背部的“台阶”；具有典型的影像学特征	先天性畸形；脊柱滑脱可由机械应力引起或自发发生（后者通常是潜在疾病的症状）；鉴别诊断：退行性骨软骨病的假性腰椎滑脱

* 译者注：原文为“compartment syndrome of the rectus abdominis muscle”，直译是“腹直肌筋膜室综合征”，但是查阅文献后发现，一般是腹直肌鞘血肿引发的腹腔间室综合征作为一种临床罕见的急危重症被报道。而且发病初期，这类患者也仅有腹痛，腹腔间隔室综合征易被漏诊，且病死率极高，因此，译者在此选择了“腹腔间室综合征”这个疾病名称。

（续表）

名称	机制	定位和临床特征	备注
骶髂关节劳损	骶髂关节韧带的张力	腰痛，有时伴有假性神经根性痛并向小腿放射；当患者使用患侧下肢承重站立或患侧腿部过伸时，疼痛会加重（Mennell征）	佩戴髂束带缓解压力
感觉异常性背痛	脊神经后支终末感觉支在背部筋膜间隙卡压	背部局部单侧疼痛；客观的局部压痛，在椎旁硬币大小的皮肤感觉缺失区	局部麻醉后疼痛消失

现解剖异常的第10肋。

14.5.2 背痛

背痛极为常见，常严重影响患者的日常工作和家庭生活，却无法用客观的、可证明的肌肉骨骼病变完全解释，可见的结构性变化往往与疼痛的强度不相符。引起背痛的主要病因如下：

- 脊椎退行性变是绝大多数背痛的原因。退行性变和骨软骨性改变影响椎体和椎间关节，受损的软骨表面与邻近骨形成的骨赘和硬化骨相互作用。脊椎病和椎关节病随之而来，当受到机械应力时，会引起炎症和渗出。这些问题反过来会导致姿势异常、肌肉反射异常以及更多的疼痛。退行性改变也会引起神经根激惹，表现为腰痛、坐骨神经痛或颈臂痛，具体取决于受累节段。放射到上肢或下肢的疼痛可以是根性的，也可以是假性神经根的。因为躯干和背部的肌肉受到非生理性应力，脊柱的其他变形性疾病，如休门病或脊柱侧凸，也可以导致持续的背痛。脊椎滑脱，即一个椎体在另一个椎体上滑移（伴或不伴峡部裂，即椎弓关节的骨性连接出现骨质不连），通常是一种先天性异常，可直到成年后很久才出现临床症状，也可能在发生事故后才会诱发出症状。
- 骶髂关节病变通常也会导致疼痛，当患者使用患侧下肢承重站立或患侧腿部过伸时，疼痛会加重（Mennell征）。
- 卡压性神经病是一种罕见的、非骨性的背痛原因。例如，感觉异常性背痛是一种胸神经感觉后支及其分支在走行过程中，于穿过骨性、肌性或筋膜孔受到压迫所致的卡压性神经病（见章节13.2.4）。
- 尾骨痛，即尾骨难治性疼痛，既可在局部外伤（臀部摔倒）后出现，也可自发发生。如为后者，需要在诊断过程中寻找骨盆内的肿瘤或感染性/炎性改变，以及腰骶神经根袖囊肿（即Tarlov囊肿）。

14.5.3 腹股沟痛

腹股沟痛不仅可以由尿路疾病、妇科疾病和腹股沟疝引起，也可以由周围神经损伤引起。髂腹股沟神经综合征是卡压性神经病的一种（**表14.10**）。精索神经痛的疼痛部位是阴囊。

临床提示

当腹股沟痛的病因不明时，应寻找有无骨盆病变。

14.6　腿部疼痛

要点

腿部疼痛和手臂疼痛的病因类似，常见的是关节和软组织的退行性改变或外伤、腰椎间盘突出，以及其他腰椎管疾患。其他疾病包括多发性神经病、卡压性神经病和不宁腿综合征等。运动所致腿痛可由腰椎管狭窄或外周动脉闭塞（神经源性和/或血管源性跛行）引起。

髋关节疼痛通常是由髋关节疾病引起的，最常见的是退行性关节炎（髋关节病）。经常被遗漏的一种诊断是髋关节周围病变。在这种疾病中，关节本身没有病变，但周围的软组织会引起顽固性疼痛，通常会持续几个月。在髋关节痛性肌营养不良中，局部疼痛后在一段时间内会继发股骨头骨质疏松。疼痛和骨质疏松多会自发缓解。

股（大腿）痛可能由局部病变所引起，如肉瘤。高位腰椎间盘突出或其他引起神经根刺激的病变可导致股部牵涉性疼痛。感觉异常性股痛（见章节 13.2.6）是一种可引起股部疼痛的卡压性神经病。急性股痛和股神经麻痹可由糖尿病性神经病变或腰大肌鞘内血肿引起。

膝痛是常见的骨性、风湿性或外伤性疼痛。在 Howship–Romberg 综合征中，闭孔神经近端的损害会引起腘窝牵涉痛（见章节 13.2.6）。自发性或机械性损伤导致的隐神经髌下分支病变是膝痛的另一个原因。

只有当患者行走时才会出现的小腿腓部痛（小腿肚疼痛），是一种典型的血管源性间歇性跛行，这种综合征的病因多是动脉源性的，静脉源性者少见。神经源性间歇性跛行是由腰椎管狭窄导致的马尾神经受压引起的（见章节 13.1）。

临床提示

神经源性间歇性跛行在患者下坡时更严重，而血管源性间歇性跛行在患者上坡时更严重。患者行走时会感觉到静脉淤滞导致的跛行，腿抬高时会感到好转。

胫前动脉综合征（见章节 13.2.6）会有小腿前侧剧烈疼痛，尤其是在运动期间。隐神经可能位于小腿内侧的筋膜间隙中，也可能经大腿收肌管走行，该神经的感觉神经分布区会产生疼痛（卡压性神经病）。

足痛很常见，通常是单侧的，多由骨科疾病或外伤或引起。踝管综合征通常发生在踝部扭伤后，患者行走时会感到足底疼痛（见章节 13.2.6）。同一章节还描述了莫顿跖骨痛。双侧足部灼热痛是红斑性肢痛症的特征，这是一种由血管运动功能障碍引起的疾病，也被称为灼热足综合征。类似的症状可能出现在小纤维神经病（有时保留了踝关节反射；见章节 11.3.1）或多发性神经病（踝关节反射丧失，远端感觉障碍；见章节 11.3）。

在不宁腿综合征中，坐立不安被认为是疼痛的表现，即疼痛迫使患者一次又一次地站起来、走动和移动腿，特别是在晚上。当患者躺在床上或坐在软椅上时，往往会出现异常感觉。有关本病及其治疗的更多信息见章节 10.2.2。

14.7　假性神经根性痛

要点

假性神经根性痛（Pseudoradicular Pain）指的是一组病因学上不同的疼痛综合征，归因于肌肉和关节的协同运动障碍，或因结构性的关节变化，或因非生理性运动给运动系统施加了过多应力。

病理生理学　身体的关节与活动它们的肌肉之间有一种连续的、动态的关系，在关节处形成的传入神经冲动被反馈到肌肉，以调节和协调肌肉收缩的强度和时机。由于机械损伤或其他功能失调的关节产生的病理性冲动，使肌肉在非生理学模式下被激活。此外，单调重复的运动或使关节处于不利姿势下的运动（“非人体工学”运动）可能会因过度使用而导致涉及的解剖结构的疼痛，由此导致的疼痛综合征有不同的名称，如肌腱痛、肌腱病、假性根痛、肌筋膜综合征、肌肉风湿病等。

临床特征　假性根痛会出现在身体的许多不同部位，以上肢尤其常见。因为每天（过度）使用，受累的关节和肌肉会反复激惹相关神经，从而引发难以治疗的疼痛。

假性根痛的一般特征如下：

- 疼痛的程度或很重或较轻。
- 通常单肢受累。
- 使用该肢体会加剧这种情况。
- 因疼痛导致运动受限。
- 有疼痛的扳机点和肌腱在受累关节附着处的疼痛。
- 没有客观的感觉障碍、肌无力或反射异常。
- 非生理性的、避免疼痛的运动会导致疼痛本身的持续、延长和慢性化。

治疗和预后　本病治疗有难度。最有用的方法包括良好的职业保健（活动以不使受累肢体感到疼痛为度），改变导致疾病的行为（转换不同的工作），以及对症治疗，如触发点疗法、理疗、止痛和消炎药物等，需要极大的耐心。

第十五章

肌肉疾病（肌病）

老骥无力渐艰行

一位患有长期高血压和糖尿病的 81 岁男性发生了心肌梗死，冠状动脉造影显示三条冠状动脉血管狭窄。用支架再通后，患者的临床情况迅速改善。入院 4 天后，患者被转移到康复中心，专科医生优化了他的降压药和降糖药治疗方案并加入他汀类药物（阿托伐他汀 80 mg，每日口服）治疗胆固醇升高。

患者的病情逐渐稳定下来，3 周后出院时没有症状。

当患者开始感觉到四肢弥漫性疼痛时，几乎不能回家，病情逐步恶化。此外，他还注意到他整个身体越来越无力。最开始他把这种现象称之为疲劳。最终，无力和疼痛严重影响了患者的生活，他为此咨询了他的家庭医生。患者的尿液颜色异常变深。

检查显示患者全身肌肉无力，腱反射减弱；尿液呈深棕色，检测带提示高蛋白质含量（肌红蛋白）；血清肌酸激酶（CK）浓度显著升高。

这些发现明显提示横纹肌溶解症，一种横纹肌纤维快速进行性丧失伴血液中出现肌红蛋白、肌酸和其他肌酶的疾病。该患者的横纹肌溶解症可能是由他汀类药物治疗引起的：众所周知，降脂药物很少导致 CK 升高、横纹肌溶解和中毒性肌病。但老年患者的风险增加，并且使用贝特类药物比他汀类药物更易发生此类情况，肾功能衰竭或酗酒的患者也是如此。本病主要症状是背痛和肌肉疼痛。如果早期发现肌病和横纹肌溶解，停用导致问题的药物则预后良好。

横纹肌溶解症的可怕并发症是急性肾衰竭：自由循环的肌红蛋白（一种大蛋白分子）阻塞肾小管。迫切需要快速利尿治疗。

患者立即住院并接受利尿治疗，停用他汀类药物。几天之内，他的尿液再次变得清澈，血清酶和肾功能检查恢复正常，成功预防了急性肾功能衰竭。随后，遵医嘱服用依折麦布（一种胆固醇吸收抑制剂）代替他汀类药物来降低胆固醇水平。

15.1 肌肉的结构和功能

15.1.1 肌肉的组织学

横纹肌最重要的结构单元是肌纤维（图 15.1）。肌纤维含有可收缩元件即肌原纤维，肌原纤维则由交织的细丝状肌动蛋白和肌球蛋白分子组成。骨骼肌中分子结构的规律交替排列方式，解释了其特征性的条纹（“条纹”）显微外观（图 15.1）。肌动蛋白和肌球蛋白通过横桥互连。

15.1.2 肌肉收缩的生理学

骨骼肌收缩时，肌动蛋白和肌球蛋白相互滑动（肌丝滑动理论），肌动蛋白和肌球蛋白之间的横桥断开，然后在横桥周期中重新连接，使肌纤维长度缩短（收缩）。这个过程的能量源于磷酸盐化合物，主要是三磷酸腺苷（ATP），当肌肉处于急性应激状态时也会利用磷酸肌酸。肌肉收缩后，磷酸肌酸的再合成由横纹肌型的肌酸激酶 CK 催化。

肌肉开始收缩时，通过肌肉内糖原的无氧代谢供能，乳酸在肌肉中累积 5~10 分钟。之后，如果收缩动作持续进行，则无氧代谢向有氧代谢转变，脂肪酸和乳酸的消耗量增加。在肌肉收缩期间，如果参与能量释放的酶出现异常，则可导致明显的肌肉功能异常。肌肉组织的大部分有氧能量代谢发生在线粒体（**图 15.1**），因此线粒体疾病也会损害肌肉功能。

15.1.3　运动终板的冲动传输和肌纤维的冲动传导

当神经冲动到达运动终板（**图 15.2**）或神经肌肉接头时，骨骼肌即发生收缩。这个神经纤维和肌肉纤维相遇的"中继站"（运动终板）由以下部分组成：

- 突触前膜，运动神经元轴突末端的特化部分。
- 突触间隙。
- 突触后膜，肌纤维细胞膜（肌膜）的特化部分。

到达运动终板的动作电位诱导乙酰胆碱从突触前膜释放，乙酰胆碱分子在突触间隙中扩散并与突触后膜上的特异性受体结合，导致肌膜去极化。完成相应任务后，突触间隙内的乙酰胆碱分子在乙酰胆碱酯酶的催化作用下迅速分解为乙酸和胆碱。横管或 T 管是由肌膜向内凹陷并向肌细胞深部延伸形成的，来自肌膜的兴奋性由横管传递至肌纤维的内部，然后被传递到纵向系统，即围绕着单个肌原纤维的内质网池（肌质网）的分支网状结构（**图 15.1**）。当去极化传递至纵向系统时，会诱导终池中钙离

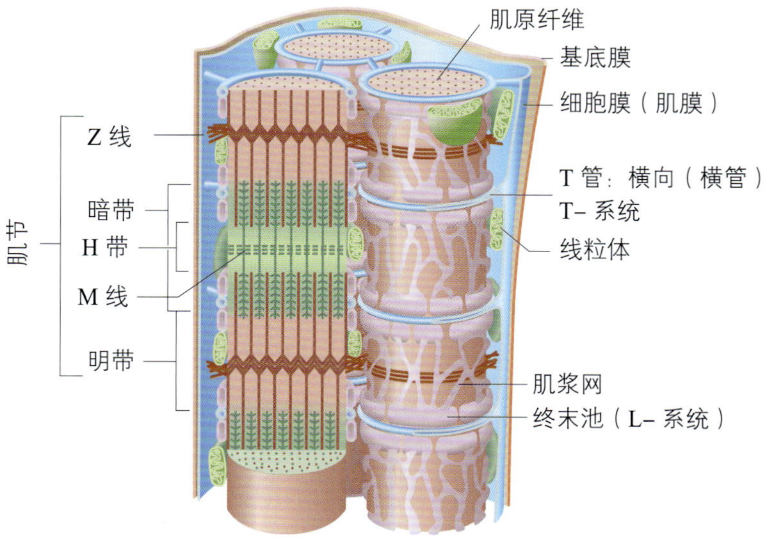

图 15.1　肌节的微观结构（骨骼肌纤维）（引自 Aumüller G, Engele J, Kirsch J, et al. Duale Reihe Anatomie. Stuttgart: Thieme; 2014.）

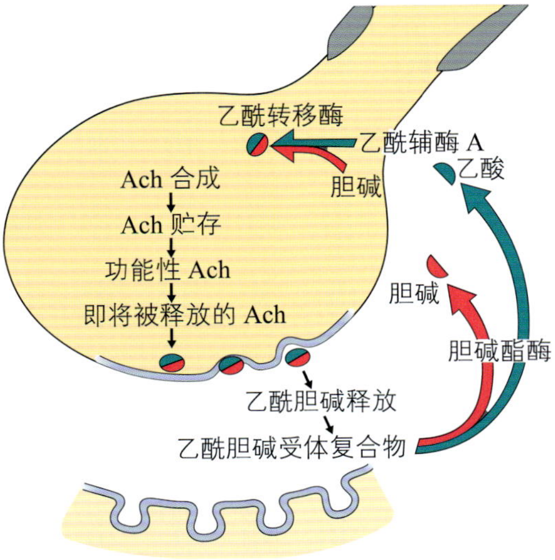

图 15.2 运动终板上的冲动传输。乙酰胆碱（ACh）是氨基醇胆碱的乙酸酯，在去极化刺激后释放到突触间隙中，然后与突触后膜上的特定受体结合。在胆碱酯酶的催化下，乙酰胆碱通过分解成胆碱（Ch）和乙酸（Ac）而失活。胆碱在特定转运蛋白的帮助下被带回到突触前神经末梢，然后再次与活化形式的乙酸（Ac-CoA）反应形成新的乙酰胆碱分子

子释放以及细胞内钙离子浓度上升，而这会进一步激活肌动球蛋白 ATP 酶，从而使肌肉收缩。

这些复杂过程的功能障碍和肌肉 / 运动终板中一个或多个元件的结构变化，均会导致各种类型的肌病。

15.2 症状学概述

要点

肌无力可能是神经源性或肌源性的。神经源性肌无力的原因和临床特征已经在前面的章节中进行了讨论。本章涉及肌肉组织本身出现结构或功能缺陷的疾病，我们称为肌病，可被分为原发的或症状性的。原发性肌病是由肌肉本身的病理改变引起的，症状性肌病则是某些其他潜在疾病（如内分泌或中毒性疾病）累及肌肉的表现。

病因学 多数原发性肌病是由遗传性的，如表现为进行性肌无力的肌营养不良，以及表现为肌强直综合征或发作性瘫痪的离子通道病（肌纤维膜各种离子通道的功能性疾病）。多数由酶缺陷引起的疾病是由遗传因素决定的（包括线粒体脑肌病）。自身免疫性肌病的种类也很多，主要是多肌炎、皮肌炎以及重症肌无力，后者是一种运动终板疾病。

临床特征 肌病传统上被认为是神经病学的一部分，因为它们最突出的症状是肌无力。**表 15.1** 总结了所有肌病共有的典型表现。

诊断要点 肌病的评估包括以下步骤：

- 完整而准确的病史，包括家族史。
- 体格检查，特别注意以下几点：
  - 静息状态下就存在肌无力，或者仅劳累时出现无力，或劳累时无力表现加重；
  - 肌肉萎缩；
  - 肌束颤动；
  - 反射减弱或缺失；
  - 在叩击肌肉或肌肉收缩时，引发肌强直反应（见章节 15.4）；
  - 肌肉缩短。
- 肌电图（EMG）和神经电图（见章节 4.3.4、章节 4.3.5）。
- 血液检查，尤其是肌酸激酶 CK 的血清浓度。
- 根据特定临床特征需要进行的其他特殊

表 15.1 肌病的临床特征

特征条目	典型表现
发作和进展	– 总体进展缓慢（以“年”为单位）；重症肌无力、炎性肌病、中毒和内分泌肌病除外
肌肉外观	– 萎缩多见 – 有时出现假性肥大（例如腓肠肌）
肌力	– 下降
萎缩与无力的部位	– 多为对称性；但重症肌无力，还有部分多发性肌炎除外 – 无力通常发生在近端；强直性肌营养不良和重症肌无力（部分病例）除外
腱反射	– 减弱或消失
感觉	– 完整保留
挛缩	– 多随病程的延长（数年）而加重
辅助检查	– 病理性肌电图 – 神经传导速度正常 – 血清肌酸激酶浓度升高 – 肌肉活检可见特征性病理改变
鉴别诊断	– 主要与脊肌萎缩症鉴别 – 代谢性肌无力 – 功能性假性肌无力

检查：
- MRI；
- 肌肉活检和常规的光镜下组织病理学检查；
- 用于观察异常脂质沉积、肌营养不良蛋白、线粒体异常、酶缺陷等的特殊染色；
- 电镜检查；
- 活检样本的定量生化分析；
- 压力测试，如检查无氧运动后乳酸浓度升高情况；
- 遗传学分析。

肌肉疾病的分类 分类主要依据病因学、病理生理学、临床特征等，遗传学证据在分类中所占比例越来越高：

– 肌营养不良；
– 脊髓性肌萎缩（见章节 7.7.2）和其他运动神经元疾病；
– 肌强直和周期性麻痹（“通道病”）；
– 代谢性肌病；
– 线粒体肌病和脑肌病；
– 先天性肌病；
– 传染性 / 炎性肌病；
– 由内分泌疾病引起的肌病；
– 由电解质紊乱引发的肌肉症状；
– 由毒物和药物引起的肌病；
– 神经肌肉传递障碍；
– 肿瘤；
– 外伤。

肌病的遗传分类变化非常迅速，因此，**表 15.2** 和**表 15.3** 中的相关内容仅供参考。

表 15.2 肌营养不良

类型	遗传方式	染色体或基因组缺陷	基因或基因产物缺失或异常	频率（每 100 000 个活产儿）	发病年龄	临床特征	预后
杜氏（Duchenne）	X 连锁，30% 散发	Xp21.2	肌营养不良蛋白（Dystrophin）缺失	20~30/100 000（男孩）	2~3 岁	起病于骨盆带肌，腓肠肌假性肥大	快速进展，多在 25 岁前死亡
贝氏（Becker）	X 连锁	Xp21.2	肌营养不良蛋白（Dystrophin）缺失	3/100 000（男孩）	出生至 40 岁	与杜氏肌营养不良相同，但较轻；有的病例伴有心肌病	至 15 岁或更高年龄前仍可步行行走，在 40 岁之后死亡，或生存年龄基本接近正常人
埃－德肌营养不良（Emery–Dreifuss）	X 连锁，少数为常染色体显性	Xp28 或 1q	Emerin（X 连锁）Lamin A / C（常染色体）	1/100 000	童年，青春期	肩胛及臀部等肢带肌营养不良、挛缩，心肌病可能很明显	30 岁前或终生可步行行走；心律失常是常见的死亡原因
面－肩－肱型营养不良（Duchenne–Landouzy–Déjerine）	常染色体显性	4q35 和第二个遗传基因座	同源异型盒基因	5/100 000	童年到成年早期	面部，肩带和腓肠肌无力	几乎可存活至正常寿命
肩腓肌营养不良	常染色体显性，或常染色体隐性或散发型	14q11	结蛋白（Desmin）？	罕见	童年到成年	肩带和踝背屈无力或力弱	通常存活至正常寿命
成人型肢带肌营养不良和严重的儿童常染色体隐性遗传性肌肉营养不良	常染色体显性，常染色体隐性或散发	目前已知下述位置的基因可能为致病基因：17q12–q21.33 4q12 13q12 5q33–q34 15q15.1–q21.1 3q25	α，β，γ和δ肌糖（sarcoglycan） 钙蛋白酶（Calpain）3 微囊蛋白 3（Caveolin3）	3~4/100 000	童年到成年	主要是骨盆或肩带的近端无力	取决于类型，可表现为早亡或存活至老年只有轻度残疾

（续表）

类型	遗传方式	染色体或基因组缺陷	基因或基因产物缺失或异常	频率（每 100 000 个活产儿）	发病年龄	临床特征	预后
远端型（Welander 型，Markesbery–Griggs，芬兰变异型）	常染色体显性	2p13（Welander 型）2q31（Markesbery–Griggs 型）	肌联蛋白（Tintin）及其他未知基因产物	罕见	中年	主要是远端肌肉萎缩和无力	只有轻度残疾，可生存至老年
远端型（Nonaka 和 Miyoshi 型）	常染色体隐性	Miyoshi：2p13.3–p13.1 Nonaka：9p12p11	肌营养不良蛋白（Dysferlin），GNE	罕见	青春期到成年	主要表现为远端无力	进展至不能走路
眼咽型肌营养不良	常染色体显性	14q11.2–q13	多聚腺苷酸结合蛋白 2	罕见	中年	眼球轻瘫	吞咽困难和吸入性肺炎会导致过早死亡
先天性肌营养不良	常染色体隐性	6q2	肌球蛋白（Merosin）	罕见	出生时	取决于类型：可涉及肌肉、眼睛和大脑；肌肉挛缩及多发性关节挛缩症	从轻度残疾到重度智力残疾
强直性肌营养不良 1 型（Steinert 强直性肌营养不良，DM1）	常染色体显性	19q13.3	肌强直蛋白激酶	13.5/ 100 000，患病率 5/100 000	成年早期，极少数先天性发作，在每个连续世代中发病年龄一代早于一代（“遗传早现”）	主要是远端无力，面部、球部肌肉轻瘫，肌强直，白内障	出现严重残疾的年龄取决于发病年龄，通常是中年；过早死亡
近端强直性肌病（强直性肌营养不良 2 型）	常染色体显性	3q21.3	锌指蛋白 9（ZNF9），一种 RNA 结合蛋白	0.5/100 000	30~40 岁，有时更早	主要是近端无力，肌强直和白内障	老年时残疾

表 15.3 肌强直和周期性麻痹（“通道病”，离子通道类疾病）

类型	遗传方式	染色体或基因组缺陷	基因或基因产物缺失或异常	发生率（即活产儿的发生频率）	发病年龄	临床特征	预后
先天性肌强直，Thomsen 型	常染色体显性	7q35	CLCN1 氯离子通道异常	1/ 23 000	10 岁以内，一般在 5 岁之前	广泛性肌强直	稳定，不进展
先天性肌强直，Becker 型	常染色体隐性	7q35	CLCN1 氯离子通道异常	1/23 000~1/50 000	接近 10 岁	广泛性肌强直	稳定，不进展
先天性副肌强直（Eulenburg病）	常染色体显性	17q23.1–25.3	SCN4A 钠通道异常	非常罕见	10 岁以前	遇冷后引起全身性肌强直，运动后肌强直加重，而称为反常性肌强直，有时伴有高钾性周期性麻痹	持续的，随着时间的推移趋于改善
高钾性周期性麻痹	常染色体显性	17q23.1–25.3	SCN4A 钠通道异常	非常罕见	10 岁以前	禁食后或运动后休息时出现肌无力	持续的，经常随着时间的推移而改善；永久性肌病和肌无力比低钾性周期性麻痹的表现轻
低钾性周期性麻痹	常染色体显性	17q23.1–q25.3, 1q32, 11q13q14	CACNL1A3 钙通道和 SCN4A 钠通道异常	非常罕见	5~30 岁，通常在 20~30 岁发作	消耗碳水化合物或体育锻炼后出现肌无力	持续性，经常缓慢发展为永久性肌病和肌无力
Andersen–Tawil 综合征	常染色体显性	17q23.1–q24.2	KCNJ2 钾通道异常	是低钾性周期性麻痹患病率的十分之一	30岁以前发病，10~20 岁多见	临床三联征：周期性麻痹，心室前收缩、心律失常以及骨骼畸形	永久的，经常是轻度的肌无力；室性心律失常危及生命

15.3　肌营养不良

要点

肌营养不良是遗传性疾病，典型表现为对称性肌肉无力，主要出现在近端，并随病程逐渐恶化（强直性肌营养不良1型是其中唯一以远端无力为主的类型）。该类疾病没有疼痛或感觉障碍。肌肉通常会萎缩，尽管在某些患者中肌萎缩会被肌肉内脂肪组织的沉积（假性肥大）所掩盖。结缔组织沉积可导致肌纤维缩短和挛缩。腱反射减弱或消失。肌无力会导致典型的姿势异常和肌肉骨骼系统畸形，如腰椎过度前凸（常见）、鸭步或摇摆步态（**图3.2**）、翼状肩胛或脊柱侧凸。

表15.2概述了各种类型的肌营养不良，主要类型在后面的内容中会详细描述。

15.3.1　X染色体连锁的遗传性肌营养不良—抗肌萎缩蛋白病

该组疾病是由Xp21.2染色体的遗传缺陷引起的，因此，几乎只见于母亲是（健康）携带者的男孩。抗肌萎缩蛋白（Dystrophin，dys）是肌纤维膜上的一种结构蛋白，在脑组织中也表达，其含量在该组疾病中降低或完全缺失。

杜氏（Duchenne）肌营养不良（Duchenne Muscular Dystrophy，DMD）

临床特征　患病男孩多于10岁前（通常在学龄前）首次出现症状，最早的明显异常是爬楼梯困难、腰椎过度前凸（**图15.3a**）和鸭步步态。在接下来的几年内，下肢近端肌肉无力进展加重，进而累及上肢。患病男孩只有通过双上肢撑起自己的身体，才能从蹲姿逐步爬着站起来（Gowers征，**图15.4**）。脂肪沉积会导致腓肠肌假性肥大（**图15.3b**）。鸭步步态是由双侧髋关节内收肌无力（鸭步或摇摆步态，**图3.2**）导致的。抗肌萎缩蛋

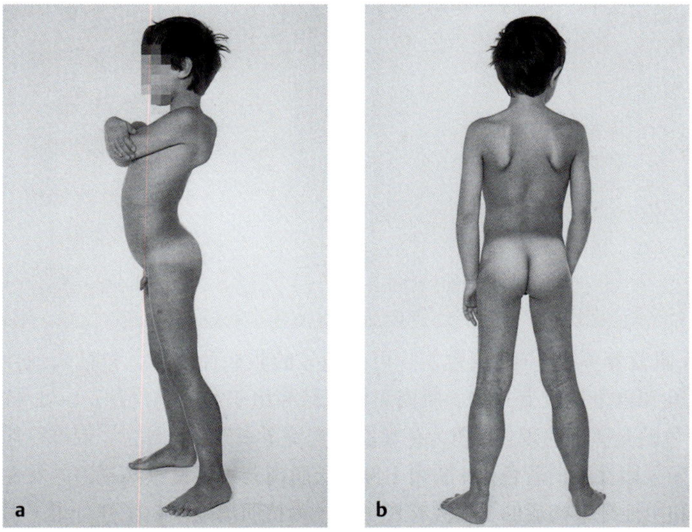

图15.3　10岁杜氏肌营养不良患儿。a.侧面观，注意其腰椎过度前凸。b.后面观，注意其翼状肩胛和腓肠肌的假性肥大

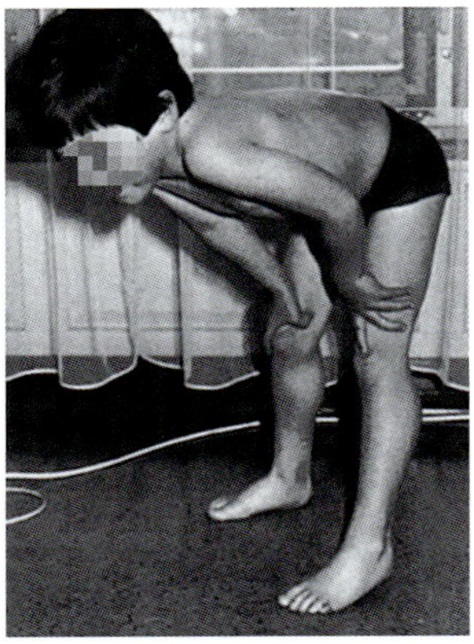

图 15.4 杜氏肌营养不良的 Gowers 征。图示 1 例 7 岁患儿通过撑扶自己的大腿站起来

白也在大脑中表达，所以多数患有 DMD 的男孩也有智力障碍的表现。

诊断评估　在该病初期，CK 明显升高。肌肉活检标本的特殊组织染色可以发现 dys 的缺失（**图 15.5b**）。

预后　本病进展相对较快，患病男孩多在 20 岁前已经无法走路，脊柱侧凸加剧并导致呼吸困难；心肌亦受累，尽管通常临床上并不明显。患病男孩通常在 18~25 岁死于呼吸功能不全或继发性并发症。

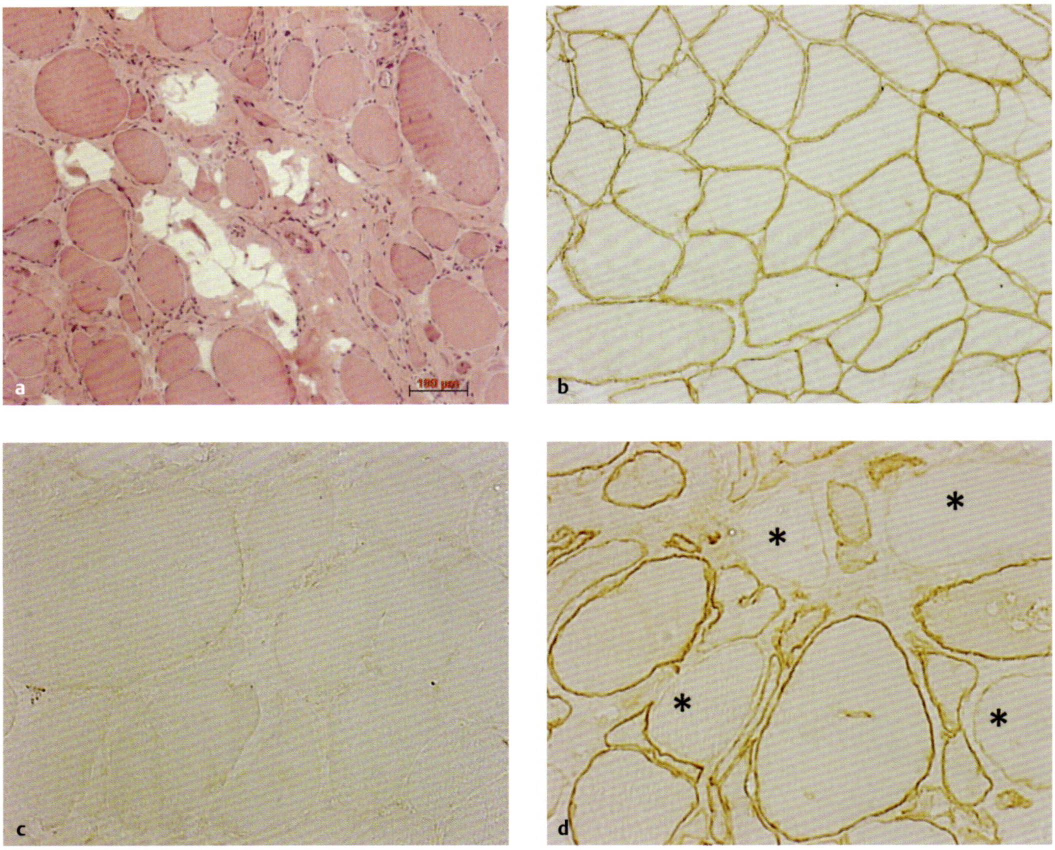

图 15.5 抗肌萎缩蛋白病。a. 杜氏肌营养不良（HE 染色）。可见明显的肌病性改变，包括病理性纤维改变、大量核内移肌纤维、变性和再生性改变并存、肌肉组织被结缔组织和脂肪代替。b~d. 抗肌萎缩蛋白 C 末端抗体免疫组化染色的光镜下表现：b 图为正常肌肉光镜下表现；c 图为 1 例进行性杜氏肌营养不良患者的肌肉活检，未见阳性蛋白着色；d 图为 1 例杜氏肌肉营养不良致病基因的女性携带者，抗肌萎缩蛋白的阳性纤维和阴性纤维构成的马赛克样图案。* 为抗肌萎缩蛋白阴性纤维（引自 Zierz S. Muskelerkrankungen. Stuttgart: Thieme; 2014.）

贝氏（Becker）肌营养不良（Becker Muscular Dystrophy，BMD）

贝氏肌营养不良的发生率约为 DMD 的十分之一。在本病中，抗肌萎缩蛋白 dys 并非完全消失，而是减少表达。患者多于 30 岁前起病，进展比 DMD 缓慢（**图 15.6**）。患者通常在 30~40 岁失去行走能力，多数在 40~50 岁死亡。肌电图和实验室检查结果与 DMD 相似。

15.3.2 常染色体遗传的遗传性肌营养不良

多数情况下，肌营养不良的常染色体遗传位点是已知的，并且许多基因产物也是已知的，在此仅描述常见类型。

面 – 肩 – 肱型肌营养不良

面 – 肩 – 肱型营养不良是由于 4 号染色体 4q35 区的遗传缺陷（缺失）导致的常染色体显性遗传病，多于 20~30 岁发病，临床特征为面部和肩带肌无力（闭眼、吹口哨、抬高手臂等动作的无力；**图 15.7**），也常出现感音神经性耳聋。骨盆带肌和肢体远端肌肉直到晚期才会受累。预期寿命不受影响。

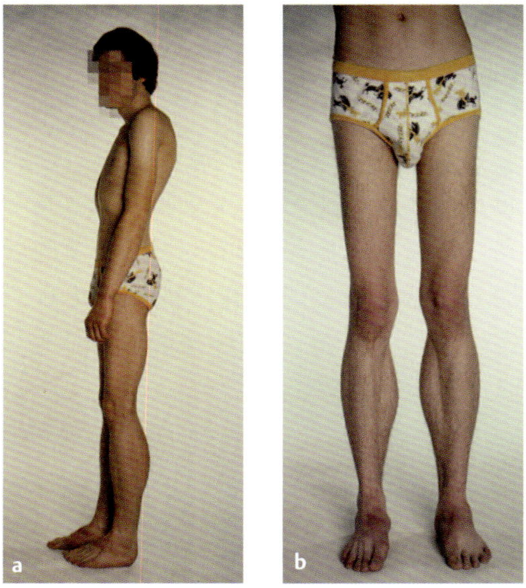

图 15.6 贝氏肌营养不良。图示一例 19 岁男性患者，突出特征是近端肌肉萎缩和腓肠肌假性肥大

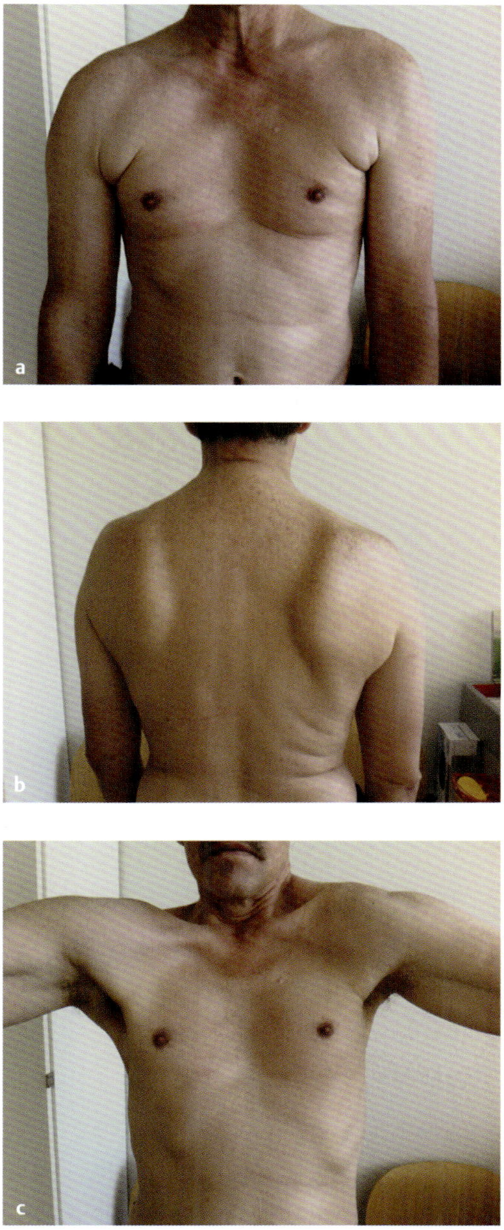

图 15.7 面 – 肩 – 肱型肌营养不良。图示 1 例 56 岁男性患者。a. 斜方肌、肩带肌和胸肌萎缩。b. 由于肩带肌萎缩导致的双侧翼状肩胛。c. 双侧胸肌萎缩在手臂侧方上举时尤为明显

肢带型肌营养不良

这是一组遗传异质性疾病：某些类型的遗传模式是常染色体显性遗传，而另一些则是常染色体隐性遗传。目前已知约有 20 种不同的致病基因，可在儿童期或成年期起病。首发症状主要是近端的肩带或骨盆带肌无力；随着时间推移，另一处肢带肌也会受影响（累及某一侧肢带肌常按发病时间呈顺序受累）。预后高度可变：一些患者在 10~20 年内会经历疾病的快速进展，而另一些患者则几乎没有任何其他缺陷地生存至老年。

强直性肌营养不良 1 型（Steinert 强直性肌营养不良，DM1 型）

注意

强直性肌营养不良 1 型，即 Steinert 强直性肌营养不良，是成年人最常见的肌病。

病因　这是一种常染色体显性遗传疾病，是由染色体 19q13.3 上编码肌钙蛋白激酶基因中的 CTG 三核苷酸序列不稳定扩增引起的。当该序列包含比通常的 5~30 个三核苷酸更多的重复序列时，就会出现临床特征。这种重复序列扩增在家族中世代相传，也解释了该病在连续世代中一代比一代发病年龄提前的现象（遗传早现）。

临床特征　肌肉受累是最突出的表现。面部和肢体远端肌无力常出现在成年早期。面部出现典型的“疲倦”面容，包括太阳穴凹陷、轻度上睑下垂，嘴微张时口周现松弛褶皱（肌病面容，**图 15.8**）。足背屈无力和肌萎缩可致跨阈步态。肌强直可在疾病极早期出现，是一种突出的临床特征：当患者牢牢抓住某物体后，就很难放开这个物体。猛烈叩击肌肉（如舌肌、鱼际肌）亦可见肌肉松弛的延迟。其他器官也受累，可能包括早期白内障、吞咽困难、肠道功能障碍、心肌病、肺部受累、糖尿病、睾丸萎缩和不育等。

诊断　可以根据典型的临床特征以及肌电图检查所示的强直性放电初步诊断，然后通过基因检测确诊。

预后　预期寿命明显缩短，多在 50 岁左右死亡。

先天性强直性肌营养不良

该疾病是由非常大的三核苷酸异常扩增（超过 2 000 个拷贝）所致遗传缺陷引起的，常由母亲传给孩子，特别是当母亲已经拥有了一段基因片段的异常扩增时。患者从出生开始就患有吞咽困难、饮水呛咳，面部松弛、高腭弓、智力低下以及其他强直性肌营养不良 1 型的表现。

15.3.3　肌营养不良的罕见类型

先天性肌营养不良是一组异质性疾病，特征是出生时即出现肌纤维营养不良样改变，之后呈非进展性或缓慢进展性。肌营养不良表现在产前就已出现，表现为新生儿多发性关节挛缩，即关节固定和位置异常。

眼咽型肌营养不良是一种常染色体显性遗传疾病，最早于中年出现。首发症状是逐渐加重的上睑下垂和眼球运动受限，无复视。后期出现吞咽困难并可能危及生命。其他肌群的肌肉有时也会有轻瘫表现，须与重症肌无力（见章节

15.8.1）和卡恩斯－赛尔综合征（Kearns–Sayre syndrome，KSS；见章节 15.5.2）相鉴别。

单肢肌萎缩（影响单个肢体的肌肉萎缩）不一定是原发性肌肉疾病，有的病例是由脊髓前角细胞的局灶性病变导致的。任何原因引起的单肢肌萎缩均以严格的局限性和进行性肌萎缩为主要特征（**图 15.9**）。

15.4 肌强直性综合征和周期性麻痹综合征

要点

这类遗传性肌病属于离子通道病，涉及肌纤维细胞膜上氯离子通道、钠离子通道或钙离子通道的异常。这类疾病由一系列遗传缺陷所致，临床特征为肌强直（随意收缩后肌肉放松延迟）或发作性瘫痪。

表 15.3 概述了主要的离子通道病，随后将选择其中一部分进行讨论。

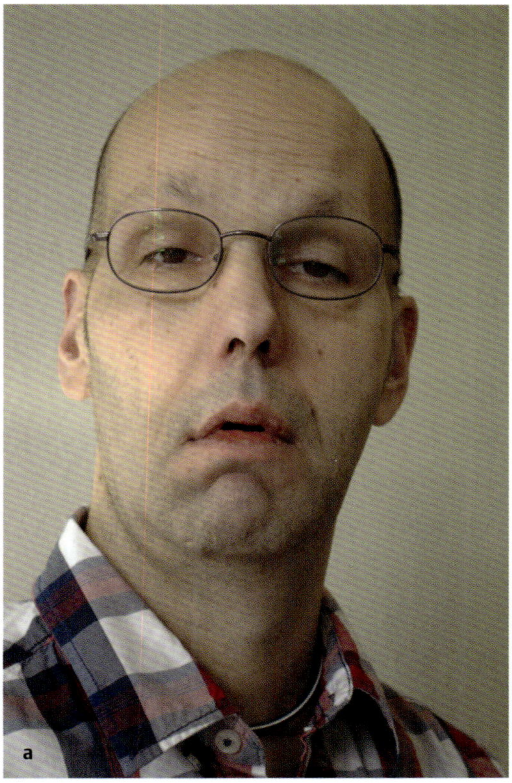

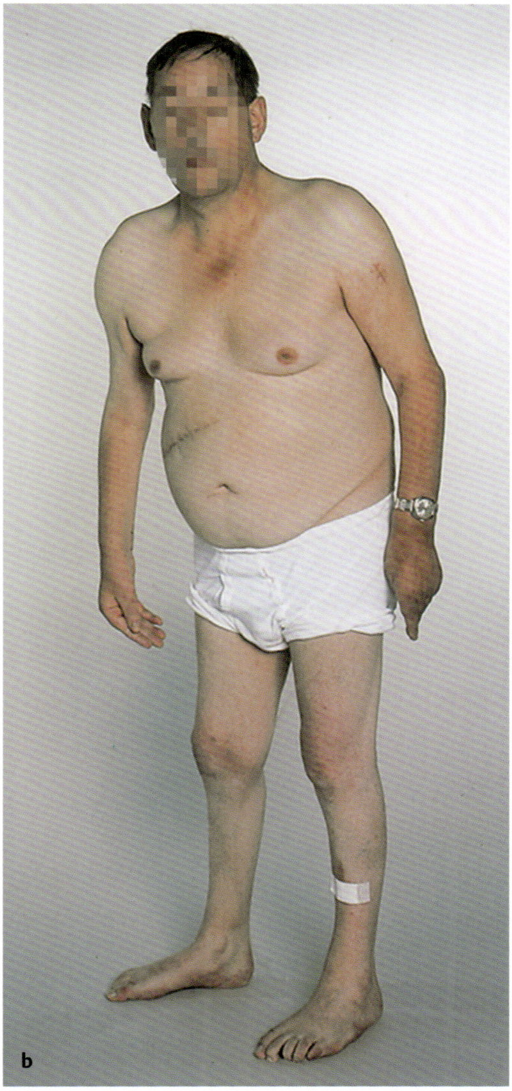

图 15.8 强直性肌营养不良 1 型。a. 1 例 50 岁男性的肌病面容：面部松弛，太阳穴凹陷，双侧上睑下垂和额头秃发。b. 1 例 41 岁患者，表现为典型的、主要累及远端的肌肉萎缩

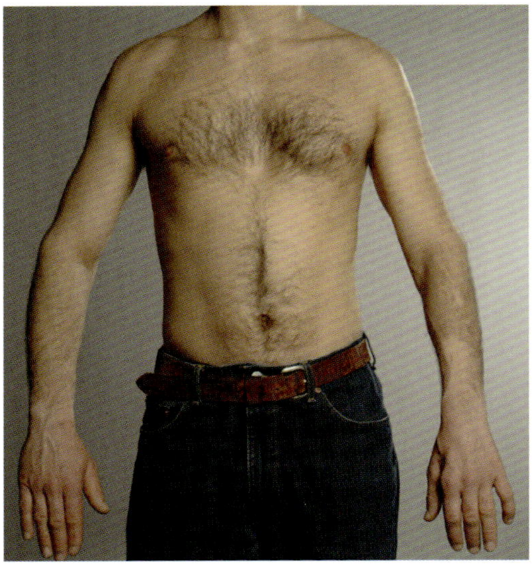

图 15.9 单肢肌萎缩。图示 32 岁的橱柜制造员出现肌肉慢性进行性萎缩超过 10 年。原因是单肢肌萎缩，一种罕见病。肌萎缩主要见于前臂和手

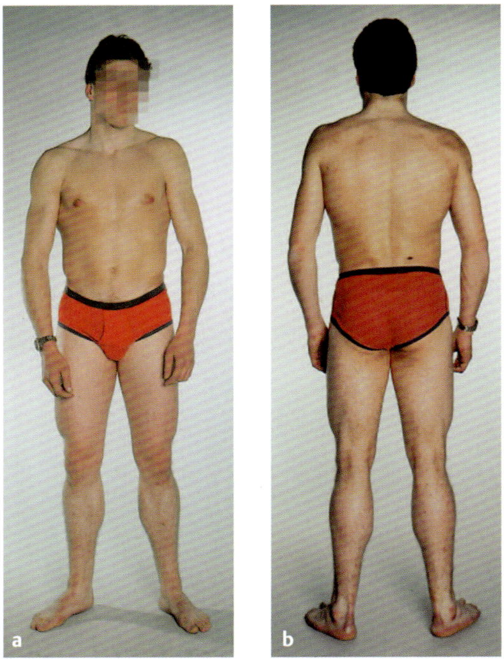

图 15.10 Thomsen 型先天性肌强直。图示 1 例 20 岁男性患者，具有运动员样的身材，并具有正常的肌力；但在体格检查中发现，肌肉主动收缩后出现明显的肌强直

15.4.1 主要引起肌强直的疾病

先天性肌强直

先天性肌强直有显性型（Thomsen 型）和隐性型（Becker 型）两种遗传模式，二者都是由染色体 7q35 遗传缺陷导致的氯离子通道转运障碍。

临床特征 最突出的表现是肌强直，即随意运动后肌肉松弛明显减慢，紧紧抓住物体后只有经过一段时间才能延迟松开。患者不能做任何突然的动作，但是经过几次尝试（热身现象）后，运动的确可以变得更流畅。强力收缩后原始肌肉力量可能会暂时减弱（即强直性麻痹），但除此以外都是正常的。无肌肉萎缩表现，相反，患者普遍有明显的“运动员”体格（**图 15.10**）。在 Becker 型患者中，强直性表现更为严重，并且疾病后期可能出现远端肌肉的轻度萎缩。

诊断评估 叩击或电刺激肌肉引起收缩，然后出现肌强直和延迟放松，以及短暂凹陷（**图 15.11**）。典型的 EMG 结果有助于确诊（**图 15.12**）。

治疗 抗心律失常药如普鲁卡因胺和美西律，以及抗癫痫药如苯妥英和乙酰唑胺等，可以通过稳定肌细胞膜电位的异常波动来缓解肌强直。

预后 预后良好，症状可随时间趋于改善，预期寿命不受影响。

有肌强直表现的其他疾病

表 15.3 列出了其他具有肌强直表现的疾病。强直性肌营养不良 1 型见章节 15.3.2。下面将简介几种其他罕见疾病。

– 近端肌强直性肌病，也称为强直性肌营

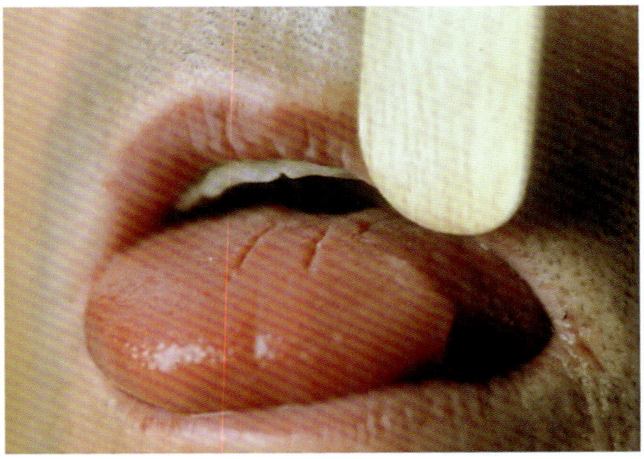

图 15.11 强直性肌营养不良 1 型患者的舌肌强直反应。叩击舌头边缘（此处为左边缘），可形成持久的压陷

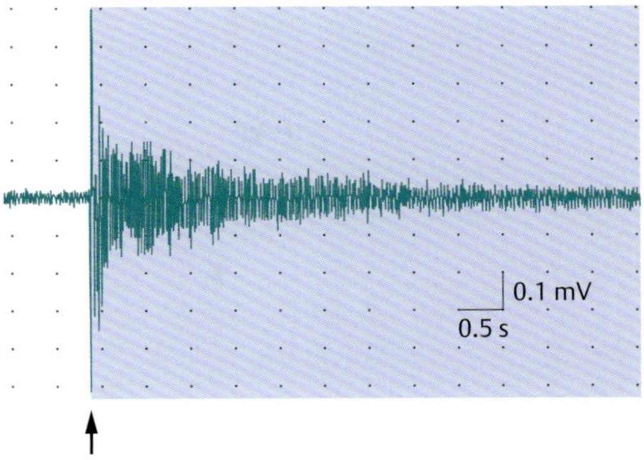

图 15.12 1 例 29 岁女性强直性肌营养不良 1 型患者的肌电图表现。叩击鱼际肌诱发了持久的高频电活动，振幅逐渐降低

养不良 2 型，特征主要是近端肌肉萎缩（特别是大腿肌肉），伴有轻度肌强直；也可能出现心律不齐和白内障。疾病的进程及其引起的损害是并不严重，仅在年老时会影响步行。该病是由染色体 3q21.3 上编码的锌指蛋白 9 基因（ZNF9）的 CCTG 重复异常扩增所引起的。

- 神经性肌强直是一种罕见病，也称为持续性肌纤维兴奋综合征或艾萨克（Isaac）综合征，特征是全身肌肉持续性僵硬伴肌纤维颤搐，患者的动作相应迟滞。肌电图显示持续的自发性肌肉活动。该病可发生于任何年龄，并被认为有自身免疫机制参与。抗癫痫药物治疗有效，免疫球蛋白或血浆置换对部分患者也有效。
- 僵人综合征的特征同样是 EMG 显示持续的肌纤维活动。肌肉僵硬，容易出现痛性痉挛，外部刺激和情绪压力可加重痛性痉挛。该病在数月或数年内缓慢进展。其发病机制被认为也是自身免疫性的。治疗有效的方法包括地西泮、抗癫痫药物、巴氯芬、免疫球蛋白和血浆置换。

15.4.2 可引起周期性瘫痪的疾病

遗传性周期性麻痹的特征是突然发生的血钾浓度异常，从而导致短暂的肌纤维兴奋性丧失，进而出现肌肉功能障碍。临床特征包括：

- 突然发作的瘫痪，严重程度和持续时间各异，可能持续数小时至数天；
- 通常，面部和呼吸肌并不受累；
- 部分患者在病程后期会出现永久性肌无力。

周期性麻痹分为正常血钾型、高血钾型和低血钾型（**图 15.3**），在此仅以低血钾型为例进行描述。

低血钾周期性麻痹

病因　本病为常染色体显性遗传，由编码肌纤维横管系统的二氢吡啶敏感性钙通道基因缺陷导致。多个基因突变位点已被发现，并且该病在男性中外显率较高。

15

临床特征　首次瘫痪发作发生在 5~30 岁，更多见于 20~30 岁。发作频率因人而异，部分患者每天发作，而某些患者每年仅发作几次。每次发作持续时间几小时至一天不等。

诊断评估　有阳性家族史且发作期间血钾浓度低时应考虑该病，CK 一般正常。发作期的肌电图显示，随意运动时仅有少数几个运动单位电位或完全没有运动单位电位响应，且总的运动电位很小或缺失。心电图中有平坦的 T 波和 U 波。罕见的症状性（非家族性）病例曾出现在甲状腺毒症患者中。

治疗　每次发作的预后都是良性的。低盐、低碳水化合物饮食和补钾可以降低发作频率。静脉补钾可缩短发作时间。

15.5　代谢性肌病

要点

正常的肌肉功能取决于 ATP 的充足供应和持续再生。ATP 有几种不同的能量来源，糖原和脂质代谢以及正常的线粒体功能在这些过程中起着核心作用。肌肉组织能量供应不足会导致运动诱发性肌无力、肌痛，最终导致挛缩。代谢紊乱的潜在机制通常是遗传性酶功能缺陷。这类疾病的主要临床特征是糖原代谢病、肉碱缺乏症和线粒体脑肌病。

临床特征　这些代谢性疾病通常到青春期或成年后才变得明显，以下表现提示可能存在该病：

- 运动后出现肌无力、肌痛和 / 或挛缩，有时会发生横纹肌溶解，引起肌红蛋白尿和 CK 水平升高。
- 随时间进展，可能发展为永久性肌肉萎缩和无力。
- 血清 CK 浓度升高，有时乳酸浓度也升高（尤其是线粒体疾病）。
- 肌电图通常正常，仅在罕见情况下有肌病表现。
- 在缺血条件下，肌肉活动通常会导致乳酸浓度增加的 4 倍。但在某些糖原代谢病患者中，乳酸浓度不会升高。另一方面，轻度用力后乳酸急剧上升提示线粒体病的存在。

表 15.4 总结了各种类型的代谢性肌病，下面将仅详细讨论横纹肌溶解症和线粒体脑肌病。

15.5.1　急性横纹肌溶解

横纹肌溶解是骨骼肌组织的急性破坏，导致肌红蛋白进入血液，血清 CK 浓度显著升高。横纹肌溶解既有原发性的，具有常染色体显性遗传模式；又有症状性的，常由中毒性因素引起，如酗酒、吸食海洛因或服用某些药物（如他汀类药物），或由肌肉代谢性疾病，如某种糖原代谢病所致。因此，横纹肌溶解可能是多种病理过程的症状性表现。

临床特征　患者发展为快速进展的肌肉疼痛和无力。查体可见反射消失，肌肉肿胀；尿常规检查提示肌红蛋白尿。无感觉障碍。最严重的并发症是急性肾功能衰竭。

治疗　如果患者患有肌红蛋白尿，应给予最优水化方案以防止肾功能衰竭。如仍然发生肾功能衰竭，则必须进行透析。

15.5.2　线粒体脑肌病

线粒体功能　线粒体存在于人体

表 15.4　代谢性肌病中运动不耐受的临床特征

疾病群	酶缺陷	临床特征	诊断评估
糖原代谢性疾病	– 磷酸化酶 – 磷酸化酶 b 激酶 – 磷酸果糖激酶 – 磷酸甘油酸激酶	运动诱发的肌无力、肌痛、肌肉挛缩，有时出现肌红蛋白尿，即使短暂运动也是如此	前臂缺血试验、肌电图、组织化学肌肉活检、肌肉生化检测、DNA 检测
脂质代谢性疾病	– 肉碱缺乏 – 肉碱棕榈酰转移酶缺乏	持续运动后诱发的肌无力、肌痛，有时出现肌红蛋白尿	肌肉活检组织化学染色、生化检测；在系统性肉碱缺乏症中，血清肉碱水平降低
线粒体肌病	– 氧化磷酸化解偶联 – 三羧酸循环障碍 – 呼吸链缺陷	肌肉受累几乎总是包括进行性眼外肌麻痹；大脑也常受累	血清乳酸水平，肌肉活检伴电镜检查和生化检测，DNA 检测
嘌呤核苷酸循环	– 肌腺苷酸脱氨酶	运动不耐受；部分患者无临床特征	运动时血氨水平不升高

的每个细胞中，是丙酮酸、脂肪酸和氨基酸代谢的场所。这些代谢过程产生 ATP，ATP 是细胞代谢和肌肉收缩的重要能量载体。

线粒体基因组　线粒体具有双拷贝的核 DNA（nDNA），同时拥有多个拷贝的自身线粒体 DNA（mtDNA）。mtDNA 独立于核基因组，通过卵细胞代代相传。因此，mtDNA 缺陷引起的线粒体病表现为母系遗传。

线粒体病的临床特征　线粒体代谢紊乱会破坏体内几乎所有细胞的功能，肌细胞和脑细胞尤其具有高能量需求，因此线粒体病通常累及二者并出现相应临床特征，即为脑肌病。**表 15.5** 总结了其典型的临床特征。

部分线粒体肌病

进行性眼外肌麻痹通常在成年期发病且进展非常缓慢，典型临床特征是进行性上睑下垂和眼球运动受限，最终，眼球固定而不能向各方向运动。骨骼肌活检 Gomori 三色染色显示线粒体堆积在所谓的破碎红纤维中。该病可以表现为母系遗传的家族性疾病或作为 KSS 的一部分。

KSS 的特征是进行性眼外肌麻痹伴视网膜色素变性和心脏传导阻滞，其他可能的临床特征见**表 15.5**。KSS 通常是家族性的，由 mtDNA 的单一大片段缺失导致。

MELAS 综合征包括线粒体肌病（myopathy）、脑病（encephalopathy）、乳酸性酸中毒（lactic acidosis）和卒中样发作（stroke-like episodes）。在儿童期即会出现短暂性脑缺血和发作性呕吐，后期患者认知能力衰退，甚至痴呆。患者血清乳酸浓度升高。

MERRF 综合征（肌阵挛癫痫伴破碎红纤维，myoclonus epilepsy with ragged red fibers）是一种罕见的综合征，特征是肌阵挛、全身性癫痫发作、肌病和痴呆。

MNGIE 综合征（神经胃肠脑肌病，myoneurogastrointestinal encephalopathy）

是由于胸苷磷酸化酶基因突变所致，涉及肌病、眼外肌麻痹、周围神经病、脑病和胃肠道表现（假性梗阻、慢性腹泻）。通过异体干细胞移植以恢复该酶活性，其有效性已通过小样本队列研究得到了证实。

15.6 肌炎

要点

肌炎是肌肉的感染性或炎性疾病，包括：

- 影响肌肉的自身免疫性疾病，既可作为主要疾病表现（如多发性肌炎，若累及皮肤即为皮肌炎），也可以作为伴随表现出现在累及多系统的综合征；
- 原发性、全身性、非感染性、慢性炎性疾病引发的肌肉受累；
- 肌肉直接感染（感染性肌炎）。

表 15.6 列出了最重要的肌炎类型。

临床特征　所有类型的肌炎（感染性 / 炎性肌病）的共同特征是：

表 15.5　线粒体病的临床特征

受累器官	临床特征
肌肉	– 肌病伴有破碎红纤维 – 进行性眼外肌麻痹 – 运动不耐受
神经系统	– 肌阵挛和全身性癫痫发作 – 青年卒中 – 共济失调 – 痴呆 – 多发性神经病 – 耳聋 – 视神经病变 – 偏头痛 – 基底节钙化（法尔病，Fahr Disease） – 肌张力障碍 – 脑脊液（CSF）中蛋白浓度升高
眼睛	– 色素性视网膜炎 – 白内障
心脏	– 心肌病 – 传导异常
胃肠系统	– 假性肠梗阻 – 腹泻
内分泌系统	– 身材矮小 – 糖尿病 – 甲状腺肿 – 性腺机能减退
皮肤	– 多发性脂肪瘤 – 鱼鳞病

表 15.6　感染性和炎性肌病（炎性肌病）

分类	类型
自身免疫炎症性疾病，主要累及肌肉	– 成人型皮肌炎和多发性肌炎 – 儿童型皮肌炎和多发性肌炎 – 伴随恶性肿瘤的皮肌炎和多发性肌炎 – 包涵体肌炎
累及肌肉和其他器官的自身免疫炎症性疾病	– 进行性系统性硬化 –Sjögren 综合征 – 系统性红斑狼疮 – 类风湿关节炎（原发性慢性多发性关节炎） – 混合性胶原蛋白病（混合性结缔组织病，Sharp 综合征） – 结节性动脉周围炎 – 白塞病
其他非感染性炎性肌病	– 巨细胞性肌炎 – 弥漫性筋膜炎伴嗜酸性粒细胞增多 – 嗜酸性粒细胞性多发性肌炎 – 风湿性多肌痛症 – 结节病 – 克罗恩病肌炎 – 骨化性肌炎 – 肌硬化症
传染性炎性肌病	– 病毒（如流感病毒） – 细菌 – 螺旋体 – 真菌 – 原生动物 – 蠕虫

15

- 肌肉受累通常是对称的；
- 通常进展快，几个月内出现萎缩；
- 有时有局部疼痛；
- 无感觉障碍；
- 有时血清 CK 浓度很高；
- 无相关家族史。

本章仅描述多发性肌炎和皮肌炎。

15.6.1　多发性肌炎和皮肌炎

流行病学　这些疾病较罕见，每年每 10 万人中有 5~10 人患病。女性多见。多发性肌炎几乎完全在 35 岁以后发病，而皮肌炎倾向于在青春期之前或 40 岁左右发生。

病因　体液免疫在皮肌炎中发挥重要作用，而细胞免疫机制则与单纯的多发性肌炎有关。

临床特征　疾病通常始于如疲劳、肌痛、关节疼痛甚至发热之类的全身症状。此后，通常发展为对称性的、主要累及近端肌肉的肌无力，并导致萎缩（**图 15.13**）。患者下蹲或坐下后站起困难，难以将手臂抬高到水平位置以上。肌肉多会有压痛。这些症状和体征在数周或

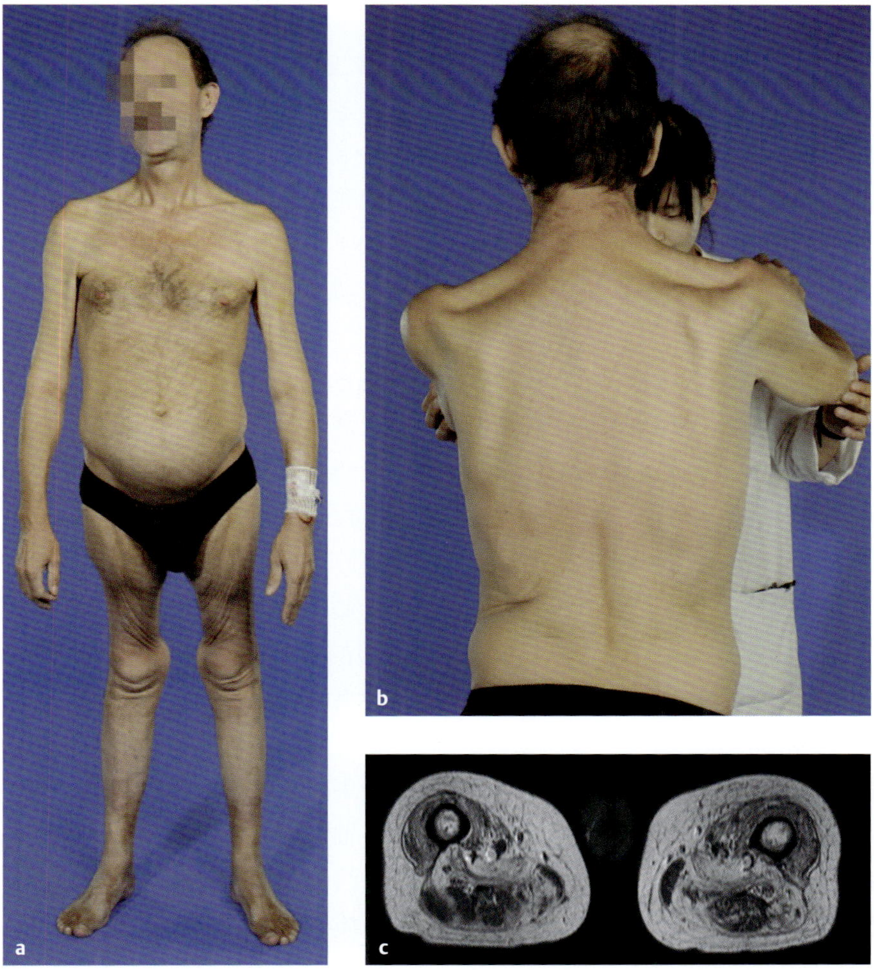

图 15.13　1 例患有难治性肌炎的 50 岁男子。a，b. 上肢和下肢肌肉（主要是近端）明显萎缩。c. 大腿肌肉几乎完全被破坏，并被脂肪代替（MRI）

数月内迅速发展。约三分之一的患者有吞咽困难，并可能导致吸入性肺炎。若累及皮肤（皮肌炎），则其颜色会变成紫红色。皮肤颜色改变还可能包括分布于面部的蝶形红斑（鼻子和两侧脸颊），或胸部、手背或甲周的红斑。也可能出现皮肤钙质沉着、关节疼痛，关节积液（罕见）和雷诺样现象。心脏可能受累（期外收缩，心力衰竭）。当多发性肌炎作为胶原性疾病的一组症状出现时（重叠综合征；**表 15.6**），其他器官也会受影响。其他可同时影响肌肉和皮肤的疾病只有硬皮病。

诊断评估　辅助检查是必要的。至少在发病初期，血清 CK 浓度升高到正常的 10 倍及以上。同一肌肉不同部位的 EMG 表现差异很大，可出现显著的时相缩短、波幅降低、多相电位等，也可见病理性自发活动和失神经电位。肌肉活检显示典型的弥漫分布性肌肉坏死和炎性浸润。

治疗　儿童往往对糖皮质激素治疗反应良好。成人通常需要使用免疫抑制药物如硫唑嘌呤进行治疗。免疫球蛋白在治疗在初期是有益的，但在一段时间内必须坚持补充皮质类固醇或免疫抑制剂。

15.7　其他肌肉受累的疾病

15.7.1　系统性疾病引起的肌病

各种系统性疾病都会导致肌无力，包括某些内分泌疾病（甲状腺功能减退和亢进、甲状旁腺功能减退和亢进、库欣病、Addison 病）。引起肌无力的副肿瘤综合征包括副肿瘤性多发性肌炎、皮肌炎，以及神经肌肉接头病变的 Lambert–Eaton 综合征（见章节 15.8.2）。在电解质紊乱中，高血钾和低血钾（非遗传性）都会导致肌无力，秋水仙碱、氯喹、氟可的松和降脂药等药物亦如此。汽油蒸气和甲苯等有毒物质可能导致横纹肌溶解（要注意的是，患者主动闻这些气体可能只是为了娱乐！），而酒精则可能导致急性酒精性肌病。营养不良（如非法拘禁等）亦会导致肌无力，维生素 E 缺乏会导致严重的肌病。

15.7.2　先天性肌病

本节介绍几种类型的先天性肌病，其中部分目前具有已知的遗传背景，共同特征是：

- 从婴儿期开始肌肉张力显著降低；
- 运动发育延迟；
- 进一步出现近端肌肉无力为主的表现；
- 肌容积普遍减少；
- 通常表现为头面骨骼狭窄，头顶呈哥特式凸起，有的伴有其他骨骼畸形；
- 病程进展缓慢或不进展；
- 部分伴有心肌病和 / 或智力障碍。

以下的先天性肌病名称是根据肌肉活检的组织病理学表现来分类的：

- 中央轴空病；
- 杆（线）状体肌病；
- 中央核肌病；
- 多轴空病；
- 指纹体肌病；
- 肌质管肌病 *；

* 译者注：肌质管系统是肌质网和 T 管的合称。

– 透明体肌病（又称肌球蛋白沉积症，为Ⅰ型肌纤维中的肌原纤维崩解性肌病）。

15.8 神经肌肉传递障碍—肌无力综合征

要点

肌无力综合征的特征在于肌肉的异常疲劳。不同程度的无力感可能存在于单个肌群，甚或全身所有肌肉。从病理生理学的角度来说，这些情况是由运动终板上冲动传递受到干扰，通常由自身免疫性疾病所致的。例如，最常见的肌无力综合征——重症肌无力，是由自身抗体的免疫交叉反应破坏了突触后膜上的乙酰胆碱受体所致。

在细胞水平，信号冲动传输至运动终板的过程详见章节 15.1.3，**图 15.2** 进行了图示说明。理论上，这些过程可能会以几种不同的方式受到损害：

– 乙酰胆碱合成不足或乙酰胆碱在轴突末端储存异常；
– 轴突末端乙酰胆碱释放不足；
– 乙酰胆碱在突触间隙中的转运异常；
– 乙酰胆碱与其突触后膜上特异性受体的结合受损。

上述病理生理机制简单列表的最后一个是重症肌无力（临床上最常见、最重要的肌无力类型）的致病机制。另一方面，Lambert–Eaton 综合征（见章节 15.8.2）潜在的机制是乙酰胆碱从突触前膜释放不足（**图 15.14**）。

15.8.1 重症肌无力

流行病学　此疾病的年发病率为 1~4/100 000，在总人口中的患病率为 140/ 百万。女性比男性更易患病，比例为 3 ∶ 2。女性通常在 20~40 岁发病，男性多在 60 岁左右发病。原则上来说，重症肌无力可以出现在任何年龄。重症肌无力伴有其他某些疾病的情况并不少见：在该病患者中，约 15% 伴有胸腺瘤，约 5% 伴有甲状腺功能亢进，约 5% 伴有甲状腺功能减退，约 4% 伴有多发性关节炎。

病理生理学　约四分之三重症肌无

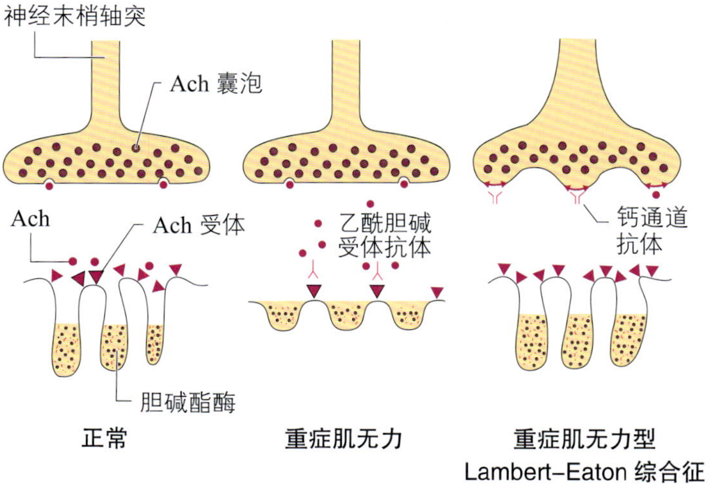

图 15.14　神经肌肉突触在不同状态下的作用示意图：正常状态、重症肌无力、Lambert–Eaton 综合征。在重症肌无力中，乙酰胆碱受体抗体（Ach–R–Ab）会破坏突触后膜上的乙酰胆碱受体。乙酰胆碱（Ach）仍以正常量释放，但由于完整受体数量减少，其作用不足。在 Lambert–Eaton 综合征中，神经末梢突触前膜的钙通道抗体（CaCAb）阻止了乙酰胆碱的释放

力患者患有胸腺增生，约 15% 伴有胸腺瘤。机体产生了胸腺肌样细胞的抗体，因免疫反应的错误诱导，使这些抗体同时攻击运动终板的乙酰胆碱受体，几乎所有肌无力患者血清乙酰胆碱受体抗体浓度升高。如果将患者的血清注射到实验动物体内，则动物亦会出现肌无力综合征。患病的母亲可将这些抗体通过胎盘传给她的孩子（见后）。此类抗体具有高度异质性，可与几个不同位置的乙酰胆碱受体结合。

在临床诊断的重症肌无力患者中，10%~20% 无法检测到乙酰胆碱受体抗体——被称为“血清阴性重症肌无力”。在这些患者中，抗肌肉特异性酪氨酸激酶抗体（抗 MuSK 抗体）阳性率约为 70%。这些患者通常是女性，其症状多发生在40岁之前。在其余的“双重血清阴性”患者中又发现了另一种抗体，它作用于低密度脂蛋白受体相关蛋白 4（LRP4）并干扰神经肌肉传递。

临床特征　**表 15.7** 总结了重症肌无力的临床特征，最突出的特征就是肌肉的异常疲劳。起初，负责精细运动的肌群受累最明显，这些肌群都对应很小的运动单位，包括眼外肌、提上睑肌、咀嚼肌和吞咽肌等。这些肌肉对乙酰胆碱受体数量的下降反应最敏感。因此，重症肌无力的早期表现通常包括复视、上睑下垂（**图 15.15**）、吞咽困难、频繁误吸和咀嚼食物困难。当然，即使是在发作早期，任何其他肌群也可以受累。临床特征在白天会逐渐加重，到晚上则最重（晨轻暮重）。反复运动受累肌肉群会导致无力迅速恶化。这种现象成为几种临床诊断检测方法的依据。

在抗 MuSK-Ab 阳性重症肌无力中，面部和吞咽肌受累最重，呼吸危象很常见。

诊断评估　如果患者迅速反复睁闭双眼，或长时间向上看，则上睑下垂会在 1 分钟内明显加重（Simpson 试验*，**图 15.16**）。

表 15.7　重症肌无力的临床特征

	典型表现
临床神经功能	– 单个肌群的进行性无力 – 当受累肌肉快速反复收缩时，肌无力加重 – 几分钟或一小时的休息即可恢复 – 肌无力表现为晨轻暮重 – 眼部肌肉或咽部肌肉（吞咽困难，讲话鼻音）最先受累（上睑下垂、复视） – 属于不同运动单位的肌肉无力严重程度不同 – 偶因肌力的突然恶化引发危象 – 无肌萎缩或束颤 – 胆碱酯酶抑制剂可不同程度地消除疾病表现，如腾喜隆试验
实验室检查和肌电图特点	– 抗乙酰胆碱受体抗体的血清滴度升高（眼肌型不一定会出现） – 肌电图示波幅下降幅度超过 10%（眼肌型不一定如此）

* 译者注：与国内教材中的“疲劳试验”类似。

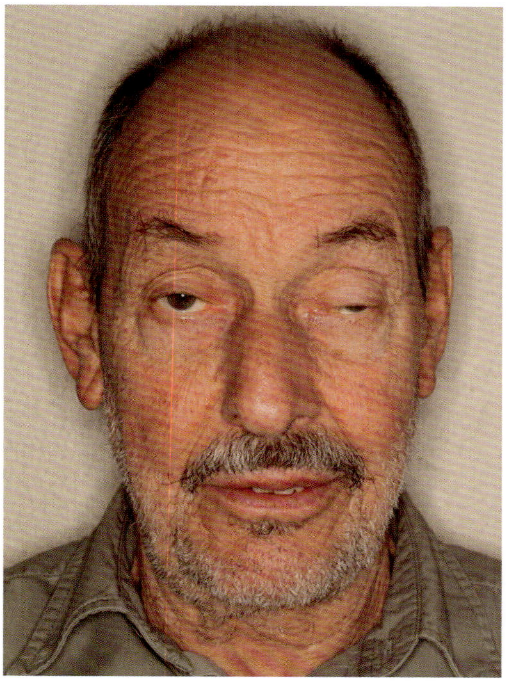

图 15.15 1 例主要表现为眼部症状的重症肌无力患者，可见双侧上睑下垂，左侧更严重。注意他左额肌的主动收缩以试图抬高眼睑，代偿上睑下垂

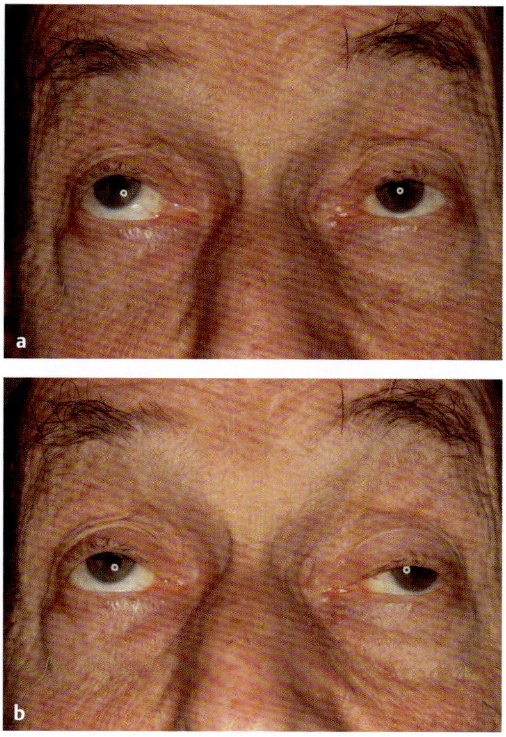

图 15.16 重症肌无力眼外肌受累表现和 Simpson 试验。患者尝试持续向上看加重了上睑下垂和左眼外展的程度。a. 病人向上看。b. 20 秒后，左侧出现明显的上睑下垂，左眼停留在外展位

更多的诊断检查可明确诊断。滕喜龙试验是在 10 秒钟内静脉注射 10 毫克的乙酰胆碱酯酶抑制剂氯化腾喜隆。该药物抑制乙酰胆碱在突触间隙的分解，因此乙酰胆碱可在更长时间内与肌细胞膜上的受体相结合，以补偿受体数量减少造成的有害影响。应用后，肌无力表现在 30 秒内可改善，并可持续约 3 分钟。例如，明显的上睑下垂可能会暂时消失。在肌电图上，当重复刺激运动神经时，来自相应肌肉的表面记录显示电位波幅逐渐下降（递减）超过 10%（**图 15.17**）。在尚未累及全身的眼肌型重症无力患者中，可能检测不到相应抗体，EMG 也可能是正常的。在约 85% 的重症肌无力患者血清中可发现抗乙酰胆碱受体抗体；然而，在约 50% 的纯眼肌型患者和约 15% 的全身型重症肌无力患者中未能发现。如前所述，对于抗乙酰胆碱受体抗体阴性的患者，也必须查找抗 MuSK 抗体，有时还需要查找抗 LRP4 抗体。对患者必须进行胸部 CT 或 MRI 检查，以发现或排除胸腺瘤。还需查找和排除可能类似或伴随重症肌无力的其他疾病（请参阅下文）。

15

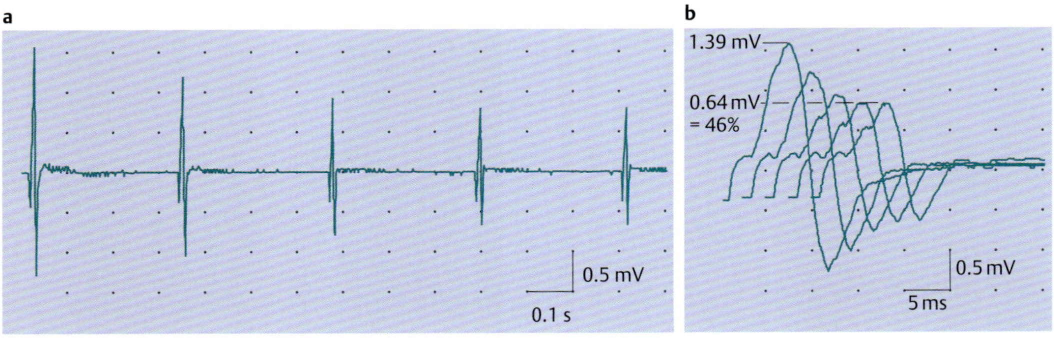

图 15.17 1 例 59 岁眼肌型重症肌无力男性患者的肌电图表现。此为在茎乳孔重复刺激面神经在鼻肌记录的电活动（以 3 Hz 频率刺激）。a. EMG 动态波形图。b. 在扩大的时间尺度上显示相同的曲线，并且对连续刺激的反应是叠加的。总的肌肉电位从一个刺激到下一个刺激逐个递减，第 5 次刺激电位波幅比第一次刺激时下降了 54%。正常情况下，递减不应超过 10%

临床分型　根据肌肉受累的范围和严重程度对重症肌无力进行分型。Osserman 分型有 4 个主要表型，见**表 15.8**。

自发病程　如未经治疗，在更长时间里，疾病的严重程度会呈现明显波动。自发缓解可能会持续很长时间，但真正的自发性治愈十分罕见。最初约 50% 的患者有眼肌受累；在这些患者中，约 16% 的肌无力表现将仍局限于眼睛（眼肌型）；最终约 90% 的患者将累及眼肌。从眼到身体其他部位的全身性表现一般会在发病后 3 年内发生。新生儿一过性重症肌无力，是由患重症肌无力的母亲通过胎盘向孩子传播抗体，持续时间通常不会超过 2 周。

抗乙酰胆碱受体抗体阳性重症肌无力的治疗　胆碱酯酶抑制剂可通过延缓乙酰胆碱分解、延长其对肌细胞膜上剩余有功能的乙酰胆碱受体的作用，来改善疾病表现：溴吡斯的明可单次 10~60 mg 剂量，每日多次服用*。

15

表 15.8　重症肌无力的分型（Osserman 分型）

类型	特征
Ⅰ	眼肌型，即仅限于眼部肌肉
Ⅱ a	轻度全身型
Ⅱ b	中度全身型，呼吸肌不受累
Ⅲ	急性快速进展型，突然发作，并在发病 6 个月内逐渐累及呼吸肌
Ⅳ	慢性严重型；可能从先前的Ⅰ型或Ⅱ型发展而来，多在病情相对稳定约 2 年后开始进展

注意：Ⅲ和Ⅳ型患者的死亡率更高，胸腺瘤更多见

* 译者注：但需提醒患者可能的胆碱能危象。

短期免疫疗法可用于重症肌无力的急性加重和可能发生的呼吸衰竭（肌无力危象；**表 15.9**），包括血浆置换术和静脉内输注免疫球蛋白。长期服用皮质类固醇和其他免疫抑制剂（如硫唑嘌呤）以控制疾病的长期进程，多数重症肌无力患者需要这些药物。类固醇治疗可能会使病情短暂恶化，因此应非常缓慢地开始给药或住院治疗。疗效通常在开始治疗后 2~4 周出现；硫唑嘌呤的疗效也需要几个月才能显现。

对每一例重症肌无力患者，均应考虑胸腺切除术。经过数月或数年后，胸腺切除术可使约 80% 的手术患者的肌无力症状得以治愈或至少得到了实质性改善。除轻度眼肌受累的患者外，对 60 岁以下患者进行胸腺切除术几乎没有争议。在老年患者中，手术也获得了良好的效果。胸腺瘤如果存在，则无论患者年龄如何，都必须进行手术切除。如果是次全（大部分）切除，则必须进行辅助放疗，因为约 25% 的胸腺瘤会发生恶变。

抗 MuSK 抗体阳性重症肌无力的治疗　胆碱酯酶抑制剂的疗效有限，甚至会使疾病恶化。血浆置换和长期免疫抑制治疗对该类型重症肌无力有益。胸腺切除术无益。

并发症　肌无力危象的患者可能需要相当高剂量的胆碱酯酶抑制剂，这会使其产生中毒表现，如恶心、大汗、腹部绞痛、气道分泌物过多、躁动和焦虑。这种综合征即为胆碱能危象。有关肌无力和胆碱能危象的区别见**表 15.9**。长期免疫抑制治疗也会引起多种并发症，包括白细胞减少症，以及对感染、皮肤角化过度和肿瘤的易感性增加。

15.8.2　Lambert-Eaton 综合征

病因与发病机制

该病是由运动终板上运动神经末梢电压敏感性钙通道的自身抗体引起的。该通道的失活减少了传入动作电位引起的钙内流，因此导致突触前膜释放的乙酰胆碱不足。因此，Lambert-Eaton 综合征（与重症肌无力不同）的神经肌肉接头传递受损是突触前的。约三分之二患者的原发病因是小细胞肺癌，癌细胞膜上的电压敏感性钙通道会触发并误导自身免疫反应的攻击对象。非肿瘤起源的 Lambert-Eaton 综合征病例通常与其他自身免疫性疾病相关，如恶性贫血、

表 15.9　肌无力危象 VS 胆碱能危象

肌无力危象独有特征	两种危象的共同点	胆碱能危象独有特征
– 瞳孔放大 – 眼睑下垂 – 心动过速 – 面色苍白	– 肌肉无力 – 呼吸困难 – 大汗 – 尿急和大便紧迫感 – 焦虑，躁动 – 意识模糊，嗜睡	– 瞳孔缩小 – 心动过缓 – 气道分泌物增多 – 肌束颤动 – 皮肤潮红、温暖

引自 Grehl H, Reinhardt F. Checkliste Neurologie, 6th ed. Stuttgart: Thieme; 2016.

甲状腺功能减退或亢进、重症肌无力、Sjögren综合征等。胸腺不发生肿大。

临床特征 此病的标志是肌无力，尤其是易疲劳，主要发生在骨盆带肌和下肢肌群。部分患者的眼外肌和上睑提肌轻度受累。起初，运动后肌力会暂时加重。一般而言，腱反射消失，许多患者会出现口干或其他自主神经表现（如体位性低血压，阳痿）。

诊断评估 在肌电图上，重复刺激的前几个肌肉动作电位波幅较低，随后的电位波幅逐渐增高（递增）。此表现在高频刺激下尤其明显。它与重症肌无力中典型的递减表现相反，因此可用于鉴别诊断。

治疗 免疫球蛋白和血浆置换短期治疗Lambert-Eaton综合征有效；长期治疗，则皮质类固醇和硫唑嘌呤对该病有效。胆碱酯酶抑制剂效果不佳。

15.8.3 罕见的重症肌无力样综合征

先天性肌无力综合征通常是常染色体隐性遗传病。这些遗传疾病可能由神经肌肉接头的突触前或突触后相关蛋白异常引起。临床特征为眼部表现和全身性肌肉无力。胆碱酯酶抑制剂治疗有效；极少数情况下，3，4二氨基吡啶也有效。这些遗传综合征包括先天性重症肌无力（伴随患者终生）和家族性婴儿型肌无力。后者在儿童期可出现危及生命的呼吸功能不全，但随年龄增长病情会减轻。

慢通道综合征是常染色体显性遗传病，一般在青年期临床特征很明显。神经肌肉接头传递异常是乙酰胆碱受体耦合的阳离子通道开放时间延长。除了运动依赖性肌肉无力之外，患者还会出现肌肉萎缩。重症肌无力的常规治疗对此病无效。

肌无力现象可由多种物质引起，包括有机磷酸酯和青霉胺。其他药物也会加重已经存在的肌无力，如氨基糖苷类、奎宁、抗心律失常药和抗惊厥药。

15

第十六章

自主神经系统疾病

差点漏掉的“坏家伙”

一位54岁女性银行经理数月来感到疲累不堪，精神倦怠，同时有反复发作的腹痛和下腹部盆腔区域的闷胀不适。尽管最近没有食欲，她的体重还是增长了3公斤（“肥肉几乎都长肚子上了”）。她反复跟她的医生说她想尽快来看，可是又因为工作太忙、症状过于弥散而数次推掉了预约。

直到最后她出现了后腰痛，且疼痛沿右腿放散至足底，足底还感到麻木，她才下定决心来就诊。

医生查体发现，患者右足跖反射减弱，踝反射消失，S1~S3皮节的皮肤浅感觉减弱。考虑到患者诉后腰部疼痛且放射至右腿，医生怀疑L5–S1椎间盘向右后方突出压迫了S1神经根。医生申请行腰部MRI扫描来确诊，却惊讶地发现没有任何相关影像学证据。

该医生对自主神经系统没有给予足够关注。如果他意识到需要检查自主神经系统，就会发现患者的右侧足底因为无汗而异常干燥，和其左侧足底完全不同（无汗症）。

支配汗腺的交感神经纤维起源于脊髓T1至L2/L3水平的中间带外侧核。这些脊髓节段是交感神经纤维与脊神经前根一起出髓的唯一通路。然后这些纤维加入交感干并通过周围神经丛和周围神经感觉支，到达自主神经丛、内脏或（在这种情况下）皮肤。T1以上和L3以下的神经根都不含有自主神经纤维成分，因此L3以下神经根损伤不会出现任何类型的自主神经功能异常，包括无汗。

但是，就该患者而言，她的右侧足底无汗，这与S1神经根损伤无关，因而其病变部位更远。另一方面，感觉异常和出汗障碍的皮肤分布区域太大，已经超过了单支周围神经支配的范围，其皮肤感觉超敏区涉及多个皮节（S1~S3），因而病变更有可能位于骶丛。

CT扫描盆腔发现有一个肿瘤位于右侧卵巢，侵犯骶丛神经。患者所谓的更加“弥散”的症状，应该在她出现神经系统症状前很久就感受到了，这也与卵巢癌的临床特征一致。她的体重和腰围增加可能与腹水有关。现在回顾此病例，接诊医生应该意识到，在形成自己的疑诊推断时更应仔细倾听患者的全部讲述。

16.1 解剖学基础

要点

自主神经系统对全身所有组织器官进行神经支配，其神经纤维分布于如咽喉、腹部、血管、泪腺、唾液腺和汗腺等内脏器官，这些组织器官的功能是不自主的。根据结构和功能，自主神经系统可以分为交感神经系统和副交感神经系统，在同一个靶器官上形成相互拮抗效应。二者的基本解剖结构为两级神经元：初级神经元胞体位于中枢神经系统，主要在脑干或脊髓内（节前神经元）；次级神经元胞体则位于自主神经节或神经丛内（节后神经元）。下丘脑是自主神经系统的“指令中枢”。

16.1.1　交感神经系统

节前神经元的胞体位于脊髓 T1 至 L2/L3 的侧角（中间外侧细胞柱或中间外侧核，因此交感神经系统有时也称为胸腰系统）。来自下丘脑的神经信号传入这些胞体，中枢交感传出纤维从脑干直至脊髓内的交感神经核团。节前神经元的轴突从脊神经前根出髓，经白交通支进入交感干。交感干由一系列交感神经椎旁节借节间支相连而成，对称地排列在脊柱两侧。部分节前纤维在交感干内与节后神经元形成突触联系，其他纤维贯穿整个交感干直到其在靶器官附近与相应的节后神经元形成突触（即在靶器官附近的自主神经丛或内脏器官的壁内神经节里）。节后神经元发出的轴突投射至靶器官或组织，如内脏器官和血管的平滑肌，以及各种腺体。交感神经纤维出脊髓至神经根、交感干、周围神经的位置关系见**图 16.1**，**图 16.2** 展示了交感神经系统的全貌。

16.1.2　副交感神经系统

副交感神经系统的节前神经元与交感神经系统的神经元不同，其位于中枢神经系统内两个截然不同且相隔甚远的部位：一部分位于脑干的内脏运动和感觉神经核团，而另一部分位于 S2~S4 节段的脊髓侧角骶副交感核。脑干核团内的节前神经元发出的轴突加入第Ⅲ、Ⅶ、Ⅸ、Ⅹ对脑神经，出颅进入外周的副交感神经节；后者部分位于靶器官的内壁。在副交感神经节内，节前神经元与节后神经元形成突触联系，完成换元。第Ⅲ、Ⅶ、Ⅸ对脑神经内的副交感神经主要支

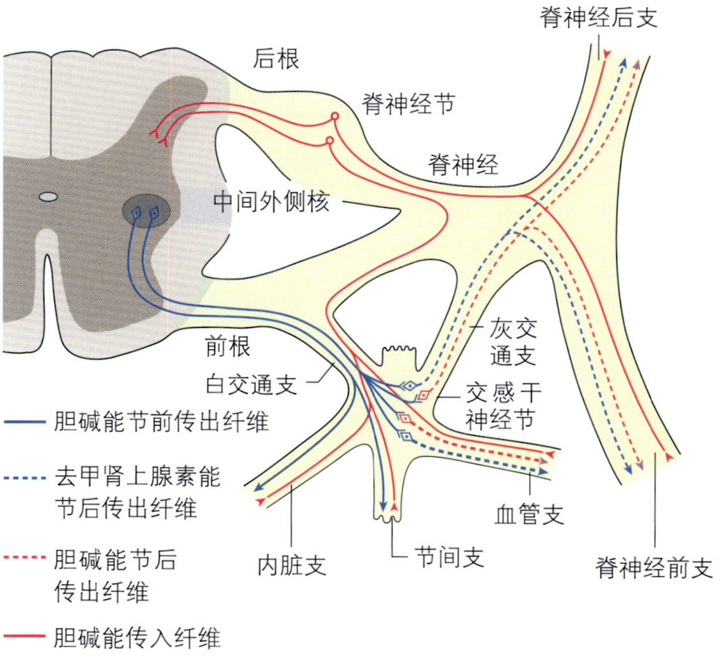

图 16.1　交感神经传出纤维出脊髓的解剖关系示意图。泌汗纤维与脊神经（包括前根和后根）伴行到达相应的皮肤分布区，而支配血管和内脏的自主神经纤维则沿各自的传导径路到达靶器官（血管支、内脏支）

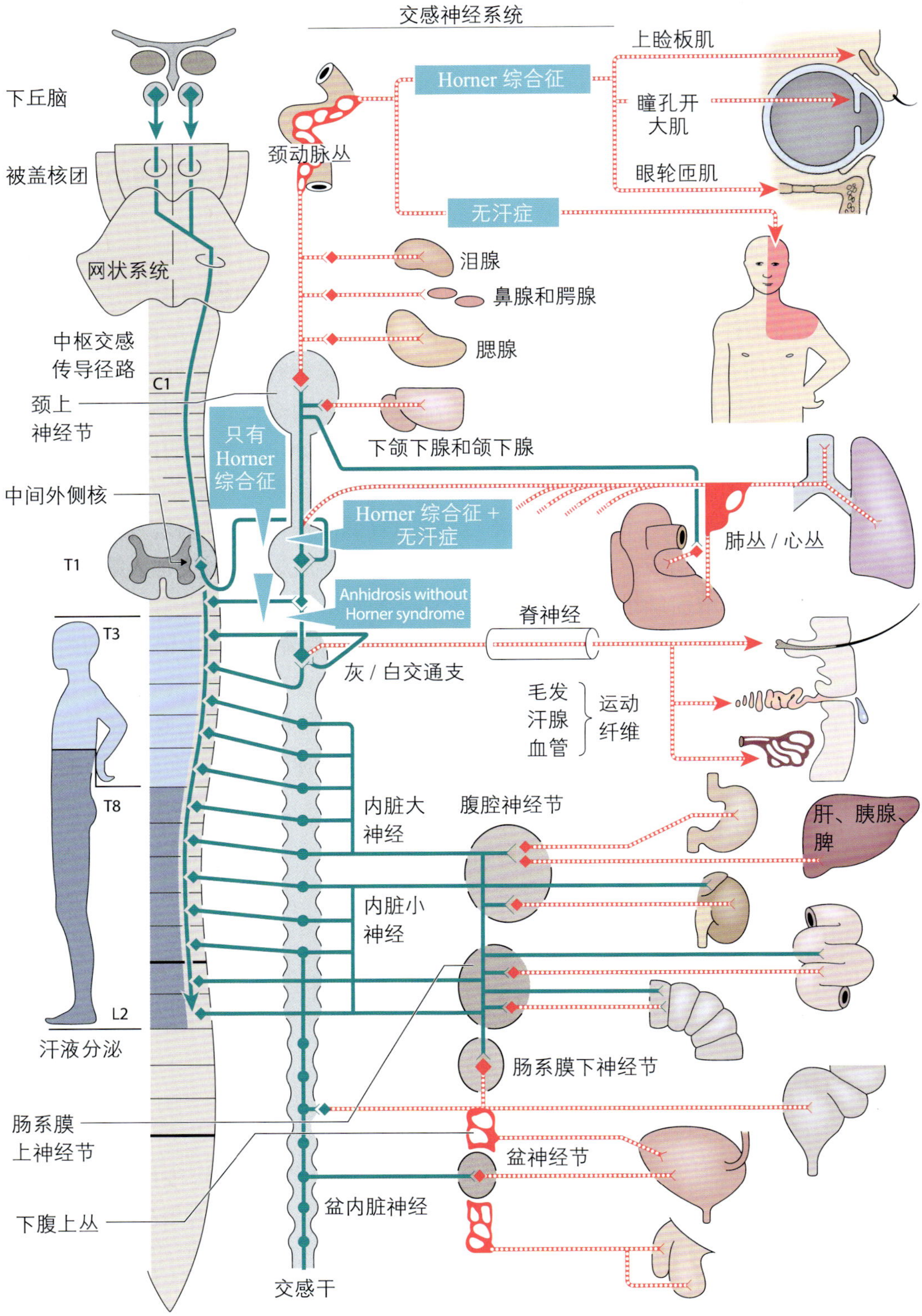

图 16.2　交感神经系统解剖示意图

配头面部的平滑肌和腺体，而迷走神经的节前神经纤维发出分支广泛分布于各类内脏器官，包括咽、喉、腹部，一路下降并沿途分支直至结肠左曲，越过位于横结肠近结肠左曲的 Canon 点（Cannon–Böhm 点）；结肠左曲以下的消化道和盆腔脏器由骶部副交感神经支配，后者的节前神经元胞体位于骶髓侧角内，发出的纤维经脊神经前根或盆腔神经至外周，在盆丛（即下腹下丛）或盆腹腔脏器的壁内神经节与节后神经元相遇并形成突触联系。副交感神经系统的解剖结构见**图 16.3**。

16.2　自主神经系统的正常生理功能和病理性改变

要点

交感和副交感神经系统调节内脏器官功能并负责全身自主神经反射。副交感神经系统的神经递质是乙酰胆碱，交感神经系统的节前纤维为胆碱能的，节后纤维则释放去甲肾上腺素，在肾上腺皮质则释放肾上腺素。**表 16.1** 对自主神经系统两个组成部分的主要生理功能进行了概述。自主神经系统疾病常表现为汗液分泌异常，膀胱、直肠或性功能障碍，直立性低血压，以及 Horner 综合征。

接下来我们将简要讨论一小部分自主神经系统疾病或相关临床功能障碍。

16.2.1　汗液分泌

汗腺的自主神经纤维以交感神经为主，后者在周围神经系统中与感觉神经纤维伴行至相同的皮节。因此，某一周围神经损伤就会引起相应感觉分布区的皮肤汗液分泌异常。汗液分泌异常可通过多种检测证实，如茚三酮试验。

表 16.1　交感和副交感神经系统功能

靶器官	交感神经系统效应	副交感神经系统效应
眼 – 瞳孔开大肌 – 瞳孔括约肌	瞳孔开大	瞳孔缩小
血管平滑肌	身体某部位的血管收缩， 比如，皮肤	身体某部位的血管舒张， 比如，胃肠道的血管舒张
唾液腺	不再分泌	分泌增多
汗腺	分泌增多	
泪腺		分泌增多
消化道腺体		分泌增多
消化道平滑肌	运动或蠕动减弱	运动或蠕动增强
支气管平滑肌	支气管舒张	支气管收缩
心脏	心率加快	心率减慢
膀胱平滑肌	尿潴留	排尿障碍 / 尿频
括约肌	尿潴留	排尿障碍 / 尿频

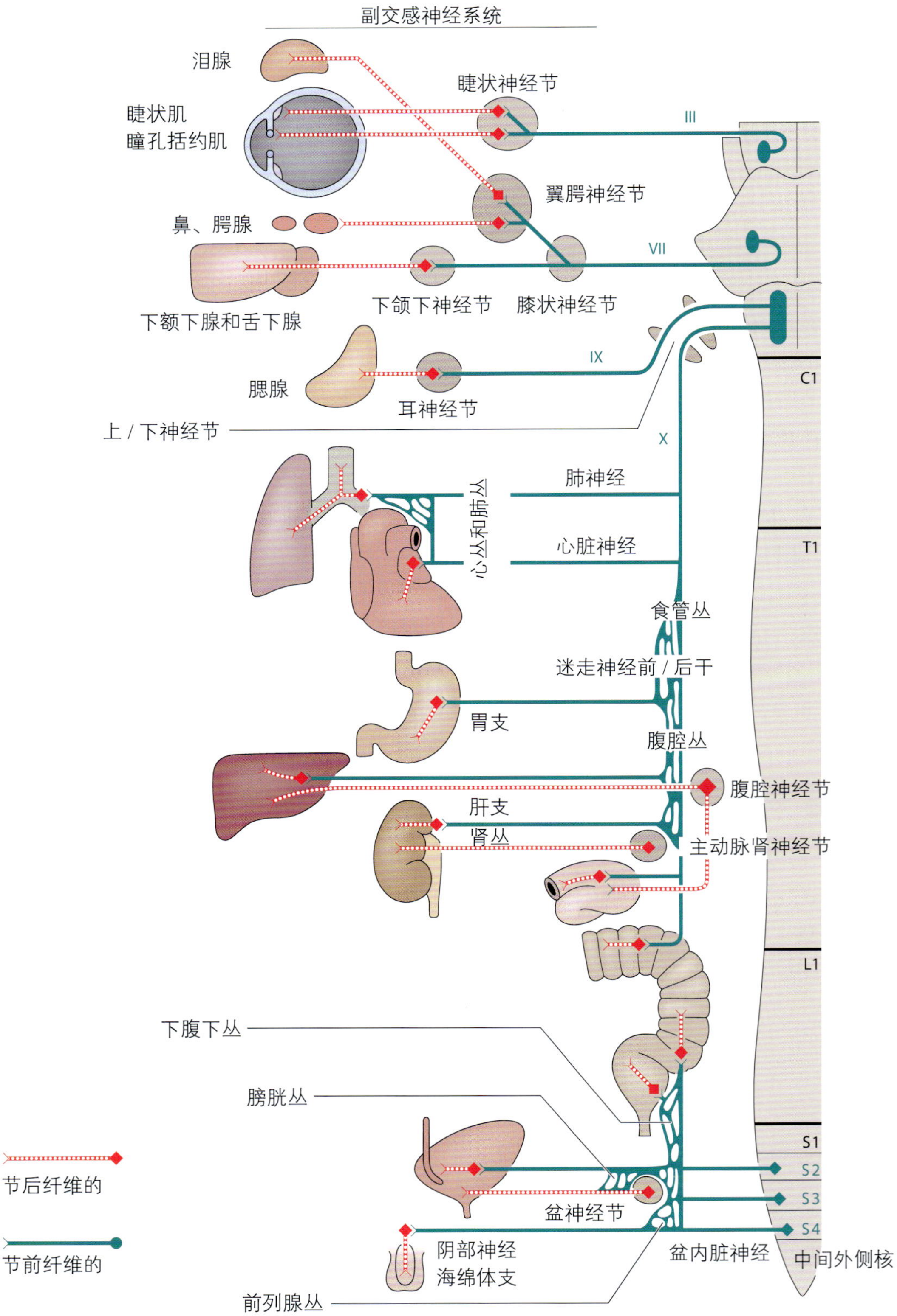

图 16.3 副交感神经系统解剖示意图

16.2.2　膀胱、直肠和性功能

解剖

支配膀胱、直肠和性功能的神经系统组成如下：

- 来自脊髓 T12–L2 节段的交感神经纤维，以及来自 S2~S4 节段的副交感神经纤维支配膀胱、直肠和内生殖器（包括阴茎海绵体）的平滑肌。其中，交感神经纤维在下腹上丛或下腹下丛换元后方可到达靶器官，副交感神经纤维则在下腹下丛换元后进入靶器官。来自膀胱、生殖器和直肠的信息经由内脏感觉（传入）纤维进入脊髓。
- 排便排尿的脊髓低位中枢通过若干不同的髓内传导径路接受来自核上多个皮质高级脑区的神经支配（旁中央小叶：排便排尿的主动控制脑区），并将来自外周的信息传入大脑（对膀胱充盈的感知，以及对伤害性刺激和温度刺激的感知）。这些机制是主动控制排便排尿的生物学基础。
- 盆底肌、膀胱外括约肌和直肠外括约肌的横纹肌受阴部神经支配，其纤维来源于脊髓 S2~S4 节段。该神经也传递来自尿道、前列腺、肛管和外生殖器的躯体感觉传入信息。

膀胱、直肠和性功能障碍

神经损伤部位不同则临床特征迥异（周围 / 中枢，单侧 / 双侧）。

脊髓横贯性损害　骶节以上的脊髓横贯性损害使得膀胱和直肠的脊髓上位中枢的调控中断，即排尿和排便的主动控制能力受损，但脊髓中的骶部排尿中枢和膀胱的所有传入和传出神经通路保持完整，包括膀胱排空的脊髓反射弧。这一损害导致痉挛性（自动）神经源性膀胱，即当膀胱被填满到一定体积时，膀胱就会反射性排空（图 16.4）。男性患者阴茎勃起仍然是可能的，尽管可能会逆行射精进入膀胱。

脊髓病变如多发性硬化症也可引起逼尿肌 – 括约肌协同功能障碍。在这种情况下，当逼尿肌被激活时，因为括约肌同时收缩，膀胱不能完全排空，尿液常逆流入输尿管和肾盂（膀胱输尿管反流）。

脊髓圆锥、马尾、骶丛和盆丛病变使骶髓排便排尿中枢失活，结果是膀胱和直肠肌肉组织松弛，导致排空功能严重受损。上位中枢无法感知膀胱的充盈感，而交感神经支配的膀胱内括约肌保持张力，因此，膀胱继续充满，直到膀胱内液体压力超过括约肌的闭合力，尿液自行流出。膀胱持续过度充盈，伴随频繁少量漏尿（充盈性尿失禁，又称低张力性膀胱、迟缓性膀胱、自动膀胱；图 16.5）。同时，排便也通过扩张的肛门括约肌被动地、不受控制地进行。

此外，男性的上述结构损伤会导致勃起功能障碍。由于保留了通过腹下丛的交感传出神经支配，在极少数情况下，性心理介导的勃起仍然是可能的。因此，少数男性患者仍然能够排出精液，但没有射精过程，也没有盆底肌的节律性收缩。

阴部神经损伤　阴部神经（包含来自 S2~S4 节段的副交感神经纤维）的孤立病变导致勃起功能障碍：因躯体感觉传入径路被破坏，骶部勃起中枢无法再被激活。同时，由于躯体运动纤维无法支配靶器官，因而球海绵体肌和坐骨

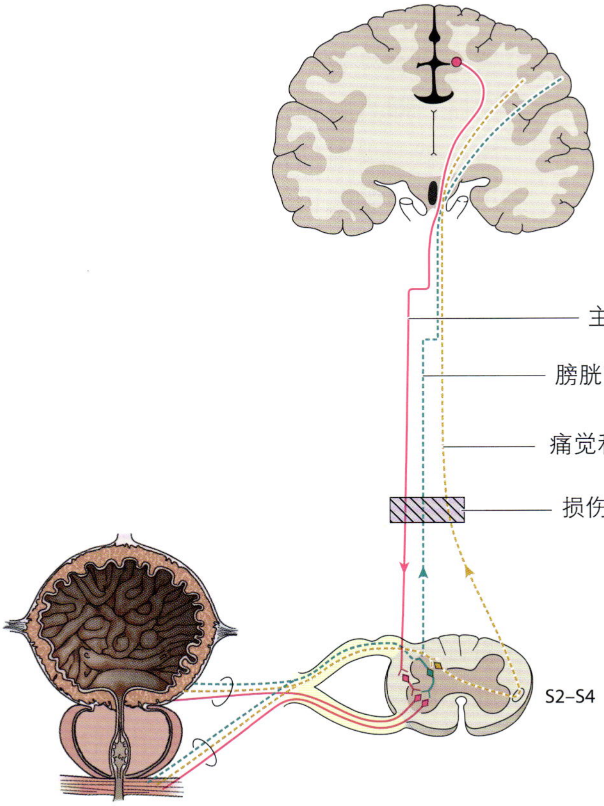

图 16.4 痉挛性神经源性膀胱。损伤切断了膀胱与中枢神经系统的联系，但是脊髓低位中枢的排尿反射仍保持完整，当膀胱内尿液达到一定体积，无论何时何地，都会自动排尿

海绵体肌无法使海绵体胀大参与阴茎勃起。

盆腔脏器的交感神经支配受损，可见于腰椎肿瘤浸润生长或外科手术副损伤。双侧交感干或上腹下丛受损使精液无法射入尿道近端；如果发生射精，精液也会逆行进入膀胱。只要盆丛对生殖器的副交感神经支配和阴部神经中的躯体感觉和运动神经支配保持完整，男性患者仍然能够勃起；受累的男性或女性都会保留盆底肌的收缩功能和性高潮。在所有接受双侧交感神经切除术的男性中，约有一半会出现这些症状（保留了体验性高潮的能力，但没有精液排出）；单侧腰交感神经切除术后不会发生。

16.2.3 颈交感通路和 Horner 综合征

解剖

如前所述，脊髓内的交感神经核团起于 T2 节段，因此头面部的交感神经纤维从胸髓节段上升，通过节间支到达颈交感干。后者由 3 个颈神经节（包括星状神经节）构成，是交感神经纤维换元处。换元后的交感神经纤维继续发出分支上行至动脉周围神经丛，进而发出终末支到达靶器官。头面部交感神经纤维主要支配血管壁运动，汗腺、唾液腺、泪腺及鼻腔和口腔内腺体分泌，以及瞳孔开大肌（属于平滑肌）的运动（**图 16.2**）。

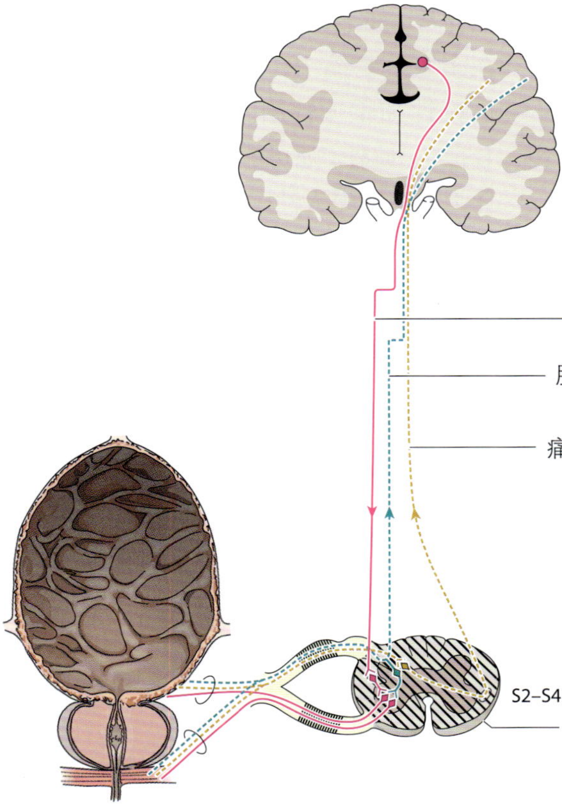

图 16.5　迟缓性神经源性膀胱。脊髓低位排尿中枢受损，膀胱逼尿肌功能丧失，膀胱充盈至膀胱内压超过膀胱括约肌的压力，则尿液少量多次频繁漏出。膀胱无法完全排空

颈交感径路病变

星状神经节或颈交感干损伤会导致 Honer 综合征：病变侧瞳孔变小，患者向下看时上睑下垂极为明显，或者是睑裂变小。Horner 综合征常伴有身体同侧上象限（特别是头面部）无汗；因损伤平面不同，上述情况亦可累及至上肢、手和腋窝。如果恰好在星状神经节下方阻断交感干，则会导致身体同侧上象限无汗，但不会出现 Horner 综合征。另一方面，若位于脊髓和交感干之间的 C8–T2 神经根受损，则会导致孤立无汗的 Horner 综合征。如果是颈动脉丛水平的交感神经传导径路受损（如颈动脉夹层），则 Horner 综合征的无汗表现仅局限于同侧前额。

16.2.4　全身性自主神经功能障碍

多发性神经病。在躯体感觉与运动纤维受累时，自主神经纤维也会受累。患者出现血压调节或汗液分泌功能紊乱，以及腹泻、尿便障碍、性功能障碍等。上述自主神经受累的表现在糖尿病周围神经病中很常见。

急性全自主神经障碍是一种累及自主神经节前或节后纤维的周围神经病。临床特征包括直立性低血压、心率无改变、无汗、无泪、瞳孔中等大小且固定、阳痿、无张力性膀胱。本病病因未明，可在几个月内逐渐自行缓解。

家族性自主神经功能障碍，又称赖利 – 戴综合征（Riley–Day syndrome），是一种常染色体隐性遗传的自主神经功

能障碍，可能是由去甲肾上腺素合成障碍导致的。在婴儿期就表现为明显的吞咽困难、少泪、异常剧烈地出汗、痛觉消失、体温调节异常。本病预后非常差。

某些其他疾病也会伴有自主神经功能异常，如某些基底节神经退行性疾病。在多系统萎缩中，自主神经功能异常呈进行性加重（曾用术语：Shy–Drager 综合征）。此外，还可能见于肉毒杆菌中毒、伴无汗症的先天性感觉性周围神经病等。

索 引

C

腓神经麻痹，85, 356, 358–359

复杂区域疼痛综合征，383

K

U

V